国家卫生健康委员会"十四五"规划教材
全国中医药高职高专教育教材

供中药学、中药制药、中药材生产与加工等专业用

中药药理与应用

第5版

主　编　冯彬彬

副主编　贾彦敏　陈　文　李婵娟

编　者　（按姓氏笔画排序）

丁树根（安徽中医药高等专科学校）

王　雪（黑龙江中医药大学佳木斯学院）

王晓瑜（南阳医学高等专科学校）

冯彬彬（重庆三峡医药高等专科学校）

向晓雪（四川中医药高等专科学校）

闫　晨（天津生物工程职业技术学院）

李　宁（重庆三峡医药高等专科学校）

李丽君（赣南卫生健康职业学院）

李婵娟（保山中医药高等专科学校）

陈　文（江西中医药高等专科学校）

罗先钦（重庆医科大学）

周碧兰（长沙卫生职业学院）

姚淑琼（湖南中医药高等专科学校）

贾彦敏（山东中医药高等专科学校）

人民卫生出版社

·北京·

版权所有，侵权必究！

图书在版编目（CIP）数据

中药药理与应用/冯彬彬主编. —5版. —北京：
人民卫生出版社，2023.8（2025.5重印）
ISBN 978-7-117-34983-3

Ⅰ.①中… Ⅱ.①冯… Ⅲ.①中药学－药理学－高等
职业教育－教材 Ⅳ.①R285

中国国家版本馆 CIP 数据核字（2023）第 141246 号

人卫智网	www.ipmph.com	医学教育、学术、考试、健康， 购书智慧智能综合服务平台
人卫官网	www.pmph.com	人卫官方资讯发布平台

中药药理与应用
Zhongyaoyaoli yu Yingyong
第 5 版

主　　编：冯彬彬
出版发行：人民卫生出版社（中继线 010-59780011）
地　　址：北京市朝阳区潘家园南里 19 号
邮　　编：100021
E - mail：pmph @ pmph.com
购书热线：010-59787592　010-59787584　010-65264830
印　　刷：三河市君旺印务有限公司
经　　销：新华书店
开　　本：850×1168　1/16　印张：16
字　　数：451 千字
版　　次：2005 年 6 月第 1 版　　2023 年 8 月第 5 版
印　　次：2025 年 5 月第 6 次印刷
标准书号：ISBN 978-7-117-34983-3
定　　价：58.00 元

打击盗版举报电话：010-59787491　E-mail：WQ @ pmph.com
质量问题联系电话：010-59787234　E-mail：zhiliang @ pmph.com
数字融合服务电话：4001118166　E-mail：zengzhi @ pmph.com

《中药药理与应用》
数字增值服务编委会

主　编　冯彬彬

副主编　贾彦敏　陈　文　李婵娟

编　委（按姓氏笔画排序）

丁树根（安徽中医药高等专科学校）

王　雪（黑龙江中医药大学佳木斯学院）

王晓瑜（南阳医学高等专科学校）

冯彬彬（重庆三峡医药高等专科学校）

向晓雪（四川中医药高等专科学校）

闫　晨（天津生物工程职业技术学院）

李　宁（重庆三峡医药高等专科学校）

李丽君（赣南卫生健康职业学院）

李婵娟（保山中医药高等专科学校）

陈　文（江西中医药高等专科学校）

罗先钦（重庆医科大学）

周碧兰（长沙卫生职业学院）

姚淑琼（湖南中医药高等专科学校）

贾彦敏（山东中医药高等专科学校）

修订说明

为了做好新一轮中医药职业教育教材建设工作，贯彻落实党的二十大精神和《中医药发展战略规划纲要（2016—2030年）》《教育部 国家卫生健康委 国家中医药管理局关于深化医教协同进一步推动中医药教育改革与高质量发展的实施意见》《教育部等八部门关于加快构建高校思想政治工作体系的意见》《职业教育提质培优行动计划（2020—2023年）》《职业院校教材管理办法》的要求，适应当前我国中医药职业教育教学改革发展的形势与中医药健康服务技术技能人才培养的需要，人民卫生出版社在教育部、国家卫生健康委员会、国家中医药管理局的领导下，组织和规划了第五轮全国中医药高职高专教育教材、国家卫生健康委员会"十四五"规划教材的编写和修订工作。

为做好第五轮教材的出版工作，我们成立了第五届全国中医药高职高专教育教材建设指导委员会和各专业教材评审委员会，以指导和组织教材的编写与评审工作；按照公开、公平、公正的原则，在全国1 800余位专家和学者申报的基础上，经中医药高职高专教育教材建设指导委员会审定批准，聘任了教材主编、副主编和编委；确立了本轮教材的指导思想和编写要求，全面修订全国中医药高职高专教育第四轮规划教材，即中医学、中药学、针灸推拿、护理、医疗美容技术、康复治疗技术6个专业共89种教材。

党的二十大报告指出，统筹职业教育、高等教育、继续教育协同创新，推进职普融通、产教融合、科教融汇，优化职业教育类型定位，再次明确了职业教育的发展方向。在二十大精神指引下，我们明确了教材修订编写的指导思想和基本原则，并及时推出了本轮教材。

第五轮全国中医药高职高专教育教材具有以下特色：

1. 立德树人，课程思政 教材以习近平新时代中国特色社会主义思想为引领，坚守"为党育人、为国育才"的初心和使命，培根铸魂、启智增慧，深化"三全育人"综合改革，落实"五育并举"的要求，充分发挥思想政治理论课立德树人的关键作用。根据不同专业人才培养特点和专业能力素质要求，科学合理地设计思政教育内容。教材中有机融入中医药文化元素和思想政治教育元素，形成专业课教学与思政理论教育、课程思政与专业思政紧密结合的教材建设格局。

2. 传承创新，突出特色 教材建设遵循中医药发展规律，传承精华，守正创新。本套教材是在中西医结合、中西药并用抗击新型冠状病毒感染疫情取得决定性胜利的时候，党的二十大报告指出促进中医药传承创新发展要求的背景下启动编写的，所以本套教材充分体现了中医药特色，将中医药领域成熟的新理论、新知识、新技术、新成果根据需要吸收到教材中来，在传承的基础上发展，在守正的基础上创新。

3. 目标明确，注重三基 教材的深度和广度符合各专业培养目标的要求和特定学制、特定对象、特定层次的培养目标，力求体现"专科特色、技能特点、时代特征"，强调各教材编写大纲一定要符合高职高专相关专业的培养目标与要求,注重基本理论、基本知识和基本技能的培养和全面素质的提高。

4. 能力为先,需求为本　教材编写以学生为中心,一方面提高学生的岗位适应能力,培养发展型、复合型、创新型技术技能人才;另一方面,培养支撑学生发展、适应时代需求的认知能力、合作能力、创新能力和职业能力,使学生得到全面、可持续发展。同时,以职业技能的培养为根本,满足岗位需要、学教需要、社会需要。

5. 规划科学,详略得当　全套教材严格界定职业教育教材与本科教育教材、毕业后教育教材的知识范畴,严格把握教材内容的深度、广度和侧重点,既体现职业性,又体现其高等教育性,突出应用型、技能型教育内容。基础课教材内容服务于专业课教材,以"必需、够用"为原则,强调基本技能的培养;专业课教材紧密围绕专业培养目标的需要进行选材。

6. 强调实用,避免脱节　教材贯彻现代职业教育理念,体现"以就业为导向,以能力为本位,以职业素养为核心"的职业教育理念。突出技能培养,提倡"做中学、学中做"的"理实一体化"思想,突出应用型、技能型教育内容。避免理论与实际脱节、教育与实践脱节、人才培养与社会需求脱节的倾向。

7. 针对岗位,学考结合　本套教材编写按照职业教育培养目标,将国家职业技能的相关标准和要求融入教材中,充分考虑学生考取相关职业资格证书、岗位证书的需要。与职业岗位证书相关的教材,其内容和实训项目的选取涵盖相关的考试内容,做到学考结合、教考融合,体现了职业教育的特点。

8. 纸数融合,坚持创新　新版教材进一步丰富了纸质教材和数字增值服务融合的教材服务体系。书中设有自主学习二维码,通过扫码,学生可对本套教材的数字增值服务内容进行自主学习,实现与教学要求匹配、与岗位需求对接、与执业考试接轨,打造优质、生动、立体的学习内容。教材编写充分体现与时代融合、与现代科技融合、与西医学融合的特色和理念,适度增加新进展、新技术、新方法,充分培养学生的探索精神、创新精神、人文素养;同时,将移动互联、网络增值、慕课、翻转课堂等新的教学理念、教学技术和学习方式融入教材建设之中,开发多媒体教材、数字教材等新媒体形式教材。

人民卫生出版社成立70年来,构建了中国特色的教材建设机制和模式,其规范的出版流程,成熟的出版经验和优良传统在本轮修订中得到了很好的传承。我们在中医药高职高专教育教材建设指导委员会和各专业教材评审委员会指导下,通过召开调研会议、论证会议、主编人会议、编写会议、审定稿会议等,确保了教材的科学性、先进性和适用性。参编本套教材的1 000余位专家来自全国50余所院校,希望在大家的共同努力下,本套教材能够担当全面推进中医药高职高专教育教材建设,切实服务于提升中医药教育质量、服务于中医药卫生人才培养的使命。谨此,向有关单位和个人表示衷心的感谢!为了保持教材内容的先进性,在本版教材使用过程中,我们力争做到教材纸质版内容不断勘误,数字内容与时俱进,实时更新。希望各院校在教材使用中及时提出宝贵意见或建议,以便不断修订和完善,为下一轮教材的修订工作奠定坚实的基础。

人民卫生出版社有限公司
2023 年 4 月

前　言

依托《"十四五"中医药发展规划》和《中医药发展战略规划纲要（2016—2030年）》，为了更好地贯彻落实《国家职业教育改革实施方案》《职业教育提质培优行动计划（2020—2023）》《关于加快发展中医药现代职业教育的意见》和新时代全国中医药高职高专教育工作会议精神，提升中医药职业教育对全民健康和地方经济的贡献度，提高职业院校学生的实际操作能力，实现高等职业教育与产业需求、岗位胜任能力严密对接，在总结汲取前四版教材成功经验的基础上，在全国中医药高职高专教育教材建设指导委员会的组织规划下，按照全国中医药高职高专院校各专业的培养目标，确立本课程的教学内容并编写了本教材。

《中药药理与应用》是一本介绍中药的现代药理作用及其现代临床应用的教材。中药药理学是在中医药理论指导下，运用现代科学技术和方法，研究中药与机体相互作用及其作用规律的一门学科，是介于传统中药学与现代药理学之间的一门交叉学科。

本教材在中医药理论指导下，结合近年来学科的新进展和教学实践进行编写。教材定位于中药现代药理与临床的高层次教科书，着重介绍迄今为止中药现代药理及现代临床研究所取得成果中的成熟内容。教材补充了近5年来中药药理临床应用的新进展，删减不重要的内容，淡化研究性内容及机制，临床实用性更强，术语更加科学规范。由于中药学的理论体系来源于长期的临床实践，其实用价值与临床密不可分，因此教材在学术思想上和服务对象上将充分体现与临床的密切结合。

本教材主要供中药学、中药制药、中药材生产与加工以及中医学、药学等专业高职高专学生使用，也可供中药类专业自学考试、执业中药师考试和职称考试参考。本教材还可作为介绍中医药研究成果的资料，供中药学、药学专业科研工作者和新药开发者以及中医学、中西医结合、临床医学等专业临床医师参考使用。也可面向基层医院药剂科、社区医疗保健体系、药品生产企业、药品销售行业的中药学专业技术人员。

本教材编写的指导思想是尽量贴近使用对象，以培养现代临床中药学以及中医、中西医结合实用型人才为目标。按照"基础理论知识适度、技术应用能力强、知识面较宽、素质高"的高职高专教育人才培养要求，以介绍药物的实用价值为重点，注重训练学生运用现代药理学知识指导传统中药临床应用的能力，以及中成药现代应用的基本知识和技能。

本教材的编写得到了重庆三峡医药高等专科学校各级领导和参编单位领导的大力支持，在此深表感谢；教材编写参考了历版《中药药理学》及《中药药理与应用》教材，在此对参考教材的全体主编和编委深表敬意和谢意；本教材引用和借鉴了许多专家、学者的研究成果及论著，限于体例未标注，在此一并表示衷心感谢。

本教材编写分工如下：第一至四章由冯彬彬编写；第五章由陈文编写；第六章由贾彦敏编写；第七章、第八章由罗先钦、李婵娟编写；第九章由闫晨编写；第十章由周碧兰编写；第十一章由王雪编写；第十二章由王晓瑜编写；第十三章、第十四章由向晓雪编写；第十五章由李丽君编写；第十六章由李婵娟编写；第十七至十九章由姚淑琼编写；第二十章由李宁编写；第二十一章、第二十二章由丁树根、王雪编写；第二十三章由丁树根编写。

限于编者水平所限，书中可能有不妥之处，在此特殷切期望使用本教材的读者存宽容之心并提出宝贵意见，以便修订，不胜感激。

《中药药理与应用》编委会

2023 年 4 月

目 录

总 论

各 论

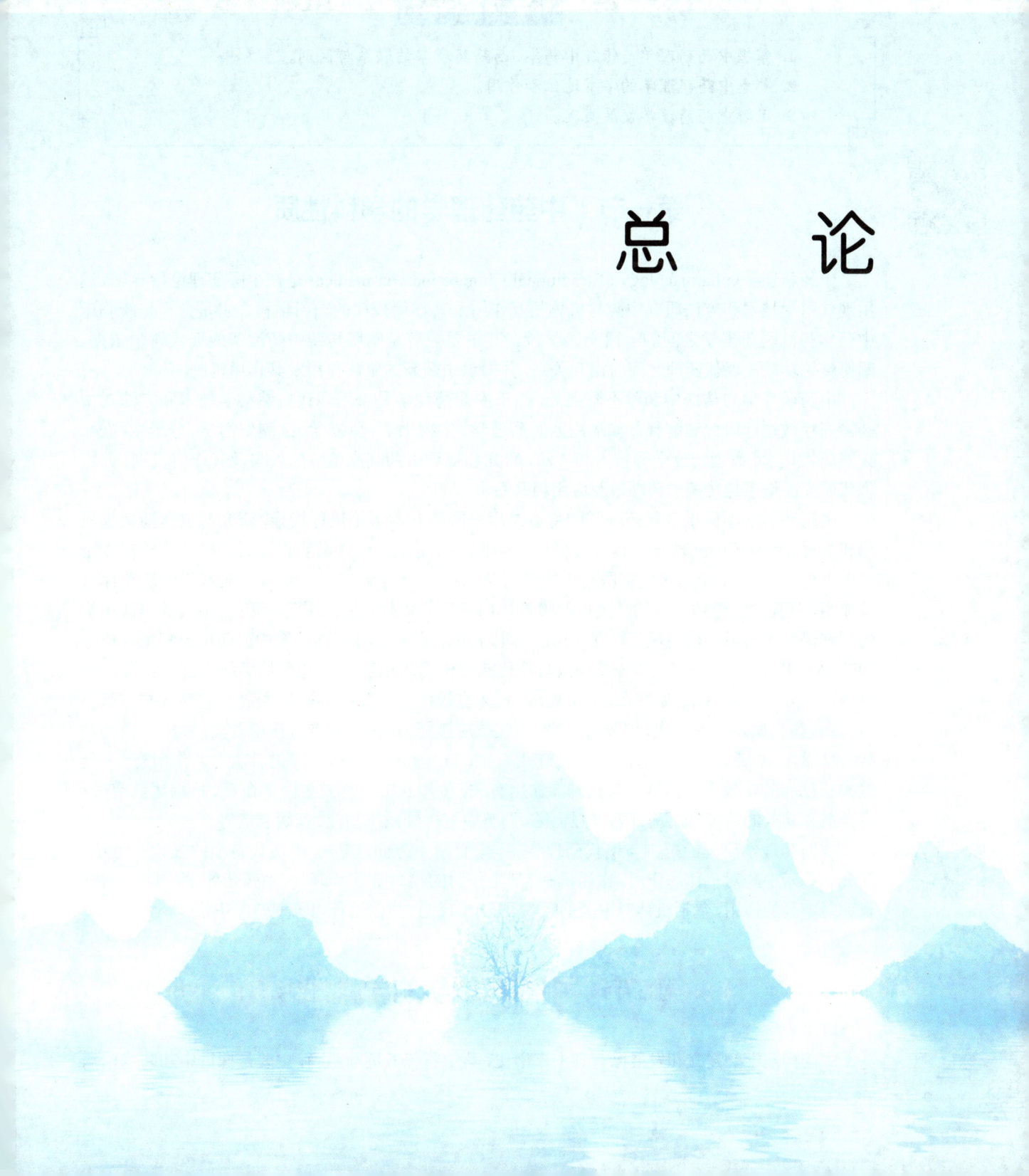

总 论

0101
PPT课件

0102
知识导览

0103
拓展阅读　药物
代谢动力学

第一章　绪　　论

学习目标

1. 掌握中药药理学与传统中药学、西药药理学的联系与区别。
2. 熟悉中药药理学的学术地位和作用。
3. 了解中药药理学发展概况。

第一节　中药药理学的学科性质

中药药理学（pharmacology of traditional Chinese materia medica）是在中医药理论指导下，运用现代科学技术和方法研究中药与机体相互作用及其作用规律的一门学科。它是介于传统临床中药学与西医药理学之间的一门交叉学科。其主要内容是阐明传统中药治病的现代科学依据，阐明传统功效与现代药理之间的相互关系，并揭示中药新的临床作用及其作用机制。

中药药理学与传统中药学不同之处，在于中药药理学是采用现代自然科学技术和方法对中药治病疗效进行研究和解释。如运用西医药理学、生物化学、免疫学、细胞生物学、分子生物学、天然药物化学、数理统计学等技术和方法，研究和揭示中药临床治病的效果及其作用机制，并将现代研究的结果与传统中药功效及应用相联系。

中药药理学不同于现代药理学的特点是用中医药基本理论进行指导，研究对象和药效物质形式多样，且中药的药理作用具有多靶点、多环节、多途径，整合调节的特点。具体体现在以下几个方面：第一，不脱离传统中医对于中药的认识和理论阐释；第二，重视中药对机体的整体调节作用，重视动物整体实验的结果以及模拟体内条件的体外试验结果等；第三，不违反辨证施治的原则研究和利用中药的现代药理作用；第四，将现代药理学理论与传统中医药理论相结合论述中药的作用机制。例如，人参传统功效与现代药理作用的相互对应关系大致为：大补元气、挽救虚脱的功效与强心、抗心肌缺血、调节血压、抗休克等作用有关；补脾气、益肺气的功效与增强免疫、促进蛋白质及核酸合成、调节内分泌、增强抗应激能力、延缓衰老等作用有关；益气活血的功效与抗凝血、扩张血管、降血脂、抗肿瘤作用有关；益气养血的功效与促进骨髓造血作用有关；益气扶正祛邪的功效之一体现为与抗肿瘤作用有关；生津止渴的功效与降低血糖、抗糖尿病有关；安神益智功效的药理作用基础为增强记忆、调节中枢神经系统功能、延缓衰老等。

中药药理学研究的范围与现代药理学相同，有两个方面：其一，用现代科学的理论和方法，研究和揭示中药对机体的作用、作用机制、产生作用的物质基础，即研究中药药效学；其二，研究机体对中药的作用，包括机体对中药的吸收、分布、代谢、排泄过程，即研究中药药动学。

第二节　中药药理学的学科任务

中药药理学的建立和发展已有几十年历史，其学科任务逐渐明确，主要是探讨中药防病治病的现代科学原理，具体有以下几个方面：第一，阐明中药疗效。对于传统的中药功效，中药药理学采用与之相对应的现代药理学指标进行验证。例如，清热药是否能降低发热动物体温；补益药是否能增强机体免疫力；活血化瘀药能否改善血液浓、黏、凝、滞状态，纠正心血管和脑血管病理及微循环障碍等。研究中药既要重视单味药的研究，也要注意总结提炼某一类药的共性。第二，探索中药疗效产生的机制，在证实其药理作用的基础之上，中药药理学结合现代科学技术进一步研究其发挥作用的途径、环节或靶点，揭示其作用机制。例如，研究显示某些具有健脾补肾、扶正祛邪功效的中药或复方对肿瘤形成的启动阶段有阻断作用。又如太子参、白术、四君子汤等具有反启动作用，能够抑制起始因子对大鼠肝、胃细胞介导细胞突变。第三，阐明中药药效物质基础，结合中药化学知识进行中药药效物质基础的研究，是中药药理学的另一个重要任务。对单味药成分研究发现，活血行气止痛的延胡索，其止痛有效成分为延胡索乙素；麻黄平喘的有效成分为麻黄碱、伪麻黄碱和麻黄挥发油；麻黄的多种成分可以利尿，但以 $D-$ 伪麻黄碱作用最显著；滋补肝肾的五味子具有保肝作用，其保肝有效成分为五味子素。当归芦荟丸主治湿热证，通过拆方分析发现青黛抗急性粒细胞白血病的主要成分为靛玉红。第四，促进中医药理论的进步。几十年中药药理学研究成果的积累，对现代中医药理论的进步起到了推动作用。目前对中药药性理论、归经理论，以及中药清热解毒、攻里通下、活血化瘀、扶正固本等作用，已初步建立了与之相关的现代科学概念。第五，参与开发中药新药、发展新药源。中药药理学承担药效学和毒理学研究任务，在开发新药中具有重要的地位。此外，新的药材资源需要通过药理学和毒理学的研究才能说明其药效和毒性，野生药材的人工栽培品或紧缺中药材的代用品都必须通过化学和药理的研究才能说明其质量优劣。另外，寻找贵重药材的代用品，变野生药材为家种，变非中药为中药，扩大中药原有用药范围等工作，都必须在药效学实验验证条件下进行。第六，研究中药的毒副作用。随着中药使用越来越广泛，成分纯度越来越高，中药制剂越来越多样化，中药的毒副作用越来越明显。研究中药毒性和副作用，阐明其物质基础和作用环节，确定药物安全性范围，亦是中药药理学的重要任务。

中药药理学植根于传统中药广泛的临床应用基础，并为中药疗效提供了客观依据。由于中药药理作用是进行中药质量评价、制剂工艺条件筛选、中成药研究开发、中药现代应用及合理应用的关键依据，因此，中药药理学实际上还承担着以下任务：①通过中药的现代研究，阐明中医理论的现代科学本质。例如阐明中医治法、治则、脏腑功能、中药配伍等重要理论核心问题的科学内涵与实质。②利用中药现代研究结果，更加合理地指导临床用药，提高临床疗效，减少中药毒副反应。③结合中药现代药理研究，提高中药饮片质量标准化水平，研制新的中成药或改良中药剂型。中药药理学在这些工作中主要承担着药效学、药动学、急性毒性、长期毒性等研究的任务。④结合中药现代药理研究，开发新药源、寻找新药材、寻找新中药、发掘中药新用途。寻找贵重药材的代用品，变野生药材为家种、变非中药为中药、扩大中药原有用药范围等工作，都必须在药效学实验验证条件下进行。⑤通过中药现代药理研究，为中西医结合提供依据。由于药理作用是药效物质与人体生化物质相结合的环节，因此，中医与西医两套医学理论的相通之处以及中药与西药两类药物的作用相通之处，均可以通过药理作用及其作用机制得到揭示。

中药药理学是一门实践性很强并且与多种学科密切联系的新兴的桥梁性学科。其实践性既包括中药药性、中药配伍、中药药效、中药药动、中药毒性，以及代表药、常用配伍、代表方所构建的理论知识体系，又包括中药药理基础实验、专业实验、创新性实验、实训、实践所构成的实践技术体系。目前，中药药理学既是中药学的专业学科，也是中西医结合基础学科。学习中药药理学必须具备中医学、中药学、西医基础学科以及临床学科知识基础，才能在学习中融会贯通，推陈出新。

第三节　中药药理学的发展简史

尽管中药的使用在我国有几千年的历史,但是中药现代药理研究始于20世纪20年代,距今不过百年。

20世纪20年代初期,陈克恢等开始系统研究麻黄、当归的化学成分与药理作用。研究成果报道以后,在国内外引起了强烈的反响和广泛的关注,并由此而开启了传统中药的现代科学研究。

20世纪30年代,主要进行单味药研究,涉及药物50多种。研究较为深入的药材有防己、黄连、贝母、半夏、三七、川芎、地龙、何首乌、人参等。

20世纪40年代,主要研究内容为抗病原微生物的中药发掘和效果验证。其成果主要有抗疟疾药青蒿、常山;抗阿米巴原虫药鸦胆子、白头翁;驱蛔药使君子等;以及丹参、杏仁、防风、冬虫夏草、远志、五加皮等单味药的研究。

中华人民共和国的成立给中医药学带来了生机,国家的重视使古老的中医药焕发了青春。20世纪50年代起,主要是围绕西医疾病或症状进行有目的的中药疗效验证和药物筛选,在强心、降压、镇痛、驱虫、抗菌、解热、利尿、治血吸虫、抗高血压、抗肿瘤等方面取得较为丰硕的成果。

20世纪60年代,中药药理学在两个方面具有显著进展:其一,中药药理的研究开始结合中医理论、中医“证”的动物模型研究。其二,中药药理的研究开始结合西医临床,在对西医常见病进行中医辨证分型的基础上,研究中药的治疗作用。例如,高血压分为肝火亢盛、肝肾阴虚、阴阳两虚等证候类型,观察清肝泻火药、滋阴补肾药、滋阴壮阳药的降压作用。

20世纪70年代开始了中药复方的药理研究,包括全方的药理作用,临床效价的评定,拆方分析某些著名经典方剂中主药、各单味药在复方中的作用及其相互关系。

20世纪80年代在三个方面具有突出进展:①开始研究中药药性理论,对于四性、五味、归经、配伍等传统中药术语的内涵,进行现代科学的解释;②开始研究中药方剂所体现的治法的实质,在揭示活血、扶正、攻下、解毒等治法的实质方面,取得较大成就;③出版了专著、教科书,标志着中药药理学从药理学和中药学中脱颖而出,成为一个独立的分支学科,并且显示出由药→方→法→理(中医药理论核心)的研究发展态势。

20世纪90年代,在学科发展方面进展显著,中药药理学专业创建。成都中医药大学于1991年首次面向全国招收中药药理学本科学生,标志着中药药理学学科体系已经基本形成。由于结合了分子生物学的快速发展,对中药作用机制的研究得以深入到蛋白质、核酸等生物大分子水平。

21世纪初期,人类基因组揭秘,中药药理学的研究也开始进入基因水平。一是利用基因芯片技术对中药原生动、植物进行特定基因或DNA序列鉴别,控制中药质量;二是基因芯片高通量筛选的技术优势,为中草药多成分、多靶点的作用特点提供了研究的技术平台。21世纪人类生命科学飞速发展,基因组学、蛋白质组学被应用于中药研究,催生了中药功能组学、中药代谢组学等新兴的研究手段与领域,中药药理学更加蓬勃发展。

> ### 知识链接
>
> **本草学、中药、草药与天然药物**
>
> 本草学为古代中药学的称谓。中药是指在中医药理论指导下使用的天然药物及其加工品,包括植物药、动物药、矿物药及其部分化学、生物制品类药物。由于中药以植物药居多,故有“诸药以草为本”的传统概念。五代韩保昇解释:“药有玉石草木虫兽,而直言本草者,草

类药为最多也。"由于古人的语言习惯以及中药习称为本草,故记载中药的典籍被称为本草或本草学。天然药物是指动物、植物和矿物等自然界中存在的有药理活性的天然产物。

(冯彬彬)

? 复习思考题

1. 中药药理学是一门怎样的学科?
2. 中药药理学的任务是什么?

0104
扫一扫,测一测

第二章　中药药性理论的现代研究

学习目标

1. 掌握中药传统药性的现代药理作用。
2. 掌握中药各种药味的主要药理作用。
3. 熟悉中药升降浮沉理论研究现状。
4. 理解中药归经的现代阐释。
5. 了解中药中毒的常见因素与预防环节,常见中毒表现。

　　中药药性理论是关于中药临床特性和功能的基础理论,是对中药临床效果的规律性概括,是几千年来临床用药经验的结晶。中药药性理论是中药理论的核心和中医药理论体系的重要组成部分。中药药性理论主要包括四性(四气)、五味、归经、升降浮沉和有毒无毒。

第一节　中药药性的现代研究

　　中药药性的概念:是指中药的寒、热、温、凉属性,传统称为"四性"或"四气"。它反映药物在影响人体阴阳盛衰、寒热变化方面的作用趋向,是说明中药作用性质的概念之一。四性中温、热与寒、凉属于两类不同的性质。温次于热,凉次于寒,即在共同性质中又有程度上的差异。
　　中药药性确定的依据:药性寒热温凉是从药物作用于机体所发生的反应概括出来的,是与所治疾病的寒热性质相对应的。能治疗寒性病证的为温热药性,能治疗热性病证的为寒凉药性。
　　中药药性的现代研究,通常将中药分为寒凉及温热两大类进行。针对中医临床寒热病证的表现与机体各系统功能活动变化的关系,发现它们对中枢神经系统、自主神经系统、内分泌系统、能量代谢等方面的影响具有一定规律性。

一、寒凉药的药理作用

　　寒凉药的药理作用是对抗热证患者的病理变化。中医诊断为热证的患者,常表现出精神振奋、语声高亢、高热惊厥、情绪激动、身热(体温升高或不升高)、口渴喜冷饮、面红目赤、口苦、尿黄少、舌红、苔黄、脉数等症状。中医热证临床症状常见于西医感染性疾病、变态反应与结缔组织疾病、高血压、甲状腺功能亢进症、血液病、恶性肿瘤、自主神经功能紊乱等。
　　寒凉药的药理作用以抑制性为主,有以下几方面。
　　1. 抑制作用　寒凉药物对于病理性功能亢进的系统有多方面的抑制作用,从而起到改善临床症状的效果。①抑制中枢神经系统:热证患者常有精神振奋、语言声粗,小儿高热时甚至可致惊厥,属阴虚证范畴的甲状腺功能亢进症患者常有情绪激动等症状,这些都是热证患者常见的中枢兴奋症状。热证患者经寒凉药物治疗后,中枢神经系统症状可获得显著改善。通过实验发现,热证动物模型中可见类似热证患者的中枢神经系统功能的异常变化,如热证大鼠痛阈值和惊厥阈值降低,说明动物中枢处于兴奋状态。同时模型动物脑内神经递质含量也发生相应变化,如热证动物脑内参与合成儿茶酚胺的多巴胺-β-羟化酶(DβH)活性增加,去甲肾上腺素(noradrenaline,NA)、多巴胺(dopamine,DA)含量逐渐增加,同时脑内酪氨酸羟化酶活性显著增高,兴奋性神经递质NA含量增加;多数寒凉药对中枢神经系统呈现抑制性作用,如寒凉药知母、石膏、黄柏、金银花、板蓝根、钩藤、羚羊角、黄芩可使动物脑内多巴胺-β-羟化酶活性降低,而NA合成抑制,含量降低。②抑制自主神经系统:热证患者在自主神经功能紊乱方面的症状主要表现为面红目赤,口渴喜冷饮,小便短赤,大便秘结等。根据热证患者的唾液分泌量、心率、体温、呼吸频率、收缩压和舒张压六项定量指标制定自主神经平衡指数,临床观察到热证患者自主神经平衡指数偏高,即交感神经-肾上腺系统功能偏高。寒凉药可以减慢心率,扩张血管,降低血压,降低体内多巴胺-β-羟化酶的活性,减少体内儿茶酚胺(catecholamine,CA)的合成,提高细胞内的环鸟苷酸(cGMP)水平,并减少尿中CA和环腺苷酸(cAMP)的排出,使异常的cAMP/cGMP的比值恢复正常。如石膏、黄芩、黄连、黄柏、牛黄、柴胡、葛根等。③抑制内分泌系统和基础代谢:热证或阴虚证患者基础代谢偏高。长期给予动物寒凉药可使其甲状腺、肾上腺皮质、卵巢等内分泌系统功能受到抑制,使体内促甲状腺激素(TSH)减少,抑制甲状腺激素的分泌,减少耗氧,降低血糖,并使血清T_3、T_4值明显下降,抑制Na^+-K^+-ATP酶的活性,减少产热。如知母、石膏、黄连、黄柏、黄芩、栀子、大黄等。

2.抗感染及增强免疫作用　细菌、病毒等病原体引起的急性感染,常有发热、疼痛等临床症状,一般属于热证,需用寒凉药为主的方药进行治疗。清热药、辛凉解表药的药性多属寒凉,是中医广泛用于治疗热证的药物,其中许多药物都具有一定的抗感染作用。如清热解毒药金银花、连翘、大青叶、板蓝根、野菊花、白头翁、贯众等,以及辛凉解表药菊花、柴胡、葛根、薄荷、桑叶等,具有抗菌、抗病毒、抗炎、解热等多种与抗感染相关的药理作用。许多寒凉药还具有增强机体免疫功能的作用,如穿心莲、鱼腥草、野菊花、金银花、黄连、牡丹皮等能增强巨噬细胞的吞噬能力,能加速病原微生物和毒素的清除。有些寒凉药如白花蛇舌草、穿心莲的制剂在体外无显著的抗菌、抗病毒作用,但临床用于治疗感染性疾病有效,主要是通过增强机体免疫功能而发挥抗感染的疗效的。

3.抗肿瘤作用　许多寒凉性的清热解毒药对动物实验性肿瘤有抑制作用。在临床治疗恶性肿瘤的中草药中,以寒凉性的清热解毒药所占的比例最大。主要的抗肿瘤中药有:喜树(喜树碱、羟喜树碱)、野百合(野百合碱)、鸦胆子(鸦胆子油乳剂)、三尖杉(三尖杉酯碱)、长春花(长春新碱)、青黛(靛玉红)、冬凌草(甲素、乙素)、山豆根(苦参碱)、肿节风(挥发油、总黄酮)、藤黄(藤黄酸)、斑蝥(斑蝥酸钠)、山慈菇(秋水仙酰胺)、龙葵(龙葵碱)、穿心莲、重楼、白花蛇舌草、白英(白毛藤)、半枝莲等。寒凉药物能够通过抑制肿瘤细胞增殖、诱导肿瘤细胞分化成熟,或促进免疫功能等多种途径,达到抗肿瘤细胞生长的效果。

二、温热药的药理作用

温热药的药理作用是能对抗寒证患者的病理变化。中医寒证患者的临床表现有畏寒肢冷、口淡不渴、喜温、面色青白、小便清长、大便清稀、咳痰、流涕清稀色白、身体局部冷痛得热则减、舌淡、苔白、脉迟。中医寒证临床症状常见于西医学各种原因所致的低血压、某些心血管系统疾病、慢性消耗性疾病后期、内分泌功能减退性疾病、营养不良、体质衰弱。

温热药的药理作用大多表现为兴奋性。温热药的药理作用能纠正多个系统的功能低下状况,使之趋于或恢复正常。有以下几方面:

1.兴奋作用　①兴奋中枢神经系统:寒证患者常有精神倦怠、安静、声不高亢,表现为中枢受抑状态。经温热药物治疗或寒证患者经温热药物治疗后,可明显改善中枢神经系统症状在内

0204

动画　寒凉药的抑制作用

0205

微课　中药药性的现代研究——寒凉药的药理作用

的多种临床症状。温热药同时使动物脑内兴奋性递质 NA 含量增加,而使 5- 羟色胺(5-HT)含量显著降低,表现出中枢兴奋状态。如五味子、麻黄、麝香等具有中枢兴奋作用。②兴奋自主神经系统:寒证患者主要表现为形寒肢冷、口不渴、小便清长、大便稀溏、咳痰稀薄等。根据寒证患者的唾液分泌量、心率、体温、呼吸频率、收缩压和舒张压六项定量指标制定自主神经平衡指数,观察到寒证患者的自主神经平衡指数偏低,即交感神经 - 肾上腺系统功能偏低,表现为唾液分泌量多、心率减慢、基础体温偏低、血压偏低、呼吸频率减慢。温热药可兴奋交感 - 肾上腺系统,增强多巴胺 -β- 羟化酶活性,促进体内 CA 的合成。提高细胞内的 cAMP 水平,使异常的 cAMP/cGMP 的比值恢复正常,并使脑内多种兴奋性递质肾上腺素(adrenaline,AD)、DA、多巴胺 -β- 羟化酶的含量增高。如附子、干姜、肉桂、鹿茸、熟附子、肉苁蓉、菟丝子、淫羊藿、巴戟天、黄芪、山药、熟地黄、何首乌、当归等。③兴奋心血管系统:温热药可增强心肌收缩力、正性肌力、正性频率,收缩外周血管,升高血压。如附子、乌头、干姜、麻黄、细辛、丁香、吴茱萸、花椒、高良姜等。

2. 促进内分泌　大多数温热药对内分泌系统功能具有一定的促进作用。温热药可增强下丘脑 - 垂体 - 性腺轴、肾上腺皮质轴、胸腺轴等内分泌系统功能,激活肾上腺释放皮质激素,兴奋性腺,具有促性激素样作用。如淫羊藿、鹿茸、肉苁蓉、何首乌、补骨脂、人参、刺五加、黄芪、白术、熟地黄、当归、附子、肉桂、冬虫夏草、紫河车等。用温热药复方(附子、干姜、肉桂方;或党参、黄芪方;或附子、干姜、肉桂、党参、黄芪、白术方)饲喂寒证(虚寒证)大鼠,可使动物血清促甲状腺激素(TSH)含量升高、基础体温升高,促进肾上腺皮质激素合成和释放,缩短动情周期,促进黄体生成素释放增多。

3. 促进能量代谢　温热药可通过影响垂体 - 甲状腺轴功能和细胞膜钠泵(Na^+-K^+-ATP 酶)活性,纠正寒证(阳虚证)异常的能量代谢;促进甲状腺激素的分泌,使 Na^+-K^+-ATP 酶的活性回升,使产热增多;促进糖原分解,升高血糖。如人参、鹿茸、何首乌、肉桂、麻黄等。此外,补益温热药均能显著地提高小鼠红细胞膜钠泵的活性,如仙茅、肉苁蓉、菟丝子、黄精、枸杞子。温热药菟丝子、淫羊藿等使慢性支气管炎肾虚型患者的红细胞中 ATP 含量接近正常人水平。

第二节　中药五味的现代研究

中药五味是指药物具有辛、酸、甘、苦、咸、淡、涩等中药之味,其中前五种为主要药味,所以传统称为"五味"。药味的含义包括两个方面:第一,指药物的真实滋味。即通过味觉器官而能感受到的真实味道。第二,代表药物作用的标志。中药"药味"是用以总结、归纳中药功能,并推演出临床应用的一种标志,并不一定确有其真实滋味。这一点在中医药理论中具有更加重要的意义。例如,有解表功效的中药被认为有辛味,有补益功效的中药则被认为具有甘味。因此部分药物的味与实际口尝味道不相符,如酸味药包括了酸碱性完全对立的两类药,呈酸性的物质为有机酸等,而呈碱性的物质主要是鞣质。将含酸碱性完全对立的两类药同归于"酸味药",其根本原因是酸味药和涩味药的功能一致,即"酸敛收涩"。可见中药的五味不一定是用以表示药物的真实滋味,更主要是用以反映药物作用在补、泄、散、敛等方面的特征,是中药味道与功效的概括和总结。

一、辛　味　药

辛味药主入肝、脾、肺经。主要分布于芳香化湿药、开窍药、温里药、解表药、祛风湿药及理气药中。

【药效相关物质】

辛味药主要含挥发油,其次为苷类、生物碱等,所含挥发油是其作用的主要物质基础。常用的芳香化湿药均为辛味药，其共同的特点是都含有芳香性挥发油，如厚朴、广藿香、苍术、佩兰、砂仁挥发油含量分别为 1%、1.5%、1%～9%、1.5%～2% 和 1.7%～3%；豆蔻、草豆蔻和草果也含挥发油。一般开窍药均具有辛味，除蟾酥外也主要含有挥发油。研究发现，从各元素的均值来看，辛味药的锌含量显著低于咸味药，钙含量显著低于苦味药。因此，低锌、低钙可能是辛味药潜在的元素谱征。

【功能应用】

辛味药能散、能行，主要用于解表、化湿、祛风湿、理气、活血、开窍等。主治风寒表证、风热表证或风湿表证等表证，气滞证、气滞痰阻证、气滞水停证，或气机闭阻心窍不开、神志昏迷等。

【药理作用】

现代研究表明以上功效与扩张血管、改善微循环、发汗、解热、抗炎、抗病原微生物、调整肠道平滑肌运动等药理作用相关。如理气药大多味辛，主要通过挥发油对胃肠运动具兴奋或抑制作用而产生理气和胃的功效。如青皮、厚朴、木香、砂仁等抑制胃肠道平滑肌，降低肠管紧张性，缓解痉挛而止痛；枳实、大腹皮、乌药、佛手等则兴奋胃肠道平滑肌，使紧张性提高，胃肠蠕动增强而排出肠胃积气；广藿香、豆蔻、陈皮等能促进胃液分泌，增强消化吸收功能，制止肠内异常发酵，具有芳香健胃祛风作用。解表药中辛味药占 88.9%，大多含芳香刺激性的挥发性成分，能够兴奋中枢神经系统，扩张皮肤血管，促进微循环以及兴奋汗腺使汗液分泌增加，从而起到发汗、解热作用。麻黄、藁本、柴胡的挥发油成分还具有抗病毒作用。

二、甘　味　药

甘味药主入肝、脾、肺经。主要分布在补虚药、消食药、安神药和利水渗湿药中。

【药效相关物质】

甘味药的化学成分以糖类、蛋白质、氨基酸、苷类等机体代谢所需的营养成分为主，无机元素总平均值居五味中的第二位，镁含量较高。

【功能应用】

甘味药能补、能和、能缓，具有补虚、缓急止痛、缓和药性或调和药味等功效。甘味补益药能补五脏气、血、阴、阳之不足，具有强壮机体、调节机体免疫功能、提高抗病能力的作用。凡是含有多糖类成分的中药（包括甘味药）均可影响机体的免疫功能。甘味药还能缓和拘急疼痛、调和药性，如甘草所含甘草酸和多种黄酮类成分都具有缓解平滑肌痉挛，起到"缓急止痛"的作用。某些甘味药还具有解毒作用。

【药理作用】

现代研究表明，甘味药具有增强或调节机体免疫功能、影响神经系统、增强造血功能、影响物质代谢、改善性功能、解毒、解痉、镇痛、镇静等作用。如补气药人参、黄芪、刺五加、白术、甘草，补血药当归、何首乌、熟地黄，补阴药生地黄、玄参、知母，补阳药鹿茸、杜仲、淫羊藿、仙茅均有增强下丘脑 - 垂体 - 肾上腺皮质功能的作用，这是甘味中药补气、补血、补阴、补阳功能的共同药理作用基础。黄芪、当归、党参、人参、灵芝、茯苓、银耳、淫羊藿、女贞子、刺五加、紫河车、冬虫夏草等甘味中药，对机体的免疫功能有良好的促进或调节作用，能不同程度地增强非特异性免疫功能或特异性免疫功能，提高人体的抗病能力。这些作用是上述甘味中药补益功能，尤其是补气功能的药理作用基础。甘味中药人参、黄芪、当归、党参、淫羊藿、冬虫夏草、紫河车、何首乌等能显著刺激骨髓造血功能，促进骨髓红系祖细胞和粒系祖细胞的增殖，增加外周血细胞数量，是甘味中药补血或补气而生血功能的现代药理作用依据。甘味中药本身含有丰富的营养物质，有直接的补充营养、纠正缺失作用。黄芪、枸杞、人参、灵芝等锌（Zn）含量较高，能纠正虚证患者锌 / 铜（Zn/Cu）比值降低的共同表现。人参、黄芪、淫羊藿等中药能显著促进核酸代谢和蛋白质合成。黄芪、党参、甘草可以提高组织中的 cAMP 的含量，从而影响细胞代谢和功能，增强细胞活力。这些药理作用与上述甘味中药所具有的补益功能，尤其是补阴或补阳功能有密切关系。鹿茸、淫羊藿、紫河车、黄狗肾、冬虫夏草等甘味中药具有雄性激素或雌性激素样作用，能兴奋性腺轴功能，提高生殖能力。这种作用与上述甘味中药补益功能尤其是补阳功能的临床效果相吻合。甘味的代表药物甘草有多种途径的解毒作用，能在炮制加工或者制剂过程中，通过与毒性生物碱发生反应沉淀，吸附含有羧基、羟基的毒物而减少毒物被吸收。甘草的有效成分具有肾上腺皮质激素样作用，能提高机体对毒物的耐受力，提高肝细胞色素 P-450 的含量，增强肝脏解毒功能，而缓解毒性、缓和药性。这是甘味中药缓和药性的基础。甘草甲醇提取物黄酮类和异甘草素等异黄酮类化合物对于乙酰胆碱、氯化钡、组胺等引起的肠管痉挛性收缩有解痉作用。白芍所含的芍药苷也有解痉作用，并与甘草所含的黄酮类有协同效果。白芍还具有明显的镇痛、镇静作用。上述作用与甘味中药解痉止痛功能的临床效果相吻合。

三、酸（涩）味药

酸味药数量较少，主要分布于收涩药和止血药中。在常用的 42 种酸涩药中，单酸味者有 16 种，单涩味者有 14 种，酸涩味者有 12 种。

【药效相关物质】

单酸味药主要含有机酸类成分，常见中药中的有机酸有脂肪族的二元羧酸，芳香族有机酸、萜类有机酸等；单涩味药主要含鞣质，酸涩味药也含有大量的鞣质，如五倍子含鞣质 60%～70%，诃子含鞣质 20%～40%，石榴皮含鞣质 10.4%～21.3%。酸味药的无机元素的总平均值最低，其中 Na、Fe、P、Cu、Mn、Mg 含量均低于咸、甘、辛、苦味药，尤以 Fe 含量最低。

【功能应用】

酸味能收敛固涩、安蛔止痛。具有敛肺、涩肠、固精等功效。用于治疗久泻、久痢、自汗、盗汗、出血、白带过多、遗精滑精、疮疡溃烂、久咳、虚喘、失眠、蛔厥证、腹痛难耐等。

【药理作用】

现代研究证明，有机酸和鞣质具有凝固组织蛋白、收敛、抗菌、镇咳、镇静安神、减少肠蠕动、抑制蛔虫等药理作用。如酸涩药诃子、石榴皮、五倍子等含鞣质较高，通过与组织蛋白结合，使后者凝固于黏膜表面形成保护层，从而减少有害物质对肠黏膜的刺激，起到收敛止泻的作用；若鞣质与出血创面接触，由于蛋白和血液凝固，堵塞创面小血管，或使局部血管收缩，起止血、减少渗出的作用。这是酸味中药收敛固涩之功的主要药理作用基础。五倍子、诃子、石榴皮、乌梅、五味子等酸味中药所含的鞣质或有机酸具有抗菌活性，对于金黄色葡萄球菌、链球菌、伤寒杆菌、志贺菌属以及一些致病性真菌具有抑制作用，有利于控制感染，减轻消化道、呼吸道、阴道、皮肤慢性炎症反应及组织间液渗出，表现出酸性中药的收敛固涩的临床功能。五味子、乌梅、诃子、罂粟壳等酸味中药有显著的镇咳作用，用于久咳不止而显示出收敛肺气止咳的功能。五味子、酸枣仁、诃子、罂粟壳等酸味中药对于中枢神经系有明显的镇静、催眠作用，能减少动物自主活动，抗惊厥，促进动物睡眠并延长睡眠时间，是酸味中药收敛心神功效的药理作用基础。诃子、罂粟壳、乌梅等酸味中药能减轻肠内容物对于神经丛的刺激作用，降低小肠、结肠蠕动，缓解腹泻、腹痛等临床症状，是其收敛止泻、安蛔止痛功效的药理作用基础。酸味中药所造成的酸性肠道环境，可使蛔虫麻痹，活动抑制而被动排出。

四、苦　味　药

苦味药主入肝经。主要分布在涌吐药、泻下药、理气药、清热药、活血药和祛风湿药中。

【药效相关物质】

苦味药物主要含生物碱和苷类成分,其次为挥发油、黄酮、鞣质等。常用中药中苦味药有188种。苦味药中的苦寒药以生物碱和苷类成分为多,是苦寒药"苦""寒"的来源。常用的清热燥湿药和攻下药多是苦味药。清热药中的苦寒药黄连、黄芩、黄柏、北豆根、苦参等均主要含生物碱;栀子、知母等主要含苷类成分。研究发现,苦味药无机元素总平均值居五味中第四位,钙含量高于辛味药,锂含量高于咸味药,因此,高锂、高钙可能是苦味药功效的物质基础。另外,值得注意的是,在有毒中药中,苦味药占有较高的比例。

【功能应用】

苦味能泄、能燥,具有清热、祛湿、降逆、泻火、通便、泻肺、燥湿等功效。用于实热便秘证,症见大便秘结不通,干燥难下,或腹痛拒按,或热结旁流;也用于肺气壅盛引起的咳嗽、气喘。

【药理作用】

现代研究证明,苦寒药具有广谱抗菌、抗病毒、抗炎、通便、止咳平喘等药理作用。如黄连、黄芩、黄柏、连翘、板蓝根、贯众、穿心莲、蒲公英、紫花地丁、北豆根、苦参等苦味中药,具有广泛的抗致病性细菌、真菌、病毒和减轻炎症反应的作用,体现了苦味中药清泄火热及燥湿之功能。大黄、虎杖、芦荟、番泻叶、生首乌等苦味中药所含的结合型蒽苷,以及其他中药的成分如牵牛子苷、芫花酯等,能刺激大肠黏膜下神经丛,使肠管蠕动增强而促进大便排出,体现了苦味中药的泻下通便功能。苦杏仁、桃仁、半夏、桔梗、柴胡、川贝母、百部等苦味中药抑制咳嗽中枢,具有镇咳作用;麻黄、苦杏仁、款冬花、浙贝母等扩张支气管平滑肌,具有平喘作用。缓解咳嗽、哮喘的作用是上述苦味药降泄肺气功能的药理基础。

五、咸　味　药

咸味药数量较少,主入肝、肾经。主要分布在化痰药和温肾壮阳药中,多为矿物类和动物类药材。

【药效相关物质】

咸味中药所含碘、钠、钾、镁、钙等无机盐成分丰富,所含的蛋白质类等成分,均与其药理作用有关。咸味药的咸味主要来源于碘和中性盐所显示的味道,除氯化钠外,还有氯化钾、氯化镁和硫酸镁等,如昆布、海藻含碘,芒硝含硫酸钠等。

【功能应用】

咸能软能下,具有软坚散结或泻下等功效。临床实际中咸味还广泛应用于惊厥抽搐,或者阳虚体弱,具有平息肝风、温肾壮阳功能。用于消散癥积肿块、大便坚结;肝风内动证,见惊厥、抽搐、痉挛、震颤;肾阳虚证,见畏寒、肢冷、腰膝酸软冷痛、阳痿、不孕等症。

【药理作用】

现代研究表明以上功效与抗增生、抗单纯性甲状腺肿、抗炎、抗菌、通便、镇静、抗惊厥、改善性功能、影响免疫系统等药理作用有关。富含无机元素是咸味药的突出特征,而高铁、高锌、高钠、低锂是咸味药的元素谱征或本质属性,与"动物和海产品是咸味药的主要来源"及"无机盐是咸味药的重要组成成分"相一致。水蛭、蜣螂、穿山甲、土鳖虫、鳖甲、白花蛇、夏枯草、玄参、僵蚕、牛黄等咸味的中药,具有抗癌细胞增殖或抗结缔组织增生的作用,是咸味中药软坚散结功效的药理作用基础。海产类咸味中药昆布、海藻、海蛤壳、海浮石、瓦楞子等富含碘,对缺碘造成的单纯性甲状腺肿大具有治疗作用,是咸味中药软坚散结功效的另一药理作用基础之一。芒硝因含有多量硫酸钠,具有容积性泻下作用。牛黄、全蝎、地龙、琥珀、僵蚕、羚羊角、水牛角、蜈蚣、玄参、磁石等具有咸味的中药,尤其是其中动物类药材,具有良好的镇静、抗惊厥作用,与息风止痉功效的临床效果相吻合。鹿茸、紫河车、蛤蚧、海马、黄狗肾等咸味动物类药材,具有显著的性激素样作用,与补肾壮阳功效的临床效果相符。

六、淡　味　药

具有淡味的中药多为草本植物类药材。

【药效相关物质】

淡味中药的临床效果与所含钾盐有关。

【功能应用】

淡味中药功能单一,用于消除水湿,主治水湿病证,如水肿、痰饮、风湿、湿热等。用于尿少或无,胸满腹胀有振水声,或四肢肿胀按之凹陷,或胸膈胀满,咳嗽气喘,痰多泡沫,或关节肿痛,或皮肤湿疹,或身目发黄,或阴部瘙痒溃烂等。

【药理作用】

茯苓、猪苓、泽泻、萹蓄、金钱草、半边莲等具有显著的利尿作用,是其淡味中药利水渗湿功效的药理作用基础。

第三节　中药升降浮沉理论研究现状

中药的升降浮沉是药物性能在人体内呈现的一种走向和趋势。向上、向外的作用称为升浮,向下、向内的作用称为沉降。升浮药具有升阳、举陷、解表、透疹、祛风湿、散寒、开窍、催吐、温里、行气解郁及涌吐等功效;沉降药则具有潜阳、降逆、止咳、平喘、收敛、固涩、清热、泻火、渗湿、通下、安神、止呕、平抑肝阳、息风止痉、收敛固涩及止血等功效。由于中药具有升降浮沉的性能,可利用其纠正失调的脏腑功能,或因势利导,助邪外出,治疗疾病。

一、中药的升浮

升浮药大多味辛甘、性温热,就药物的质地而言,质地轻扬(入药部位为花、茎、叶者),如菊花、升麻等,大多作用升浮。研究证实,补中益气汤对子宫脱垂有肯定疗效,它可以选择性提高家兔、犬在体或离体子宫肌的张力;单味升麻、柴胡亦可显著提高家兔离体子宫肌的张力,说明升麻、柴胡具有向上升提的作用。随着研究的进一步深入,发现在传统的中药升降浮沉理论之外,其亦有特殊性、双向性、不明显性及可变性。花叶类药物质地轻扬,本主升浮,但旋覆花、丁香降气止呕,槐花治肠风下血,番泻叶泻下导滞等,其性沉降而非升浮;籽实类药物质地重实,本主沉降,但蔓荆子疏散表邪、清利头目,苍耳子发散风寒、通鼻窍等,其性升浮而非沉降。因此中药升降浮沉之特殊性应从其临床发挥的作用方面去理解。

二、中药的沉降

沉降药大多味酸、苦、咸,性寒凉。就药物的质地而言,质地厚重或籽实类者,如紫苏子、枳实、赭石等,大多作用沉降。中药升降浮沉特性不是固定不变的,在一定条件下可以发生转变,即升浮转变为沉降,沉降转变为升浮,其转变的条件包括炮制、配伍、药用部位的改变等。药物经过炮制后可以改变四气、五味及升降浮沉等药性,如有些药物酒制则升、姜炒则散、醋炒则收敛、盐炒则下行。大黄可峻下热结、泄热通便,具有沉降之性,但经酒制后,其活血化瘀及升浮之性增强,泻下通便等沉降之性减缓;杜仲、菟丝子盐炙炒后,增强其下行补肾的作用。升浮药配伍在大量的沉降药之中，全方的功效随之趋下。反之，沉降药处于大量升浮药之中，全方的功效也随之趋上。故银翘散、桑菊饮等解表药都采用质地轻扬、气薄味辛之类花草叶类药物，使配方具有升阳透表的功效；大承气汤使用大黄，其质地重浊、坚实、气厚、性寒，使配方具有攻下消积聚、向里趋下的功效。

目前对中药升降沉浮理论的实验研究较少，主要是结合方药的药理作用进行观察。例如补中益气汤可以选择性地提高在体及离体动物子宫平滑肌的张力，加入升麻、柴胡的制剂作用明显；去掉升麻、柴胡则作用减弱且不持久，单用升麻、柴胡则无作用。但也有实验表明单味升麻或柴胡都可提高兔离体子宫的张力，两者伍用还有明显的协同作用。由此可见，兴奋子宫平滑肌是升麻、柴胡升阳举陷功效的药理作用基础之一。此外，中药升降沉浮理论的现代研究除不断丰富和发展原有的经典理论外，还集中研究了升降沉浮与中药药理作用的关系。有些中药具有升浮和沉降的双向作用趋向，如麻黄发汗、解表具有升浮的特性，又能止咳平喘、利尿消肿而具有沉降的特性；黄芪既能补气升阳、托毒生肌，具有升浮的特性，又能利水消肿、固表止汗，具有沉降的特点。

综上所述，功效主治及药性理论对中药药效学的研究起着重要的指导作用。在中医药理论的指导下，合理认识和利用中药药效作用的特点，遵循其作用的基本规律，围绕功效主治及药性理论开展中药药效学研究，结合西医学的生理病理，运用先进的科学研究方法，方能全面而深入地阐释中药药理作用的科学内涵。

第四节　中药归经理论研究现状

一、归经的概念

归经学说是中药药性理论的重要组成部分。"归"是指药物的归属，即指药物作用的部位。"经"是指经络及其所属脏腑。归经是中药对机体治疗作用的定位，是中药对机体脏腑经络选择性的作用或影响。归某经的药物主要对该脏腑及其经络起治疗作用，对其他脏腑经络作用较少或者没有作用。

二、归经的临床意义

中医理论认为药物能够治疗某脏腑经络及其循行部位的肢体、关节、皮肤的病证，就意味着该药入某经。中药性味功能相同，归经不同，所治病证和临床使用对象则不同。如治疗阳痿滑精的淫羊藿、鹿茸归肾经，治疗咳嗽气喘的桔梗、款冬花归肺经，治疗手足抽搐的天麻、羚羊角、全蝎归肝经，具有泻下功效的大黄归大肠经。可见中药的归经是从药物功效以及疗效总结而来的，是药物的作用以及效应的定向与定位。许多中药可以同时入两经或数经，说明该药对机体具有广泛的影响。中药归经理论是历代医家临床遣方用药经验的总结，其与中药的四气五味、升降浮沉一同构成了中药的基本理论，对中药的临床实际应用起重要的指导作用。例如：黄连、黄芩、黄柏，均性寒，味苦，功能均为清热燥湿、泻火解毒。三种药的不同之处在于：黄连归心经，治疗心经有热，症见心悸、烦躁、失眠或口舌生疮；黄芩归肺经，治疗邪热壅肺，症见咳嗽、吐黄稠痰、胸痛、咳血或喘促气急；黄柏归肾经，治疗下焦有热，症见阴部湿疹瘙痒、带下黄臭，或下肢肿胀、风湿，或肝火亢盛，伤耗肾精。掌握归经可以提高临床用药的准确性。

关于归经的现代研究主要从以下几个方面进行。

1.归经与药理作用的关系　中医学认为，各种病证都是脏腑或经络发病的表现，因而某药物能治疗某些脏腑经络的病证,就归入某经。因此,中药归经与其药理作用存在一定相关性。研究者对常用中药的药理作用与归经进行分析,认为两者之间存在着明显的规律性联系。研究发现,钩藤、天麻、全蝎、蜈蚣等 22 味具有抗惊厥作用的中药均入肝经,入肝经率达 100%;具有泻下作用的大黄、芒硝、芦荟等 18 味中药入大肠经率亦达 100%;具有止血作用的仙鹤草、白及、大蓟等 21 味中药入肝经率为 85.3%,符合"肝藏血"的认识;具有止咳作用的杏仁、百部、贝母等 18 味药,具祛痰作用的桔梗、前胡、远志等 23 味药,具平喘作用的麻黄、地龙、款冬花等 13 味药,入肺经率分别为 100%、100% 和 95.5%,符合"肺主呼吸""肺为贮痰之器"的论述。对单味药的归经和药理作用的关系进行分析,认为当归对血液循环系统、子宫平滑肌、机体免疫功能的作用与当归入心、肝、脾经的关系密切;红花入心、肝经与其对血液循环系统和子宫的作用密切相关;鹿茸、淫羊藿、补骨脂等 53 味壮阳中药全部入肾经,符合中医肾主生殖的理论。

　　古人的归经理论是以临床疗效为依据的,已知药效成分分布最多的部位,不一定是该药作用最显著的靶器官。研究者从中药药理作用体现部位的角度研究归经,提供了中药归经的功能方面的依据。研究认为,所归之经不一定是该药有效成分分布最多的脏器,而是其功能的体现部位。例如,大黄、芒硝、芦荟、番泻叶、郁李仁、火麻仁等 18 味功能泻下通便的中药归大肠经,其药理作用部位均在大肠,符合率 100%;大黄、三七、仙鹤草、白及、大蓟、小蓟、地榆、茜草等功能止血,归肝经,现代研究表明具有止血作用,这与中医理论认为出血主要责之于肝不藏血相一致。

　　中医脏腑的概念与解剖学器官实体既有区别,又有相关。因此,中药传统归经所归脏腑,与现代研究药理作用所指的器官组织之间,可能吻合,也可能不吻合。例如,南瓜子功能驱虫,其有效成分是南瓜子氨酸,其分布在肝、肾最高,而南瓜子归胃、大肠经,实际上指在此发挥驱虫作用。中医理论"诸风掉眩,皆属于肝",凡是抽搐、震颤、动摇等西医学神经系统的疾病均与肝相关,而归肝经的中药能止惊厥抽风。天麻、钩藤、全蝎、白花蛇舌草等 22 味功能息风止痉的中药均归肝经,药理作用均能抗惊厥,符合率 100%,但从西医学角度看,其发挥药理作用的具体部位在神经系统。

　　中药成分复杂,到底什么是药效成分有时很难下定论,其功能和临床效果常是多种成分作用于多个系统所产生的综合效应。鉴于此,以药理作用的观点解释归经,与中医药理论本意更为贴近。

　　2. 归经与有效成分在体内的分布相关　中药主要药效成分在体内的分布部位与传统中药归经的部位具有一定的相关性,这是中药归经的物质依据。对 23 种中药的有效成分在体内的分布与中药归经之间的联系进行分析,发现其中 20 种中药归经所属的脏腑与其有效成分分布最多的脏腑基本一致(61%)或大致相符(26%),符合率高达 87%。例如杜鹃花叶归肺经,所含杜鹃素肺组织分布多;鱼腥草归肺经,所含鱼腥草素肺组织分布多;丹参归心、肝经,所含隐丹参酮肝、肺分布最多等。采用放射自显影技术对中药药效成分进行体内追踪观察,并将结果与传统归经相比较,发现归肝、胆经的川芎,其同位素标记的重要药效成分 ^{3}H- 川芎嗪主要分布在肝脏、胆囊;归肺经的鱼腥草,其同位素标记的主要药效物质 ^{14}C- 鱼腥草素绝大多数从呼吸系统排出;而归肝经、心经的丹参,其主要成分 ^{35}S- 丹参酮主要分布在肝脏。这些结果,一定程度上为中药传统归经找到了物质方面依据。^{3}H- 麝香酮灌服小鼠后,主要分布于心、脑、肺、肾等血液供应充足的组织和器官,并能迅速透过血脑屏障进入中枢神经系统,这与麝香归心经、通关利窍、开窍醒脑的传统认识相符。采用同位素示踪、高效液相色谱分析和放射自显影等技术对 32 味中药归经及其在体内代谢过程的关系进行研究发现,无论是药物动力学的总体情况,还是吸收、分布、代谢、排泄各个环节,均与该药的归经密切相关;对 ^{3}H- 川芎嗪(何首乌总苷、芍药苷、贝母素、淫羊藿苷、栀子苷、柴胡皂苷、毛冬青甲素等)在体内的吸收、分布、代谢和排泄等进行定性、定位和定量的动态观察,显示其与相应药物归经的脏腑基本相符合。由此可以得出,中药有效成分在体内选择性分布是中药归经的物质基础。

3．归经是中药对环核苷酸水平的不同影响　环核苷酸如环磷腺苷（cAMP）、环磷酸鸟苷（cGMP）是细胞内调节代谢的重要物质。cAMP 与 cGMP 具有相互拮抗、相互制约的生物学效应，两者必须维持一定的比例，保持一定的动态平衡，才能保证机体功能的正常。研究发现，组织中 cAMP/cGMP 比值变化在一定程度上可以反映中药对某组织脏器的选择性作用。对地塞米松致骨质疏松大鼠分别予以补肾复方（六味地黄丸加淫羊藿、牡蛎等）汤剂灌胃和膏剂穴位敷贴治疗，以 cAMP/cGMP 比值为指标，观察补肾复方对模型大鼠肝、脾、肾等 10 种脏器组织细胞内信息调节的影响及其与药物归经的相关性，发现补肾复方对 cAMP/cGMP 比值变化的调节与中医学本草著作记载的归经有较大的相似性，许多中药通过调节体内环核苷酸（cAMP、cGMP）浓度或比值而反映出药物对某脏器组织的选择性作用，故可以用 cAMP 和 cGMP 作为研究中药归经的指标。此外，cAMP、cGMP 浓度变化以及 cAMP/cGMP 比值变化显著的脏器，与各药物归经的关系非常密切。例如，人参归心经，功能大补元气、挽救虚脱，用于气虚欲脱；研究显示，人参通过升高心肌细胞中的 cAMP、降低 cGMP 含量，产生增强心肌收缩力的作用。又如，丹参归肝经，活血化瘀，广泛用于血瘀证；研究显示，丹参能使血小板中的 cAMP 水平升高，抗血小板凝集。

4．归经是受体与药物的特异性亲和力的表现　受体是一类介导细胞信号转导的功能蛋白质，存在于细胞表面或细胞内。受体是功能单位，又具有定位的特点，某种受体的分布可以跨器官、跨系统，这些与中医脏腑概念的特征极为相似，中药归经极有可能是与其作用于某种或某几种受体有关。受体具有特异性识别并与相应的配体（药物、递质、激素）结合，触发后续生物效应的能力。中药的有效成分或有效部位与相应受体具有较强的亲和力，通过激动或阻断受体而产生相应的药理作用，这种亲和力的存在是中药归经理论的基础。例如，细辛归心、肺、肾经，功能温阳散寒，用于阳虚畏寒、寒饮伏肺、腹中冷痛等。研究显示，细辛中消旋去甲乌药碱含量很高。消旋去甲乌药碱是 β 受体激动剂。$β_1$ 受体主要在心脏、肠壁占优势，$β_2$ 受体主要在支气管平滑肌占优势。β 受休兴奋结果是心脏正性肌力、正性频率，心率加快，传导加快；支气管平滑肌松弛，缓解咳嗽哮喘；胃肠平滑肌张力降低，自发性收缩频率和幅度降低，缓解腹痛等，与细辛的药性、归经和功能相吻合。从受体理论看，槟榔为 M 胆碱受体激动剂，可作用于 M 胆碱受体而引起腺体分泌增加，使消化液分泌旺盛、食欲增加，被胃肠受体接受产生兴奋作用，这与中医药理论中的槟榔归胃、大肠经是一致的。

5．归经与微量元素的关系　微量元素与人体健康和疾病密切相关。微量元素缺乏是虚证患者的普遍共性。补益药大多含有丰富的微量元素，有直接的补充作用。研究发现，微量元素及其金属络合物向组织器官的迁移、富集和亲和作用是归经的重要基础，这一理论被称为"微量元素归经假说"。例如，中医理论认为肾主生长、发育、生殖，主骨生髓，通于脑。Zn、Mn、Fe 作为共同的物质基础对神经 - 内分泌系统和免疫系统起到调节作用，并在性腺、肾上腺、甲状腺等部位富集；机体缺少 Zn、Mn 会导致酶活性降低，蛋白质、核酸合成障碍，免疫功能低下，生殖功能低下，反应迟钝，这些现象属于中医"肾虚"。机体缺铁会累及血液系统、免疫功能系统、黏膜系统等。研究显示，补肾中药补骨脂、肉苁蓉、熟地黄、菟丝子等含有较多的 Zn、Mn 络合物。因此认为富含 Zn、Mn 是补肾中药归肾经的物质基础。该类药物归肾经、补肾助阳的依据之一，是以微量元素 Zn、Mn、Fe 等作为共同的物质基础，对神经 - 内分泌 - 免疫调节网络起调控作用，由此产生的整体效应。又如，中医认为肝藏血，开窍于目。现代研究证实，归肝经的中药富含 Fe、Cu、Mn、Zn，尤其是 Fe、Zn 含量最为丰富，这些微量元素对于造血、肝组织保护、保护视力起着较大的作用，是药物发挥造血、保肝、保护视力作用的物质基础之一。明目类中药中富含 Zn、Mn、Cu、Fe 等微量元素，与眼组织中的 Zn、Mn、Cu、Fe 含量呈正相关。

第五节 中药毒性

中药的有毒、无毒也是药性的组成部分。不同的历史时期中药著作中"毒"的含义各有不同。古代文献中多为广义之毒，其含义有以下三方面：其一，"毒药"是药物的总称，如《周礼》"医师掌医之政令，聚毒药以共医事"；其二，"毒性"指药物所具有的能纠正疾病的特殊偏性，即所谓"以毒攻毒"；其三，"毒性"指药物可能对人体造成不良后果，如《诸病源候论》"凡药物云有毒及有大毒者，皆能变乱，于人为害，亦能杀人"。现代中药专著中，中药毒性多为狭义之毒，特指某些中药对人体能造成不良反应的特性，相似于西药毒性和副作用。中药的有毒无毒理论，同中药的四气、五味理论一样，已成为指导临床用药的基本原则。

既往中药导致中毒或不良反应的报道不多，中药的毒性作用并未引起人们足够的重视。这是由于历史上绝大多数中药的使用方法是煎煮，煎煮可以降解某些毒性成分；在煎熬之前药物经过了炮制，炮制也有解毒的效果；中药成分复杂而每一种成分含量通常不多，使其毒性不致显著；配方使用使毒性成分被拮抗。随着中药使用越来越广泛，成分纯度越来越高，中药制剂越来越多样化，使用途径和方式越来越复杂，中药的毒副作用随之越来越明显，应引起高度重视。

一、导致中药中毒的常见因素

1. 药物含有较强的毒性成分   部分中药含有较强的毒性成分，比如川乌、草乌、附子、雪上一枝蒿所含的乌头碱，马钱子所含士的宁（番木鳖碱），半夏、天南星、白附子所含的生物碱等。乌头碱为剧毒成分，可致心室颤动，人口服 0.2mg 即可中毒，3～4mg 即可致死。除了已知的导致急性毒性的成分之外，一些可在体内蓄积中毒的成分，引起中药慢性毒性，如关木通、马兜铃、广防己、青木香所含的马兜铃酸可导致慢性肾衰竭。此外，尚有一些目前未知或因含量较少，未引起足够重视的毒性成分，随着中药制剂的发展，中药成分的提取分离纯化，其毒性作用将会进一步显露出来。如桔梗口服一般没有毒副反应，但桔梗皂苷有很强的溶血作用。

2. 炮制不规范   炮制是中药的解毒方法之一，不少有毒中药经过炮制加工，会使原有毒性大大降低。例如，乌头碱在生乌头中含量很高，但不耐热，加热可水解为微毒的氨基醇类乌头原碱，毒性可降低为原先的 1/4 000～1/200。因此，炮制必须规范，内服规定必须用炮制品的中药，不得使用生品。有毒中药生药禁止内服。

3. 用量过大   使用剂量是否恰当，是决定药物是否产生毒副作用的关键因素。不少毒性中药临床中毒的原因，都与一次性使用剂量过大，或者长期使用造成体内蓄积中毒有关。有报道用杏仁 40 粒治疗新生儿咳嗽，导致患儿窒息死亡；亦有用关木通利尿，每日 120g，连续服用 1 个月，导致肾衰竭、全身水肿的案例。以上均为超量使用有毒中药造成的恶果。

4. 配伍不当   中药配伍应用可能使毒性降低，也可能使毒性增强。历代本草著作都非常强调配伍禁忌，并总结出"十八反""十九畏"的配伍禁忌规律，这些认识至今仍指导着中药的临床应用。

5. 个体差异   不同的个体对于药物的敏感性、耐受性不同，可能造成对药物的反应不同。某些个体对某种具有过敏原性的中药高度敏感，则可能出现过敏反应。在中药引起的过敏反应中，尤其以注射剂导致的最多。

二、避免中药中毒的环节

1. 严格采购   中药材的采购要掌握产地来源，辨明真伪，区别容易混淆的品种，禁用伪劣品种。使用品种来源清楚、由 GAP 规范化种植生产的标准药材。

2．规范炮制　中药炮制品加工工厂要达到 GMP 生产标准。要按照国家有关要求,规范炮制加工工艺流程,生产中药标准饮片。

3．合理选用　药物对于人体,首要的是安全。但凡药物"用之得当则为良药,用之不当则为毒药"。有毒中药的使用,必须辨证准确,必要时才使用。使用的同时要高度注意配伍禁忌、用药禁忌和患者体质强弱。

4．用量适当　毒性中药的使用,要严格按照现行版《中华人民共和国药典》一部规定的剂量,或者参照权威临床中药学教材中常规的剂量使用,切勿轻易超量使用。并且应以小量渐增法给药,适可而止。即如《神农本草经》谓:"若用毒药疗病,先起如黍粟,病去即止,不去倍之,不去十之,取去为度。"

5．恰当配伍　使用毒性中药,应配伍甘缓药,或拮抗毒性作用的药,以降低其毒副反应。通常禁止使用十八反、十九畏等禁忌性配伍。并且要避免多味有毒中药同时使用,或者使用有毒中药时间过长。含有相同毒性成分的中药不宜同时使用,如苦杏仁、桃仁的毒性成分都是苦杏仁苷,半夏、天南星的毒性成分都是相同的生物碱。这些中药相互配伍,其毒性有相加效果。

6．谨慎过敏体质、虚弱体质　临床医师应询问患者中药过敏史,避免使用可能引起过敏的中药。虚证患者,如果体质过分虚弱,不宜单纯使用有毒或作用强烈的中药,应配伍补益药物,或者先补后攻。

三、中药的不良反应的类型

从现代意义上讲,中药"毒"是指中药对机体所产生的不良反应。包括副作用、毒性反应、变态反应、后遗效应、特异质反应和依赖性等。

1．副作用　也称副反应,是指在治疗剂量下所出现的与治疗目的无关的作用。中药作用选择性低、作用范围广,当临床应用利用其中的一个药效作用时,其他作用就成了副作用。如麻黄止咳平喘,可用于治疗哮喘,但患者用药过程中会出现失眠,这是其能兴奋中枢神经系统引起的;大黄泻热通便,可用于治疗热结便秘,而活血祛瘀所导致的妇女月经过多就成为大黄的副作用;抗胆碱药阿托品,其作用涉及许多器官和系统,当应用于解除消化道痉挛时,除了可缓解胃肠疼痛外,常可抑制腺体分泌,出现口干、视力模糊、心悸、尿潴留等反应。

副作用和治疗作用在一定条件下是可以转化的,治疗目的不同,也导致副作用的概念上的转变。如在手术前为了抑制腺体分泌和排尿,阿托品的上述副作用又转化为治疗作用了。副作用常为一过性的,随治疗作用的消失而消失,但是有时候也可引起后遗症。

2．毒性反应　药理学中的毒性反应是指用药剂量过大或用药时间过长,药物在体内蓄积过多引起的机体形态结构、生理功能、生化代谢的病理变化。包括急性毒性、慢性毒性和特殊毒性。急性毒性是指有毒中药短时间内进入机体,很快出现中毒症状甚至死亡。如砒石在用药后 1～2 小时出现咽喉烧灼感,剧烈呕吐,继而出现阵发性或持续性腹痛;半夏服少量即出现口舌麻木,多则灼痛肿胀、不能发音、流涎、呕吐、全身麻木、呼吸迟缓、痉挛,甚至呼吸中枢麻痹而死亡。常见的斑蝥、藜芦、常山、瓜蒂、全蝎、蜈蚣、洋金花、附子等都可引起急性毒性反应。慢性毒性是指长期服用或多次重复使用有毒中药所出现的不良反应。如雷公藤长时间服用,除对肝、肾功能有损害外,对生殖系统也有明显的损伤作用;人参大量长期连续服用可致失眠、头痛、心悸、血压升高、体重减轻等。特殊毒性包括致畸、致癌、致突变。如甘遂、芫花、莪术萜类、天花粉蛋白、乌头碱等有致畸作用;芫花、狼毒、巴豆、甘遂、千金子、β- 细辛醚、黄樟醚、马兜铃酸、斑蝥素等过量长期应用,可增加致癌率;雷公藤、石菖蒲、洋金花、马兜铃酸等有致突变的作用。

毒性反应产生的机制:毒性反应是由化学物质与生物系统的化学成分进行可逆或不可逆的

相互作用,而干扰机体正常代谢及自稳机制,以致引起细胞死亡、细胞氧化、突变、恶性变、变态反应或炎症反应,主要是一个分子过程。

毒性反应的类型、严重程度主要取决于毒物的理化性质、接触状况、生物系统或个体的敏感性。

3. 变态反应　变态反应是指机体受到中药或中药成分的抗原或半抗原刺激后,体内产生了抗体,当该药再次进入机体时,发生抗原抗体结合反应,造成损伤。这种反应不仅常见,而且类型多样。人们日常遇到的皮肤过敏,皮肤瘙痒、红肿,就是一种变态反应。如当归、丹参、穿心莲等引起荨麻疹;虎杖、两面针等引起猩红热样药疹;蟾酥、蓖麻子、苍耳子等引起剥脱性皮炎;槐花、南沙参等引起丘状皮疹;天花粉、紫珠等引起湿疹皮炎样药疹;牡蛎、瓦楞子等可引起过敏性腹泻;丹参注射液、双黄连注射剂、天花粉注射液、毛冬青等可引起过敏性休克等。

4. 后遗效应　后遗效应指停药以后,血浆药物浓度下降至最低有效水平以下所发生药理效应。作用时间可长可短,有些十分短暂且较容易恢复,如应用苦寒药物后,患者短期可能会食欲不振,腹中不适;服用洋金花等可致次日口干、视物模糊。而有些作用比较持久且不易恢复,如长期大量服用甘草在停药后可发生低血钾、高血压、水肿、乏力等假性醛固酮增多症;长期服用海藻,可出现甲状腺功能亢进,停药后症状逐渐减轻;长期应用肾上腺皮质激素停药后,肾上腺皮质功能低下,数月内难以恢复。

一般药物的副作用和毒性常随停药或血药浓度下降而减退。如若药物毒性已造成一定程度的器质性损害,则虽停药但症状仍不消失。

5. 特异质反应　特异质反应是指少数特异体质患者对某些药物反应特别敏感,反应性质也可能与常人不同,但与药物固有药理作用基本一致,反应严重度与剂量成比例,药理拮抗药救治可能有效。特异质反应是一种性质异常的药物反应,通常是有害的,甚至是致命的,常与剂量无关,即使很小剂量也会发生。这种反应只在极少数患者中出现,如氯霉素导致的再生障碍性贫血发生率约为 1/50 000。特异质反应通常与遗传变异有关。新鲜蚕豆在极少数患者中引起的溶血并导致严重贫血,是因为患者红细胞膜内葡萄糖 -6- 磷酸脱氢酶不足或缺失所致;乙酰化酶缺乏患者服用肼屈嗪时容易引起红斑狼疮样反应。

6. 药物依赖性　一般是指在长期应用某种药物后,机体对这种药物产生了生理性或精神性的依赖和需求,一旦停药,就出现戒断症状(兴奋、失眠、出汗、呕吐、震颤,甚至虚脱、意识丧失等),若给予适量该药物,症状立即消失。如长期服用牛黄解毒片、应用风油精等出现精神依赖;罂粟壳、麻黄等出现生理依赖。

药物依赖性分生理依赖和精神依赖两种,是由于药物长期与机体相互作用,使机体在生理功能、生化过程和 / 或形态学发生特异性、代偿性和适应性改变的特性,停止用药可导致机体的不适和 / 或心理上的渴求。这个概念是 20 世纪 60 年代逐渐形成的。在此之前,人们所说的成瘾性只单指生理依赖性,而将心理依赖性称之为习惯性。药物的成瘾性和习惯性早为人们所知,但由于人们在使用上述两术语时常出现混淆现象,故有必要确定一个更为科学的术语。为此世界卫生组织专家委员会于 1964 年用"药物依赖性"这一术语取代了"成瘾性"和"习惯性",并于 1969 年对药物依赖性的含义作了如下描述:药物依赖性是由药物与机体相互作用造成的一种精神状态,有时也包括身体状态,表现出一种强迫性地要连续或定期用该药的行为或其他反应,目的是要感受它的精神效应,有时也是为了避免停药引起的不适,可以发生或不发生耐受。用药者可以对一种以上的药物产生依赖性。依赖性可分为躯体依赖性和精神依赖性。①躯体依赖性:主要是机体对长期使用依赖性药物所产生的一种适应状态,包括耐受性和停药后的戒断症状。②精神依赖性:是指药物对中枢神经系统作用所产生的一种特殊的精神效应,表现为对药物的强烈渴求和强迫性觅药行为。

依赖性倾向可以在动物或人体的药物研究过程中反映出来。非临床药物依赖性研究可为临床提供药物依赖性倾向的信息,获得的非临床试验数据有利于指导临床研究和合理用药,警示滥用倾向。

四、中药成分的毒性

中药毒性是由药物所含有毒成分引起的毒性反应,毒性成分不同,其毒理机制及毒性反应的表示亦不同。中药所含毒性成分作用于人体不同的系统或器官组织,如神经系统、心血管系统、呼吸系统、消化系统等,而引起不同的症状。主要有以下几类:

1. 含生物碱类中药的毒性

(1)含乌头碱类:含乌头碱中药有川乌、草乌、附子、雪上一枝蒿等,乌头碱内服 0.2mg 便可中毒,3~4mg 便可致死。其毒性主要表现为作用于神经系统和循环系统,其次是消化系统症状,中毒机制是过量的乌头碱先兴奋后麻痹各种神经末梢,刺激迷走神经中枢,甚至麻痹血管运动中枢、呼吸中枢,患者因心源性休克、呼吸衰竭致死。

(2)含阿托品类:百花曼陀罗、莨菪、小天仙子等含莨菪碱、东莨菪碱和阿托品生物碱,此类生物碱皆为 M 胆碱受体阻滞剂,其中毒机制主要为抗 M- 胆碱能反应,对周围神经则为抑制交感神经功能,对中枢神经系统则为兴奋作用,严重者转入中枢抑制致嗜睡、昏迷。致死原因主要是脑中枢缺氧,脑水肿而压迫脑干,使呼吸中枢抑制或麻痹,呼吸和循环衰竭。

(3)含士的宁类:马钱子等的种子均含士的宁(又称番木鳖碱)和马钱子碱,其中以含士的宁毒性最大,治疗量的士的宁能增强大脑皮质的兴奋与抑制过程;中毒量则破坏反射活动的正常过程,使兴奋在整个脊髓中扩散而呈特有的强直性痉挛,严重者可因呼吸肌强直性收缩而引起窒息。士的宁还能加强阻止胆碱酯酶破坏乙酰胆碱的作用,使肠蠕动加强,致腹痛、腹泻。马钱子碱和士的宁极大剂量时,均可阻断神经肌内传,呈现箭毒样作用。马钱子也可直接损害肾小管上皮细胞,导致急性肾衰竭、尿毒症。

(4)含秋水仙碱类:光慈菇和山慈菇的鳞茎均含秋水仙碱,秋水仙碱在体内有积蓄作用,排泄甚慢,当其在体内被氧化成二秋水仙碱时则有剧毒,能对呼吸中枢、胃肠道及肾有刺激性毒性反应,中毒后可产生水电解质紊乱、酸中毒、肾缺血,导致肾小管坏死而发生急性肾衰竭。

(5)含麻黄碱类:麻黄所含的麻黄碱对呼吸、血管运动中枢神经及交感神经皆有一定毒害,即对支气管平滑肌有松弛作用,并能使心率加快、外周血管收缩、血压升高,有类似肾上腺素样作用。

(6)含雷公藤碱类:雷公藤、昆明山海棠均含雷公藤碱,雷公藤碱有剧毒,煎煮时间不够或过量服用本品后,对胃肠道有强烈的刺激作用,可引起剧烈腹痛、呕吐、腹泻、便血。后期发生尿毒症时,胃肠道症状加剧,吸收后对中枢神经系统有损害,可引起丘脑、中脑、延脑、小脑、脊髓等器官的严重营养不良性改变;肝脏、肾脏、心脏可发生出血与坏死;毒素还可直接作用于心肌,引起肺水肿及急性心源性脑缺血综合征。

2. 含有机酸类中药的毒性 马兜铃酸的作用部位在肾小管上皮细胞、肾间质成纤维细胞,可降低肾小球滤过率,使血、尿肌酐增加,引起肾衰竭。马兜铃酸可致急性马兜铃酸肾病、小管功能障碍型马兜铃酸肾病、慢性马兜铃酸肾病、癌症等。在我国含有马兜铃酸的植物约 40 余种,主要包括马兜铃(果)、青木香(马兜铃根)、天仙藤(马兜铃茎)、广防己(木防己)、汉中防己(异叶马兜铃)、寻骨风(锦毛马兜铃)、朱砂莲、关木通(木通马兜铃)等。

3. 含苷类中药的毒性

(1)含强心苷类:强心苷是一类对心肌有显著兴奋作用的苷类,在医药上多用为强心药,主要作用于心脏及神经系统,能使心肌收缩加强,心率减慢。其特性是小剂量有强心作用,较大剂量或长时间应用可致心脏中毒以致停搏。夹竹桃、罗布麻、万年青、杠柳等中草药均含强心苷,其毒理作用为直接刺激胃肠道,损害心肌及神经系统,严重时可出现传导阻滞、心动过缓等症状,最后因心室颤动,循环衰竭而致死。

(2)含皂苷类:皂苷的毒性主要是对局部有强烈刺激作用,并能抑制呼吸、损害心脏,尚有溶血作用。如商陆对交感神经有刺激作用,促进胃肠道蠕动并刺激肠黏膜,引起腹痛腹泻,大剂量可引起中枢神经系统麻痹及运动障碍;土牛膝含有皂苷及昆虫变态激素脱皮甾酮等,具有肾毒性,中毒发生肾衰竭;木通所含的木通皂苷水解后得常春藤皂苷元等,能损害肾小管,导致其上皮细胞坏死,严重者可导致肾衰竭。

(3)含氰苷类:此类药物主要是氰苷在体内被酶水解产生氰氢酸,为一种强烈的细胞毒。人的致死量约0.05g。这类植物多见于蔷薇科和豆科中,杏、桃、枇杷等的种仁均含氰苷、苦杏仁苷等有毒成分。苦杏仁苷在水中溶解度较大且不稳定,易被同存于种仁中的苦杏仁酶水解,苷元水解后可产生有毒的氢氰酸,可引起组织缺氧,并损害中枢神经,中毒后主要表现为中枢神经系统症状。

(4)含黄酮苷类:含黄酮苷的中药有芫花、广豆根等,其毒性作用多为对胃肠道和肝脏的损害,引起恶心呕吐、黄疸等症状。

4.含毒蛋白类中药的毒性 　毒蛋白主要存在于动物的种子中,其毒理作用是对胃肠黏膜有强烈的刺激和腐化作用,能引起广泛性内脏出血。巴豆、苍耳子、蓖麻子等植物的种子中均含有毒蛋白。巴豆油中的毒性球蛋白能溶解红细胞使局部细胞坏死,内服使消化道腐蚀出血,并损坏肾脏尿血,外用过量可引起急性皮炎。苍耳子含毒蛋白等有毒成分能损害肾脏及心、肝等内脏实质细胞,并引起神经和消化系统功能障碍,使毛细血管通透性增加。蓖麻子含蓖麻毒蛋白,是一种细胞原浆毒,2mg即可使人中毒死亡,易使肝、肾等实质细胞发生损害而致混浊肿胀、出血及坏死等,并有凝集和溶解红细胞及麻痹呼吸中枢、血管运动中枢的作用。

5.含萜及内酯类中药的毒性 　其毒理作用主要表现为对局部有强烈刺激性,并对中枢神经系统有抑制作用。含萜类与内酯类中药包括马桑、艾、苦楝、莽草子、樟树油、红茴香等。如苦楝全株有毒,而以果实毒性最烈,作用于消化道和肝脏,尚可引起心血管障碍,甚至发生休克及周围神经炎。马桑所含马桑内酯等有毒物质极易溶解于乙醇,故饮酒可加重中毒程度,临床可见头昏头痛、胸闷、剧烈吐泻、全身麻木、不省人事等。莽草子中毒,其毒素作用于延髓,除引起恶心呕吐、上腹不适或疼痛等胃肠道症状及眩晕、头痛等一般中毒症状外,还可引起抽搐、角弓反张、牙关紧闭、口吐涎沫、瞳孔散大,严重者可于惊厥状态下死亡。

6.含重金属中药的毒性 　中药中含金属元素的药物主要是矿物类药物,主要来源于两个方面:一方面是在药材种植过程中,由于环境污染等因素而导致的重金属残留;另一方面是指含重金属的矿物类中药,包括含砷类中药、含汞类中药、含铅类中药等。其中对人体毒性较大的主要有含砷、汞、铅类等药物。

(1)含砷类药物:主要有砒石、毒砂、雄黄等。砷为细胞原浆毒,作用于机体酶系统,与含巯基的酶结合,从而抑制酶蛋白的活性;并能使全身的毛细血管极端扩大,大量的血浆漏出,以致血压下降;中枢神经损伤,心、肾受到严重侵害,阻碍细胞氧化和呼吸,而且损害神经细胞,使神经系统发生各种病变。砷可由呼吸道、消化道进入体内,急性中毒者有口腔、胃肠道黏膜水肿、出血、坏死等。砷化物主要经肾脏排泄,无机砷在排出前于体内呈甲基化,可加重肾损害。成人中毒量为10mg,致死量为0.1～0.2g。

(2)含汞类药:主要有朱砂、轻粉、升汞等。汞为一种原浆毒,汞化合物对人体具强烈的刺激性和腐蚀性作用,并能抑制多种酶的活性,引起中枢神经和自主神经功能紊乱。如中毒后可出现精神失常,胃肠道刺激症状及消化道出血,严重时可发生急性肾衰竭而死亡。汞剂可经呼吸道和消化道吸收,外用通过皮肤黏膜等途径侵入人体。汞盐被吸收入血后,以肾脏蓄积最多,肝脏次之。最小致死量为70mg。

0206
拓展阅读　有毒
中药——砒霜

（3）含铅类药：主要有铅丹、铅粉、铅霜、黑锡丹等。铅是多亲和性毒物，作用于全身各个系统，主要损害神经系统、造血系统、消化系统和心血管系统。含铅类中药引起的中毒有急性铅中毒和慢性铅中毒两种，前者多见于短时间过量服药，以消化道症状为主，后者为长期持续服药所致。其代谢产物主要沉积于胃组织内，由肾与肠道排出，对肾血管有损害作用，因而引起少尿或无尿、血尿、管型尿及肝肾功能损害。

知识链接

中药毒性分级

俗话说"是药三分毒"，《本草纲目》中收录了300余种有毒中药。但是，很多中药的"毒性"如果控制得当，甚至能够治疗顽疾。临床上通常将中药分成不同等级，区别处理。20世纪90年代初出版的《有毒中药大辞典》中，就将有毒中药分成了四个等级，分别为："小毒"，指有一定毒性，约有70种；"有毒"，也称常毒，约有90种；"大毒"是指毒性剧烈，约有30种；"极毒"，也称剧毒，约有10种。

（冯彬彬）

？ 复习思考题

1. 寒凉药、温热药的寒性或热性是如何体现出来的？
2. 辛味药、甘味药、酸味药、咸味药的功能应用分别以哪些药理作用为基础？

扫一扫，测一测

0301

PPT 课件

0302

知识导览

0303

拓展阅读
道地药材

第三章　影响中药药理作用的因素

学习目标

　　1. 掌握影响中药药理作用的药物因素：品种、产地、采收季节、炮制、贮藏、剂型和制剂工艺、剂量、配伍与禁忌。
　　2. 熟悉影响中药药理作用的机体因素：生理、病理及心理因素。
　　3. 了解影响中药药理作用的环境因素。

　　影响中药药理作用的因素有诸多方面。主要有三大因素：药物因素、机体因素、环境因素。药物因素包括药物的品种、产地、采收季节、炮制、贮藏、剂型和制剂工艺、剂量、配伍与禁忌等；机体因素包括年龄、性别、体质、心理、种族、精神状态、生理状态、病理状态、遗传状态等；环境因素包括气候、地理条件、时辰、地区、生活条件等。这些因素都会对中药药理作用产生明显影响。

第一节　药　物　因　素

　　药物因素是影响中药药效作用的首要因素，中药的品种、产地、采收季节、炮制、贮藏、剂型和制剂工艺、剂量、配伍与禁忌、生产工艺及给药途径等，均对中药作用的发挥有着显著的影响。

　　1. 品种　中药品种繁多，至今已达 12 000 余种，常用药 500 余种，以植物药为主。我国幅员广阔，使中药材品种混乱现象严重，其中有许多药同名异物，也有很多药同物异名。如《中华人民共和国药典》2020 年版收载的石斛品种有金钗石斛、霍山石斛、流苏石斛等；石决明品种有 6 个，即杂色鲍、皱纹盘鲍、羊鲍、澳洲鲍、耳鲍、白鲍；黄连品种有 3 个，即毛茛科植物黄连、三角叶黄连、云连。不同品种的药材，其基源不同，性状和成分也有差异，必然影响药理作用和临床疗效。

　　2. 产地　产地不同对药物质量的影响也很大。中药大多来源于天然的植物和动物，各自生长分布的区域性很强。不同地区的土壤、气候、日照、雨量等自然环境条件有差异，对动植物的生长发育有着不同程度的影响，特别是土壤对植物药内在成分的影响更大。如金银花以所含绿原酸为指标，河南、山东一带的产品的含量为 4%～7.59%，而其他地区产品的含量大多在 3% 以下。又如长白山的野山参，东北各省及朝鲜、日本的园参，不但含人参总皂苷的总量不同，而且皂苷种类及含量也不一样。许多名贵药材，都有特定的产地，故历史上早已形成了"道地药材"的概念，即某一地区所产的某种药材，质量高，疗效好。如四川的贝母、附子、黄连；内蒙古的甘草；云南的三七、茯苓、木香；山西的黄芪、党参；"浙八味"——白术、白芍、浙贝母、杭白菊、延胡索、玄参、麦冬、温郁金；东北的人参、五味子、刺五加等；河南的地黄、牛膝、山药等；山东的阿胶、沙参、金银花等；广东的陈皮、化橘红等，都是历史悠久、享有盛名的道地药材。

　　3. 采收季节　中药品质的优劣，与采收季节密切相关。植物的根、茎、叶、花、果实、种子或全株的生长和成熟期各不相同，故中药材的采收季节也就随入药部位的不同而异。"当季是药，过季是草""三月茵陈四月蒿，五月砍来当柴烧；九月中旬采麻黄，十月山区五味找；知母黄芪全

年采,唯独春秋质量高"。这些民谚说明了按季节采收药材的重要性。花类药材多在含苞欲放或开放时采收,金银花、辛夷、丁香、槐米等皆在花蕾时采收;杭白菊以花开放程度 70% 时采收最佳。果实、种子药材一般以果实充分成熟或完全成熟时采收,如诃子以 12 月采收为宜,此时没食子酸最高为 27.8%,鞣质含量最高为 56.47%;但较特殊的如覆盆子、青皮、枳实等药材,以未成熟果或幼果采收。采收叶类药材多在植物生长旺盛期,如大青叶、艾叶和荷叶等以开花前或果实成熟前为宜;薄荷以开花盛期为宜。采收根、根茎类药材应以秋冬或初春季节为宜,此时植物地上部分枯萎,植物处于休眠状态,营养物质消耗少,有效成分积累较高。如江苏引种黄连,在秋季小檗碱含量达 9.86%,比春季高一倍;石菖蒲挥发油含量在冬季高于夏季。全草类药材多在植株生长充分、茎叶茂盛时采收,如青蒿在花前盛叶期采收,此时青蒿素含量最高;垂盆草的垂盆草苷含量从 4 月至 10 月逐渐升高,宜 10 月采收。皮类、茎木藤类药材,如厚朴药材的厚朴酚含量随树龄的增大而迅速增加,12 年后基本稳定,厚朴树应种植 12 年以上方可开始采收。动物类药材,传统上一般根据生长习性和活动规律来捕捉,如鹿茸在清明后 45～60 日锯取,成茸比例高,角质化少;哈士蟆于秋末的"冬眠期"捕捉;蜈蚣秋季采收,蛋白质、游离氨基酸及组胺含量均高于春季,镇痛作用也更强。

4.炮制 中药饮片一般需要炮制后使用,是中医长期临床用药经验的总结。炮制前后,中药的化学成分会发生改变,药理作用及临床疗效也随之而有差异。中药在炮制过程中,经加热、水浸及用酒、醋、药汁等辅料处理后,中药某些成分的理化性质产生不同程度的变化,有的成分被溶解出来,有的成分被分解或转化成新的成分,有的成分在提取物中的量有所增减,对中药作用与疗效产生不同程度的影响。

(1)消除或降低药物毒性或副作用:对于有毒性或副作用的中药,为保证临床用药的安全有效,可经过炮制而降低其毒性或副作用。如乌头中含有多种生物碱,以双酯型的乌头碱、中乌头碱和次乌头碱毒性最强,炮制后乌头碱水解生成苯甲酰单酯型乌头碱或进一步水解为氨基醇类乌头原碱,其毒性大大降低;斑蝥辛寒、有大毒,常用于恶性肿瘤,其主要有毒成分为斑蝥素,加热炮制可使斑蝥素部分升华而含量降低,使其毒性或副作用减弱;又如水飞雄黄可除去很大一部分有剧毒的三氧化二砷;砂炒马钱子使其所含士的宁和马钱子碱减少,被转化的异士的宁和异马钱子碱毒性降低,且保留或强化了某些生物活性。

(2)增强疗效:延胡索镇痛的主要成分是生物碱,水煎溶出量很少,经醋炮制后生物碱与醋酸结合成溶于水的醋酸盐,生物碱在水煎液中的溶出量增加近一倍,因此醋制能提高延胡索的镇痛作用。苦杏仁镇咳平喘的有效成分是苦杏仁苷,而与苷共存的还有苦杏仁酶,当温度、湿度适宜时,酶可促进苦杏仁苷分解,有效成分减少,镇咳平喘作用也随之降低。苦杏仁经炮制后,抑制了酶的活性,苷分解减少,所以,相同的苦杏仁,炮制品的煎出率比生品煎出率可提高 1.73 倍。

(3)加强或突出某些作用:炮制能使中药产生的化学成分转变,甚至产生新的化学物质,因而药理作用和临床疗效也随之改变。如大黄的泻下作用主要是结合型蒽苷,炮制后结合型蒽苷减少而抗菌成分游离型蒽苷含量增加,故生大黄泻下作用强,而制大黄则抗菌作用增强;何首乌为补血药,生品中结合型的蒽醌衍生物具缓下作用,经炮制后的制首乌结合型蒽醌衍生物水解,含量减少,而游离蒽醌衍生物和糖的含量明显增加,故补益作用增强而泻下作用降低;三七有"生破熟补"之说,生三七偏于破血、蒸三七偏于补血,药理研究显示生三七改善血瘀证模型大鼠的血流变、微循环和凝血功能的作用优于蒸三七,而蒸三七改善血虚证模型大鼠的微循环作用优于生三七;炉甘石生品主要成分为碳酸锌,经煅制发生分解反应,生成有消炎收敛作用的氧化锌,可外用以收湿敛疮。

5.贮藏 贮藏条件对中药质量的优劣也有着直接的影响。贮藏不当会造成中药材霉烂、虫蛀、走油等现象,从而影响中药药理作用及临床疗效的发挥。含挥发油的药材随时间延长,易氧化、分解或自然挥发(如樟脑、冰片、麝香)而使药效降低。中药贮藏保管通常应以干燥、低温、避光为好。如在日照、高温（40～60℃）、高湿（相对湿度在 74% 以上）的条件下贮存 6 个月的刺五加，其所含有的丁香苷几乎完全损失；供提取小檗碱的原料药三颗针，在见光和避光的条件下存放 3 年后，其小檗碱的含量分别降低 54.1% 和 39.83%；苦杏仁中止咳平喘的有效成分苦杏仁苷具不稳定性，在贮存过程中因受温度、湿度等因素的影响，易被苦杏仁酶等分解，苦杏仁苷的含量可降低 10% 以上。可见，中药的保管和贮藏，是影响中药质量、药理作用和临床疗效的重要因素之一。

6. 剂型和制剂工艺　《神农本草经》云：“药性有宜丸者，宜散者，宜水煮者，宜酒渍者，宜膏煎者，亦有一物兼宜者，亦有不可入汤酒者，并随药性，不得违越。”说明古人早已注意到剂型对药效的影响。同一种中药制成不同剂型的药理作用也可产生明显差异。现代研究发现，枳实或者青皮煎剂口服，未见升高血压记载，但制成注射剂静脉注射，却出现强大的升压作用。因为剂型不同，药物在体内的吸收程度不同，影响了药物在体内的血药浓度，从而改变药物的药理作用。同一剂型的中成药，若提取或制剂工艺改变，也会直接影响其作用和疗效。如临床使用的祖师麻注射液是从瑞香科植物黄瑞香的根皮和茎皮经水提醇沉法制成的注射剂，而黄瑞香注射液是从瑞香科植物黄瑞香的根皮和茎皮经蒸馏法制成的注射剂。两者所用原料药材相同，实为同一药材经不同工艺制得的灭菌水溶液，且两者均有祛风除湿、活血止痛的功效，用于风湿性关节炎、类风湿性关节炎等属中医痹证者；但通过临床 120 例患者观察发现，祖师麻注射液有效率高于黄瑞香注射液。一般而言，口服固体剂型，如颗粒剂、散剂、片剂、胶囊剂等，其崩解速度直接影响有效成分的吸收和药效。如蜜丸“牛黄解毒丸”释放速度比糖衣片“牛黄解毒片”的释放速度慢 2～3 倍，说明丸剂不利于吸收。又如，口服葛根黄豆苷元固体分散物胶囊和原来市售胶囊后不同时间取血测定血药浓度，最高血药浓度前者为后者的 12 倍，生物利用度前者约为后者的 5 倍。可见同样为胶囊剂，内含药物的分散度不一样会影响药物的生物利用度，进而影响药物的疗效。因此，中药的剂型改革、制剂工艺的优化，对中药疗效的发挥具有非常重要的意义。

7. 剂量　中药剂量一般指单味中药干燥饮片成人内服一日的用量。在制剂处方当中，药量还代表了处方药物之间的剂量比例。中医治病有“中药不传之秘在于量”之说，说明中药剂量是发挥药效的关键因素。中药药理作用与中药剂量呈一定的正相关量效关系，出现无效 - 有效 - 效果增强的规律。大多数药物，尤其是无毒药物、补益药物，在常规用量范围内符合这一规律。如附子的强心作用在一定剂量范围内，随剂量增加而加强。但也有研究报道一些中药的效果随剂量的增加而降低，呈负相关关系，出现有效 - 效果减弱 - 无效的规律。某些有毒药或无毒药超出常规用药范围，可能出现这种现象。如人参小剂量对多数动物心脏呈现兴奋作用，大剂量则呈现抑制作用；人参皂苷小剂量可兴奋中枢，而大剂量则抑制。

8. 配伍与禁忌　中药的配伍是指有目的地按病情需要和药性特点，有选择地将两味及其以上药物配合应用，以增强药物的疗效、调节药物的偏性、降低毒性或副作用。所以，配伍得当，就能增强疗效，降低毒性；配伍不当，则降低疗效，甚至产生不良反应。

中药配伍的基本内容是“七情”，即：单行、相须，相使、相畏、相杀、相恶、相反。李时珍解释说：“独行（单行）者，单方不用辅也。相须者，同类不可离也。……相使者，我之佐使也。相恶者，夺我之能也。相畏者，受彼之制也。相反者，两不相合也。相杀者，制彼之毒也。”具体而言：

（1）相须：即两种功用相似的药物配合应用，可相互增加疗效。如清热泻火的石膏、知母均能退热，石膏退热快，但作用弱而短暂；知母退热缓，但作用强而持久。两者合用，退热快且作用强而持久。黄连与连翘同用对金黄色葡萄球菌的抑菌力比单用黄连强 6 倍以上。

（2）相使：即中药性味相同或相近，或性味不同，而以一药为主，另一药为辅配合应用以提高主药疗效的配伍关系。其概念强调一为主、一为辅的关系。如补气的黄芪与祛湿的茯苓合用，能相互增强补气利水的功效。

（3）相畏：是一种药物的毒性反应或副作用能被另一种药物减轻或消除。如截疟七宝散中，常山有抗疟作用，但有较严重的恶心、呕吐等消化道反应，散剂中伍用槟榔，不影响常山的抗疟作用，却可使呕吐反应减少，说明常山畏槟榔。

（4）相杀：即一种药物能够减轻或消除另一药物的毒性。如绿豆能杀巴豆毒。

（5）相恶：即一种药物能使另一种药物的功效均降低或丧失。如黄芩能减弱生姜的温性。知母、人参都有降血糖作用，但两药合用却使降血糖作用减弱甚至消失。

（6）相反：即两种药物合用后，可产生或增强毒性反应或副作用。如甘草反芫花，实验证明甘草与芫花合用半数致死量（LD_{50}）减小，毒性增大。

因此，相须、相使配伍，在药效上发挥了增效协同作用；相畏、相杀配伍，能减低或消除毒性，以上均为用药之所求。相恶配伍在药效上产生拮抗作用，相反配伍则出现较多的不良反应或增强毒性，这两种配伍为用药之所忌。

七情只是概括了药物之间最基本的配伍模式。组方配伍还要遵循"君、臣、佐、使"的配伍理论，才能使药物发挥最佳疗效。按中医药理论，君药为治疗主病和主证的药物；臣药为辅助君药治疗主病或主证的药物；佐药为治疗兼证或制约君药偏性的药物；使药为引经或起调和作用的药物。这样的组方原则经近代研究在很大程度上证明有其合理性。如"活络丹"为治疗风寒湿痹的名方，方中"君药"制川乌、制草乌均为辛热有毒之品，功能祛风除湿、温经止痛；制天南星燥湿化痰、祛风止痉、消肿止痛，为"臣药"，辅助君药发挥作用；乳香、没药行气活血、通络止痛，辅佐君、臣发挥作用；地龙、陈酒通经活络，助药势且引药入经，为使药。诸药配合，具有除寒湿痰浊、活血化瘀、调和营卫、疏通经络、消肿止痛的功效。方中多味药物虽有毒性，组方使用却安然无恙。又如桂枝汤能解热、发汗、抗炎、镇痛、抑制流感病毒增殖、增强免疫功能。实验证明，全方的作用明显优于方中诸药的各种组合，减去其中任何一味药都会影响疗效，方中各药合理配伍取得最大的药理效果，方剂配伍中的相互作用产生了综合效应。

为了用药安全，避免毒副作用的发生，必须注意用药禁忌。七情中的相反、相恶是复方配伍中应当遵循的原则，古代医家总结的十八反、十九畏应予重视。但对十八反、十九畏的现代药理研究却常见相互矛盾的报道。目前较为一致的看法是：①十八反、十九畏不是绝对禁忌。在古籍配方中反、畏药物同用的例子屡见不鲜，如治疗瘿瘤的海藻玉壶汤中海藻与甘草同用，女金丸中含肉桂与赤石脂，甘遂半夏汤中甘遂与甘草伍用。②十八反、十九畏的理论在特定条件下是正确的，在不同剂量、不同病理状态等条件下，可产生不同程度的毒性增强或不利于治疗的作用。如制川乌和半夏配伍，对正常动物的毒性无明显增强作用，但可使脾虚小鼠心律失常加重。白蔹和乌头伍用，白蔹的抑菌作用成倍减弱。③十八反、十九畏的研究尚不够全面。尚未对十八反、十九畏所属的全部药对进行配伍关系的系统研究，不能以个别的反、畏配伍的实验结果就对十八反、十九畏的理论作全面的肯定或否定。应通过系统研究，做出科学判断。一方面，不至于因十八反、十九畏禁忌范围过广而影响临床用药；另一方面，又不致疏于防范而影响用药安全。

用药安全还必须注意妊娠禁忌。某些药物具有影响胎儿正常发育或致堕胎作用，应作为妊娠用药禁忌。根据药物对孕妇和胎儿危害程度不同，可分为禁用和慎用两类。禁用药大多是毒性较大或药性峻烈的药物，例如水蛭、虻虫、三棱、莪术、巴豆、大戟、芫花、麝香、斑蝥等。慎用药大多是具有破气、行滞、通经、活血以及辛热、滑利、沉降作用的药物，如桃仁、大黄、附子、肉桂、牛膝、川芎、牡丹皮等。

有些药物是否为妊娠禁忌是自古就存在的一个有争议的问题，例如半夏是妊娠禁忌中药，但中医传统又将它作为止吐中药应用。近代实验报道，半夏对妊娠过程是有一定影响的。如半夏汤灌胃给药可使妊娠大鼠阴道出血率、胚胎死亡率比正常大鼠显著增高；注射给药对小鼠胚胎有致畸作用。说明"半夏动胎"之说有其道理。又如芫花中的芫花萜、芫花素可引起多种怀孕动物发生流产，可能是因该药可引起子宫内膜炎症，使溶酶体破坏，促进前列腺素合成释放增加，使子宫平滑肌收缩所致。莪术中的萜类和倍半萜类化合物，牡丹皮的有效成分牡丹酚对鼠均有抗早孕作用。水蛭、冰片、麝香酮等对小鼠有一定终止妊娠的作用。妊娠禁忌中药的研究,对孕妇安全用药,提高人口素质有重要意义,也可以从中寻找优生优育中药新药。

第二节 机 体 因 素

机体的生理状况、病理状况和心理状况等差异,也是影响中药药理作用的重要因素。如患者的年龄、性别、个体差异、遗传因素、病理状态和精神因素等,了解和掌握相关知识,对于中药的合理使用、保证疗效和减少不良反应非常重要。

1.生理状况   生理状况包括体质、年龄、性别、情志、遗传因素等,对药物药理作用的发挥均有影响。体质虚弱、营养不良者对药物的耐受性较差,用攻下、泻下等祛邪药物时宜适当减量。

年龄不同对药物的反应也不同。婴幼儿各器官、系统尚未发育完善,而老年人的肝、肾等器官系统功能逐渐减退,都会影响药物有效成分的吸收、代谢和排泄,对药物的耐受性较差,用药量应相对减少。另外,老年人体质多虚弱,攻泻等祛邪之品,不宜多用;而幼儿稚阳之体,不可峻补,滋补药不宜多用。

性别不同对药物的反应也有差异。女性在月经、怀孕、分娩、哺乳等时期,对不同药物的敏感性不同。如月经期应不用或少用峻泻药及活血化瘀药等,以免导致月经过多或出血不止。红花、大戟、麝香、地龙等能兴奋子宫,半夏有致畸作用,孕期均应避免服用,以免导致流产或对胎儿发育造成不良影响。

另外,机体的个体差异,包括高敏性、种族、耐受性等因素,在中药应用中也同样存在。

2.病理状况   机体所处的病理状况不同,对药物的作用也有影响。如肝病患者的肝脏功能低下,药物容易积蓄,甚或中毒;肾功能低下的患者排泄功能减弱,药物或其代谢产物不易排出体外,也可致蓄积或中毒。

此外,机体的功能状态不同,药物的作用可能也不同。如黄芩、穿心莲等,只对发热患者有解热作用,对正常体温并无降低作用。玉屏风散既能使机体低下的免疫功能增强,又能使过亢的免疫功能趋向正常。当归能使痉挛状态的子宫平滑肌舒张,也能使弛张状态的子宫平滑肌收缩力增强,呈现双向调节作用。人参大补元气,补脾益肺,生津安神,适用于气虚证;实证、热证而正气不虚者,用之不但无益,反而有害。

3.心理状况   情志、精神状态等也会影响药物作用的发挥。乐观者可以增强对疾病的抵抗能力,有利于疾病的治愈和恢复。相反,患者忧郁、悲观、烦躁、不愿配合治疗,将会影响药物疗效。有报道,使用不含活性药物的安慰剂对许多慢性疾病如神经症、高血压、心绞痛等,有效率可达30%～50%。这是因为生气、悲伤、郁闷等不良情绪会影响人体的内分泌、免疫系统功能,减弱人体抗病能力,从而影响药效发挥。生气以及过度的紧张、焦虑、抑郁等不良情绪,有可能导致胃肠道功能紊乱。抑郁者的胃排空时间延迟;而焦虑、过度兴奋时胃肠道蠕动加快,排空时间缩短。一般来说,药物吸收的部位在小肠,服药之后,胃排空时间的长短使药物或快或慢到达小肠,就会影响药物的吸收和血浆浓度,因此疗效不一。这充分说明,精神作用对疾病的治疗至关重要。在使用有效药物的同时,应充分激发、利用患者的良好情绪,提高药物疗效。在新药临床评价时,为了排除安慰剂的作用,均要求使用安慰剂对照和双盲法试验。

另外,肠道内微生态环境对中草药体内代谢有很大影响。肠内正常菌群对药物的代谢能力十分强大。中药是一种多成分药物,多以口服形式给药,肠内菌群对其代谢所起的作用就更为重要。不同类型的细菌能够产生不同的酶,并能催化不同类型的药物代谢反应。肠内菌群对药物的作用主要起分解反应,使药物分子量相对减小,极性减弱,脂溶性增强,往往伴有药效或毒性成分的产生和加强。如在肠内菌的作用下,黄芩中的黄芩苷转化成黄芩素,抗过敏作用增强;山

0304

动画 肠道内微
生态环境对中药
药理作用的影响

栀子中的栀子苷转化为京尼平,促进胆汁分泌的作用加强。番泻苷 A 和 B 是大黄和番泻叶的主要成分,它们本身并没有泻下活性,口服后在肠内经菌群代谢生成有泻下活性的大黄酸蒽酮。肠内菌群对药物的代谢作用受许多因素的影响。如种族差异、饮食,以及抗菌药物的使用、代谢适应与酶抑制等,其作用不仅在于菌群本身,而且与它们所寄居的宿主肠道内的特定环境有关。

第三节 环 境 因 素

环境因素包括地理条件、气候寒暖、饮食起居、家庭条件等。对机体的情志、健康及药物的治疗作用都有影响。环境有时辰节律,机体的生理活动也随昼夜交替、四时变更而呈现周期性变化。药物的效应和毒副反应也常随之变化而有所差异。如 ^3H- 天麻素于不同时辰给大鼠用药,发现体内过程呈现昼夜变化。戌正(20:00)给药,吸收快,见效快,作用明显;辰正(8:00)给药,血药达峰最迟,药效差;丑正(2:00)给药,血药浓度 - 时间曲线下面积最小,反映生物利用度低。雷公藤的乙酸乙酯提取物的急性毒性试验以中午 12:00 的动物死亡率最高,20:00 至次晨 8:00 给药动物死亡率最低。另外,参附注射液小鼠静脉注射的 LD_{50},子时给药为 9.862g/kg,午时给药为 8.308g/kg。上述例子均说明了时辰因素对药理作用的重要影响。药物效应与时间的关联是和药物在体内的代谢变化分不开的,而药物在体内的代谢又主要与肝微粒体单氧酶系统有关。长期饮酒或吸烟也可诱导肝药酶活性增强,加速中药代谢。但急性酒精中毒又可改变肝血流或抑制药酶活性而抑制中药代谢。不少研究结果表明,这些酶的活性具有昼夜节律性变化。因此研究药物的择时使用具有积极意义。

噪声、通气条件、运动或休息等也可影响中药作用。如在肺部炎症时运动过多,可使炎症向周围组织扩散,病情恶化,使药物不能发挥正常的治疗效果。当长期处于 CO_2 浓度过高的环境中,如坑道等空间狭小、通风不良之环境,会吸入过多 CO_2,使体液 pH 下降。大多数药物为弱酸性或弱碱性电解质,在体液内均有不同程度地解离,体液的 pH 直接影响着药物的解离程度。体液 pH 改变,将会影响药物的吸收、分布与代谢,从而影响药物疗效。

知识链接

十八反、十九畏歌诀和六陈歌

十八反歌诀:本草明言十八反,半蒌贝蔹及攻乌。藻戟遂芫俱战草,诸参辛芍叛藜芦。

十九畏歌诀:硫黄畏朴硝,水银畏砒霜,狼毒畏密陀僧,巴豆畏牵牛,丁香畏郁金,川乌、草乌畏犀角,牙硝畏三棱,官桂畏赤石脂,人参畏五灵脂。

六陈歌:枳壳陈皮半夏齐,麻黄狼毒及茱萸,六般之药宜陈久,入药方知奏效奇。

(冯彬彬)

复习思考题

1. 影响中药药理作用的因素有哪些?
2. 阐释药性"七情"配伍。
3. 配伍对药理作用的影响有哪些?

第四章 中药药理作用的特点及研究思路

0401

0402

> **学习目标**
>
> 1. 掌握中药药理作用的特点。
> 2. 熟悉中药药理作用的研究思路。

第一节 中药药理作用的特点

中药药理学是中药现代化发展的基础学科，是中药学在我国发展的一个重要分支学科。中药具有非常广泛的药理作用，如人参具有增强免疫、改善学习记忆、抗心脑缺血缺氧、抗心律失常等作用；甘草具有抗溃疡、解痉、保肝、抗菌、抗病毒、抗炎、抗变态反应等作用；大黄具有泻下、利胆、保肝、抗菌、止血、降血脂、改善微循环和血液流变性等作用。中药产生的药理作用是通过使机体原有功能的增强或减弱来提高机体抗病能力，起到防病治病作用。但由于中医药理论与现代医药学是两种不同理论体系，因此中药与西药在内涵与特点上是有区别的。中药既有与西药相同的某些基本作用规律，又有其自身的一些作用特点。

一、中药药理作用与中药功效

研究和认识与中药功效相关的药理作用，是中药药理学的基本任务。大量研究结果表明，中药药理作用与中药功效往往一致。如解表药"发散表邪，解除表证"的功效与该类药抗病原微生物、抗炎、解热、镇痛以及提高机体免疫功能等作用有关；祛风湿药"祛除风湿，解除痹痛"的功效与抗炎、镇痛以及抑制免疫功能作用有关；温里药"温肾回阳"的功效与强心、升压和扩张血管作用有关，而"温中散寒"的功效与镇痛、抗炎、调节胃肠功能、增强交感 - 肾上腺系统等功能有关。但中药药理作用与中药功效之间还存在差异性。一方面，中药药理研究结果未能证实与某些中药功效相关的药理作用。如传统理论认为，大多数辛温解表药具有较强的发汗作用，但除麻黄、桂枝、生姜等被证实具有促进汗腺分泌或扩张血管促进发汗之外，其他解表药则未（或尚未）被证明有促进汗腺分泌作用；苦参具有利尿功效，但未见与之有关的药理作用报道。另一方面，通过现代研究发现了某些与传统中药功效无明显关系的药理作用。如葛根的扩张血管、改善心肌血氧供应以及改善脑循环等作用，古籍中未有明确的相关记载；五味子的肝脏保护作用、地龙的溶栓作用、枳实的升压作用也未见中医文献记述。其原因是现代中药药理学的研究结果，有的来源于成分，有的改变了给药途径。但所取得的结果对临床用药有积极的指导意义。

二、中药作用的综合性

中药作用的综合性，是指中药的临床效果往往是由多种药效成分，通过多条作用途径、多个作用环节，作用于多个药物靶点所产生的综合效应。中药作用的综合性是由中药化学成分的复杂性所决定的。除了某些较为纯净的天然矿物如石膏、寒水石、朱砂,以及经过炮制加工的提纯物如芒硝、青黛之外,每一个单味中药,尤其是植物和动物类中药,即是一个小复方。如清金散,单用一味清热泻火归肺经的黄芩治疗肺热咳血或喘息。从现代药理学角度可知,其疗效基于以下多种成分的多种药理作用:①黄芩苷对多种常见致病性细菌、真菌、病毒和细菌内毒素有抑制作用,能消除大肠埃希菌耐药质粒;②黄芩苷、黄芩素、汉黄芩素、汉黄芩苷、黄芩新素Ⅱ能抑制炎症介质的生成和释放,减轻毛细血管扩张、血管壁通透性增强、白细胞趋化等炎症反应;③黄芩苷能通过稳定肥大细胞膜,减少炎症介质释放,影响花生四烯酸代谢等途径,以达到抗过敏反应、缓解气管痉挛的作用;④黄芩素、汉黄芩素、黄芩新素Ⅱ、千层纸素能抑制血小板聚集,抑制纤维蛋白原转化为纤维蛋白,具有抗凝血作用;⑤黄芩苷、黄芩总黄酮对于实验性发热动物有显著的解热作用。

复方由于药物本身成分的复杂性,制剂过程中还可能出现新的物质,作用途径更为复杂多样。例如功能益气回阳固脱的参附汤,由人参、附子两味药组成,用于阳气虚脱的"厥脱证",症见手脚厥冷、冷汗淋漓、口鼻气微、脉微欲绝。"厥脱证"见于西医学的休克。研究表明,参附注射液对于急性心肌梗死,感染性、创伤性、中毒性休克,以及低血压、慢性心力衰竭等均有较好疗效。其疗效基于:①人参皂苷和附子所含消旋去甲乌药碱有显著的强心和正性肌力作用;②人参皂苷和消旋去甲乌药碱能显著扩张冠状动脉,并提高心肌耐缺氧能力;③人参皂苷、氯化甲基多巴胺和去甲猪毛菜碱对低血压有明显升压作用;④消旋去甲乌药碱有抗心律失常作用;⑤人参皂苷有抗凝血作用。

三、中药药理作用的双向性

中药作用的双向性,亦称为中药的双向调节作用,是指同一种中药或同一个复方可能产生两种截然相反的作用,既可使机体从功能亢进状态向正常转化,也可使机体从功能低下状态向正常转化。如对中枢神经系统既有兴奋作用,又有抑制作用;对于血压既能升压,又能降压。例如,人参、刺五加、五味子对中枢神经系统的影响,既可加强其抑制过程,又可增强其兴奋过程,促进两种过程恢复动态平衡。大量的研究表明,调节或调控是中药作用的基本形式。许多中药都具有多方面、多个系统、多种形式的调节作用,这种调节作用有利于促进紊乱的功能状态恢复正常。中药的调节作用,尤其是中药的双向调节作用,是中药独特的临床疗效机制和优势。

从现有的研究报道中分析和总结发现,形成中药双向调节作用,与下列因素有关。

1.药物成分的相互拮抗　同一味中药常常含有相互拮抗的化学物质,这是出现中药疗效相反、双向调节作用的物质基础。例如,中医认为,人参有安神、益智功能,用于治疗失眠、心神不安。研究发现,人参皂苷对中枢神经系统的作用中,Rg 类有兴奋作用;Rb 类有抑制作用,Rb_1、Rb_2、Rb_3 混合皂苷呈显著的安定效应。中药理论认为,黄芪具有益气扶正的功能,是治疗正气不足、易感外邪的首选药物。"易感外邪"之意,既包括体虚多病,容易感冒、发病,也包括容易过敏,发生变态反应性疾病等。现代研究表明,黄芪对免疫系统有明显影响,黄芪提取成分 F_3 可以提高淋巴因子、白介素 -2(IL-2)水平,激活杀伤细胞(K 细胞),还能逆转环磷酰胺(CTX)引起的免疫功能抑制现象;而 F_2 单体有很强的免疫抑制作用。

某些药物中相互拮抗成分的溶解性不同,因而不同的加工炮制方式、剂型、给药方法都可能产生不同的药理作用和临床效果。例如,中医妇科常用于治疗月经不调、痛经、不孕的当归,功能活血化瘀、调经止痛。有实验报道,对离体子宫,当归挥发油、阿魏酸抑制子宫平滑肌收缩;当归水溶性、醇溶性的非挥发性成分具有兴奋子宫平滑肌的作用。提示在临床应用或中成药研究中,应充分考虑提取方法与所得成分及其药效之间的相互关系。

2.剂量大小的差异　中药的剂量,尤其是在体内的血药浓度,是形成双向调节的药量因素。

一些中药在一定的范围内,呈现出小剂量兴奋、大剂量抑制的规律。例如,川芎具有活血化瘀、行气止痛功能,常用于痛经等。研究显示,川芎浸膏溶液对离体妊娠家兔子宫的作用,小剂量使子宫平滑肌兴奋,张力增加,收缩力加强;大剂量则抑制子宫平滑肌,甚至麻痹。给妊娠大鼠或家兔连续注射川芎浸膏,结果胎仔死于子宫中,但不坠下,推测是动物子宫受川芎作用引起挛缩所致。此外,川芎挥发油对于中枢的影响,小剂量兴奋大脑活动,对延髓的血管运动中枢、呼吸中枢、脊髓反射功能均有一定的兴奋作用;大剂量则转为抑制大脑、脑干,继而抑制延髓中枢、脊髓反射功能,导致血压、体温下降,呼吸困难,运动麻痹,甚至休克。

关于"小剂量兴奋,大剂量抑制"的原因,目前认为小剂量补充了机体缺乏的物质或刺激了低下的器官组织功能,而大剂量可能触发了机体的反馈系统而导致抑制;某些中药随剂量的增加由兴奋到抑制的过程,可能是从显效到中毒的过程。

3. 机体的不同状态及反应　生物体处于不同的功能状态下,对外来刺激的反应性不同,这是形成中药双向调节效果的机体因素,也是最重要的因素。多数中药及复方对于生物体生理状态影响较小或没有影响,对病理状态影响显著。不同的病理状态,对药物的反应性也不同(详见"四、中药作用的机体依赖性")。

四、中药作用的机体依赖性

由于人类对中药的认识和理论来源于服用以后机体的反应,因此,验证和观察中药的药理作用,离不开机体用药时的状况这一基础条件。大量的中药药理研究报道显示,中药的作用,除了动物与人体的差别之外,还有体内与体外的差别,生理状态与病理状态的差别,以及不同病理状态之间的差别。

1. 体内试验与体外试验的差别　传统中药理论是以人体为实验对象得来的,其效果依赖于生物活体的体内环境。自中药药理研究开始以来,人们就发现不少中药的作用在体内试验与体外试验结果有很大差异。例如,清热解毒药体外试验结果,其直接抗菌力远比抗生素弱,甚至清热解毒最强的中药复方黄连解毒汤的体外抗菌效果,也不及最弱的抗生素作用。但是对于某些感染性(特别是耐药性、慢性)疾病却临床疗效确切,改善全身症状显著。这是因为清热解毒药除了抗菌作用之外,还有抗细菌毒素、抗病毒、抗炎症、增强非特异性免疫功能、调节特异性免疫功能,以及解热、镇静等作用,这些作用对于抗感染可起到协同的效果。此外,复方制剂(如黄连解毒汤)作用于细菌生长繁殖的多个环节,具有序列阻断作用,使细菌不易产生耐药性。

2. 生理状态与病理状态的差别　多数中药及复方对于生理状态影响较小或没有明显影响,但对病理状态作用显著。例如,黄芩、穿心莲对正常体温并无降低作用,只对发热患者有解热作用。桂枝汤对正常动物的免疫功能无明显影响,但可以改善流感病毒所致的小鼠肺炎免疫功能低下。茯苓对于健康动物及人无利尿作用,但对于水肿严重的肾炎患者及心脏病患者均有显著的利尿作用。

3. 病理状态不同的差别　当机体处于不同的病理状态,对药物的反应性也不同。例如,桂枝汤功能发汗解表、温经通阳、调和营卫,常用于风寒感冒、产后阳虚、四肢不温、腹中冷痛等。桂枝汤对高体温动物可以解热,对低体温动物可以升温。其机制之一是通过影响中枢性发热介质 cAMP 的含量。用 10g/kg 的桂枝汤灌胃大鼠,能抑制脑室注射 cAMP 引起的发热反应。同样的给药方法,既可逆转酵母诱导发热的大鼠下丘脑中 cAMP 含量的升高,又可逆转安痛定诱导的体温低下大鼠下丘脑中 cAMP 含量的减少,使两者向正常水平恢复,同时伴有动物发热体温降低或低体温回升。淫羊藿为补阳药,为虚证患者常用之品。实验发现,淫羊藿多糖可以显著促进正常小鼠脾脏和血清抗体水平提高,又可促进 CTX 诱导的供体小鼠 T_S 的产生,增强对受体鼠抗体生成的抑制,使受体鼠抗体生成明显低于对照组。

0403
思维导图
中药药理作用的
双向性

0404
动画　中药药理
作用的双向性

0405
微课　中药药理
作用的双向性

0406
拓展阅读　体内
试验与体外试验
的区别

五、中药药理作用的多样性

中药的成分复杂性决定了其作用的多样性。如人参含有皂苷、多糖、挥发油、氨基酸、蛋白质、有机酸和微量元素等，功效为大补元气、复脉固脱、补脾益肺、生津、安神益智等，药理作用有提高机体的免疫、改善学习记忆、强心、抗休克、促进骨髓造血和核酸及蛋白质合成，并有抗肿瘤、延缓衰老等作用；丹参中含有丹参酮、丹参素、丹参酚、丹参酸、丹参二酸、丹参三酸、丹参醇、丹参糖苷等，具有抗脑缺血和心肌缺血、改善微循环和血液流变性、抗肝纤维化、降血脂和抗动脉粥样硬化（As）等药理作用；板蓝根含有有机酸及其酯类化合物、芥子苷类化合物、甾醇类化合物、生物碱类化合物、黄酮类化合物、蒽醌类化合物、氨基酸类化合物、含硫类化合物等，具有抗菌、抗病毒、抗内毒素、增强免疫等药理作用；三七含有三七总皂苷（notoginseng total saponins）、三七素、黄酮、挥发油、氨基酸、糖类及各种微量元素等，具有止血和抗凝血、抗脑缺血和心肌缺血、增强免疫、抗肿瘤、抗衰老、抗肝纤维化等作用。其中三七皂苷抗肝纤维化作用主要是通过保护肝细胞，抑制肝星形细胞（hepatic stellate cell，HSC）活化，促进肝星形细胞凋亡，抑制细胞外基质（extracellular matrix，ECM）的合成及促使其降解，提高肝组织 SOD、谷胱甘肽过氧化物酶活性，降低丙二醛（MDA）、尿羟脯胺酸含量等。

中药的药理作用广泛，作用机制更为复杂，这有别于化学药的单靶点作用。如阿托品的作用虽然较为广泛，有松弛平滑肌、抑制腺体分泌、扩瞳孔、升高眼压、调节麻痹等作用，但其作用机制都是通过阻滞 M 胆碱受体起单靶点作用。

六、中药药理作用的复杂性

1. 量 - 效不一致性　在一定剂量范围内，药理效应随着药物剂量的加大而作用增强。中药在临床上也是按照这个原则用药，即重病用重药（加量）。但在进行中药药效研究时，常常会出现量 - 效关系的不一致性。如中、低剂量有效，但高剂量却无效；或高、低剂量有效，但中剂量无效。如栀子苷中剂量能延长热刺激小鼠痛觉反应时间，高、低剂量却无效；栀子苷高、低剂量能减少醋酸引起的小鼠扭体次数，中剂量却无效；栀子苷中、低剂量能抑制小鼠耳郭肿胀，高剂量却无效。人参水提物低剂量能降低血清甘油三酯，中、高剂量组不明显。巴戟天醇提物对骨髓基质细胞增殖的促进作用以中剂量最明显，高剂量次之。以水迷宫实验测定学习记忆能力，错误次数依次为独活醇提物中剂量＜高剂量＜低剂量。

2. 作用与功效不相关性　中药具有多方面作用，药理作用非常广泛。有的作用与中药传统功效密切相关，如山楂味酸，传统功效是健脾消食，主要药理作用是通过刺激胃黏膜，促进胃液分泌，提高胃液酸度和胃蛋白酶活性，增加脂肪酶，从而促进消化；但研究发现山楂还具有抗动脉粥样硬化、抗心肌缺血、抗心律失常、强心和降血压等药效作用，可用于防治心血管疾病和动脉硬化等疾病，这些作用与其健脾消食功效基本无关。又如当归的主要功效为补血活血、调经止痛等，主要药理作用有促进骨髓造血、抑制血小板聚集、抗血栓、兴奋或抑制子宫平滑肌等，可用于贫血、预防血栓性疾病或痛经等；但当归还具有降血压、降血脂、抗癌等药理作用，这些作用与传统功效基本无关。

七、中药药理作用的时效关系

中药药理作用存在时效关系，某些中药有效成分或注射剂，可通过药代动力学的研究显示其时效关系（时量关系）。但中药煎剂口服给药作用的潜伏期、峰效时间以及生物半衰期等是经常困扰我们的问题。在尚无理想的方法揭示中药粗制剂时效关系的情况下,有学者通过中药血清药理研究,提出多数中药煎剂给动物灌胃后1~2小时内采血,可能得到血药浓度较高的血清。起效较慢的中药灌胃,每日2次,连续给药2日,第3日给1次。即连续给药5次,可基本达到稳态血药浓度。

八、中药药理作用的差异性

中药作用的差异性表现在种属差异和个体差异。中药理论是临床实践的产物,而中药药理学是通过研究中药对动物(正常动物和病理模型动物)的作用来揭示中药药理作用的机制和物质基础。现代中药药理多采用"证"的模型研究中药的功效,如温里药用于"里寒证"、清热药用于"热证"、补益药用于"虚证"。大多数中药对人和动物的作用基本一致,如动物实验发现黄连有抗心律失常作用,临床用于治疗心律失常也有效;丹参对人和动物抗血栓作用一致等。然而,由于动物模型与人类疾病不一定完全相符,加之人与动物在生理病理等方面的差异,因此动物实验结果尚不能完全显示中药对人的作用。如人口服茯苓煎剂可出现利尿作用,但家兔和大鼠灌胃均未发现有明显的利尿作用;丹皮酚对动物有降压作用,但对人却未见作用;巴豆对人有腹泻作用,但对小鼠却不致泻。中药作用的个体差异除与年龄、性别、精神状态等因素有关外,中医药理论还特别强调人的体质对用药的影响,如阳盛或阴虚之体,慎用温热之剂;阳虚或阴盛之体,慎用寒凉之药。至于阳盛阴虚或阳虚阴盛之体的实质尚待研究。

九、中药药理作用与传统功能的相关性

中药药理作用与传统功能的相关性,是指从现代科学的角度研究中药的作用所获得的结果,与传统记载的中药临床功能之间的一致程度。这是中药药理研究不容忽视的一个问题。研究这种相关性是中药药理学的基本任务,也是中药现代化发展的迫切需要。中药传统功能是历代临床中医药学家对于中药服用后人体反应的认识和经验总结,中药药理作用是用现代科学手段和方法对中药进行动物或人体试验的所获得的结果,两者有其相通之处。大量的研究结果表明,中药药理作用与中药传统功能有相当程度的一致性。例如,补气药增强机体免疫;补血药促进骨髓造血;补阳药改善生殖功能;补阴药抗糖尿病;祛风湿药抗炎、镇痛;泻下药促进排便;温里药强心、扩张血管;平肝潜阳药镇静、降低血压;息风止痉药镇静、抗惊厥;安神药镇静、催眠;活血药改善血液流变性、促进血液循环、抗组织增生;解表药抗病原微生物、抗炎、解热、镇痛和提高免疫功能等。以大黄为例,其功能主治与药理作用的相关性大致如下(表4-1)。

表4-1 大黄传统功能与药理作用的相关性简表

传统功能	主治	相关药理作用
攻积泻下	便秘	通便
清热泻火	温病高热、神昏、谵语、烦躁、五官或肢体疮痈红肿热痛	抗菌、抗病毒、抗炎、解热、调节免疫
清热解毒	温病热毒炽盛、热毒痈积、尿毒症	抗菌、抗炎、解热、抗肿瘤、利尿、改善肾功能
利湿退黄	黄疸病身黄、目黄、小便黄	利胆、保肝、抑制胰酶活性、促进胰液排出、利尿
凉血止血	吐血、衄血等各种出血	止血、抗溃疡病
活血化瘀	癥积肿块、唇舌紫黯	抗肿瘤、降血脂、改善血液流变性

第二节　中药药理学研究思路

中药药理学研究的基本思路是确定的,即以中医药理论为指导,用现代科学方法研究中药与机体的相互作用和作用规律。经过几十年的探索、积累和思考,国内很多学者对中药药理的发展思路提出了许多具体的看法。

一、重视中药复方药理的基础研究

中药药理学的建立是以中药单味药药理作用研究为基础,单味药研究成果的积累揭示了中药药性及功效的现代科学内涵。然而中医临证处方常用的是中药复方,讲究的是君、臣、佐、使的中药配伍。因此,中药复方的药理作用研究对指导临床用药更有实际意义。20 世纪 90 年代开始重视中药复方药理研究,并提出了一些新的研究思路与方法。有些中药复方研究是以阐明中医药理论为目的,如建立脾虚证模型,研究四君子汤的作用,揭示脾的功能和脾虚证的实质;有些中药复方通过拆方实验,分析组方的合理性;大多数中药复方的研究则以验证或揭示与其功效相关的药理作用为目的。通过对中药复方的整体功效研究,揭示其物质基础,阐明复方与机体的相互关系,探讨中药复方多途径、多靶点、多环节发挥作用的机制,这也是中医药从整体出发治疗疾病的理论基础。关于复方中药的研究方法,有人提出中药复方组合化学研究方法,以及中药复方物质基础和药效相关性研究的思路和方法。总之,中药复方的研究从目的、理论与方法等不同角度有很多切入点,是一个非常庞杂的问题,需不断探索研究。

二、中药药理作用研究必须与证的研究结合

辨证论治是中医认识疾病和治疗疾病的基本原则,是中医学对疾病的一种特殊的研究和处理方法,也是中医学的基本特点之一。"同病异治"或"异病同治"均以辨证为基础,证药结合研究对揭示中药作用的实质意义更大。建立不同证的动物模型是证药结合研究的前提。证的模型是在动物身上模拟临床证候。目前已经建立了一些证的动物模型,对中药药理作用研究起到了推动作用。如大黄脾虚模型、氢化可的松肾阳虚模型、冷水浸泡加肾上腺素肝郁气滞模型等,用于健脾益气药、补肾壮阳药以及活血化瘀药的研究均较成功。但目前所建立的证的模型还远远不能满足中药研究的需要。证的研究难度很大,人和动物在生理生化功能等方面尽管有许多相同之处,但在形体、语言、反应等方面还有很大差距,理想的证的模型需要得到中医药学界和药理学界的认同。

三、中药分类对比研究

目前对传统中药分类的解表药、清热药、泻下药、利水药、活血化瘀药以及补益药等的药理作用已基本清楚,但对每一类药中的不同分型的对比研究不够。如辛凉解表药和辛温解表药、清热解毒药和清热泻火药、凉血止血药与温经止血药、平肝息风药与平肝潜阳药、补气药与补血药等药理作用的异同,尚需研究和归纳。

四、加强中药功效相关的系统药理作用研究

每一类中药、每一味中药的功效不是单一的,目前的研究往往存在重复和偏差现象,应加强

与中药功效相关的系统药理作用研究,全面地揭示中药作用的实质。如温里药具有"温经、通脉、止痛"功效,治疗寒湿痹痛有效,已有的研究多在抗炎、镇痛方面,而对"温经"功效的实质和在寒湿痹痛治疗中的作用研究不足。又如祛痰药只重视对呼吸道祛痰作用的研究,而对由"痰浊"引起的呼吸道之外的证的作用研究很少。

五、深入进行中药药理作用的物质基础与作用机制研究

任何一门学科的建立、发展和成熟都有一个时间过程。中药药理学是一门年轻的学科,有几十年的历史,在概念、理论、知识等方面还存在不足,需要补充、修正和完善。对中药作用的机制研究和物质基础研究非常重要,应利用现代科学技术和方法将中药中的有效成分、有效部位、有效组分搞清楚,并阐明与之相关的作用机制。

六、中药毒性研究

近年来中药的不良反应和毒性问题越来越受到重视,但系统的、专门的研究很少,特别是监测的手段和方法专一性不够强,应鼓励中药毒性和不良反应的研究,以形成对中药正确的、全面的认识,指导临床合理用药。

(冯彬彬)

? 复习思考题

1. 了解了中药药理作用的特点,你对中药的未来发展有何见解?
2. 中药作用的综合性、双向性、机体依赖性是中药的优势还是劣势?

思政元素 继承
发扬传统中医药

扫一扫,测一测

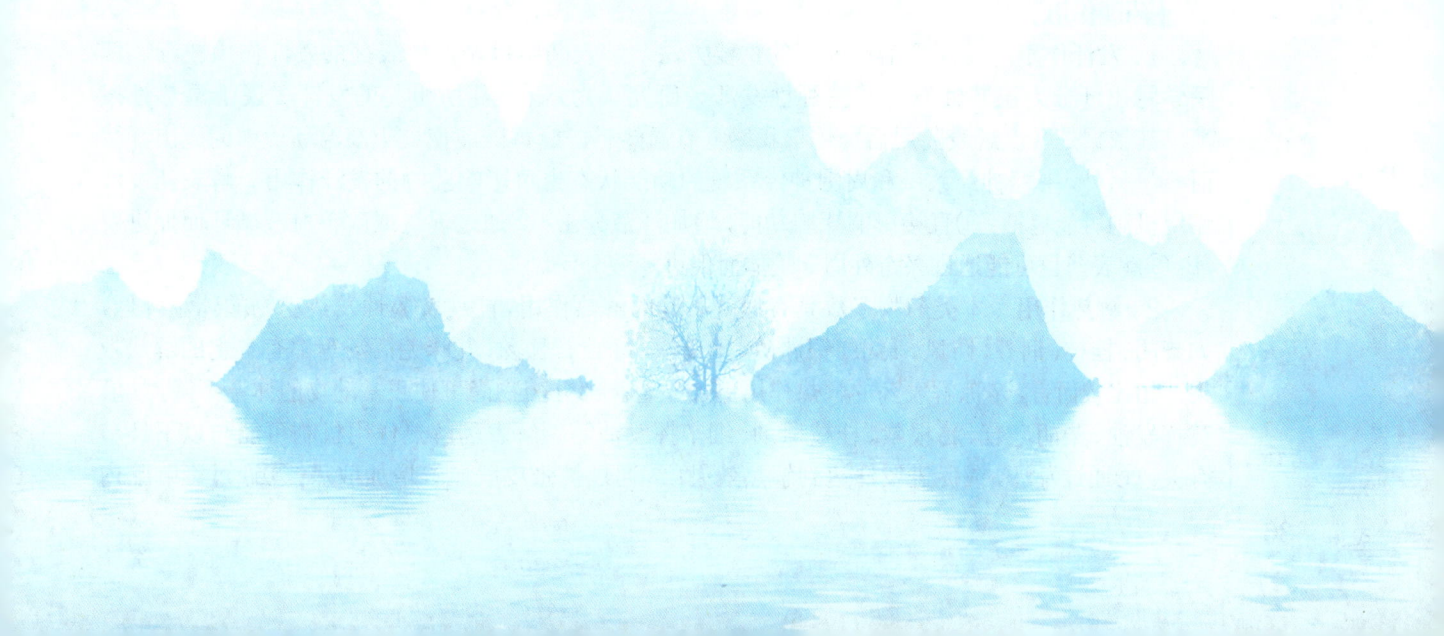

各　论

PPT课件

知识导览

第五章 解 表 药

学习目标

1. 理解并掌握解表药的概念、分类及解表药与功效有关的药理作用。
2. 掌握麻黄、桂枝、柴胡、葛根、细辛、防风、麻黄汤、九味羌活汤、银翘散的主要药理作用。
3. 熟悉解表药的常用中药和方剂。
4. 了解解表药常用药物的主要成分、现代应用及不良反应。

第一节 概 述

能发散表邪，解除表证，主要用于治疗风寒表证或风热表证的药物，称为解表药。

解表药多味辛，主入肺、膀胱经，具有发汗解表之功效，主要用于治疗外感表证，部分药物还可用于水肿、麻疹、风疹、咳喘、风湿痹痛等而兼有表证者。表证，是指外邪（主要是风、寒、暑、湿、燥、火及疫疠）侵犯人体的浅表部位（皮肤、肌肉、经络）所出现的症状群。常见于西医学中由各种致病性细菌、真菌、病毒、支原体等病原微生物感染所导致的上呼吸道感染（感冒/流行性感冒等）及某些传染性疾病初期的症状。其临床表现主要有恶寒、发热、头痛、身痛、无汗或有汗、鼻塞、咳嗽、苔薄白、脉浮等，尤以恶寒怕风为诊断表证的重要依据。

表证有寒热虚实之分，常分为表寒证和表热证。表寒证根据有汗或无汗进一步区分为表寒实证和表寒虚证。恶寒重、发热轻、无汗、脉浮紧、苔薄白等寒象较明显的为表寒实证；发热、自汗、恶风、脉浮缓等寒象较轻的为表寒虚证。表热证的特点是发热重、恶寒轻、口渴、咽痛、舌质红、苔薄黄、脉浮数等热象较明显。解表药根据其药性和功效的不同，可分为辛温解表药（发散风寒药）和辛凉解表药（发散风热药）两类。前者药性多属辛温，常用药有麻黄、桂枝、防风等，主治风寒表证；后者药性多属辛凉，常用药有桑叶、菊花、柴胡、葛根等，主治风热表证。

【药理作用】

1. 发汗作用 发汗是治疗表证的重要方法。解表药中以辛温解表药的发汗作用较强。西医学将出汗分为温热性发汗和精神性发汗。研究认为，解表药所引起的发汗多属于温热性发汗。其依据是辛温解表药用后身体自我感觉有温热感。麻黄碱能使处于高温环境中的人出汗快而多。另外，中枢神经系统和周围神经系统的功能状态也可影响药物的发汗作用。解表药发汗作用机制可能包括：①直接影响汗腺功能，增加汗液分泌；②通过促进或改善血液循环而促进发汗；③解表药也可能通过兴奋外周α受体而促进汗液分泌。

2. 解热作用 本类药物多数具有程度不等的解热作用，能使实验性发热动物的体温降低，如柴胡、桂枝、荆芥、防风、葛根、银翘散、桑菊饮、麻杏石甘汤、九味羌活汤等都有一定的解热效果。相比较而言，辛凉解表药的解热作用更加显著。部分药物尚可使正常动物的体温下降，如麻黄挥发油、柴胡皂苷、葛根素、桂枝煎剂、细辛挥发油等。解表药解热作用机制可能与以下环节有关：①通过发汗，或促进发汗达到解热效果；②通过扩张皮肤血管增加散热；③通过影响脑内活性物质[如 cAMP，前列腺素 E（PGE）]进而影响中枢的体温调节功能；④通过抗炎、抗病原微生物等作用影响体温。

3．抗病原微生物作用　体外试验研究显示，麻黄、桂枝、防风、细辛、生姜、柴胡、薄荷、牛蒡子等对多种细菌（如金黄色葡萄球菌、肺炎球菌、溶血性链球菌、大肠埃希菌、伤寒杆菌、志贺菌属等）及某些致病性皮肤真菌均具有不同程度的抑制作用；麻黄、桂枝、柴胡、桂枝汤等对某些病毒（如呼吸道病毒）亦有一定的抑制作用。

4．镇痛、镇静作用　多数解表药具有镇痛作用。柴胡、桂枝、白芷、防风、羌活、细辛、桂枝汤、九味羌活汤等对多种实验性疼痛模型动物，均表现有明显的镇痛作用。镇痛作用部位多数在外周，部分药物如细辛通过作用于中枢发挥效应。多数解表药均具有程度不等的镇静作用，可使动物自主活动减少或者能加强中枢抑制作用；复方制剂如桑菊饮、升麻葛根汤等也有类似作用。

5．抗炎作用　实验研究显示，柴胡、麻黄、生姜、辛夷、细辛、桂枝汤、银翘散、桑菊饮等对多种实验性炎症均有明显的抑制作用。本类药物抗炎机制可能与下述作用有关：①抑制花生四烯酸代谢；②抑制组胺或其他炎性介质生成或释放；③增强肾上腺皮质内分泌轴功能；④清除自由基等。

6．调节免疫作用　柴胡、葛根、苏叶、麻黄汤、麻杏石甘汤、桂枝汤等均可提高机体的非特异性免疫功能，有利于解除表证。部分药物尚可提高特异性免疫功能。部分药物或方药如麻黄、桂枝、小青龙汤、葛根汤等对变态反应具有抑制作用，可缓解和治疗过敏性疾病。

综上所述，解表药的发汗、解热、抗病原微生物、镇痛、抗炎作用是其解除表证的药理基础，而调节免疫系统功能作用则对其驱散表邪功能具有积极的意义。解表药药理作用亦是其"发散表邪"功能和"解除表证"的临床疗效的基础。

【常用药物与方剂】　解表类常用药物与方剂及其主要药理作用见表 5-1。

表 5-1　解表类常用药物与方剂主要药理作用简表

类别	药物/方剂	传统功效							
		发汗	解表	祛风	祛风	止痛		解表	祛风
		药理作用							
		发汗	解热	抗菌	抗病毒	镇痛	镇静	抗炎	抗过敏
辛温解表类	麻黄	+	+					+	
	桂枝	+	+	+	+	+	+		+
	防风		+	+	+	+	+	+	+
	荆芥		+	+	+	+	+	+	+
	细辛		+	+	+	+	+	+	
	羌活		+	+	+	+	+	+	+
	麻黄汤	+						+	
	桂枝汤		+	+		+	+	+	
	九味羌活汤								
辛凉解表类	柴胡		+	+	+	+	+	+	+
	薄荷		+	+	+	+	+	+	
	菊花			+	+	+	+	+	
	牛蒡子		+	+	+	+		+	
	葛根		+			+			+
	桑叶			+	+	+		+	
	银翘散		+	+	+	+	+	+	

知识链接

普通感冒与流感的区别

普通感冒可由多种病原体引起，如鼻病毒、腺病毒、细菌及支原体等，一般人在受凉、雨淋、过度疲劳后，因抵抗力下降而容易发病。流感由流感病毒引起，流感病毒包括甲型、乙型和丙型三种。普通感冒主要表现为打喷嚏、流鼻涕等上呼吸道症状，全身症状较轻，不发热或仅有低热，一般3~5天痊愈。流感的全身症状较重，如突然畏寒、发热、头痛、全身酸痛、鼻塞、流涕、干咳、胸痛、恶心、食欲不振，婴幼儿或老年人可能并发肺炎或心力衰竭。中毒型流感患者则表现为高热、谵语、昏迷、抽搐，有时可以导致死亡。

第二节 常用药物和方剂

麻黄 Mahuang

【来源采制】 本品为麻黄科植物草麻黄 *Ephedra sinica* Stapf.、中麻黄 *Ephedra intermedia* Schrenk et C. A. Mey. 或木贼麻黄 *Ephedra equisetina* Bge. 的干燥草质茎。秋季采割绿色的草质茎，晒干。生用或蜜炙用。

【主要成分】 主含生物碱（1%~2%）和少量挥发油。生物碱中主要有效成分为麻黄碱类生物碱：左旋麻黄碱，约占总碱的80%~85%；其次为伪麻黄碱。挥发油中含 I-α-松油醇及平喘有效成分 2,3,5,6-四甲基吡嗪和 *L*-α-萜品烯醇等。

【性味归经】 味辛、微苦，性温；归肺、膀胱经。

【功能主治】 具有发汗散寒，宣肺平喘，利水消肿的功效。用于风寒感冒，胸闷喘咳，风水浮肿。蜜麻黄润肺止咳，多用于表证已解，气喘咳嗽。

【药理作用】

1. 发汗 *L*-甲基麻黄碱、麻黄水提物、麻黄的挥发油、麻黄水煎剂给动物灌服，均能使大鼠足跖部的汗液分泌增加，而呈现发汗效应。配伍桂枝后发汗作用进一步加强，以复方麻黄汤发汗作用最强。其发汗作用受环境温度和中枢的功能状态的影响：温热环境中发汗作用强；麻醉状态下发汗作用明显减弱。麻黄的发汗机制可能是由于其阻碍了汗腺导管对钠离子的重吸收，而导致汗液分泌增加；也可能与兴奋中枢的有关部位和外周α受体有关。

2. 平喘 麻黄碱、伪麻黄碱、麻黄挥发油是其平喘的有效成分。麻黄平喘作用机制有以下几个方面：①直接兴奋支气管平滑肌的β受体，使平滑肌松弛；②兴奋支气管黏膜血管平滑肌的α受体，致使血管收缩，降低血管壁通透性，减轻支气管黏膜水肿；③促进肾上腺素能神经末梢和肾上腺髓质嗜铬细胞释放递质而间接发挥拟肾上腺素作用；④阻止过敏介质释放，麻黄水提物和乙醇提取物能抑制过敏介质 5-HT、组胺、白三烯的释放；⑤抑制抗体的产生。麻黄碱的平喘作用与肾上腺素相比显效慢，作用温和、持久，且口服有效。

3. 利尿 麻黄的多种成分均具有利尿作用，以 *D*-伪麻黄碱作用最显著。麻黄生物碱静脉注射给药利尿作用明显，而口服作用较弱。麻醉犬、兔静脉注射一定量的 *D*-伪麻黄碱，均可见尿量明显增加。利尿的机制是其扩张肾血管，使肾血流量增加，也与阻碍肾小管对钠离子重吸收有关。麻黄提取物能明显降低肾衰竭大鼠血清中尿素氮、肌酐的浓度。

4. 解热、抗炎 麻黄挥发油对实验性发热动物有解热作用，对正常小鼠体温有降低作用，以松油醇作用更为明显。麻黄水提物、醇提物能明显抑制炎症反应，降低毛细血管通透性，抑制肉芽组织形成等。麻黄碱的抗炎作用与其抑制花生四烯酸的释放和代谢有关。伪麻黄碱的抗炎作用最强,甲基麻黄碱、麻黄碱次之。

5. 抗菌、抗病毒 麻黄煎剂和麻黄挥发油体外试验证明对多种细菌均有不同程度的抗菌作用。麻黄挥发油体外对流感病毒(亚甲型)具有强大抑制作用,并对感染甲型流感病毒 PR_8 株的小鼠有一定疗效。麻黄抗菌、抗病毒作用是其发散表邪的药理学依据。

6. 镇咳、祛痰 麻黄水提物和麻黄碱对二氧化硫和机械刺激所致小鼠、豚鼠咳嗽反应均有抑制作用,其镇咳强度约为可待因的1/20,复方效果更佳。麻黄 L-α-萜品烯醇也是镇咳的有效成分之一。酚红法实验发现,给小鼠灌胃麻黄挥发油,有一定的祛痰作用,能促进气管排泌酚红。

7. 抗过敏 麻黄碱能抑制过敏介质(组胺、白三烯)的释放。麻黄水提物、醇提物能使溶血素明显减少,呈现抗补体作用。麻黄的抗过敏作用为其治疗过敏性哮喘、荨麻疹等提供了可靠的实验依据。

8. 强心、升压 麻黄碱有拟肾上腺素能神经作用,能直接和间接兴奋肾上腺素能神经受体,使骨骼肌血管、冠状血管和脑血管扩张,总外周阻力有所增加,血压升高,且收缩压比舒张压升高明显,脉压加大。其升压作用特点为作用缓慢、温和、持久,短时间反复应用易产生快速耐受性。

9. 中枢兴奋 麻黄对中枢神经系统有兴奋作用,其有效成分是麻黄碱。治疗剂量的麻黄碱既能兴奋大脑皮质和皮质下中枢,引起精神兴奋、失眠等症状,亦能兴奋中脑、延髓呼吸中枢和血管运动中枢。

【现代应用】

1. 感冒 以麻黄为主的复方制剂常用于治疗感冒、流行性感冒等辨证属于风寒型者。

2. 呼吸道疾病 麻黄复方治疗支气管哮喘,喘息性支气管炎、肺炎,气管炎,亦可用于治疗过敏性鼻炎。

3. 肾炎水肿 用麻黄治小儿肾炎初期(风水型),可降低复发率。

4. 低血压状态 麻黄碱皮下或肌内注射可预防硬膜外和脊椎麻醉引起的低血压。

5. 缓慢性心律失常 麻黄附子细辛汤加味治疗缓慢性心律失常效果良好。

6. 偏头痛 麻黄附子细辛汤治疗风寒侵袭、脉络瘀阻所致偏头痛效果较好。

7. 黏膜水肿 0.5%~1%麻黄碱溶液滴鼻,可治疗鼻黏膜充血肿胀引起的鼻塞。麻黄碱也可用于缓解荨麻疹和血管神经性水肿的皮肤黏膜水肿。

【不良反应】 麻黄碱用量过大或长期使用,不良反应有高血压、心律不齐、失眠、神经过敏、震颤、头痛、癫痫发作、心肌梗死、中风和死亡。心脏病、精神病患者和孕妇应避免使用。其所含的麻黄碱动物实验可引起小鼠眼球突出、举尾反应和发绀、眼眶内出血等。麻黄碱不得与咖啡因配伍使用。

拓展阅读 麻黄的药理作用研究进展

思政元素 中药药理学先驱——陈克恢

桂枝 Guizhi

【来源采制】 本品为樟科植物肉桂 *Cinnamomun cassia* Presl. 的干燥嫩枝。春、夏二季采收,除去叶,晒干,或切片晒干。

【主要成分】 含挥发油(桂皮油),其中主要成分为桂皮醛、桂皮酸,并含少量乙酸桂皮酯、乙酸苯丙酯。尚含反式桂皮酸、香豆素、鞣质、黏液质、树脂等。

【性味归经】 味辛、甘,性温;归心、肺、膀胱经。

【功能主治】 具有发汗解肌,温通经脉,助阳化气,平冲降气的功效。用于风寒感冒,脘腹冷痛,血寒经闭,关节痹痛,痰饮,水肿,心悸,奔豚。

【药理作用】

1. 促进发汗 桂枝单用发汗力弱,常与麻黄配伍,促进汗液分泌。桂皮油能使血管扩张,使血液流向体表,有利于发汗和散热,是其发汗解表功效的药理作用基础。这与桂枝能温通经络、解除表证的功效亦相吻合。

2.解热、镇痛　桂枝水煎剂及其有效成分桂皮醛、桂皮酸钠可对菌苗所致家兔实验性发热有明显的解热作用,并能使正常小鼠的体温和皮温降低。其解热降温作用与其扩张外周血管,促进发汗散热作用有关。亦有实验发现,桂枝对体温有双向调节作用,对实验性发热和低温动物具有解热和升温作用。桂枝煎剂能提高痛阈值而呈现镇痛作用。

3.镇静、抗惊厥　桂枝有明显的镇静、抗惊厥作用。桂枝总挥发油、水提物、桂皮醛可显著抑制小鼠自发活动,增强巴比妥类催眠药的催眠时间,对抗苯丙胺所致中枢神经系统过度兴奋,并能延长小鼠士的宁所致强直性惊厥潜伏期和死亡时间,减少烟碱引起的强直性惊厥及死亡的发生率,还可抑制小鼠听源性惊厥,而对戊四氮所致的惊厥无效。

4.抗炎、抗过敏　桂枝煎剂、桂枝总挥发油等对角叉菜胶、蛋清、二甲苯等所致急性炎症有明显的抑制作用,能明显抑制小鼠腹腔毛细血管通透性亢进。桂枝总挥发油尚能抑制小鼠棉球肉芽肿,对柯萨奇病毒诱导的豚鼠多发性肌炎有良好的治疗作用。其抗炎作用的机制与抑制组胺生成,PGE 的合成释放,清除自由基等有关。桂枝尚能抑制 IgE 所致肥大细胞脱颗粒,减少过敏介质的释放,并能抑制补体活性;总挥发油对过敏性炎症模型大鼠佐剂性关节炎有抑制作用,表明桂枝有抗过敏作用。

5.抗菌、抗病毒　桂枝煎剂对金黄色葡萄球菌、伤寒杆菌、常见致病性皮肤真菌均有较强的抑制作用。桂枝醇提物对多种细菌有抑制作用。桂皮油及桂皮醛对结核分枝杆菌、变形杆菌有抑制作用。煎剂对流感病毒亚洲甲型京科 68-1 株和埃可病毒亦有抑制作用。

6.扩张血管、改善微循环、抗凝　桂枝除其能扩张血管作用外,还能改善微循环,增加冠脉血流量和心肌营养性血流量,改善心功能,抑制血小板凝集,抗凝血。这些药理作用是桂枝"温通经脉"功能的基础。

7.利尿　桂枝有一定的利尿作用,由桂枝等药组成的五苓散可使麻醉犬尿量明显增加,单味应用桂枝利尿作用较其他药显著。利尿作用也是桂枝"温通膀胱经脉""通阳化气而行水"功能体现之一。

【现代应用】

1.**感冒**　复方桂枝(桂枝、香薷)气雾剂喷咽喉,可预防流行性感冒。

2.**关节炎**　用以桂枝为主的复方制剂治疗风湿、类风湿性关节炎有较好效果。

3.**水肿**　以桂枝为主的复方用于治疗心性、肾性水肿。

4.**心绞痛**　临床常用桂枝配伍活血化瘀、扩张冠状动脉的中药治疗心绞痛。加味桂枝茯苓汤治疗稳定型劳累性心绞痛取得较好疗效。

5.**慢性盆腔炎**　桂枝茯苓汤加减治疗慢性盆腔炎取得较好疗效。

此外,桂枝与有关药物配伍还治疗多种疾病,如对冠心病、月经不调、痛经、心性和肾性水肿等,均有一定疗效。

0505

微课　解表药代表性药物——麻黄和桂枝

细辛　Xixin

【来源采制】　本品为马兜铃科植物北细辛 *Asarum heterotropoides* Fr. Schmidt var. *mandshuricum* (Maxim.) Kitag.、汉城细辛 *Asarum sieboldii* Miq. var. *seoulense* Nakai 或华细辛 *Asarum sieboldii* Miq. 的干燥根和根茎。前二种习称"辽细辛"。夏季果熟期或初秋采挖,除净地上部分和泥沙,阴干。

【主要成分】　全草含挥发油,油中主要成分为甲基丁香油酚和黄樟醚,并含有 α-蒎烯及 β-蒎烯。但在北细辛挥发油中还有细辛素、优香芹酮及爱草醚等,而华细辛中则含有桉油精及 2-甲氧基黄樟醚。

【性味归经】 味辛,性温;归心、肺、肾经。

【功能主治】 具有解表散寒,祛风止痛,通窍,温肺化饮的功效。用于风寒感冒,头痛,牙痛,鼻塞流涕,鼻衄,鼻渊,风湿痹痛,痰饮喘咳。

【药理作用】

1. 强心、加快心率、抗心律失常 细辛具有明显的强心作用,细辛醇提液、挥发油及其有效成分去甲乌药碱均能增强心肌的收缩力,使心率加快,增加心输出量。去甲乌药碱是细辛对心血管系统作用的主要活性成分。消旋去甲乌药碱具有 β- 受体激动剂样的药理效应,可增强心肌的收缩力,使心率加快,可对抗缓慢性心律失常。

2. 抗心肌缺血 细辛挥发油能明显增加豚鼠离体心脏的冠脉血流量,静脉注射能对抗兔因脑垂体后叶素所致的急性心肌缺血,并能增强小鼠减压缺氧的耐受力。去甲乌药碱还具有抗心源性休克的作用,其作用强度与多巴胺相似。β- 细辛醚能降低高脂血症大鼠脑组织中内皮素(ET)及神经肽 Y(NPY)含量,升高脑降钙素基因相关肽(CGRP)浓度,舒张血管,改善组织血液供应。β- 细辛醚还能降低血小板的活性,抗血小板的聚集和黏附。

3. 镇静、镇痛、局部麻醉 细辛挥发油有明显的中枢抑制作用,小剂量腹腔注射可使动物安静、驯服、自主活动减少;大剂量可使动物睡眠,翻正反射消失,并有明显的抗惊厥作用。细辛挥发油灌胃或腹腔注射对动物物理性或化学性疼痛反应均有显著对抗作用,腹腔注射能明显提高痛阈。细辛 50% 煎剂能阻滞蟾蜍坐骨神经的冲动传导。细辛挥发油在兔角膜反射试验中,具有表面麻醉作用;在豚鼠皮丘试验中,有浸润麻醉效力。50% 细辛酊涂于人舌后 30 秒,舌尖即有辛冷感,1 分钟后有麻木感,以后痛觉完全消失,1 小时后始逐渐恢复。

4. 抗炎 细辛挥发油无论灌胃或注射均有明显的抗炎作用。对甲醛、酵母、蛋清、角叉菜胶等多种致炎剂所引起的炎症反应均有明显的抑制作用。细辛挥发油能降低炎症组织及渗出液中组胺含量,对正常及切除肾上腺炎症均有效。去甲乌药碱、细辛水提物亦有较好抗炎作用。

5. 抗变态反应 细辛的水提取物或乙醇提取物均能使 I 型变态反应过敏介质释放量减少,有抗变态反应作用。北细辛所含甲基丁香油酚、去甲乌药碱、N- 异丁基十二碳四烯酰胺,均可明显抑制组胺所致豚鼠离体回肠收缩。细辛煎剂能明显降低豚鼠 T 细胞 α- 醋酸萘酯酶(ANAE)染色阳性 T 细胞的百分率,具有免疫抑制作用。

6. 平喘 细辛挥发油、甲基丁香酚以及去甲乌药碱都能够使支气管平滑肌松弛而解除其痉挛达到平喘效果。细辛挥发油能松弛组胺、乙酰胆碱引起的离体气管痉挛;甲基丁香油酚对豚鼠离体气管有显著的松弛作用。北细辛醇浸剂对离体肺灌流量具有先短暂降低,而后持续增加的作用。β- 细辛醚对组胺和乙酰胆碱所致豚鼠离体器官平滑肌的痉挛有明显舒张作用,且呈现量效关系。对整体哮喘模型,β- 细辛醚能明显延长豚鼠哮喘发作的潜伏时间,减轻症状发作的严重程度。细辛醚也有一定平喘、祛痰作用。

7. 松弛子宫、胃肠平滑肌 细辛挥发油对兔的离体子宫、肠管,低浓度时使张力先增加后下降,振幅增加;高浓度则呈抑制。细辛挥发油能松弛组胺、乙酰胆碱及氯化钡引起的离体回肠痉挛,对大鼠离体子宫呈抑制作用。

8. 抗菌 细辛挥发油对黄曲霉菌、黑曲霉、腊叶芽枝霉、白念珠菌等 16 种真菌有抗菌作用。抗菌有效成分为挥发油中的黄樟醚,体外有较强的抗菌作用,是一种广谱和较强的抗菌化学成分。α- 细辛醚抑制呼吸道合胞病毒的增殖。

9. 解热 细辛挥发油对动物有一定程度的解热作用,并能降温,且维持的时间较长。细辛挥发油灌服对多种原因如四氢 β- 萘胺、伤寒、副伤寒混合疫苗所引起的家兔实验性发热有明显的解热作用,对啤酒酵母所致的大鼠发热也有明显的解热效果。还能降低正常大鼠的体温。

【现代应用】

1. 心绞痛、心律失常 复方细辛气雾剂,于心绞痛发作时喷雾有效。

2. 慢性支气管炎 细辛醚片可治疗慢性支气管炎。

3. 口腔炎和局部麻醉 细辛醚与甘油调和外用或用 3% 细辛挥发油注射液，做浸润麻醉和神经阻滞麻醉，进行五官科和眼科手术，麻醉效果较好。

4. 类风湿性关节炎、风湿性关节炎 以细辛配伍其他药物组成复方使用可治疗类风湿性关节炎、风湿性关节炎。

5. 头痛 用 10% 细辛液穴位注射有效。

6. 牙痛 细辛白芷散（细辛、白芷、冰片）喷雾治疗牙痛。

【不良反应】 细辛每日用量超过 20g 可致唇舌及指（趾）发麻。华细辛煎剂小鼠灌服与静脉注射的 LD_{50} 分别为 12.38g/kg 和 0.78g/kg。细辛挥发油小鼠腹腔注射的 LD_{50} 为 0.55ml/kg。辽细辛油小鼠腹腔注射的 LD_{50} 为 1.02ml/kg。细辛挥发油中的黄樟醚毒性较大，细辛挥发油长期喂食动物，可致肝、肾脂肪样变，肾功损害，诱发肝癌。

防风　Fangfeng

【来源采制】 本品为伞形科植物防风 *Saposhnikovia divaricate*（Turcz.）Schischk. 的干燥根。春、秋二季采挖未抽花茎植株的根，除去须根和泥沙，晒干。生用或炒炭用。

【主要成分】 含挥发油，主要为辛醛、β- 没药烯、壬醛、7- 辛烯 -4- 醇等。此外，还含有聚乙炔类、多糖类、色酮、香豆素类化合物等。

【性味归经】 味辛、甘，性微温；归膀胱、肝、脾经。

【功能主治】 具有祛风解表，胜湿止痛，止痉的功效。用于感冒头痛，风湿痹痛，风疹瘙痒，破伤风。

【药理作用】

1. 解热 防风煎剂或醇浸剂给人工发热家兔灌胃，可呈现中等强度的解热作用，煎剂的作用较浸剂强，能持续 2.5 小时以上。煎剂腹腔注射能使菌苗致热家兔体温明显降低。醇提物使致热大鼠体温明显降低，可持续 4 小时之久。防风的解热作用和抑菌、抗病毒、抗炎、镇痛、镇静作用，是缓解风寒表证、风湿表证之恶寒、发热、头痛、身痛、头身困重临床症状的药理作用基础。

2. 抑菌、抗病毒 体外抑菌实验表明，防风鲜汁及防风水煎剂对金黄色葡萄球菌、乙型溶血性链球菌、肺炎球菌及产黄青霉菌、杂色曲霉菌等均有一定抑制作用；防风煎液对流感病毒 A_3 有一定的抑制作用；防风粗提水提物有抗哥伦比亚 Sk 病毒作用。

3. 抗炎、镇痛 防风煎剂和醇浸剂能抑制大鼠蛋清足肿与巴豆油致小鼠耳郭肿胀，也能降低小鼠腹腔毛细血管的通透性。小鼠醋酸扭体法、热板法、鼠尾温浴法都表明防风镇痛作用显著。防风醇浸液、防风挥发油能明显提高电刺激鼠尾痛阈。防风抗炎、镇痛作用是其胜湿止痛，治风寒湿痹肢节疼痛、筋脉挛急的药理作用基础。

4. 镇静、抗惊厥 防风水煎剂可使入睡小鼠明显增加，使小鼠自发活动明显减少，并与阈下催眠剂量戊巴比妥钠有协同作用。防风可延长戊四氮或士的宁所致惊厥发生的潜伏期，延长其生存时间，但对电惊厥无抵抗作用。防风"祛风止痉"与其镇静、抗惊厥作用有关。

5. 调节免疫功能 防风煎剂能明显提高正常小鼠腹腔巨噬细胞的吞噬功能，明显提高机体非特异性免疫功能。防风多糖可明显增强小鼠网状内皮系统吞噬功能。防风煎剂能抑制 2,4- 二硝基氯苯所致豚鼠迟发性变态反应，使致敏豚鼠离体气管、回肠平滑肌过敏性收缩明显减弱。

6. 其他 防风还有抗凝血、抗肿瘤、耐缺氧、抗氧化、抑制平滑肌等作用。

【现代应用】

1. 感冒 普通感冒、流行性感冒发生时，辨证属于风寒表证者，都可以选用防风配伍其他辛温解表药治疗。

2．过敏性皮肤病 防风与相关药物配伍可治疗荨麻疹、湿疹、风疹、脂溢性皮炎、暑热疮等。

3．头痛 用防风通圣丸治疗偏头痛、顽固性头痛获得良效。

4．风湿性关节炎 用防风、牛膝、桂枝制成的复方防风注射液进行穴位注射治疗关节痛取得较好疗效。

5．破伤风 因其具有镇静、抗惊厥作用，可用治破伤风。

柴胡 Chaihu

【来源采制】 本品为伞形科植物柴胡 *Bupleurum chinense* DC. 或狭叶柴胡 *Bupleurum scorzonerifolium* Willd. 的干燥根。按性状不同，分别习称"北柴胡"和"南柴胡"。春、秋二季采挖，除去茎叶和泥沙，干燥。可生用，或醋炒、酒炒、蜜炒、鳖血炒用。

【主要成分】 其成分主要含柴胡皂苷 a、b、c、d 四种、α-菠菜甾醇、挥发油。挥发油中主要含柴胡醇、丁香酚、己酸、γ-十一酸内酯等。

【性味归经】 味辛、苦，性微寒；归肝、胆、肺经。

【功能主治】 具有疏散退热，疏肝解郁，升举阳气的功效。用于感冒发热，寒热往来，胸胁胀痛，月经不调，子宫脱垂，脱肛。

【药理作用】

1．解热 中医临床用柴胡治寒热往来的半表半里之热疗效确切，柴胡是治疗多种发热性疾病的重要药物。这种热象常见于西医临床的弛张热和间歇热型。柴胡煎剂、注射液、醇浸膏、挥发油以及粗皂苷等制剂对伤寒/副伤寒疫苗、大肠埃希菌液、发酵牛奶和酵母液等所引起的动物实验性发热，均有明显的解热作用，且能使正常动物的体温降低。解热的主要成分是柴胡皂苷、皂苷元 a 和挥发油。总挥发油中的丁香酚、己酸、γ-十一酸内酯和对-甲氧基苯二酮是其解热的主要有效成分。因挥发油具有毒性低、解热效果好等优点，已作为注射液广泛应用于临床。柴胡确切的解热作用与其"疏散风热"或"和解退热"的功效相吻合。

2．抗菌、抗病毒 柴胡对溶血性链球菌、金黄色葡萄球菌、霍乱弧菌、结核分枝杆菌和钩端螺旋体有一定的体外抑制作用；对流感病毒有较强的抑制作用。柴胡尚有抗肝炎病毒、牛痘病毒和抑制 I 型脊髓灰质炎病毒引起细胞病变的作用。柴胡注射液治疗单纯疱疹病毒性角膜炎及流行性出血热有一定作用。柴胡与黄芩配伍使用后抗流感病毒和肺炎病毒的作用显著增强。

3．抗炎 柴胡皂苷有明显的抗炎作用。对正常和去肾上腺的大鼠用角叉菜胶、5-HT、组胺、右旋糖酐、醋酸等致炎剂引起的足跖和踝关节肿胀均有明显的抑制作用。柴胡的抗炎作用和抗菌、抗病毒作用均是其"疏散风热"功效的药理作用基础。

4．镇静、镇痛、镇咳 柴胡煎剂、总皂苷及柴胡皂苷元对中枢神经系统有明显的抑制作用，能使实验动物的自发活动减少，条件反射抑制，并能延长巴比妥类药物的睡眠时间，拮抗咖啡因和去氧麻黄碱对小鼠的中枢兴奋作用。柴胡皂苷能使电击鼠尾痛阈明显提高，并发现其镇痛作用可部分被纳洛酮和阿托品所拮抗。此外，柴胡及粗皂苷有较强的镇咳作用。

5．保肝、利胆 柴胡、醋炙柴胡、柴胡醇、柴胡皂苷对多种原因（如 CCl_4、乙醇、伤寒疫苗、卵黄、霉米、*D*-半乳糖胺等）引起的动物实验性肝功能障碍有一定的治疗作用，能使谷丙转氨酶（GPT）和谷草转氨酶（GOT）含量降低，组织损害减轻，肝功能恢复。柴胡的保肝作用以复方更佳，如逍遥散、小柴胡汤、甘柴合剂等。其保肝机制可能与皂苷对生物膜直接保护作用有关，也可能与影响肾上腺分泌糖皮质激素有关。柴胡皂苷可使血浆中促肾上腺皮质激素（ACTH）增加，从而促进肾上腺皮质分泌糖皮质激素而减轻肝细胞损害。柴胡水浸剂和煎剂具有明显的利胆作用，能使实验动物的胆汁排出量增加，使胆汁中胆酸、胆色素和胆固醇的浓度降低，并以醋炙柴胡利胆作用最强。

6．抗消化道溃疡　柴胡粗皂苷对动物应激型、幽门结扎型、醋酸型、组胺溃疡均有防治效果；柴胡多糖对乙醇、吲哚美辛、盐酸 - 乙醇所致实验性胃黏膜损伤有明显的保护作用。其作用机制可能与柴胡皂苷元抑制类固醇灭活酶有关。柴胡对消化系统的作用与传统"疏肝解郁"功效有关。

7．调节消化道运动　柴胡粗皂苷能明显增强乙酰胆碱对豚鼠离体小肠和家兔离体肠肌的收缩作用，但对组胺引起的收缩无影响。而柴胡复方制剂对乙酰胆碱、氯化钡、组胺等引起的肠道平滑肌痉挛有对抗作用。

【现代应用】

1．上呼吸道感染性发热　用柴胡注射液、柴胡糖浆、柴胡口服液等注射、口服或滴鼻均可收到满意的退热效果。临床处方可以选用柴葛解肌汤、小柴胡汤等。

2．病毒性肝炎　柴胡注射液加入葡萄糖注射液中静脉滴注，效果较好。临床处方可用小柴胡汤、大柴胡汤、逍遥散等。

3．高脂血症　柴胡注射液肌内注射，能明显降低甘油三酯水平。

4．妇科疾病　小柴胡汤用于治疗妇科疾病，如经期发热、头痛、感冒、痛经、妊娠感冒、产后发热、头痛等效果良好。

5．慢性胃炎、胃溃疡　柴胡桂枝汤治疗慢性胃炎、消化性溃疡有效。

【不良反应】　柴胡毒性较小，但大剂量口服可出现嗜睡、工作效率降低、腹胀、食欲减退，并出现深睡等中枢抑制现象。柴胡煎剂、柴胡皂苷注射有溶血作用，但口服时此作用不明显。

葛根　Gegen

【来源采制】　本品为豆科植物野葛 *Pueraria lobata*（Willd.）Ohwi 的干燥根。秋、冬二季采挖，趁鲜切成厚片或小块，干燥。

【主要成分】　其成分主要为黄酮类化合物，有大豆苷、大豆苷元、葛根素等。还含有尿囊素、淀粉等。

【性味归经】　味甘、辛，性凉；归脾、胃、肺经。

【主治功能】　具有解肌退热，生津止渴，透疹，升阳止泻，通经活络，解酒毒的功效。用于外感发热头痛，项背强痛，口渴，消渴，麻疹不透，热痢，泄泻，眩晕头痛，中风偏瘫，胸痹心痛，酒毒伤中。

【药理作用】

1．解热　葛根所含黄酮类物质是其解热作用的成分。葛根煎剂、葛根乙醇浸膏、葛根素等对实验性发热模型动物均有解热作用，葛根素作用较突出。葛根解热机制可能与以下环节有关：葛根使皮肤血管扩张，促进血液循环而增加散热；葛根素通过阻断中枢部位的 β 受体而 cAMP 生成减少，产生解热效应。

2．降血糖、降血脂　葛根煎剂有降低血糖的作用。葛根素是葛根降糖有效成分。用葛根素给四氧嘧啶性高血糖小鼠灌胃，使血糖降低，作用可维持 24 小时，并能改善糖耐量；但对肾上腺素性高血糖小鼠无对抗作用。葛根素对大鼠晶体醛糖还原酶（AR）有抑制作用，对防治糖尿病并发症有积极意义，葛根与相关药物配伍治疗糖尿病效果显著。葛根素注射给药可明显降低血清胆固醇。对大鼠饮酒所致血清载脂蛋白 A_1（Apo A_1）低及甘油三酯升高，葛根口服液有显著对抗作用。

3．对内脏平滑肌作用　葛根含有收缩和舒张内脏平滑肌的不同成分。对离体豚鼠回肠，葛根丙酮提取物 PA3、PA4、PA5 及甲醇提取物 PM2、PM4 有松弛作用，而甲醇提取物 PM3、PM5 作用相反。丙酮提取物 PA3、PA5 及甲醇提取物 PM2 对离体大鼠子宫有罂粟碱样松弛作用。葛根去黄酮后的水提取物 MTF-101 对离体小鼠小肠有乙酰胆碱样作用。黄豆苷元对小鼠离体平滑肌有明显解痉作用，可对抗乙酰胆碱所致的肠痉挛。

4．抗心肌缺血 葛根总黄酮、葛根素是影响心脏功能的成分。给麻醉犬静脉注射后，可使心率明显减慢，心输出量减少；能使正常和痉挛状态的冠脉扩张，增加冠脉血流量，改善心电图缺血反应。葛根的多种制剂（水煎剂、醇膏）均能对抗垂体后叶素引发的动物心肌缺血。葛根素对缺血心肌及缺血再灌注心肌有保护作用，可减少心肌乳酸生成，降低耗氧量和肌酸激酶释放量，保护心肌超微结构，改善微循环障碍，减少 TXA_2 生成。

5．抗心律失常 葛根乙醇提取物、黄豆苷元灌胃后能明显对抗氯化钡、乌头碱所致大鼠心律失常，预防氯化钙所致大鼠室颤，降低三氯甲烷所致小鼠室颤发生率，缩短大鼠结扎冠脉后室颤发作时间。葛根素灌胃及静脉注射能明显对抗乌头碱、氯化钡所致心律失常，静脉注射后可明显延长心肌动作电位时程及有效不应期。葛根素静脉注射能显著对抗三氯甲烷-肾上腺素诱发的兔心律失常，提高哇巴因所致豚鼠室性期前收缩、室性心动过速的阈值，对室颤阈值也有提高作用。葛根抗心律失常机制可能通过影响心肌细胞膜对 K^+、Na^+、Ca^{2+} 的通透性，而降低心肌兴奋性、自律性及传导性，也与 β 受体阻断效应有关。

6．扩血管、降血压 葛根水煎剂、醇浸膏、葛根总黄酮、葛根素静脉注射后，对外周血管具有一定的扩张作用，葛根总黄酮、葛根素、大豆苷元对高血压模型动物均有一定的降压效果。葛根素、大豆苷元能降低血浆肾素及血管紧张素水平，葛根素尚可减少血浆儿茶酚。目前认为葛根降压机制可能在于 β 受体阻断效应；影响血浆儿茶酚胺代谢；改善血管的反应性（顺应性）。

7．改善血液流变性和抗血栓形成 体外葛根素能抑制腺苷二磷酸（ADP）诱导的人及动物血小板聚集。给动物灌服葛根总黄酮能降低全血黏度和血小板黏附率，明显抑制 ADP 诱导的体内血栓形成。

8．促进记忆 葛根水煎剂、葛根总黄酮、醇提取物灌胃或注射给药均可对抗动物实验性记忆获得障碍和记忆再现障碍。葛根总黄酮连续灌服可显著改善 D-半乳糖所致亚急性衰老小鼠的记忆功能。

9．抗氧化 葛根总黄酮、葛根素有抗氧化作用，可减少组织 MDA、脂质过氧化物（LPO）含量，增加 SOD 活性。

葛根解热、降糖、降脂、对内脏平滑肌作用等是其解肌退热、除烦止渴功效的药理作用基础。其抗心肌缺血、扩张血管等对心脑血管系统的作用则反映活血通脉功效。

【现代应用】

1．偏头痛 葛根片口服有效。

2．突发性聋 口服葛根片、葛根乙醇提取物片或静脉注射均有较好效果。

3．冠心病、心绞痛 静脉滴注或静脉注射葛根素有较好治疗效果。也可以葛根总黄酮肌内注射，或葛根素、葛根片或葛根复方制剂口服。

4．高血压病 葛根片临床可治疗高血压。

5．感冒、头痛、发热 用葛根复方制剂（如葛根汤、桂枝加葛根汤等）可明显改善症状。

6．麻疹初起、发热、疹出不透 用升麻葛根汤治疗。

此外，葛根素对糖尿病、脑血栓形成、青光眼、视神经损伤等均有一定的治疗效果。

【不良反应】 临床少数患者口服葛根片后有头胀感，皮疹、皮肤瘙痒症状，对症处理即可，减量后可消失。

麻黄汤 Mahuang Tang

【方剂组成】 麻黄汤出自张仲景的《伤寒论》。由麻黄 9g、桂枝 6g、杏仁 6g、炙甘草 3g 组成。

【功能主治】 麻黄汤具有发汗解表,宣肺平喘之功效。主治外感风寒表实证。症见恶寒发热,头身酸痛,无汗而喘,舌苔薄白,脉浮紧。

【药理作用】 实验研究表明,麻黄汤具有解热、镇咳、祛痰、扩张支气管以及抗菌、抗病毒、抗炎和促进汗腺分泌的作用。

1.解热 以 lg/kg 麻黄汤液给家兔耳静脉注射,30 分钟后降低升高温度的 63.8%;120 分钟时下降最明显。以 5g/kg 注射于小鼠腹腔,结果实验小鼠皮肤温度降低迅速,于 30 分钟达最高值(平均降低 5℃)。

2.发汗 麻黄有发汗作用。其水溶性提取物可使大鼠脚底部水分发散,此作用在一定范围内呈量效关系。又有研究表明,给予麻黄的大鼠足趾汗腺上皮细胞内水泡数目有所增加;麻黄加桂枝时可使汗腺上皮细胞水泡明显扩大,数目也显著增加,提示麻黄合桂枝时发汗作用明显增强。

3.抗病毒 用呼吸道合胞病毒(RSV)培养过程中噬菌体噬斑数作为指标,观察麻黄汤对 RSV 增殖的抑制作用。结果证实麻黄汤有抗呼吸道合胞病毒的作用。

4.抗炎 实验表明麻黄汤有显著的抗炎作用。麻黄的甲醇提取物能抑制炎症早期毛细血管通透性亢进及水肿,并抑制肉芽形成。

5.镇咳、祛痰、平喘 实验证明,麻黄汤可显著延长氨雾刺激所致小鼠咳嗽的潜伏期,减少咳嗽次数;显著促进小鼠支气管对酚红的排泌;显著抑制蟾蜍口腔黏膜纤毛的运动。提示本方有显著的镇咳祛痰作用。在小鼠肺支气管灌流实验中,本方可使灌注时间缩短,并能对抗乙酰胆碱所致灌流时间延长,表明本方能显著扩张支气管,并能对抗乙酰胆碱所致支气管收缩。

【现代应用】

本方适用于急性上呼吸道感染、流行性感冒、急性支气管炎、支气管哮喘、肺炎属风寒表实证者。

1.急性上呼吸道感染 临床表现发热、流涕、咳嗽等上呼吸道症状。可用本方加减治疗。

2.急性支气管炎 临床表现为发热、咳嗽、呼吸音粗糙及少许干、湿啰音。用本方有效。

3.哮喘 哮喘是由多种细胞和细胞组分参与的气道慢性炎症导致的气道高反应性增强。用本方有明显平喘效果。

4.其他 近年报道麻黄汤及其加减方用于脑瘤术后水肿、前列腺炎、风湿或类风湿性关节炎等疾病的治疗。

【不良反应】 麻黄汤发汗作用较强,对于寒性感冒但有汗者、热性感冒、寒性感冒但体质虚弱者、产妇、失血患者等均不宜使用。误用可能会因为出汗太多,导致虚脱。

九味羌活汤　Jiuwei Qianghuo Tang

【方剂组成】 九味羌活汤出自《此事难知》卷上引张洁古方。由羌活 9g、防风 9g、苍术 9g、细辛 3g、川芎 6g、白芷 6g、生地黄 6g、黄芩 6g、甘草 6g 组成。

【功能主治】 九味羌活汤具有发汗祛湿,兼清里热之功效。主治外感风寒湿邪,内有蕴热证。症见恶寒发热,肌表无汗,头痛项强,肢体酸楚疼痛,口苦微渴,舌苔白或微黄,脉浮或浮紧。

【药理作用】 九味羌活汤具有明显的促进、调节免疫功能作用,具有抗病原微生物、解热、镇痛、抗炎、抗氧化、抗过敏作用以及增强和改善心功能、改善血液流变性的作用。

1.抗病原微生物 体外试验证明,君药羌活所含挥发油对志贺菌属、布鲁氏菌、大肠埃希菌、金黄色葡萄球菌、铜绿假单胞菌、伤寒杆菌等均有不同程度的抑制作用;羌活水煎剂对变形杆菌、枯草杆菌、蜡样芽孢杆菌、金黄色葡萄球菌有一定抑制作用。利用九味羌活汤对营养肉汤培养基中的细菌做了细菌抑制实验,证明其对多种细菌均有抑制作用。

2．解热、镇痛、抗炎 九味羌活汤对 2,4- 二硝基酚致大鼠和家兔发热模型可以有效抑制发热模型中动物体温的升高；对巴豆油、醋酸致炎的小鼠炎症模型能明显抑制巴豆油所致小鼠耳的肿胀度；对醋酸扭体法与热板法研究中的小鼠模型用药，能对抗醋酸所致小鼠的扭体次数增加。体现出九味羌活汤解热、镇痛、抗炎的作用。

3．免疫调节作用 九味羌活汤能明显促进自身抗体的产生，加速机体对内毒素的清除作用。君药羌活水提取物能明显促进佐剂性关节炎模型大鼠全血白细胞吞噬能力，提高外周血淋巴细胞转化率、红细胞免疫 C3b 受体花环及免疫复合物 IC 花环的百分率，从而增强机体免疫能力。臣药防风水提取物则能提高小鼠巨噬细胞吞噬的百分率和吞噬指数，并能明显提高小鼠脾脏指数。

【现代应用】

本方常用于普通感冒、流行性感冒、风湿性关节炎等证属风寒湿者。

1．急性上呼吸道感染 本方可治疗急性上呼吸道感染，退热快，有良好效果。

2．急性肌炎 临床上以肌肉酸痛及压痛为主要表现，可用本方加减治疗。

3．风湿性关节炎 临床上关节游走疼痛为主要表现，用本方有效。

银翘散 Yinqiao San

【方剂组成】 银翘散出自《温病条辨》。由连翘 10g、金银花 10g、桔梗 6g、薄荷 6g、淡竹叶 4g、生甘草 5g、荆芥穗 4g、淡豆豉 5g、牛蒡子 6g、芦根 10g 组成。

【功能主治】 银翘散具有辛凉透表，清热解毒之功效。主治温病初起表热证。症见发热，微恶风寒，无汗或有汗不畅，头痛口渴，咳嗽咽痛，舌尖红，苔薄白或薄黄，脉浮数。

【药理作用】 银翘散有抗菌、抗病毒、解热、抗炎、抗过敏、镇痛的作用。

1．抗菌、抗病毒 银翘散在体外有广谱抗菌作用并有明显的抗病毒作用。在银翘散的抑菌实验中，动物连续给药 4 天后再感染，则可明显减少死亡率。银翘散可提高动物的抗感染力。体外抑菌作用表明银翘散有明显抑制肺炎球菌的作用。银翘散对乙型溶血性链球菌等 9 种细菌有不同程度的抑菌作用，对小鼠金黄色葡萄球菌感染有抑制作用。

2．解热、镇痛 许多动物实验表明，银翘散对不同致热剂所引起的家兔发热均有明显的解热作用，并能明显抑制三联疫苗致大鼠体温的升高。

3．抗炎、抗过敏 银翘散具有很强的抗炎与抗过敏作用，能增强炎灶巨噬细胞对异物的吞噬能力，对多型变态反应均有明显的抗过敏作用。其抗过敏活性主要是通过抗组胺作用而实现，对 5-HT 无明显抑制，对前列腺素作用也较弱。银翘散能显著抑制致炎剂二甲苯引起的小鼠皮肤毛细血管通透性增高，并呈显著的量效关系。银翘散对小鼠耳郭肿胀、大鼠足趾肿胀均有抑制作用，可明显地抑制巴豆油致小鼠耳部炎性水肿。

4．对免疫功能的影响 君药金银花能提高炎症细胞及外周血白细胞吞噬功能，增加血清溶菌酶活性，从而可提高机体非特异性免疫功能。臣药牛蒡子可增强机体免疫功能，使淋巴细胞转化率和 ANAE 阳性率显著提高，可明显增加抗体生成细胞的形成，增强巨噬细胞的吞噬功能。

【现代应用】

本方常用于治疗感冒、流行性感冒、麻疹、急性支气管炎、肺炎、流行性腮腺炎、急性咽炎、急性扁桃体炎、乙型脑炎初起而见风热表证者。

1．风热感冒 症见微恶风寒，发热，自汗，头痛，口渴或不渴而咳，脉浮数，舌苔白，属风热型者均可用本方治疗，一般一剂后热度降低，2～4 天可痊愈。

2．流行性感冒 流行性感冒临床主要表现为发热、怕冷、头痛、咽痛、四肢肌肉酸痛等症状。可用本方加减治疗。

3.流行性腮腺炎　临床常以双腮肿大、发热为主要症状，可并发睾丸炎、脑炎。用本方治疗有较好效果。

4.乙型脑炎　乙型脑炎临床主要表现为持续发热、惊厥、意识障碍。可用本方加减治疗。

5.麻疹　麻疹初期用本方治疗不仅退热快，且能使透疹过程顺利，其他症状缓解消失也较快。

6.小儿肺炎　用本方加减治疗小儿肺炎有效。本方对屡用抗生素治疗效果不佳的肺炎有一定疗效。

（陈　文）

? 复习思考题

1. 详述解表药的主要药理作用。
2. 详述麻黄平喘作用特点和作用机制。
3. 简述葛根对心脑血管系统的作用。
4. 简述柴胡解热作用的主要有效成分和作用机制。

0506

思维导图
解表药

0507

扫一扫，测一测

第六章 清 热 药

0601
PPT课件

0602
知识导览

学习目标

1. 理解并掌握清热药的概念、分类,以及清热药与功能有关的药理作用;掌握黄芩、黄连、金银花、大青叶、板蓝根、青蒿、鱼腥草、苦参、知母、牛黄、牡丹皮、穿心莲、黄连解毒汤、白虎汤等的主要药理作用。

2. 熟悉清热药的常用中药和方剂。

3. 了解清热药常用药物的主要成分、现代应用及不良反应。

第一节 概 述

凡以清泻里热为主要作用的中药,称为清热药。

清热药性属寒凉,多入肺、胃、心、肝、大肠经,具有清热泻火、凉血、解毒、燥湿和清虚热等功能。里热证是由于外感风、寒、暑、湿、燥、火六淫邪气,入里化热,或因内伤情志、饮食,郁久化热所致的一类症候群。临床主要表现为发热,不恶寒而恶热,口干咽燥、口渴,口苦,面红目赤,心烦,甚至神昏、谵语、发狂,小便短赤,大便秘结,舌红、苔黄、脉数等。里热证由于发病原因不一,热邪兼夹的其他邪气不同,病情发展阶段不同,以及患者体质差异等,可分为实热证和虚热证两类。其中实热证又可进一步分为气分热、血分热、湿热、暑热、热毒疮疡等各种类型,虚热证可因外感病入里化热伤阴而致。清热药针对里热证的不同类型,并根据药物的功能、主治的特点,可分为清热泻火药、清热凉血药、清热解毒药、清热燥湿药和清虚热药五类。由于里热所伤的具体部位不同,临床有肺热、胃热、肝热、心热、心包热、胆热、大肠热、小肠热、下焦热、胞宫热等,分而治之。

里热证是一个很广泛的临床症候群,它不仅包括西医学的体温升高,也包括体温虽正常但患者具有上述热证症状者。里热证常见于西医学的急性感染性疾病以及非感染性疾病,如某些肿瘤、白血病、心血管疾病、变态反应疾病及内分泌代谢性疾病,凡以发热不恶寒、口渴、口苦、尿黄、舌红、苔黄、脉数为基本症状,均属于里热证范畴。

【药理作用】

1. 抗病原微生物 大多数清热药对细菌、病毒等都有不同程度的抑制或杀灭作用,其中以清热解毒药、清热燥湿药作用最为明显。黄芩、黄连、金银花、大青叶、板蓝根、鱼腥草等,对多种革兰氏阳性菌均有不同程度的抑制作用,对革兰氏阴性菌如大肠埃希菌、志贺菌属、铜绿假单胞菌等亦有抑制作用。其中,黄芩、黄连对金黄色葡萄球菌和铜绿假单胞菌的作用较强。小檗碱低浓度抑菌而高浓度杀菌,抗志贺菌属作用强度和磺胺相近。苦参的高浓度煎剂对结核分枝杆菌有抑制作用。黄芩、黄连、鱼腥草、苦参等体外试验对多种致病性皮肤或指(趾)甲真菌均有不同程度的抑制作用。黄连对蓝色毛菌、星状奴卡菌等皮肤真菌均有抑制作用。苦参水煎剂对常见的皮肤致病性真菌也有不同程度的抑制作用。黄芩、黄连、苦参对多种常见病毒有抑制效果。黄芩体外试验对甲型流感病毒 PR8 株和亚洲甲型流感病毒、乙型肝炎病毒(HBV)、人类免疫缺陷病

0603
微课　清热药的
抗病原微生物
作用

毒均有显著的体外抑制作用。黄连可抑制各型流感病毒。苦参碱、氧化苦参碱有抗 HBV 及丙型肝炎病毒（HCV）作用。板蓝根、大青叶、金银花、鱼腥草等也具有较强及较肯定的抗病毒活性，对流感病毒、腺病毒、乙型脑炎病毒、腮腺炎病毒、肠道病毒、脊髓灰质炎病毒、单纯疱疹病毒、乙肝病毒抗原等有明显的灭活或一定抑制作用。

　　此外，鸦胆子、白头翁有抗阿米巴原虫作用；青蒿、鸦胆子有抗疟原虫作用。

课堂互动

　　最低抑菌浓度和最低杀菌浓度是我们衡量抗菌药抗菌强度的重要指标，我们能不能仅以体外抗菌作用强度作为指标衡量清热药的抗感染价值？

---

　　2. 抗毒素　大多数清热药如黄连、金银花、大青叶、板蓝根等能够直接中和、降解内毒素或破坏其正常结构，同时抑制内毒素诱导的炎症介质的合成与过度释放，有效控制病情，降低死亡率。小檗碱能延长霍乱弧菌毒素所致腹泻潜伏期，减轻腹泻程度，拮抗毒素对机体的损害。射干等通过抗透明质酸酶，阻止细菌毒素在结缔组织中扩散，降低细菌毒力。黄芩、知母、牡丹皮、黄连等能抑制凝固酶的形成，有利于细菌在体内被消灭。

　　3. 解热　黄芩、黄连、金银花、连翘、大青叶、板蓝根、青蒿、栀子、知母、牛黄、牡丹皮、穿心莲、安宫牛黄丸、紫雪丹等均有显著的解热作用，使实验性发热动物体温显著降低。牛黄可明显降低酵母、2,4- 二硝基酚引起的大鼠发热，甚至可使正常大鼠体温下降。黄芩、黄连等对伤寒菌苗、副伤寒甲、乙菌苗引起的家兔发热有明显的退热作用。黄芩苷对伤寒、副伤寒甲、乙菌苗引起的家兔发热有明显的退热作用。小檗碱对牛奶发热兔和酵母混悬液发热大鼠都有明显解热作用。牡丹酚或其水溶性衍生物牡丹酚磺酸钠腹腔注射可使正常小鼠体温下降，对霍乱、伤寒、副伤寒三联菌苗引起的发热有解热作用。青蒿解热作用显著，多种提取物都有明显的解热作用，能使实验性发热动物的体温下降。青蒿水提物解热作用最为突出，可使正常动物体温下降。本类药物对发热患者的降温作用与解表药不同，退热多不伴有明显汗出。

0604
拓展阅读　发热

　　4. 抗炎　黄连、黄芩、苦参等对急性或慢性炎症均有抑制作用。黄连及所含的小檗碱对多种实验性炎症早期渗出、水肿和晚期肉芽增生都有明显的抑制作用。其抗炎机制可能与刺激促皮质激素释放有关，能抑制醋酸诱导的毛细血管通透性增加。苦参素对多种致炎剂诱发的动物炎症有抗炎作用，肌内注射与氢化可的松作用相似，能明显对抗巴豆油、大鼠角叉菜胶和小鼠冰醋酸诱发的渗出性炎症。

　　5. 增强免疫　金银花、蒲公英、鱼腥草、穿心莲、山豆根、板蓝根能促进非特异免疫。金银花、蒲公英、黄芩、大青叶、板蓝根能促进细胞免疫及抗体生成，影响特异性免疫功能。山豆根、板蓝根能升高白细胞数。金银花、大青叶、鱼腥草能提高白细胞对异物的吞噬能力。蒲公英、大青叶等能促进单核巨噬细胞系统的吞噬功能。鱼腥草、穿心莲能增强体内溶菌酶的活力，增强抗体对革兰氏阳性菌细胞壁黏肽的溶解作用。

　　6. 抗肿瘤　目前治疗肿瘤的中草药中，清热药所占比例最大。动物实验表明，多数清热解毒药如青黛、苦参、紫草等对多种实验性肿瘤有抑制作用。临床观察也发现，许多清热药有较强抗癌活性，并可控制肿瘤和周围的炎症水肿，减轻症状、控制疾病发展。

　　一些清热药还兼有镇静、抗惊厥、止血、抗凝血、降压等其他药理作用。

　　【**常用药物与方剂**】　清热类常用药物与方剂及其主要药理作用见表6-1。

表6-1　清热类常用药物与方剂主要药理作用简表

类别	药物/方剂	传统功效					
		清热解毒	清热解毒	清热泻火	清热泻火	祛邪安正	清热燥湿
		药理作用					
		抗病原体	抗毒素	抗炎	解热	调节免疫	抗肿瘤
清热泻火类	知母	+		+	+		+
	石膏				+	+	
	栀子	+		+	+		
	牛黄	+		+	+		
	白虎汤	+		+	+	+	
	柴葛解肌汤	+		+	+		
清热燥湿类	黄芩	+	+	+	+	+	+
	黄连	+	+	+		+	+
	黄柏	+	+	+	+		
	苦参	+		+	+	+	+
	龙胆草	+		+		+	
	黄连解毒汤	+	+	+	+		
清热凉血类	牡丹皮	+		+	+	+	
	赤芍	+		+		+	+
	紫草	+		+	+		+
	生地黄	+		+			+
	羚羊角	+		+	+		
	安宫牛黄丸	+		+	+		+
清热解毒类	金银花	+	+	+	+	+	+
	连翘	+		+	+	+	
	大青叶	+		+	+		
	板蓝根	+		+	+		
	鱼腥草	+	+	+		+	
	穿心莲	+	+	+	+	+	+
	山豆根	+		+	+	+	+
	青黛	+				+	+
	蒲公英	+	+				+
	野菊花	+	+	+		+	+
清虚热类	青蒿	+		+	+	+	+
	地骨皮	+				+	+
	胡黄连	+					
	青蒿鳖甲汤	+		+	+		

知识链接

发热

正常人体温保持在一定范围内,如口腔温度为 36.3~37.2℃,直肠温度为 36.5~37.7℃;腋窝温度为 36~37℃。任何原因导致体温升高超过正常范围称为发热。发热是机体对致病因素的一种全身反应。按口腔温度,临床将发热分为四种程度:低热:37.3~38℃;中等度发热:38.1~39℃;高热:39.1~41℃;超高热:41℃以上。

第二节   常用药物和方剂

黄芩   Huangqin

【来源采制】   本品为唇形科植物黄芩 *Scutellaria baicalensis* Georgi 的干燥根。春、秋二季采挖,除去须根及泥沙,晒后撞去粗皮,晒干。生用,酒炒或炒炭用。

【主要成分】   主含黄酮类成分,主要有黄芩苷、黄芩素、汉黄芩苷、汉黄芩素、千层纸素 A 等。

【性味归经】   味苦,性寒;归肺、胆、脾、大肠、小肠经。

【功能主治】   具有清热燥湿,泻火解毒,止血,安胎的功效。用于湿温、暑湿,胸闷呕恶,湿热痞满,泻痢,黄疸,肺热咳嗽,高热烦渴,血热吐衄,痈肿疮毒,胎动不安。

【药理作用】

1. 抗病原微生物   黄芩具有广谱的抗菌作用。体外试验表明,黄芩煎剂对多种革兰氏阳性菌及革兰氏阴性菌均有不同程度的抑制作用。其中对金黄色葡萄球菌和铜绿假单胞菌的作用较强。黄芩水溶性成分对多种致病性皮肤或(趾)甲真菌,如絮状表皮癣菌、堇色毛癣菌、白念珠菌等亦有一定抑制作用。其抑菌成分主要是黄芩素与黄芩苷。黄芩还能对抗细菌内毒素对细胞膜结构的损伤。黄芩煎剂、水浸出液对甲型流感病毒有体外抑制作用,对体内感染流感病毒的小鼠亦有治疗效果,可减轻小鼠肺部病变和延长存活时间。黄芩对乙型肝炎病毒、人类免疫缺陷病毒亦有显著的体外抑制作用,并发现可抑制 HBV-DNA 合成。

2. 抗炎   黄芩及其黄酮类成分对急、慢性炎症均有抑制作用。水提液、水煎醇沉液对大鼠酵母性足肿胀有明显抑制作用。甲醇提取物、黄芩素、黄芩苷、汉黄芩素均能抑制醋酸诱导的毛细血管通透性增加,减轻合成多胺诱导的大鼠急性足跖水肿,抑制佐剂型关节炎大鼠骨退行性变的继发损害。抗炎作用机制与抗组胺释放及抗花生四烯酸(AA)代谢有关。

3. 抗过敏   黄芩抗过敏反应作用显著。黄芩苷、黄芩素对豚鼠离体气管过敏性收缩及整体动物过敏性气喘均有缓解作用,并与麻黄碱有协同作用。对豚鼠被动性皮肤过敏反应、组胺皮肤反应亦能抑制。其机制与稳定肥大细胞膜,抑制过敏性介质的释放有关,对平滑肌本身也有直接松弛作用。黄芩苷、黄芩苷锌络合物是抗变态反应的主要成分。

4. 解热、镇静   黄芩水煎醇沉液、黄芩苷对伤寒、副伤寒甲、乙菌苗引起的家兔发热有明显的退热作用。黄芩煎剂对酵母所致家兔发热也有退热效果,作用强度与阿司匹林相似或更强。黄芩苷对 2,4- 二硝基酚致热大鼠也有解热作用。黄芩可减少实验动物自发活动,增强阈下剂量戊巴比妥钠的麻醉效果,具有镇静作用。

5. 利胆、保肝   黄芩煎剂乙醇提取物及黄芩素、黄芩苷可促进家兔或犬胆汁分泌增加,可拮抗胆总管结扎所致兔血胆红素升高。黄芩、黄芩苷对 CCl_4、半乳糖胺等实验性肝损伤有保护作用,可使肝糖原含量增加,转氨酶降低。

6. 降压 黄芩多种制剂、多种途径给药对高血压动物模型均有显著降压效果。其降压机制与直接扩张外周血管有关,也有认为是抑制血管运动中枢所致。

7. 抗氧化 黄芩是很有前途的临床抗氧化剂,对心、肝、肺、晶状体等均显示有抗氧自由基作用。如黄芩苷、黄芩素、汉黄芩苷、汉黄芩素等对肝组织过氧化脂质有显著的抑制作用。此外,黄芩苷锌对超氧自由基还有明显清除作用。

8. 降脂 黄芩的主要有效成分黄酮类化合物能使实验性高脂血症大鼠血清、肝脏总胆固醇、甘油三酯、游离脂肪酸、游离胆固醇水平选择性降低而表现明显的降血脂作用。降血脂有效成分有黄芩素、黄芩苷、汉黄芩素、黄芩新素Ⅱ等。

9. 抗肿瘤 体内、体外试验均显示了黄芩的抗肿瘤活性。其机制是通过调节花生四烯酸系统的代谢,抑制肿瘤细胞增殖,诱导细胞凋亡,抑制新生血管生成等途径发挥抗肿瘤作用。

【现代应用】

1. 呼吸道感染 黄芩广泛用于普通感冒、流行性感冒、急性扁桃体炎、支气管炎等上呼吸道感染的治疗。

2. 肠炎、细菌性痢疾 葛根芩连汤、黄芩汤等用于急性肠炎、流行性腹泻、急性细菌性痢疾。

3. 病毒性肝炎 用黄芩苷肌内注射、静脉滴注治疗病毒性肝炎,临床疗效较好。

4. 胆道感染 胆囊炎、胆道蛔虫、胆结石等所致胆道感染,临床处方可用黄芩辨证配伍金钱草、茵陈蒿、虎杖等。

5. 过敏 过敏性哮喘、过敏性鼻炎、过敏性紫癜等,均可以用黄芩临床辨证配伍使用,如配伍青蒿、紫草、秦艽等,或者加入玉屏风散使用。

6. 创伤、局部感染、烧烫伤、丹毒 用复方黄芩液,或者黄芩配伍黄连、黄柏、龙胆、苦参等,或采用黄连解毒汤内服外洗。

黄连 Huanglian

【来源采制】 本品为毛茛科植物黄连 *Coptis chinensis* Franch.、三角叶黄连 *Coptis deltoidea* C. Y. Cheng et Hsiao 或云连 *Coptis teeta* Wall. 的干燥根茎。以上三种分别习称"味连""雅连""云连"。秋季采挖,除去须根及泥沙,干燥,撞去残留须根。生用、酒炒、吴茱萸煎液炒或姜炒。

【主要成分】 主要成分为小檗碱,其次为黄连碱、巴马汀、药根碱、木兰花碱等。

【性味归经】 味苦,性寒;归心、脾、胃、肝、胆、大肠经。

【功能主治】 具有清热燥湿,泻火解毒的功效。用于湿热痞满,呕吐吞酸,泻痢,黄疸,高热神昏,心火亢盛,心烦不寐,心悸不宁,血热吐衄,目赤,牙痛,消渴,痈肿疔疮;外治湿疹,湿疮,耳道流脓。酒黄连善清上焦火热,用于目赤,口疮。姜黄连清胃、和胃止呕,用于寒热互结,湿热中阻,痞满呕吐。萸黄连疏肝和胃止呕,用于肝胃不和,呕吐吞酸。

【药理作用】

1. 抗病原微生物 黄连具有广谱的抗菌作用,主要有效成分为小檗碱,黄连碱、药根碱以及巴马汀。黄连和小檗碱对多种细菌均有较强抗菌作用。黄连的抗菌强度与浓度和配伍有关,小檗碱低浓度抑菌而高浓度杀菌。抗菌机制可能是:破坏细菌结构;抑制细菌糖代谢;抑制 DNA 和蛋白质的合成。小檗碱抗志贺菌属作用强度和磺胺相近,但其作用不受血清的影响。小檗碱和其他清热药或与抗生素伍用(如黄连解毒汤),其抗菌作用可成倍增加,且不易产生抗药性。研究表明,小檗碱的抗菌作用无论在抑制菌株数或抑菌率方面均较黄连水煎剂差,可见黄连的抗菌作用是其所含各成分的综合作用。黄连对蓝色毛菌、絮状表皮癣菌等皮肤真菌,巴马汀、药根碱等对卡尔酵母菌、白念珠菌等有显著抗菌作用。黄连制剂及小檗碱对鸡胚中培养的各型流感病毒如甲型 PR8 株、亚甲型 FM1 株、乙型 Lee 株、丙型 1233 株以及新城鸡瘟病毒均有抑制作用。

思维导图 黄连的抗病原微生物作用

2. 抗细菌毒素 黄连和小檗碱能对抗多种细菌毒素而改善毒血症。黄连对细菌内毒素所致大鼠死亡有保护作用,在低于抑菌浓度时就能抑制细菌凝固酶的形成,使毒力降低,有利于吞噬细胞的吞噬,从而减轻对组织的损害作用。小檗碱能对抗霍乱弧菌和大肠埃希菌所致肠分泌亢进、腹泻和死亡,并能对抗霍乱毒素引起肠绒毛顶端水肿。

3. 抗腹泻 黄连为治痢要药,其治痢效果除与其具有的抗菌作用有关外,还与其具有的抗腹泻作用有关。整体实验表明,灌服小檗碱可显著对抗蓖麻油、番泻叶等所致小鼠腹泻。另外,小檗碱因能对抗细菌毒素而能对抗霍乱弧菌毒素和大肠埃希菌毒素所致的严重腹泻。

4. 解热 黄连是中医清热泻火之要药。黄连、小檗碱均有解热作用,对牛奶发热兔和酵母悬液发热大鼠都有明显解热效果,其解热作用可能是通过抑制中枢发热介质的生成和释放而产生的。

5. 抗炎 黄连及小檗碱都有抗炎作用,对多种实验性炎症早期渗出、水肿和晚期肉芽增生都有明显的抑制作用。其抗炎机制可能与刺激促皮质激素释放有关。

6. 促进免疫 黄连和小檗碱在体内外均能增强白细胞和网状内皮系统的吞噬功能,从而提高机体的防御功能,是一种细胞免疫促进剂。

7. 对心血管系统作用

(1) 抗心律失常:小檗碱有明显抗心律失常作用。临床证实,小檗碱对多种原因引起的室性及室上性心律失常均有较好疗效,并有明显的量效关系。药根碱也有抗心律失常作用。小檗碱为季铵类化合物,不易进入细胞内,因此它对心肌的作用是可逆的,这些作用特点均有益于它在临床上抗心律失常或抗心室颤动的应用。

(2) 降压:小檗碱有明显降压作用。动物静脉注射或口服小檗碱均可引起血压下降,以舒张压降低更为明显,且其降压作用与剂量呈正相关,重复给药无快速耐受性。降压机制主要是竞争性阻断血管平滑肌上 α_1 受体,使外周血管阻力降低所致。小檗碱还可通过抗炎、抑制血管平滑肌增殖等途径抗动脉粥样硬化。

(3) 强心:小檗碱在一定剂量范围内对多种动物的离体及整体心脏均可显示正性肌力作用。临床证实,小檗碱口服或静脉滴注可使严重心力衰竭患者的心肌收缩力加强。对心率的影响,主要以负性频率为主。

(4) 抗心肌缺血:小檗碱有明显抗心肌缺血作用,能增加离体猫心冠脉血流量,能保护心肌缺血性损伤,改善梗死后衰竭的心室功能。小檗碱和四氢小檗碱能使家兔及大鼠由于结扎冠脉所致的实验性心肌梗死的范围和程度显著减轻。其抗心肌缺血的作用机制与降低心肌耗氧量有关。

8. 抗脑缺血 实验表明黄连所含多种生物碱,如小檗碱、四氢小檗碱等均有显著的抗脑缺血效果,对大鼠和小鼠的实验性脑缺血有显著保护作用。

9. 抗血小板聚集 小檗碱具有显著的抗血小板作用,能抑制 ADP、花生四烯酸(AA)、胶原 II(CO II)及钙离子载体(A_{23187})诱发的血小板聚集和三磷酸腺苷(ATP)释放,对 ADP 诱导的大鼠全血血小板最大聚集率有明显的抑制作用。有报道小檗碱能减弱肝素对人、犬血液的抗凝作用,这可能是小檗碱与肝素结合所致。

10. 抗溃疡 黄连及小檗碱均具有抗实验性胃溃疡作用,对盐酸-乙醇所致大鼠胃黏膜损伤、水浸应激性胃溃疡及幽门结扎性胃溃疡均呈明显抑制作用。抑制胃酸分泌和抗幽门螺杆菌可能是其抗溃疡的作用机制。

11. 降血糖 黄连煎剂及小檗碱均能降低正常小鼠血糖,呈量效关系;能对抗葡萄糖、肾上腺素、四氧嘧啶引起的血糖升高;亦可降低自发性糖尿病 KK 小鼠血糖并改善葡萄糖耐量。黄连的降糖作用可能是通过抑制肝脏的糖原异生或促进外周组织对葡萄糖的利用实现的。降血糖作用是其治消渴病的药理作用基础。

0606

动画 小檗碱抗
消化性溃疡

12. 镇静催眠　小檗碱、药根碱均有中枢镇静效果。小檗碱能减少小鼠的自发活动,并延长环己巴比妥、戊巴比妥睡眠时间。作为季铵生物碱,小檗碱经胃肠给药时因不易进入血脑屏障而难于呈现中枢作用。但将季铵碱还原为叔胺碱则易透过血脑屏障而有较强的中枢抑制作用,如四氢小檗碱、四氢黄连碱、四氢巴马汀等。

13. 抗肿瘤　小檗碱及其一些衍生物有抗癌活性。小檗碱具有拓扑异构酶毒性,可使细胞内拓扑异构酶变为导致 DNA 链断裂的损伤物质。小檗碱对人鼻咽癌细胞 HNE1、恶性畸胎瘤细胞 NT2/D1、大鼠 9L 脑肿瘤细胞、人白血病细胞、艾氏腹水癌、淋巴瘤 NK/LY 细胞有一定的抑制和杀灭作用。对肉瘤 S_{180} 有剂量依赖性直接抑制效果。小檗碱体内抑瘤作用没有体外作用明显,可能与小檗碱肠道吸收较差,在体内很难达到对肿瘤细胞有直接作用的血药浓度有关。小檗碱的一些类似物或衍生物则表现不同程度的抗癌活性。黄连中其他生物碱,如巴马汀、药根碱等能强烈抑制小鼠腹水癌细胞对氧的摄取。

【现代应用】

1. 肠道感染　黄连各种制剂、复方对急性细菌性痢疾、急性胃肠炎均有较好的疗效。

2. 呼吸道感染　用黄连粉、小檗碱治疗大叶性肺炎、支气管肺炎、肺脓肿、急性或慢性支气管炎、白喉、百日咳、渗出性结核性胸膜炎均有疗效。

3. 细菌性感染　黄连广泛用于各种细菌性感染性疾病的治疗,对急性、慢性炎症均有较好效果。

4. 心律失常　小檗碱口服治疗室性期前收缩及房性期前收缩、心动过速性心肌病,与美西律疗效相似,具有不良反应发生率低、副作用小的优点。

5. 糖尿病　黄连配伍石膏、知母、花粉、葛根组成黄连石膏汤,配人参、花粉、泽泻制为黄连降糖散,治疗糖尿病均有良效。

6. 胃炎、胃溃疡　用黄连食醋白糖山楂饮治疗萎缩性胃炎,小檗碱口服治疗胃十二指肠溃疡,效果较好。

7. 血小板聚集　临床应用小檗碱治疗高血小板聚集患者,疗效好,且副作用小。

8. 烫伤、烧伤　小檗碱可用于治疗各种烧伤、烫伤。

金银花　Jinyinhua

【来源采制】　本品为忍冬科植物忍冬 *Lonicera japonica* Thunb. 的干燥花蕾或带初开的花。夏初花开放前采收,干燥。

【主要成分】　主要化学成分为绿原酸类化合物,即绿原酸和异绿原酸。还有大量的黄酮类化合物,如木犀草素、忍冬苷,以及挥发油等。

【性味归经】　味甘,性寒;归肺、心、胃经。

【功能主治】　具有清热解毒,疏散风热的功效。用于痈肿疔疮,喉痹,丹毒,热毒血痢,风热感冒,温病发热。

【药理作用】

1. 抗菌　金银花为作用较强的广谱抗菌药物,传统经验及近代药理实验和临床应用都证明金银花对多种致病菌有较强的抗菌作用。其酒精浸剂在 1:100 000 浓度下还能抑制人型结核分枝杆菌生长。单味金银花对小白鼠实验性结核病有疗效。金银花水提液对引起龋病的变形链球菌、放线黏杆菌及引起牙周病的产黑色素类杆菌、牙龈炎杆菌及伴放线嗜血菌均显示较强的抑菌活性。金银花液对革兰阴性细菌内毒素有很强的拮抗作用。金银花的主要抗菌有效成分为绿原酸和异绿原酸。

2. 抗病毒　金银花对上呼吸道感染致病病毒有抑制和延缓细胞病变作用。金银花水煎剂对流感病毒、埃可病毒、疱疹病毒有效,在细胞外对柯萨奇病毒、埃可病毒有很明显的抑制作用,可用于病毒性心肌炎等的治疗。金银花复方尚能灭活 PR_8 株甲型流感病毒,防治继发细菌感染。木犀草素能抑制疱疹病毒。复方金银花提取液在体外抑制 HSV-1 的作用亦较好,效果优于阿昔洛韦和盐酸吗啉胍。金银花还有一定的抗猴免疫缺陷病毒(SIV)的作用,对抗人免疫缺陷病毒(HIV)亦显示中等活性。

3. 解热、抗炎　金银花水煎液、口服液和注射液对角叉菜胶、三联菌苗致热有不同程度的退热作用,对蛋清、角叉菜胶、二甲苯所致炎症足水肿亦有不同程度的抑制作用。木犀草素能降低毛细血管渗透性、减少局部烫伤炎性渗出。

4. 调节免疫　金银花能明显提高小鼠腹腔巨噬细胞的吞噬百分率和吞噬指数,促进炎症细胞消散。金银花水提液能显著促进白细胞的吞噬功能,提高淋巴细胞活性,显著增加 IL-2 的产生,并使烫伤小鼠免疫受抑状态好转。

5. 利胆、保肝　金银花所含的多种绿原酸类具有显著的利胆作用,可促进大鼠的胆汁分泌,α- 常青藤皂苷等有显著的保肝作用。金银花中的三萜皂苷对 CCl_4、对乙酰氨基酚、镉所致小鼠肝损伤均有明显的保护作用。金银花总皂苷中 α- 常春藤皂苷和无患子皂苷 B 的混合物对对乙酰氨基酚所致小鼠肝脏毒性有保护作用。

6. 降血脂　金银花能显著降低多种模型小鼠的血清胆固醇及动脉粥样硬化指数,提高高密度脂蛋白胆固醇含量,保护胰腺 B 细胞,还有一定的降糖作用。大鼠灌服金银花水煎液能减少肠内胆固醇吸收,降低血浆中胆固醇的含量。

7. 其他　金银花还具有抗氧化、止血、抗肿瘤、终止妊娠等作用。

【现代应用】

1. 急性感染性疾病　金银花抗菌、抗病毒范围广泛,素有"天然抗生素"的美称,可以广泛用于各种急性感染性疾病的治疗。

2. 皮肤病　金银花用于面部湿疹、急性湿疹、接触性皮炎、脚癣、荨麻疹等,均有较好疗效。

3. 妇科疾病　用金银花浸膏涂搽,治疗宫颈柱状上皮异位,或制成外阴洗剂,用于淋菌性、霉菌性、滴虫性、老年性阴道炎及瘙痒症等。

大青叶与板蓝根　Daqingye yu Banlangen

【来源采制】　本品为十字花科植物菘蓝 *Isatis indigotica* Fort. 的干燥叶和干燥根。前者夏、秋二季分 2～3 次采收,除去杂质,晒干。后者秋季采挖,除去泥沙,晒干。

【主要成分】　大青叶的主要化学成分有菘蓝苷、靛蓝、靛玉红、色胺酮以及挥发油等。板蓝根主要含靛苷、靛蓝、靛玉红、菘蓝苷 B,另含 β- 谷甾醇、腺苷、多种氨基酸等。

【性味归经】　味苦,性寒;归心、胃经。

【功能主治】　大青叶具有清热解毒,凉血消斑的功效。用于温病高热,神昏,发斑发疹,痄腮,喉痹,丹毒,痈肿。板蓝根具有清热解毒,凉血利咽的功效。用于瘟疫时毒,发热咽痛,温毒发斑,痄腮,烂喉丹痧,大头瘟疫,丹毒,痈肿。

【药理作用】

1. 抗病原微生物　大青叶与板蓝根具有广谱抗菌作用。板蓝根煎剂、丙酮提取物、三氯甲烷、乙酸乙酯、苯、正丁醇等提取物及注射液对各种革兰氏阳性菌和革兰氏阴性菌均有抑制作用。体外试验对常见致病菌均有不同程度抑制作用,其对金黄色葡萄球菌耐药菌株仍有效。板蓝根对多种致病性皮肤真菌亦有抑制作用,还能抗细菌内毒素。大青叶与板蓝根抗病毒作用范围广,效果好。体内、体外试验对乙型脑炎病毒、腮腺炎病毒、流感病毒及乙肝病毒均有一定抑制作用。板蓝根注射液对肾病综合征出血热病毒(HFV)在体外有杀灭作用。板蓝根能对抗流感病毒、腺病毒对人胚肾原代单层上皮细胞的损伤作用。板蓝根抗菌、抗病毒的有效成分初步认为是色胺酮和吲哚类衍生物，一般认为是靛蓝、靛玉红。

2．抗炎、解热　大青叶煎剂和板蓝根注射液对致炎剂所致炎症反应有明显抑制作用；对实验性发热家兔也有明显解热作用，且降温快，毒性小。

3．增强免疫　板蓝根多糖对特异性和非特异性免疫功能均有一定促进作用，腹腔注射可使正常小鼠脾脏重量增加，并可使氢化可的松所致脾脏萎缩恢复正常水平。板蓝根多糖还可明显增强小鼠抗体形成细胞功能，并提高小鼠静脉注射碳粒廓清速率。

4．抑制血小板聚集　大青叶与板蓝根所含的尿苷、次黄嘌呤、尿嘧啶、水杨酸等对二磷酸腺苷诱导的家兔血小板聚集都有显著的抑制作用。板蓝根能清热解毒凉血，用于热毒发斑、丹毒等热毒炽盛之证，与其能抑制血小板聚集存在一定关系。

5．抗白血病　大青叶与板蓝根所含成分靛玉红有显著的抗白血病作用，可以治疗慢性粒细胞白血病。板蓝根注射液对小鼠受 Friend 病毒感染后诱导机体产生的 3CL-8 红白血病细胞在体外有强大的直接杀伤作用，死亡细胞表面皱缩、破碎并完全丧失原有细胞形态。体内试验仅皮下注射时有一定杀伤作用，可使该细胞的小鼠实体瘤缩小。

6．保肝、降血脂　大青叶与板蓝根具有显著保肝作用，靛蓝混悬液灌胃对 CCl_4 引起的动物肝损伤有明显保护作用，板蓝根穴位注射可使病毒表面抗原携带者 HBsAg、HBeAg 转阴。板蓝根多糖灌胃能降低实验性高脂血症大鼠胆固醇和甘油三酯的水平。

【现代应用】

1．呼吸道感染　板蓝根颗粒剂、注射液、煎剂或配贯众、甘草等，广泛用于感冒、流行性感冒、腮腺炎、急性支气管炎、急性扁桃体炎、咽炎、肺炎等呼吸道感染尤其是病毒性感染性疾病的防治。

2．急性传染性肝炎　板蓝根煎剂、糖浆剂、颗粒剂、注射液治疗急性肝炎均有效，对乙型肝炎、慢性迁延性肝炎也有一定疗效。用于小儿黄疸型传染性肝炎、急性黄疸性肝炎、乙肝病毒表面抗原携带者、病毒性肝炎流行期间的防治。

3．其他病毒性感染　板蓝根治疗和预防流行性乙型脑炎、病毒性皮肤病（带状疱疹、玫瑰糠疹、扁平疣、单纯疱疹、水痘等）、眼科疾病（单纯疱疹病毒性眼病、沙眼等）。

青蒿　Qinghao

【来源采制】　本品为菊科植物黄花蒿 *Artemisia annua* L. 的干燥地上部分。秋季花盛开时采割，除去老茎，阴干。

【主要成分】　青蒿中化学成分主要为 4 类：挥发油、倍半萜、黄酮和香豆素。倍半萜类化合物是青蒿抗疟有效部位。

【性味归经】　味苦、辛，性寒；归肝、胆经。

【功能主治】　具有清虚热，除骨蒸，解暑热，截疟，退黄的功效。用于湿邪伤阴，夜热早凉，阴虚发热，骨蒸劳热，暑邪发热，疟疾寒热，湿热黄疸。

【药理作用】

1．抗疟原虫　青蒿素有抗疟活性，对各种疟疾有效，具有高效、快速、低毒、安全等特点。青蒿素对疟原虫配子体有杀灭作用，其强度和剂量与配子体成熟度相关。青蒿素类药物能快速杀灭疟原虫早期配子体，并能抑制各期配子体，对未成熟配子体可中断其发育。青蒿素选择性杀灭红内期疟原虫的机制主要是作用于疟原虫的膜系结构，影响表膜 - 线粒体的功能，阻断疟原虫营养的供应。青蒿素的衍生物蒿甲醚、青蒿酯钠也具有良好的抗疟作用。

思政元素

青蒿素的发现

　　1969 年，中国中医研究院接受抗疟药研究任务，屠呦呦领导课题组从系统收集整理历代医籍、本草、民间方药入手，在收集 2 000 余方药的基础上，编写了 640 种药物为主的《抗疟单验方集》，对其中的 200 多种中药开展实验研究。在屠呦呦团队的最初实验中，青蒿的效果并不理想，失败接踵而来。此后她再次翻阅古代文献，东晋葛洪的《肘后备急方·治寒热诸疟方》中的"青蒿一握。以水二升渍，绞取汁。尽服之"引起了她的注意。屠呦呦想到青蒿抗疟是通过"绞汁"这种特殊的方法而不是传统中药"水煎"，可能是因为高温会破坏药物疗效，随后她改用沸点较低的乙醚在 60℃的温度下制取青蒿提取物。1971 年 10 月 4 日，她在实验室中观察到这种提取物对疟原虫的抑制率达到了 100%。如今以青蒿素类药物为主的联合疗法已成为世界卫生组织推荐的抗疟疾标准疗法。屠呦呦也因为青蒿素和双氢青蒿素的发现获得 2015 年诺贝尔生理学或医学奖，成为首位获得诺奖该科学类奖项的中国人。

　　2. 抗血吸虫及其他寄生虫　青蒿素的衍生物蒿甲醚和青蒿琥酯具有抗血吸虫作用。蒿甲醚能选择性地攻击童虫，阻止虫卵沉积。青蒿素还能杀灭进入宿主体内的幼虫，对疫水接触者具有保护作用，用于感染日本血吸虫尾蚴后的早期治疗，可降低血吸虫感染率和感染程度，并可预防血吸虫病发生。青蒿素抗血吸虫的作用机制是影响虫体的糖代谢。青蒿素预防血吸虫病具有高效、安全、方便等特点，是目前较理想的防治药物。此外，双氢青蒿素具有抗卡氏肺孢子虫的作用，青蒿素（蒿甲醚）能抗弓形虫。其主要作用于虫体细胞膜、线粒体及细胞核，广泛损伤其膜系结构，使核膜断裂、线粒体肿胀、空泡样变性、内质网扩张，甚至出现核碎裂、核溶解现象。

　　3. 抗病原微生物　青蒿水煎剂能明显抑制葡萄球菌、炭疽杆菌、白喉杆菌等，对金黄色葡萄球菌、志贺菌属、铜绿假单胞菌、结核分枝杆菌、大肠埃希菌等也有一定的抑制作用。青蒿酸乳剂、青蒿酯钠对细菌亦有抑制作用。青蒿素可抑制流感病毒、流行性出血热病毒。青蒿中的谷甾醇和豆甾醇也有抗病毒效果。青蒿酯钠对铁锈色小孢子癣菌、絮状表皮癣菌有抑菌作用，青蒿挥发油也可抑制多种皮肤癣菌。

　　4. 调节免疫　青蒿素用于皮质激素引起的免疫功能低下的动物，可增加淋巴细胞转化率，使升高的 cAMP 降低，促进机体细胞免疫；而对正常动物无影响。青蒿琥酯可促进 Ts 细胞增殖，抑制 Th 细胞增殖，阻止白介素和各种炎症介质的释放，具有免疫调节作用和抗过敏作用。

　　5. 解热、镇痛、抗炎　青蒿解热作用显著，多种提取物都有明显的解热作用，能使实验性发热动物的体温下降。青蒿水提物解热作用最为突出，可使正常动物体温下降。在花前期采收的青蒿解热作用更强。青蒿水提物能明显抑制化学刺激法和热刺激法引起的疼痛反应。青蒿水提物对实验性小鼠耳肿胀有明显的抑制作用。

　　6. 抗组织纤维化　青蒿素（蒿甲醚）对硅沉着病有预防和治疗作用，能显著降低肺重、肺胶原和肺组织硅。用青蒿素乳膏局部治疗增生性瘢痕，可使瘢痕厚度、硬度明显降低，皮肤色泽好转。青蒿素抗纤维化作用与其抑制成纤维细胞增殖、降低胶原合成、抗组胺、促进胶原分解作用有关。

　　7. 对心血管系统的影响　青蒿素对豚鼠心脏有抑制作用，可减慢心率，抑制心肌收缩力，降低冠脉血流量，降低血压，有一定抗心律失常作用。

　　8. 抗肿瘤　青蒿素及其衍生物对小鼠艾氏腹水癌细胞、肝癌、胃癌等有明显的杀伤作用和细胞毒活性作用。青蒿油有诱导肝癌细胞凋亡的作用。

　　【现代应用】

　　1. 疟疾　青蒿素及其衍生物用于治疗间日疟、恶性疟、脑型疟疾等，已经成为全球最权威的抗疟疾药品。

2. 高热　青蒿水煎剂或注射液用于各种发热有一定疗效。

3. 皮肤病　单独用青蒿琥酯治疗皮肤病，对湿疹、多形红斑、多形性日光疹、夏令水疱病有效；对寻常型银屑病、皮肤炎也有效。可用青蒿配伍栀子、黄柏、蒲公英、金银花等外洗。

4. 组织纤维增生　青蒿素乳膏局部治疗增生性瘢痕。

5. 系统性红斑狼疮　青蒿琥酯对系统性红斑狼疮有一定治疗作用，其在改善临床症状和体征、降低病情评分、改善实验指标，以及减少激素用量、降低并发症等方面均有明显优势。

6. 预防日本血吸虫病　青蒿琥酯用于预防日本血吸虫病。

栀子　Zhizi

【**来源采制**】　本品为茜草科植物栀子 *Gardenia jasminoides* Ellis 的干燥成熟果实。9—11 月果实成熟呈红黄色时采收，除去果梗和杂质，蒸至上气或置沸水中略烫，取出，干燥。生用、炒焦或炒炭用。

【**主要成分**】　主要成分为苷类，如栀子苷、去羟栀子苷和山栀苷等。此外，还含有 β- 谷甾醇、藏红花苷、栀子素、藏红花酸、熊果酸等。

【**性味归经**】　味苦，性寒；归心、肺、三焦经。

【**功能主治**】　具有泻火除烦，清热利湿，凉血解毒的功效。外用消肿止痛。用于热病心烦，湿热黄疸，淋证涩痛，血热吐衄，目赤肿痛，火毒疮疡；外治扭挫伤痛。

【**药理作用**】

1. 抗病原微生物　栀子对金黄色葡萄球菌、卡他球菌、淋病奈瑟菌、脑膜炎奈瑟菌有不同程度的抑制作用。栀子水煎液对多种致病性皮肤真菌，如毛癣菌、黄癣菌、小芽孢癣菌等有抑制作用。栀子对乙型肝炎病毒 -DNA 聚合酶（HBV-DNAP）也有抑制作用。

2. 解热　栀子生品或炮制品的醇提物灌胃，对酵母所致发热大鼠有明显解热作用，以生品作用更强。腹腔注射栀子醇提液可使正常小鼠、大鼠的体温显著下降，且作用持久。其中熊果酸是降低体温的有效成分之一。

3. 抗炎　栀子水提物对于二甲苯所致小鼠耳肿胀，醋酸所致小鼠腹腔毛细血管通透性增强，甲醛及角叉菜胶所致大鼠足肿胀，大鼠棉球肉芽组织增生均有明显抑制作用。栀子乙醇、甲醇、乙酸乙酯提取物涂于小鼠耳郭，对二甲苯致小鼠耳肿胀均有明显抑制作用；京尼平苷对二甲苯和巴豆油所致小鼠耳肿胀也有明显抑制作用。栀子的甲醇、乙酸乙酯提取物涂于大鼠足爪，对甲醛所致亚急性足肿胀有明显的抑制作用，对外伤所致小鼠和家兔实验性软组织损伤也有明显治疗效果。

4. 镇静、镇痛　栀子醇提物腹腔注射或灌胃均可使小鼠自发活动减少，延长环己烯巴比妥钠的睡眠时间，表明其有镇静作用，熊果酸是其镇静作用有效成分。皮下注射京尼平能抑制醋酸诱发的小鼠扭体反应，显示其有镇痛作用。

5. 保肝　栀子具有显著的保肝作用，对 CCl_4 所致小鼠急性肝损伤及半乳糖胺所致大鼠急性重型肝炎有明显保护作用，可降低死亡率；对 α- 萘异硫氰酸酯所致大鼠急性黄疸模型，可使血清胆红素、GPT 和 GOT 含量均明显降低，对 α- 萘异硫氰酸酯引起的肝组织灶性坏死、胆管周围炎和片状坏死等病理变化有明显保护作用。

6. 利胆　栀子具有显著的利胆作用。京尼平在不同给药途径时均可使大鼠胆汁分泌增加，以十二指肠给药效果为最显著。胆囊 X 线片显示，患者口服栀子水煎液后胆囊都明显收缩，容积变小，说明栀子水煎液促进胆囊排空。栀子浸出液能抑制结扎胆管的家兔血中胆红素的生成，降低血中胆红素的含量。栀子醇提物和藏红花苷、藏红花酸、栀子苷、栀子素、京尼平苷均可促进胆汁分泌。栀子提取物灌胃大鼠，可使结扎胆总管后升高了的酶活性降低，连续给药还可使大鼠血清胆红素的含量降低。

此外，栀子还有抗胰腺炎、调节胃肠运动、降低血压等作用。其中解热、抗炎、抗菌、抗病毒、镇静等作用是其"泻火、解毒"功效的药理作用基础。

【现代应用】

1. 急性感染性发热　细菌、病毒感染等急性感染高热，可用栀子辨证配伍柴胡、葛根、大黄、知母等，或用清瘟败毒饮、防风通圣散、凉膈散、黄连解毒汤。

2. 急性黄疸性肝炎　栀子配伍大黄、茵陈组成著名的茵陈蒿汤，或配黄柏、泽泻等药的栀子柏皮汤，治疗急性病毒性肝炎高胆红素血症均有显著疗效。

3. 急性胆囊炎、急性胰腺炎　临床处方可辨证选择配伍柴胡、大黄、黄芩等，或用龙胆泻肝汤、当归龙荟丸。

4. 急性盆腔炎　可用栀子配伍黄连、黄柏、黄芩等治疗。

【不良反应】　栀子服用过量可发生毒性反应，常见头昏心悸、腹痛、恶心、呕吐、小便量多、全身乏力、冷汗、头目眩晕不能直立，甚则昏迷等。栀子醇提物对小鼠的 LD_{50} 腹腔注射为 17.1g/kg，灌胃为 107.4g/kg。大剂量栀子及其乙醇提取物或京尼平苷对肝脏有一定毒性作用。

鱼腥草　Yuxingcao

【来源采制】　本品为三白草科植物蕺菜 *Houttuynia cordata* Thunb. 的新鲜全草或干燥地上部分。鲜品全年均可采割；干品夏季茎叶茂盛花穗多时采割，除去杂质，晒干。生用。

【主要成分】　含挥发油 0.1% 左右，另含槲皮苷、异槲皮苷等。挥发油中含抗菌成分鱼腥草素（癸酰乙醛）、甲基正壬酮、月桂烯、月桂醛及大量钾盐等。

【性味归经】　味辛，性微寒；归肺经。

【功能主治】　具有清热解毒，消痈排脓，利尿通淋的功效。用于肺痈吐脓，痰热喘咳，热痢，热淋，痈肿疮毒。

【药理作用】

1. 抗病原微生物　鱼腥草抗菌有效成分为挥发油中的癸酰乙醛，其性质不稳定，加热后作用减弱，故鱼腥草鲜品抗菌优于干品。鱼腥草素对多种革兰阳性及阴性细菌均有明显的抑制作用，以金黄色葡萄球菌及其耐青霉素菌株、肺炎链球菌、溶血性链球菌最为敏感，对卡他球菌、伤寒杆菌、大肠埃希菌和结核分枝杆菌等也有一定的抑制作用。癸酰乙醛对钩端螺旋体及多种皮肤致病性真菌亦有效。鱼腥草注射液体外有直接抗内毒素作用，并能明显降低内毒素所致弥散性血管内凝血（DIC）家兔肾小球微血栓的检出率，降低微血栓密度。鱼腥草对多种病毒有抑制作用。人胚肾细胞培养实验显示，鱼腥草煎剂对流感病毒亚洲甲型京科 68-1 株有抑制作用，并能延缓埃可病毒（ECHO₁₁）的细胞病变作用，对流感病毒感染小鼠有预防和保护作用。鱼腥草醇提物滴鼻或腹腔注射，对甲型流感病毒 FM_1 感染的小鼠有明显的保护作用。合成鱼腥草素的衍生物亦有较强的抗病毒作用。此外，鱼腥草还有抗乙型肝炎抗原和抑制乙肝病毒的作用。

2. 抗炎　鱼腥草煎剂能明显抑制大鼠甲醛性足肿胀，使浆液分泌减少，促进组织再生和愈合。鱼腥草素、槲皮素、槲皮苷及异槲皮苷能显著抑制巴豆油、二甲苯所致小鼠耳肿胀或皮肤毛细血管通透性亢进，对醋酸所致腹腔毛细血管染料渗出也有显著的抑制作用。其抗炎机制与抑制环氧合酶影响花生四烯酸的代谢有关。

3. 抗过敏　鱼腥草挥发油具有显著的抗过敏作用。对卵白蛋白、组胺、乙酰胆碱（ACh）所致致敏豚鼠离体回肠的过敏性收缩有明显的拮抗作用，也能明显拮抗喷雾卵白蛋白所致豚鼠过敏性哮喘的发生。

4. 促进免疫功能　鱼腥草能明显促进白细胞和巨噬细胞的吞噬功能，提高血清备解素水平。合成鱼腥草素也有提高慢性气管炎患者白细胞吞噬金黄色葡萄球菌的能力和提高血清备解素的水平的能力。这一作用对感染性疾病的治疗有重要意义。

5. 抗肿瘤 鱼腥草可通过提高巨噬细胞的吞噬能力而发挥抗肿瘤作用,也可直接部分抑制艾氏腹水癌细胞的有丝分裂。

【现代应用】

1. 呼吸道感染 鱼腥草注射液、复方鱼腥草片、鱼腥草素片及注射液等可用于治疗呼吸道感染。

2. 发热 鱼腥草注射液静脉滴注治疗急性发热、小儿上呼吸道感染发热、腮腺炎发热,有良好疗效。

3. 宫颈柱状上皮异位 鱼腥草素、冰片和椰油脂基质制成栓剂外用,治轻度和中度宫颈柱状上皮异位有效。亦用于盆腔炎、附件炎。

4. 皮肤病 鱼腥草蒸馏液局部外敷,治单纯性疱疹、脓皮病、疖痈和创口感染,尤以治单纯性疱疹为佳。对红皮病、银屑病亦有效。

5. 术后感染 鱼腥草注射液或鱼腥草加小檗碱能防治外科术后感染,疗效显著而无毒副作用,并对静脉炎等有效。

【不良反应】 鱼腥草注射液可引起过敏反应、输液反应、呼吸系统损伤,以及血液系统、呼吸系统、消化系统及皮肤等严重不良反应。

山豆根 Shandougen

【来源采制】 本品为豆科植物越南槐 *Sophora tonkinensis* Gagnep. 的干燥根及根茎。秋季采挖,除去杂质,洗净,干燥。

【主要成分】 主要含有喹嗪类生物碱、黄酮类及多糖成分。

【性味归经】 味苦,性寒,有毒;归肺、胃经。

【功能主治】 具有清热解毒,消肿利咽的功效。用于火毒蕴结,乳蛾喉痹,咽喉肿痛,齿龈肿痛,口舌生疮。

【药理作用】

1. 抗病原微生物 山豆根有良好的抑菌作用,100% 浸出液体外对大肠埃希菌等多种致病菌均有明显抑制作用。山豆根总碱、苦参碱、氧化苦参碱、槐果碱、13,14-去氢槐定碱均具有抗乙型肝炎病毒(HBV)作用,可降低 HBV 转基因小鼠肝脏内 HBsAg 和 HBeAg 的含量。

2. 抗炎、解热、镇痛 山豆根通过直接途径及兴奋垂体 - 肾上腺皮质系统的间接途径对组胺、醋酸和二甲苯引起的炎症发挥抗炎作用。氧化苦参碱能使大鼠正常体温显著降低,使家兔发热明显下降,并能抑制醋酸所致小白鼠扭体反应。

3. 抗肿瘤 山豆根水提取液对体外培养的人食管癌细胞具有杀伤作用,随药物作用时间的延长而增强,对于肿瘤乏氧细胞具有选择性毒性,并使谷氨酸脱氢酶、苹果酸脱氢酶和乳酸脱氢酶活性下降;抑制体外培养的人肝癌细胞的增殖,降低线粒体代谢活性。山豆根所含多种生物碱为其抗肿瘤有效成分,苦参碱、氧化苦参碱、槐果碱等对实验性肿瘤均有明显抑制作用。山豆根生物碱对小鼠宫颈癌、肉瘤、大鼠腹水型肉瘤、腹水实体肝癌等多种实验性肿瘤均有不同程度的抑制作用;抑制急性淋巴细胞型白血病和急性粒细胞白血病患者白细胞葡糖 -6- 磷酸脱氢酶。

4. 保肝 山豆根提取物口服或注射给药,可降低 CCl_4 所致肝损伤小鼠血清转氨酶及肝脏羟脯氨酸含量,升高血清白蛋白和白 / 球(A/G)比值,减轻肝组织的变性坏死;可降低乙型病毒性肝炎患者的黄疸指数,降低 GPT、GOT 含量,缓解慢性肝炎临床症状。山豆根所含的主要成分苦参碱通过抑制巨噬细胞、肝巨噬细胞分泌的白介素 -1(IL-1),白介素 -6(IL-6),肿瘤坏死因子 -α

（TNF-α），阻断转化生长因子 -β_1（TGF-β_1）的作用，从而抑制储脂细胞增殖和胶原合成，发挥抗肝纤维化的作用。

5. 抗溃疡病　山豆根醇提物部分能抑制胃液分泌，对大鼠幽门结扎性溃疡、应激性溃疡、醋酸性溃疡等均有治疗作用，所含黄酮类成分有抑制胃液分泌、抗溃疡作用。

6. 抗心律失常　山豆根总生物碱腹腔注射或肌内注射，或所含苦参碱、氧化苦参碱、槐果碱等均具有明显抗心律失常活性，均能对抗乌头碱、三氯甲烷、肾上腺素、哇巴因、氯化钙或冠脉结扎等诱发的实验动物心律失常。苦参碱可抑制乌头碱诱发大鼠左心房的自律性作用，延长乌头碱诱发自动节律的潜伏期，减慢其初始频率，可直接抑制心肌细胞膜 Na^+ 的内流。

7. 升压与降压　山豆根用乙醇提取经酸处理所得脂溶性酸性部分给麻醉犬静脉注射可升高血压，该升压作用与激动 α 受体有关。山豆根总碱有降低血压的作用，可能与其直接扩张血管作用有关。山豆根总碱还能显著增加豚鼠离体心脏冠脉血流量，作用强度与心肌收缩力增强无关，为直接的扩冠作用。

8. 对中枢神经系统的双向作用　山豆根能抑制小鼠自发活动，拮抗苯丙胺的兴奋作用，加强戊巴比妥钠、硫喷妥钠及水合氯醛对中枢的抑制作用。山豆根不能对抗士的宁、戊四氮引起的惊厥，反而能加强士的宁惊厥发作，增加死亡动物数，提示山豆根在抑制高级中枢的同时，可能对低级中枢具有兴奋作用。

9. 抑制免疫　山豆根注射液能抑制小鼠腹腔巨噬细胞的吞噬功能，降低特异性玫瑰花环形成细胞数和血清溶血素的水平，使体内淋巴细胞转化率下降。

【现代应用】

1. 急性或慢性咽喉炎　山豆根口服液可用于治疗急性咽喉炎。

2. 扁桃体炎　单用本品作煎剂含漱，或配生大黄研细末吹撒患处，用于治疗扁桃体炎。

3. 乙型肝炎　以山豆根提取加工制成的注射液可用于慢性乙型肝炎的治疗。

4. 乙型脑炎　以山豆根的主要有效成分苦参碱制备的肝炎灵注射液，可作为乙型脑炎的辅助治疗药物。

5. 皮肤病　以植物油浸取山豆根，外搽可治疗体癣、面癣、手脚癣。以醋或 75% 乙醇浸提山豆根，浸提液外搽可治头皮糠疹、脂溢性皮炎引起的头皮屑。山豆根粉高压消毒后局部用药可用于治疗宫颈柱状上皮异位。

6. 肿瘤　山豆根对鼻咽癌、肺癌、肝癌、宫颈癌、膀胱癌、滋养细胞肿瘤、白血病有治疗效果，对食管癌前病变有一定的阻断作用。山豆根与喜树碱合用治疗膀胱癌有一定疗效。

7. 心律失常　山豆根用于治疗心律失常，有一定的疗效。

【不良反应】　山豆根有毒，较大剂量口服可致胃肠道、心血管及中枢系统不良反应。如恶心、呕吐、腹泻，血压降低、房颤，头晕、四肢无力，严重者可出现四肢抽搐、昏迷，甚至呼吸停止而死亡。

苦参　Kushen

【来源采制】　本品为豆科植物苦参 *Sophora flavescens* Ait. 的干燥根。春、秋二季采收，除去根头和小支根，洗净，干燥，或趁鲜切片，干燥。生用。

【主要成分】　主要成分为生物碱与黄酮类。还含有异苦参酮、苦参醇、新苦参醇等黄酮类化合物，以及游离氨基酸、脂肪酸、蔗糖等。

【性味归经】　味苦，性寒；归心、肝、胃、大肠、膀胱经。

【功能主治】　具有清热燥湿，杀虫，利尿的功效。用于热痢，便血，黄疸尿闭，赤白带下，阴肿阴痒，湿疹，湿疮，皮肤瘙痒，疥癣麻风；外治滴虫性阴道炎。

【**药理作用**】

1. 抗病原微生物 苦参碱对志贺菌属、大肠埃希菌、变形杆菌、金黄色葡萄球菌和乙型溶血性链球菌均有明显抑制作用。苦参的高浓度煎剂对结核分枝杆菌有抑制作用,苦参水煎剂对毛癣菌、黄癣菌、红色表皮癣菌等常见的皮肤致病性真菌也有不同程度的抑制作用。苦参提取物抗HBeAg 有较好效果,与 GPT 的恢复正常呈平行关系。苦参碱、氧化苦参碱有直接抗乙肝病毒,抑制 HBV 及 HCV 增殖的作用,对柯萨奇病毒(CVB)、呼吸道合胞病毒(RSV)、腺病毒(ADV)等病毒作用也较强。干扰素是机体对抗病毒感染最重要的淋巴因子,具有广谱抗病毒及免疫调节作用,苦参生物碱可诱生人白细胞产生 α- 干扰素,是其抗病毒感染的主要因素。苦参碱对鸭乙型肝炎病毒有较好的持续抑制作用。

2. 抗炎 苦参素对多种致炎剂诱发的动物炎症有抗炎作用,能明显对抗巴豆油、角叉菜胶和冰醋酸诱发的渗出性炎症,对正常小鼠与摘除双侧肾上腺小鼠都有明显的抗急性渗出性炎症的作用。苦参碱能明显抑制小鼠腹腔毛细血管通透性,对大鼠后足致炎后肿胀及肉芽组织增生均有抑制作用。苦参素可抑制实验动物接触性皮炎组织中表皮细胞的细胞内水肿,从而对各种炎症有抑制作用。苦参素对红细胞膜、溶酶体膜均有稳定作用,从而减少炎症介质释放,有直接抗炎效果。氧化苦参碱的抗炎机制可能与其抑制炎症细胞因子有关,具有非甾体类抗炎作用。

3. 免疫抑制 苦参碱的免疫抑制作用最强。氧化苦参碱对Ⅰ型变态反应、反相皮肤过敏反应(Ⅱ型)、阿蒂斯反应(Ⅲ型)及绵羊红细胞(SRBC)诱导的迟发型过敏反应(Ⅳ型)均有显著的抑制作用。口服苦参水煎液可使伴刀豆球白 A(ConA)刺激的 T 细胞增殖反应和脂多糖(LPS)刺激的 B 细胞增殖反应受到明显抑制,同时还可抑制小鼠脾细胞产生 IL-2 的活性和小鼠腹腔巨噬细胞产生 IL-1 的活性。氧化苦参碱具有非甾体类抗炎症、抗过敏的作用。氧化苦参碱能有效地抑制 IgE、组胺及其特异性抗原引起的肥大细胞组胺释放,而对非特异性肥大细胞激活剂诱导的组胺释放没有影响。氧化苦参碱可显著降低肥大细胞膜流动性,加强膜稳定性是其抑制肥大细胞组胺释放的重要原因。

4. 平喘 氧化苦参碱可显著减轻哮喘小鼠气道及肺组织中嗜酸性粒细胞的浸润,显著抑制哮喘小鼠肺组织中白介素 -4(IL-4)的表达水平。大鼠离体气管加入苦参碱能对抗组胺、乙酰胆碱及氯化钡兴奋气管平滑肌作用,并对抗乙酰胆碱激动 M 受体的作用。

5. 镇静、镇痛、解热 苦参槐果碱、苦参碱、氧化苦参碱具有镇痛、解热、降温等中枢抑制作用。三者均能明显抑制小鼠自主活动,与阈下剂量的戊巴比妥钠、水合氯醛、氯丙嗪等中枢神经抑制剂有协同作用;对苯丙胺或咖啡因的中枢神经兴奋作用有拮抗效果,对士的宁惊厥有易化作用,能增加士的宁惊厥死亡动物数。提示其对低级中枢与高级中枢的作用在性质上可能有所区别。实验证实,氧化苦参碱有类似安定的镇静作用。苦参碱的镇静催眠作用与脑和脊髓中 γ- 氨基丁酸(GABA)和甘氨酸(GLY)的含量有关。槐果碱、苦参碱、氧化苦参碱尚有镇痛作用,对化学性刺激和热刺激所致小鼠痛反应均有明显的抑制作用,并且三者均能降低正常小鼠体温,给药后 2 小时体温开始下降,至 5 小时恢复正常。

6. 抗肿瘤 苦参、苦参总碱、苦参碱、氧化苦参碱、苦参煎剂及血清均有明显的抗肿瘤活性,对恶性葡萄胎、绒癌、子宫癌、肉瘤 S_{180}、艾氏腹水癌、淋巴内癌细胞均有不同程度的抑制作用。其作用机制是多方面的:选择性杀伤肿瘤细胞;抑制肿瘤细胞增殖,其作用有时间和剂量依赖性;促进肿瘤细胞良性分化;诱导肿瘤细胞的凋亡,为一种有效的端粒酶活性抑制剂;抑制黏附因子的表达,减轻内皮细胞的通透性,减少肿瘤转移;抑制肿瘤血管形成。苦参抗肿瘤特点是毒性低,对骨髓和机体免疫功能没有抑制作用。

7. 保肝 苦参碱和氧化苦参碱的抗炎、免疫抑制、清除自由基、利尿和解毒等作用,是其治疗各种肝损害、自身免疫性疾病及变态反应性疾病的药理作用基础。在多种实验性肝损伤中,氧化苦参碱对肝细胞均有保护作用。

8．对心血管系统的作用

（1）抗心律失常：苦参注射液、苦参总碱、苦参碱、氧化苦参碱、苦参总黄酮等多种成分对乌头碱、哇巴因、氯化钡、肾上腺素等诱发的动物心律失常均有对抗作用。苦参碱等生物碱对心脏具有负性频率、负性传导和延长有效不应期的作用，是其抗心律失常作用的药理学基础。又因苦参生物碱还具有正性肌力作用，通过影响心肌细胞膜 L 型钙通道，促进钙内流有关，故用于慢性心力衰竭合并心律失常有较好的疗效。

（2）抗心肌缺血：苦参总碱能扩张冠状动脉，减轻垂体后叶素引起的急性心肌缺血，增加冠状动脉血流量，抑制 ST 段下降和 T 波低平等心电图缺血变化。苦参还能扩张外周血管，降低外周阻力，从而减轻心脏负荷，降低心肌耗氧。氧化苦参碱有降低心率的作用，使心肌舒张期供血时间延长，因此可明显改善心脏泵血功能。

此外，苦参能显著升高白细胞，还能杀体内外寄生虫。

【现代应用】

1．心律失常 苦参总碱肌内注射治疗心律失常有效。

2．肿瘤 吗特灵注射液是一种以苦参碱为主要成分的抗癌新药。用于治疗呼吸及消化系统肿瘤，尤其适用于肿瘤晚期不能耐受化疗的恶病质患者。

3．肝炎 氧化苦参碱对慢性乙型肝炎轻 - 中度病例有较好的疗效，而且其安全性良好。不同制剂苦参素可能使抗 HBc-IgM、HBV-DNA、HBeAg 转阴。

4．急性或慢性肠炎 复方苦参各种制剂可用于治疗滴虫性肠炎、慢性结肠炎、急性肠胃炎、细菌性痢疾、慢性迁延性细菌性痢疾。

5．感染性疾病 苦参注射液肌内注射可用于治疗急性扁桃体炎、急性结膜炎、急性乳腺炎、牙周炎、外科感染和疖肿、肾盂肾炎、急性气管炎、急性淋巴结炎等。

6．寄生虫病 苦参粉与等量葡萄糖、硼酸粉及枯矾粉混合，阴道局部外用可治疗滴虫性阴道炎。苦参碱制成阴道栓剂治疗真菌性及滴虫性阴道炎也有良效。50% 苦参煎剂保留灌肠可治疗人肠蛔虫、鞭毛虫病。

7．皮肤病 苦参片、苦参总碱、苦参注射液可用于治疗急性或慢性湿疹、荨麻疹、接触性皮炎、药物性剥脱性皮炎等。

【不良反应】 苦参内服量过大会造成中毒，对中枢神经系统先兴奋后麻痹。症状可见头昏、头痛、烦躁、肢麻、呼吸急促、心率加快，继而见流涎、步伐不稳、痉挛、呼吸缓慢，最终因呼吸衰竭而死亡。苦参总碱小鼠灌胃给药 LD_{50} 为 586.2mg/kg，腹腔注射的 LD_{50} 为 147.2mg/kg。苦参碱小鼠肌内注射的 LD_{50} 为 74.15mg/kg。氧化苦参碱小鼠肌内注射的 LD_{50} 为 256.74mg/kg。苦参总黄酮小鼠静脉注射 LD_{50} 为 103.1mg/kg。

知母 Zhimu

【来源采制】 本品为百合科植物知母 *Anemarrhena asphodeloides* Bge. 的干燥根茎。春、秋二季采挖，除去须根及泥沙，晒干，习称"毛知母"；或除去外皮，晒干。生用，或用盐水炒用。

【主要成分】 根茎中含皂苷及其苷元，如知母皂苷、菝葜皂苷元。另含芒果苷、异芒果苷等。

【性味归经】 味苦、甘，性寒；归肺、胃、肾经。

【功能主治】 具有清热泻火，滋阴润燥的功效。用于外感热病，高热烦渴，肺热燥咳，骨蒸潮热，内热消渴，肠燥便秘。

【药理作用】

1．抗病原微生物 100% 知母煎剂对志贺菌属、伤寒杆菌、副伤寒杆菌、大肠埃希菌、肺炎链球菌、人型结核分枝杆菌、葡萄球菌等有抑制作用。对常见致病性皮肤真菌也有一定的抑制效果。知母乙醚浸膏有较强的抗结核分枝杆菌活性。

2. 解热、抗炎 知母浸膏皮下注射，能防止和治疗大肠埃希菌所致的高热，其解热作用慢而持久。知母解热的有效成分为芒果苷。知母皂苷的水解产物知母菝葜皂苷元，对 Na^+-K^+-ATP 酶有明显抑制作用。Na^+-K^+-ATP 酶在机体产热中占有重要地位，阴虚生内热可能是 Na^+-K^+-ATP 酶活性过高的一种表现。芒果苷还有抗炎作用，对角叉菜胶性大鼠足趾肿胀及棉球肉芽肿均有显著抑制作用。

3. 降血糖 知母水提取物能降低正常兔的血糖水平，对四氧嘧啶糖尿病兔的作用更为明显。知母多糖灌胃，可使正常小鼠血糖及肝糖原含量明显降低，并可使四氧嘧啶高血糖小鼠血糖降低，腹腔注射也有明显效果。

4. 减轻激素副作用 知母单味或加生地黄、甘草煎液灌服，均能使受地塞米松抑制的大鼠血浆皮质酮浓度升高，使之接近正常血浓度，并可防止肾上腺萎缩。给兔灌服知母水煎剂，亦有同样作用。临床亦发现生地知母甘草汤与糖皮质激素同服时，能减少激素的副作用。

5. 抗肿瘤 知母皂苷对人肝癌移植裸大鼠有抑制肿瘤生长作用。知母提取物 β- 谷甾醇对治疗皮肤鳞癌、宫颈癌等有较好疗效，且无副作用。

6. 改善学习记忆 知母能改善衰老鼠脑内相对减慢的 M 受体的合成，提高脑 M 受体数量，改善其学习记忆能力。

【现代应用】

1. 慢性消耗性疾病 恶性肿瘤、结核病、甲状腺功能亢进、术后等见体质衰弱，身体消瘦，伴潮热、汗出、舌红少苔，属于阴虚证患者，知母及其复方可缓解化疗、放疗、手术副作用，提高疗效，增强体质。

2. 肺结核潮热 单用知母或者用二母丸可治疗肺结核潮热。

3. 糖尿病 以知母为重要组成的著名经典方剂知柏地黄丸、人参白虎汤对糖尿病均有较好的疗效，尤其以对改善"三多"症状疗效较佳。

4. 感染性发热 以知母为重要组成的著名清热泻火方白虎汤，常用于流行性乙型脑炎、流行性出血热、肺部感染以及其他多种感染疾病发热的治疗。

【不良反应】 知母易发生胃肠道反应，如食欲减退、恶心、呕吐等。

牛黄 Niuhuang

【来源采制】 本品为牛科动物牛 *Bos taurus domesticus* Gmelin 的干燥胆结石，称天然牛黄。宰牛时，如发现有牛黄，即滤去胆汁，将牛黄取出，除去外部薄膜，阴干。由牛胆汁或猪胆汁经提取物加工而成的，称人工牛黄，用作天然牛黄的代用品。模拟体内胆结石形成原理与过程，在体外牛胆汁内培育的牛胆红素钙结石，为人工培育牛黄。

【主要成分】 天然牛黄和培育牛黄的主要成分有胆汁酸（包括胆酸、去氧胆酸）、胆红素、牛磺酸等 19 种氨基酸，并含胆固醇、麦角固醇、卵磷脂，以及铜、铁、锌、镁等金属盐。人工牛黄是由牛羊猪胆酸、去氧胆酸、胆固醇、胆红素、无机盐混合制成。

【性味归经】 味甘，性凉；归心、肝经。

【功能主治】 天然牛黄具有清心，豁痰，开窍，凉肝，息风，解毒的功效。用于热病神昏，中风痰迷，惊痫抽搐，癫痫发狂，咽喉肿痛，口舌生疮，痈肿疔疮。人工牛黄具有清热解毒，化痰定惊的功效。用于痰热谵狂，神昏不语，小儿急惊风，咽喉肿痛，口舌生疮，痈肿疔疮。

【药理作用】

1. 抗病原微生物 牛黄所含的胆汁酸盐对肺炎链球菌、溶血性链球菌、结核分枝杆菌有抑制作用。牛胆汁能显著抑制百日咳杆菌的生长，人工牛黄对金黄色葡萄球菌有抑制作用。体外试验中牛黄能使流行性乙型脑炎病毒直接灭活；给皮下感染乙脑病毒的小鼠灌服牛黄，对小鼠有显著的保护效果。人工牛黄、去氧胆酸钠、胆酸与胆红素都有一定的保护效果。腹腔注射牛磺酸可延长柯萨奇B组病毒所致心肌炎小鼠的存活时间。

2. 解热　天然牛黄有解热作用，人工牛黄、培植牛黄有类似效果，对酵母、2,4-二硝基酚引起的大鼠发热有明显的解热作用。腹腔注射牛黄可使正常大鼠体温下降，其有效成分为牛磺酸。

3. 抗炎　牛黄、培育牛黄、人工合成牛黄的主要成分胆酸、去氧胆酸和牛磺酸对多种致炎剂引起的炎症反应有明显抑制作用，其对醋酸致小鼠腹腔毛细血管通透性亢进的抑制活性为水杨酸的47倍，是氢化可的松的33倍，并可抑制棉球肉芽增生。这是牛黄治疗感染性疾病的药理作用基础之一。

4. 镇静、抗惊厥　牛黄具有明显的镇静和抗惊厥作用，可显著减少小鼠自发活动，增强水合氯醛、吗啡及巴比妥类的镇静作用，对抗咖啡因、樟脑等引起的中枢兴奋作用。牛磺酸能抑制大脑皮质的自发和诱发电活动。人工培育牛黄、人工牛黄、牛胆酸、胆酸钙均有不同程度的镇静效果。牛黄和牛磺酸可对抗多种致惊剂的惊厥作用，能明显延长小鼠由士的宁引起惊厥的潜伏期。牛黄抗惊厥作用对樟脑、咖啡因所致皮质性惊厥抑制效果较强，对脑干性惊厥的抑制作用弱，对脊髓性惊厥无效。人工培育牛黄有相似作用。牛黄的镇静、抗惊厥作用是其"凉血热、息肝风"功效及其缓解临床疾病的药理作用基础。

5. 抗凝血　天然牛黄对于胶原诱导的血小板聚集有弱的抑制作用，对于纤维蛋白溶解，牛黄有强的纤溶活化作用。牛磺酸对ADP及胶原肾上腺素复合液所致小鼠血栓性死亡有明显保护作用。抗凝血作用是牛黄"凉血热"功效及临床疗效的基础。

6. 降压　牛磺酸水溶液可降低自发性或肾性高血压大鼠的血压，并延缓高血压发展，作用显著而持久。牛黄可扩张家兔耳壳微血管，拮抗肾上腺素升高血压的作用。胆酸钙、去氧胆酸、胆红素、平滑肌收缩物质SMC以及牛磺酸均有不同程度的降压作用，其降压机制可能与扩张血管，对抗肾上腺素作用，或中枢抑制性降压有关。

7. 强心　天然牛黄具有显著的强心作用，能明显增强离体蛙心、豚鼠心脏及猫心乳头肌的心肌收缩力，同时使心率增加。牛磺酸可能是强心的主要有效成分。

8. 抗心律失常　天然牛黄具有调节心脏节律的作用，其作用的主要成分是牛磺酸。大鼠口服牛磺酸能防治多种实验性心律失常，并能增强丙吡胺等多种抗心律失常药的作用。牛磺酸能稳定细胞膜，对心肌Ca^{2+}内流有双向调节作用。此外，牛黄还能抑制内毒素所致大鼠心率减少和心电图ST段升高等缺血性心功能紊乱。

9. 祛痰、镇咳、平喘　小鼠酚红排泌实验及大鼠毛细血管法均表明胆酸或去氧胆酸有祛痰效果。人工牛黄在犬气管痰引流实验中亦表明有祛痰作用。小鼠氨雾引咳法证明胆酸、去氧胆酸有明显镇咳作用。胆酸钠静脉注射还能明显抑制电刺激猫喉上神经所致的咳嗽反应。豚鼠肺灌流法表明胆酸钠能扩张支气管，并能对抗组胺、毛果芸香碱所致支气管痉挛，胆酸对喷雾所致豚鼠支气管痉挛有平喘效果。

10. 利胆、保肝　牛黄、人工牛黄及牛磺酸对CCl_4或D-半乳糖胺所致的肝损伤有保护作用，能抑制GPT升高，促进肝损伤康复。牛黄及去氧胆酸能松弛胆道括约肌，促进胆汁排泄而呈现利胆作用。

【现代应用】

1. 高热惊痫　牛黄醒脑Ⅰ号注射液治疗支气管肺炎、上呼吸道感染、流行性脑脊髓膜炎、流行性乙型脑炎等所致小儿高热、惊厥等疗效显著。

2. 急性呼吸道感染　急性肺炎、支气管炎、流行性感冒、上呼吸道感染等伴发热及局部炎症的疾病常用牛黄配制的成药治疗。

3. 高血压　牛黄、安宫降压丸、牛黄降压丸在心脑血管疾病中应用广泛，有降低血压的效果。

4.其他　含牛黄的六神丸、片仔癀胶囊用于急性咽炎、扁桃体炎、病毒性肝炎。牛黄醒脑注射液用于新生儿和婴儿呼吸暂停、抢救农药中毒。

【不良反应】　个别人服用牛黄解毒丸(片)后发生皮肤过敏反应,甚至过敏性休克。

牡丹皮　Mudanpi

【来源采制】　本品为毛茛科植物牡丹 *Paeonia suffruticosa* Andr. 的干燥根皮。秋季采挖根部,除去细根和泥沙,剥取根皮,晒干;或刮去粗皮,除去木心,晒干。前者习称"连丹皮",后者习称"刮丹皮"。切段生用或酒炙用。

【主要成分】　含牡丹酚、牡丹酚苷、牡丹酚原苷、牡丹酚新苷、芍药苷等。

【性味归经】　味苦、辛,性微寒;归心、肝、肾经。

【功能主治】　具有清热凉血,活血化瘀的功效。用于热入营血,温病发斑,吐血衄血,夜热早凉,无汗骨蒸,经闭痛经,跌仆伤痛,痈肿疮毒。

【药理作用】

1.抗菌　牡丹皮煎剂体外对多种致病菌有不同程度的抑制作用。对铁锈色小芽孢杆菌等多种皮肤真菌也有一定抑制作用。牡丹酚是抗菌的有效成分之一。

2.解热、镇痛　牡丹酚或其水溶性衍生物牡丹酚磺酸钠腹腔注射可使正常小鼠体温下降,对霍乱、伤寒、副伤寒三联菌苗引起的发热有解热作用。牡丹酚有镇痛作用,能提高热板刺激和压尾的痛阈值,减少醋酸所致的扭体反应次数。

3.抗炎　牡丹酚对多种实验性动物炎症有显著抑制作用,腹腔注射能显著抑制二甲苯、角叉菜胶、甲醛、蛋清、组胺、5-HT 和缓激肽等引起的炎性渗出。70% 甲醇提取物可抑制佐剂型关节炎。牡丹酚灌胃可显著抑制内毒素引起的小鼠腹腔毛细血管通透性升高,抑制小鼠应激性溃疡发生。

4.抗过敏　牡丹皮水煎液及牡丹酚均有抗变态反应作用。牡丹酚腹腔注射能抑制绵羊红细胞引起的小鼠迟发型超敏反应和二硝基氟苯(DNFB)引起的小鼠耳郭接触性皮炎,对大鼠反向皮肤过敏反应(RCA),牡丹酚亦有明显的抑制作用。牡丹酚可选择性地抑制补体的溶血活性,不影响特异性抗体的形成,故牡丹皮抗变态反应属非特异性抑制作用。

5.增强免疫功能　牡丹皮能增强非特异免疫功能。牡丹皮的甲醇提取物、牡丹酚小鼠灌胃,能显著增强小鼠网状内皮系统的吞噬功能,使腹腔渗出液中细胞数明显增加。牡丹皮的正丁醇提取物或其中分离出的单萜苷,也能增强体外培养巨噬细胞的吞噬能力。

6.镇静、抗惊厥、抗癫痫　牡丹酚可使小鼠自发活动减少,能对抗咖啡因引起的小鼠自发活动增加,且随剂量增加作用增强。牡丹酚能使睡眠时间延长,对戊四氮和烟碱引起的惊厥及最大电休克,牡丹酚有拮抗作用。丹皮总苷为抗癫痫有效组分。

7.抗血栓形成和抗动脉粥样硬化　牡丹皮提取物可显著抑制 ADP、胶原、肾上腺素诱导的血小板聚集。牡丹酚体内、体外试验均能抑制血小板聚集,抑制凝血酶诱导的大鼠血小板 5-HT 释放,并能增强红细胞变形能力,起到抗血栓作用。牡丹酚能抑制实验性动脉粥样硬化斑块形成和血管平滑肌细胞增殖。

8.抗心、脑缺血　静脉注射牡丹皮提取物对于犬冠状动脉结扎所致心肌缺血有明显保护作用,可使左室做功量减少,心肌耗氧量降低,冠脉血流量增加,并有降血压和减少心输出量作用。丹皮酚对大鼠反复性短暂脑缺血再灌注所致脑损伤具有保护作用,并可减少沙土鼠脑缺血再灌注后的炎症反应。

9.抗心律失常　牡丹酚对正常及钙反常培养乳鼠心肌细胞具有抗氧化作用,对于大鼠心肌缺血再灌注所致心律失常,牡丹酚能不同程度地降低心室颤动、室性心动过速的发生率,缩短其持续时间,缩小其心肌梗死范围。

10.降压、抗动脉硬化　牡丹皮水煎液、牡丹酚以及去牡丹酚的水煎液均有明显的降压作用,可使麻醉的正常动物和高血压动物血压下降。除去牡丹酚的水煎液比牡丹酚作用更持久。丹皮酚通过抑制主动脉平滑肌细胞增殖和抗自由基损伤,从而抗动脉粥样硬化。

【现代应用】

1.高热惊厥　用于治疗支气管肺炎、上呼吸道感染等所致小儿高热、惊厥。

2.原发性血小板减少性紫癜　重用牡丹皮(30g),与生地黄、玄参、赤芍配伍,如犀角地黄汤。

3.疼痛　牡丹酚注射液肌内注射或穴位注射,治疗术后疼痛、肌肉痛、神经痛、关节痛、痛经及风寒痹痛等有一定疗效。

4.过敏性鼻炎　用牡丹皮水煎液滴鼻。

5.湿疹类皮肤病、皮肤瘙痒症　牡丹酚注射液肌内注射对湿疹样皮炎、神经性皮炎、慢性湿疹、皮肤瘙痒症、皮肤淀粉样病变等有一定疗效。牡丹酚霜外用对急性湿疹、脂溢性皮炎、接触性皮炎有一定疗效。

穿心莲　Chuanxinlian

【来源采制】　本品为爵床科植物穿心莲 *Andrographis paniculata*(Burm.f.)Nees 的干燥地上部分。秋初茎叶茂盛时采收,晒干。生用或鲜用。

【主要成分】　主要化学成分为二萜内酯类化合物,另含有黄酮类化合物。

【性味归经】　味苦,性寒;归心、肺、大肠、膀胱经。

【功能主治】　具有清热解毒,凉血,消肿的功效。用于感冒发热,咽喉肿痛,口舌生疮,顿咳劳嗽,泄泻痢疾,热淋涩痛,痈肿疮疡,蛇虫咬伤。

【药理作用】

1.抗病原微生物　穿心莲水煎液在体外试验时,对金黄色葡萄球菌、铜绿假单胞菌、大肠埃希菌、淋病奈瑟菌等均有抑制作用,但作用弱。根据体外试验和临床疗效观察比较发现,穿心莲内酯体外对志贺菌属、金黄色葡萄球菌等作用弱,但临床用于痢疾和呼吸道感染效果明显;而穿心莲黄酮类成分体外有较强抗志贺菌属活性,临床疗效却不佳。可见穿心莲并不仅仅是通过直接作用于病原体来抗感染的,所以不能仅靠体外抗菌活性衡量其抗感染作用。

2.抗炎　穿心莲甲素、乙素、丙素等对多种致炎物(二甲苯、巴豆油等)引起的急性渗出性炎症均有显著的抑制作用,可以降低毛细血管的通透性,但对肉芽组织增生无明显影响,以穿心莲丁素的抗炎作用最强。

3.对免疫功能的影响　肌内注射含穿心莲内酯及黄酮类化合物的穿心莲注射液能显著增强小鼠腹腔巨噬细胞及外周血中性粒细胞吞噬金黄色葡萄球菌和念珠菌的能力,并提高外周血溶菌酶活性,可见穿心莲能增强机体的非特异性免疫。但是灌胃给予穿心莲内酯却使小鼠胸腺萎缩,网状内皮系统的功能受到抑制,显示免疫抑制作用。说明不同给药途径对穿心莲药理作用影响较大。

4.解热　穿心莲甲素、乙素、丙素等对伤寒沙门菌或副伤寒沙门菌引起的家兔发热有显著解热作用,对 2,4-二硝基酚引起的大鼠发热也有明显解热作用。其中以穿心莲丁素的解热作用最强。

5.抗血小板聚集　穿心莲黄酮类化合物在体内外均能抑制 ADP 诱导的血小板聚集。

6.抗心肌缺血　穿心莲总黄酮静脉注射对犬急性心肌缺血再灌注导致的心肌损伤有保护作用。穿心莲可能是通过抗氧化来抗心肌缺血再灌注损伤的。

另外,穿心莲还有保肝、利胆、抗肿瘤等药理作用。

【现代应用】

1. 肠道感染 临床常用穿心莲内酯片、穿心莲乙素片、穿心莲甲素注射液等治疗急性肠炎和急性细菌性痢疾,疗效显著。

2. 呼吸道感染 穿心莲内酯片、穿心莲苷片、穿心莲甲素注射液等多种制剂是治疗上呼吸道感染的常用药,对急性扁桃体炎和咽炎也有较好疗效。

3. 皮肤病 穿心莲内酯注射液对湿疹、顽固性荨麻疹、神经性皮炎、带状疱疹等均有效。

【不良反应】 口服制剂的不良反应主要为胃部不适、食欲不振等消化道症状,大剂量会使血清 GPT 含量升高,停药后恢复正常。注射液偶可引起过敏反应,甚至过敏性休克,应慎重使用。

地骨皮 Digupi

【来源采制】 本品为茄科植物枸杞 *Lycium chinense* Mill. 或宁夏枸杞 *Lycium barbarum* L. 的干燥根皮。春初和秋后采挖根部,洗净,剥取根皮,晒干。生用。

【主要成分】 根皮含甜菜碱、枸杞酰胺、β-谷甾醇、柳杉酚、蜂蜜酸、亚油酸和桂皮酸。

【性味归经】 味甘,性寒;归肺、肝、肾经。

【功能主治】 具有凉血除蒸,清肺降火的功效。用于阴虚潮热,骨蒸盗汗,肺热咳嗽,咯血,衄血,内热消渴。

【药理作用】

1. 抗病原微生物 地骨皮煎剂对金黄色葡萄球菌、伤寒杆菌、甲型副伤寒杆菌与福氏志贺菌有较强的抑制作用。对流感病毒亚洲甲型京科 68-1 株所致细胞病变也有抑制作用。

2. 解热 地骨皮煎剂及其乙醇、水、乙醚残渣水提物对实验性发热家兔有退热作用。对结核病引起的低热,有解热作用。

3. 降血糖 口服地骨皮煎剂可使正常兔血糖下降,其短时间内先使血糖升高,然后持久降低,可维持 7～8 小时。地骨皮对小鼠葡萄糖性及肾上腺素性高血糖有降低作用,对糖尿病模型鼠胰岛 B 细胞形态结构的损害有一定减轻作用。

4. 降压 地骨皮煎剂对麻醉和正常动物均有降压作用,并伴有心率减慢、呼吸加快现象,其降压作用与中枢神经有关,可能为阻断交感神经末梢而直接舒张血管。提取的成分地骨皮甲素、枸杞素亦有降压作用。

5. 降血脂 地骨皮浸膏能使家兔血清胆固醇含量下降,但对甘油三酯含量影响不大;甜菜碱可抑制脂肪肝。

6. 调节免疫功能 地骨皮煎剂可抑制正常小鼠脾细胞产生白介素 -2(IL-2),对环磷酰胺所致小鼠脾细胞 IL-2 降低有显著增强作用,对硫唑嘌呤所致 IL-2 异常增高有抑制作用。

7. 其他 地骨皮还有镇静作用。地骨皮注射剂对未孕大鼠和小鼠离体子宫有兴奋作用。

【现代应用】

1. 糖尿病 用地骨皮文火水煎液代茶饮。

2. 高血压 用单味地骨皮煎水服降血压有效。

3. 肺结核 地骨皮在临床上的主要用来治疗肺结核见低热、骨蒸、盗汗、肺热咳。

黄连解毒汤 Huanglian Jiedu Tang

【方剂组成】 本方出自《肘后备急方》,名见《外台秘要》引崔氏方。由黄连 9g、黄芩 6g、黄柏 6g、栀子 9g 组成。

【功能主治】 具有泻火解毒,清化湿热的功效。用于三焦火毒证。症见壮热烦躁,口燥咽干,错语不眠,或热病吐血、衄血,或热甚发斑,或身热下利,或湿热黄疸,或外科痈疡等,小便黄赤,舌红苔黄,脉数有力。

【药理作用】

1. 抗病原微生物 动物实验表明黄连解毒汤对金黄色葡萄球菌所致小鼠感染有保护作用,能降低小鼠死亡率。体外抗菌试验也发现黄连解毒汤对金黄色葡萄球菌、表皮葡萄球菌、志贺菌属等多种细菌有抑制作用,并且方中各药在抗菌作用上有协同作用。

2. 抗内毒素 黄连解毒汤对细菌内毒素有明显对抗作用,可降低金黄色葡萄球菌溶血素、凝血酶的效价,还可使内毒素血症肾、脑等重要器官的营养血流量增加,降低死亡率。降低白细胞介素 -6(IL-6)、肿瘤坏死因子 -α(TNF-α)水平可能是其抗内毒素的重要机制。

3. 解热 黄连解毒汤具有明显的解热作用。临床上运用黄连解毒汤治疗各种发热性疾病如中风后发热、关节炎等均有较好疗效。实验研究也表明黄连解毒汤对内毒素所致家兔发热,酵母所致大鼠发热,伤寒、副伤寒菌苗所致小鼠体温升高等均有显著解热效果,其解热作用缓慢而持久。

4. 抗炎 黄连解毒汤有明显抗炎作用,对二甲苯所致小鼠耳肿胀,角叉菜胶、卵白蛋白、甲醛所致大鼠足肿胀及醋酸所致的小鼠腹腔毛细血管通透性增加均有抑制作用。

5. 抗脑缺血损伤 黄连解毒汤能明显延长双侧颈总动脉结扎小鼠存活时间,提高小鼠在常压密闭状态下对氧的利用能力以抗脑缺血缺氧。黄连解毒汤对脑缺血小鼠脑组织有较强的抗氧化作用,能显著降低脑缺血小鼠大脑皮质及海马组织中丙二醛含量;提高脑缺血小鼠大脑皮质及海马组织超氧化物歧化酶、谷胱甘肽过氧化物酶及过氧化氢酶活力。

另外,黄连解毒汤还具有明显的抗血栓形成,抗黏膜损伤及抗胃溃疡作用。还能降低血压、降血糖、镇静等。

【现代应用】

1. 感染性疾病 黄连解毒汤对上呼吸道感染的治疗作用非常肯定,可治疗儿童上呼吸道感染,预防患者在放疗、化疗中感染。对外科感染性疾病、金黄色葡萄球菌感染合并脓毒血症,成人肾病腹水并发自发性腹膜炎也均有作用。临床所用多为传统汤剂或胶囊剂。

2. 脑血管病及脑血管后遗症 黄连解毒汤治疗脑血管病具有良好效果,可改善患者脑损伤恢复期头昏、失眠、烦躁等症状。

3. 其他 黄连解毒汤加味可用于顽固性湿疹、宫颈柱状上皮异位、带状疱疹及高血压等。

白虎汤 Baihu Tang

【方剂组成】 本方出自《伤寒论》。由知母 18g、石膏 50g、甘草 6g、粳米 9g 组成。

【功能主治】 具有清热泻火的功效。用于外寒入里化热或温邪入气分证。症见大热、大汗、大渴、脉洪大等。

【药理作用】

1. 解热作用 动物实验表明白虎汤腹腔注射对内毒素所致发热家兔有显著解热作用。白虎汤的解热作用与石膏所含钙密切相关,钙离子有很强的抑制产热中枢的作用,能抑制出汗和烦渴感,解除高热患者的大热、大汗和大渴。而肠道对石膏所含钙吸收的多少是影响其解热作用强弱的重要因素。石膏退热作用快但短暂,与知母合用可使体温下降快而持久。

2. 抗病原微生物 白虎汤煎剂对金黄色葡萄球菌、溶血性链球菌、肺炎链球菌等有一定抑制作用,还能显著降低流行性乙型脑炎病毒皮下感染小鼠的死亡率。

3. 增强免疫 白虎汤水煎醇沉制成的注射液能增强腹腔巨噬细胞的吞噬功能,显著提高吞噬率和吞噬指数,提高血清溶菌酶含量,促进淋巴细胞转化,提高再次免疫抗体滴度。

【现代应用】

急性感染性疾病 本方常用于抑制感染性疾病，如流行性乙型脑炎、流行性出血热、细菌性或病毒性肺炎等，可降低病死率，减少后遗症。

（贾彦敏）

? 复习思考题

1. 清热药的清热作用与该类药物哪些药理作用有关？
2. 黄芩的主要药理作用有哪些？黄芩的主要有效成分是什么？
3. 黄连和小檗碱的抗菌谱有哪些？其抗菌机制是什么？
4. 简述苦参的药理作用和现代应用。
5. 哪些实验证明牛黄有镇静和抗惊厥作用？
6. 试述青蒿的药理作用和现代应用。

扫一扫，测一测

第七章 泻下药

0701

0702

0703

0704

学习目标

1. 掌握泻下药的主要药理作用；掌握大黄、芒硝、火麻仁与功效主治相对应的药理作用、药效物质基础。

2. 熟悉番泻叶、芫花与功效主治相对应的药理作用及药效成分；大承气汤方剂组成、现代研究及应用。

3. 了解其他泻下药的药理作用、现代应用及不良反应；泻下药的研究方法。

第一节 概 述

凡能引起腹泻，或润滑大肠、促使排便的药物称为泻下药。

本类药物多味苦、咸，性寒，入大肠经，其主要功效为泻下通便、消除积滞、通腑泄热、祛除水饮，主要适用于大便秘结、肠道积滞、实热内积及水饮内停等里实证。里实证的主要病因是胃肠道蠕动功能减弱、病原微生物感染等，其病理过程包括便秘、发热、腹痛、炎症等。本类药物可用于急腹症、高氮质血症及感染性疾病的治疗。根据泻下程度不同，大体分为攻下药、润下药和峻下逐水药三类。本类药物以泻下作用为主，但与西药的泻下药不尽相同，其作用与临床应用比较广泛。

【药理作用】

1. 泻下 本类药物及其复方皆有明显泻下作用，根据其作用特点，可分为刺激性泻药、容积性泻药及润滑性泻药。刺激性泻药大多含有某种刺激性成分，推动肠内容物运行而排便。大黄、番泻叶、芦荟等药物的致泻成分均为结合型蒽醌，口服抵达大肠后在细菌酶的作用下水解为苷元，刺激大肠黏膜下神经丛，使肠管蠕动增加而排便。牵牛子中所含牵牛子苷、巴豆所含巴豆油以及芫花中芫花酯，均能强烈刺激肠黏膜，产生剧烈的泻下作用。以上均为刺激性泻药。芒硝主要成分为硫酸钠，口服后在肠腔内不能被吸收，发挥高渗作用，使肠腔保留大量水分，肠容积增大，刺激肠壁，促进肠蠕动而泻下，为容积性泻药。火麻仁、郁李仁等含有大量的脂肪油，使肠道润滑，粪便软化，同时脂肪油在碱性肠液中能分解产生脂肪酸，可对肠壁产生温和的刺激而具有润肠通便作用，为润滑性泻药。

2. 利尿 芫花、大戟、商陆、牵牛子、大黄等均有不同程度的利尿作用。芫花煎剂给大鼠灌胃可明显促进水钠排泄，增加尿量；大戟可使实验性腹水大鼠明显利尿；大黄所含蒽醌亦有轻度利尿作用，利尿机制与肾小管上皮细胞 Na^+-K^+-ATP 酶有关。

3. 抗病原体作用 甘遂、芫花、大戟和大黄对革兰氏阴性菌、革兰氏阳性菌中的多种细菌有效，且对某些病毒、真菌以及有些致病性原虫均有抑制作用。商陆、番泻叶的煎剂，芫花的水、醇提取物等对肺炎球菌、流感杆菌、志贺菌属及某些皮肤真菌分别有不同程度的抑制作用。

4. 抗炎 大黄、商陆能抑制炎症早期水肿及后期肉芽组织的增生。芒硝、芦荟也有一定抗炎作用。大黄酸具有显著的抗炎作用，其前体药物双乙酰大黄酸（双醋瑞因，diacerein）作为治疗骨关节炎的药物,在人体内被迅速代谢成大黄酸而发挥治疗作用。其抗炎机制与抑制花生四烯酸代谢有关。商陆皂苷通过兴奋垂体-肾上腺皮质系统发挥抗炎作用。

5. 抗肿瘤　大黄、商陆、芦荟、大戟、芫花有抗肿瘤作用。大黄酸、大黄素及芦荟大黄素能抑制小鼠黑色素瘤、乳腺癌和艾氏腹水癌。其抗癌机制可能是抑制肿瘤细胞代谢,影响 RNA、DNA 及蛋白质合成。

【常用药物与方剂】　泻下类常用药物与方剂及其主要药理作用见表7-1。

表7-1　泻下类常用药物与方剂主要药理作用简表

类别	药物/方剂	传统功效				
		泻下通便	排除水饮	消积导滞	清热利湿	攻逐瘀血
		药理作用				
		泻下	利尿	抗病原体	抗炎	抗肿瘤
攻下类	大黄	+	+	+	+	+
	芒硝	+				
	番泻叶	+		+		
	芦荟	+				+
	大承气汤	+		+	+	+
润下类	火麻仁	+				
	郁李仁	+				
	五仁丸	+				
峻下逐水类	甘遂	+	+			
	芫花	+	+			+
	商陆	+	+	+	+	+
	大戟	+	+			+
	牵牛子	+	+			

知识链接

便秘

常见便秘的原因有:①腹壁松弛或肛提肌收缩无力,排便动力缺乏;②食物或粪便过少,肠道所受刺激不足,不产生排便反射;③肠道疾病或药物刺激使肠黏膜敏感性降低,不能引起排便反射;④肠道内部狭窄或外部挤压使肠内容物前进受阻;⑤消化道运动缓慢,维生素 B 等营养缺乏,或甲状腺功能减退等情况下,因食物通过胃肠道的时间延长,形成便秘。

拓展阅读
水通道蛋白

第二节　常用药物和方剂

大黄　Dahuang

【来源采制】　本品为蓼科植物掌叶大黄 *Rheum palmatum* L.、唐古特大黄 *Rheum tanguticum* Maxim. ex Balf. 或药用大黄 *Rheum officinale* Baill. 的干燥根及根茎。秋末茎叶枯萎或次春发芽

前采挖,除去细根,刮去外皮,切瓣或段,绳穿成串干燥或直接干燥。

【主要成分】　主要化学成分为蒽醌苷及游离蒽醌衍生物。蒽醌苷和二蒽醌苷为大黄的主要泻下成分。游离蒽醌有芦荟大黄素、大黄酸、大黄素、大黄酚和大黄素甲醚等。大黄还含有大量的鞣质,如没食子酸、d- 儿茶素,以及多糖等。

【性味归经】　味苦,性寒;归脾、胃、大肠、肝、心包经。

【功能主治】　具有泻下攻积,清热泻火,凉血解毒,逐瘀通经,利湿退黄的功效。用于实热积滞便秘,血热吐衄,目赤咽肿,痈肿疔疮,肠痈腹痛,瘀血经闭,产后瘀阻,跌打损伤,湿热痢疾,黄疸尿赤,淋证,水肿;外治烧烫伤。酒大黄善清上焦血分热毒,用于目赤咽肿、齿龈肿痛。熟大黄泻下力缓,泻火解毒,用于火毒疮疡。大黄炭凉血化瘀止血,用于血热有瘀出血症。

【药理作用】

1. 泻下、止泻　大黄结合性蒽醌衍生物具有泻下作用,蒽醌苷和二蒽醌苷为大黄的主要泻下成分,尤以二蒽醌苷中番泻苷 A 泻下作用强。口服番泻苷或大黄浸膏后 6～10 小时即可排出稀便。大部分结合型的蒽醌苷直抵大肠,水解成苷元,刺激肠黏膜及肠壁肌层内的神经丛,促进肠蠕动;部分原形蒽醌苷自小肠吸收,经肝转化后,还原成苷元,经血液或胆汁运至大肠而致泻。大黄素也可刺激肠壁组织中的 5-HT 细胞,使其分泌增加,促进肠道的收缩和肠液的分泌,导致泻下。此外,大黄酸蒽酮具有胆碱样作用,通过兴奋肠平滑肌上的 M 受体,使肠蠕动增加,同时又能抑制肠细胞膜上 Na^+-K^+-ATP 酶,阻碍 Na^+ 转运,肠内渗透压增高,保留水分,增加肠道容积,促进肠蠕动引起腹泻。生大黄结合状态蒽醌苷含量高,所以泻下作用强。大黄致泻作用部位主要在大肠,不影响小肠对营养物质的吸收。大黄所含鞣质及没食子酸为止泻成分。生大黄大剂量使用,可出现先泻后便秘;大黄经炒炭或煎药时间过长,可致蒽醌苷分解而鞣质成分保留,只具有止泻作用。这与大黄炒炭用于止泻的传统临床应用相吻合。

2. 解热　给肺炎球菌感染发热的家兔灌服大黄水煎液,可使家兔的肛温明显下降,并同时观察第三脑室灌流液中前列腺素 E(PGE)含量由发热时的显著升高,到用大黄水煎液后明显降低。大黄对内毒素所致家兔发热也有明显的解热作用,并可影响其血浆中 cAMP 和 cGMP 的含量及比值。大黄水煎液灌胃,对发热家兔脑室附近的环核苷酸水平也有降低的作用。大黄解热作用机制,与减少中枢致热介质 PGE 和 cAMP,抑制细胞膜上 Na^+-K^+-ATP 酶活性及机体氧化磷酸化过程,减少 ATP 生成和产热,降低能量代谢水平等因素有关。大黄的解热作用以及抗菌、抗病毒、抗炎作用,是其"泻火,解毒"功能及其临床疗效的药理作用基础。

3. 抗菌、抗病毒　大黄对多种细菌、致病真菌及病毒有抑制作用。大黄具有广谱抗菌作用,尤其对葡萄球菌、链球菌和淋球菌最敏感,其次是志贺菌属、白喉杆菌、伤寒杆菌、炭疽杆菌。大黄主要的抑菌成分是芦荟大黄素、大黄素、大黄酸、棕榈酸,其中芦荟大黄素抗菌作用最强。作用途径为通过抑制细菌核酸和蛋白质的生物合成以及抑制细菌生物氧化酶系,从而抑制细菌生长繁殖。大黄对流感病毒、单纯疱疹病毒、乙肝病毒、柯萨奇病毒等均有体外抑制作用。大黄能促进病毒诱生干扰素,提高干扰素水平,间接发挥抗病毒作用。

4. 抗炎　大黄对多种实验性炎症模型均具有显著的抗炎作用。大黄煎剂灌胃能明显抑制巴豆油所致小鼠耳肿胀,以及蛋清、甲醛所致大鼠足肿胀和棉球肉芽肿,提示对炎症早期渗出、水肿和后期结缔组织增生均有抑制作用。大黄对于切除双侧肾上腺的大鼠仍有抗炎作用,说明其抗炎作用不依赖于垂体 - 肾上腺系统。其抗炎作用主要是抑制花生四烯酸代谢,抑制环氧合酶活性,减少 PGE 合成。大黄还可抑制人多形核白细胞合成白三烯 B_4。

5. 抗胰腺炎　大黄能减轻胰酶对于胰腺细胞的自我消化作用,能防止 D- 乙硫氨酸、糜蛋白酶、乙醇诱发的急性水肿型或出血坏死性胰腺炎的发生发展。大黄水溶性成分对胰酶有明显抑制作用。大黄素对胰蛋白酶,大黄酸对胰激肽酶,芦荟大黄素对胰弹性蛋白酶,大黄酚和大黄素甲醚对胰蛋白酶和胰激肽酶抑制作用较强。大黄能促进急性胰腺炎模型动物胰腺病理损伤恢

思维导图　大黄泻下作用

复。有报道大黄不同炮制品对不同胰酶活性的影响不同：酒炒大黄明显抑制胰淀粉酶活性，醋炒大黄对胰蛋白酶有很强的抑制作用，而大黄炭和酒炖大黄则能抑制胰脂肪酶活性。

6. 利胆、降脂 静脉滴注大黄注射液可促进犬和猫胆汁的分泌，使胆红素和胆汁酸含量增加。大黄可疏通肝内毛细胆管促进胆汁分泌，可加强胆管舒缩功能，缓解胆小管内胆汁的淤积。大黄煎剂及大黄水、醇提物均能明显增加大鼠胆汁流量。大黄素、大黄酸可促进胆红素及胆汁酸分泌，舒张奥迪（Oddi）括约肌，收缩胆囊，促进胆汁排出。服用大黄可降低血清和肝脏总胆固醇、甘油三酯、低密度脂蛋白、极低密度脂蛋白及过氧化脂质含量，使高密度脂蛋白胆固醇/总胆固醇比值升高。大黄降脂作用机制与其泻下通便而影响胆固醇的吸收，以及促进胆汁的分泌排泄有关。大黄所含亚油酸具有降血脂作用。利胆、降脂作用是大黄"除湿热、利湿退黄"功效的药理作用基础。

7. 保肝 大黄对 CCl_4 所致大鼠的肝损伤有明显的保护作用，可使 GPT 含量下降，减轻肝细胞的肿胀、变性与坏死，增加肝细胞内糖原含量，促进 RNA 的合成和肝细胞再生，改善肝纤维化。大黄可促进肝脏血液循环，改善肝内微循环。大黄还可促进肝脏合成白蛋白和谷氨酰胺合成酶，使氨与谷氨酸结合生成谷氨酰胺而发挥解毒作用。大黄煎剂对乙型肝炎表面抗原（HBsAg）有明显抑制作用，并可激发人体产生干扰素，抑制病毒繁殖，提高抗乙肝病毒能力。肝炎多与中医湿热有关，大黄的保肝作用是其"除湿热、利湿退黄"功效的药理作用基础之一。

8. 抗溃疡 大黄有胃黏膜保护作用，能抑制胃液分泌量，降低胃液游离酸度及胃蛋白酶活性，从而减轻出血程度，减少溃疡数及溃疡面积，类似于西咪替丁的作用。其机制可能与促进胃黏膜 PGE_2 生成，明显升高胃壁的 PGE_2 含量有关。胃黏膜生成 PGE_2 还可减轻乙醇等对胃黏膜的破坏，增强胃黏膜屏障功能。大黄素、芦荟大黄素、大黄酚、大黄酸等对幽门螺杆菌均有抑制作用，是大黄抗溃疡病的另一个机制。

9. 抗肿瘤 大黄蒽醌衍生物、大黄酸、大黄素和芦荟大黄素对黑色素瘤、乳腺癌、艾氏腹水癌均有抑制作用，大黄 d- 儿茶素能抑制淋巴肉瘤的生长。大黄可影响癌细胞代谢的多个环节，能抑制癌细胞的呼吸及氨基酸、糖代谢的氧化和脱氢过程，也能使肿瘤细胞的 DNA、RNA 和蛋白的生物合成降低，抑制肿瘤细胞的增殖，对宿主正常细胞无明显影响。大黄还能显著提高小鼠细胞免疫功能，促进淋巴细胞增殖和 IL-2 的合成，起到间接抗癌作用。抗肿瘤作用与大黄"清热泻火，凉血解毒，逐瘀通经"功效相一致。

10. 改善血液流变性 服用大黄后，全血黏度、血细胞比容等血液流变学指标均下降。大黄能抑制细胞膜 Na^+-K^+-ATP 酶活性，提高血浆渗透压，促使组织内水分向血管内转移，使血液稀释，血液黏度降低，改善微循环障碍。降低血脂也是大黄改善血流变性的机制之一。改善血液流变学指标也是大黄"逐瘀通经"功效与临床应用的药理作用基础。

11. 止血 大黄止血作用确切、见效快，止血有效成分是没食子酸、d- 儿茶素。其止血作用机制与几个环节有关：增加血小板和纤维蛋白原含量，缩短凝血时间；促进血小板的黏附与聚集功能，有利于血栓形成；降低抗凝血酶（AT）的活性等。没食子酸还能增加 $α_2$- 巨球蛋白含量，降低纤溶酶活性，加速血液凝固；收缩局部损伤血管，降低血管通透性和改善脆性，缩短出血时间。

12. 利尿、改善肾功能 大黄的多种成分如大黄素、大黄酸、芦荟大黄素给动物灌胃都有明显的利尿作用，给药后 2~4 小时达到高峰，尿中 Na^+、K^+ 排出增加。大黄能显著降低氮质血症和慢性肾衰竭患者血中非蛋白氮，延缓肾衰竭发展。大黄可明显降低腺嘌呤所致肾衰竭动物血中的尿素氮、肌酐含量。其抗肾衰竭机制可能有以下几方面：泻下作用使肠内氨基酸吸收减少；血中必需氨基酸含量增加使蛋白质合成增加；抑制体蛋白分解减少了尿素氮来源；促进尿素和肌酐排泄；抑制肾代偿性肥大缓解高代谢状态。大黄可降低残余肾组织的耗氧量，使残余肾代偿性肥大和高代谢状态得到缓解，延缓肾衰的发展。利尿及抗肾衰竭的作用是大黄"除湿"功效的药理基础。

【现代应用】

1. **急腹症** 急性胆囊炎、胆石症、胆道蛔虫、肠梗阻、急性阑尾炎单用大黄水煎服用，或辨证配伍其他药物。

2. **急性胰腺炎** 口服大黄煎剂治疗急性胰腺炎肠道衰竭。

3. **急性黄疸性肝炎、重症肝炎、肝性脑病** 用生大黄煎汤顿服，或口服精制大黄片，或用50%大黄注射液，或用大柴胡汤、茵陈蒿汤治疗黄疸性肝炎、重症肝炎等。

4. **急性肠炎** 普通急性肠炎、急性出血性坏死性肠炎、细菌性痢疾，单用大黄水煎，或用大黄醇提片。

5. **急性呼吸道感染** 急性肺炎、急性扁桃体炎、口腔炎、咽喉炎，临床处方可辨证选择配伍黄芩、黄连、金银花、连翘、葛根、柴胡，可用黄连解毒汤，或用三黄泻心汤、凉膈散。

6. **急性或慢性出血** 胃溃疡、胃癌、肝硬化所致上消化道出血、急性出血性坏死性肠炎等，可用单味大黄粉或生大黄粉加0.8%去甲肾上腺素溶液，疗效较佳。支气管扩张咯血用大黄醇提片有止血作用。鼻衄、痔等出血局部使用生大黄粉有效。大黄还用于大量肺出血、蛛网膜下腔出血、产后出血、便血、血崩等。单味大黄粉胶囊可用于治疗球结膜下出血。

7. **急性或慢性肾衰竭** 大黄制剂口服、静脉滴注或灌肠等治疗肾衰竭可改善肾功能。口服大黄、人参浸出液治疗急性肾衰竭有较好效果。大黄水煎取液保留灌肠治疗慢性肾衰竭疗效较佳。长期口服小剂量大黄制剂，或以大黄为主的复方制剂保留灌肠，能有效延缓慢性肾衰竭的发展。

8. **便秘、清洁肠道、急性中毒、术后腹部胀气** 排出肠内容物和毒物，或者促进肠道术后恢复运动功能，可口服生大黄煎剂或大黄流浸膏、大黄通便冲剂。或用开水浸泡或取汁顿服或灌肠，用于缓解便秘或清洁肠道。

9. **高脂血症、肥胖症** 大黄粉、浸膏片、颗粒剂及醇提片用于降脂，或治疗肥胖症。

10. **烧伤** 大黄醇浸液喷涂，对于烧伤有良好的抗感染、减少渗出，促进愈合作用。

【不良反应】 大黄毒性低，但生、鲜大黄过量使用，可引起恶心、呕吐、腹痛、头昏、小便黄染等，长期服用大黄可引起肝脏毒性反应，引起所谓"泻剂结肠"。大黄蒽醌衍生物部分可从乳汁分泌，哺乳妇女服用，可致乳婴腹泻，故应慎用。大黄所含鞣质有收敛止泻作用，停药后可引起继发性便秘。

芒硝 Mangxiao

【来源采制】 本品为硫酸盐类矿物芒硝族芒硝，经加工精制而成的结晶体。

【主要成分】 主含含水硫酸钠（$Na_2SO_4 \cdot 10H_2O$）。芒硝经风化干燥制得的无水硫酸钠称玄明粉（元明粉）。

【性味归经】 味咸、苦，性寒；归胃、大肠经。

【功能主治】 具有泻下通便，润燥软坚，清火消肿的功效。用于实热积滞，腹满胀痛，大便燥结，肠痈肿痛；外治乳痈，痔疮肿痛。

【药理作用】

1. **泻下** 芒硝口服后，产生大量硫酸根，不易被肠黏膜吸收，使肠腔内渗透压增高，体内水分向肠转移，致使肠内容积扩大，刺激肠壁引起肠蠕动增强而致泻。芒硝对大肠、小肠均有作用，由于小肠蠕动加快，肠内容物急速通过小肠，影响营养物的吸收。

2. **利胆** 少量芒硝口服，可刺激小肠壶腹部，反射性地引起胆囊收缩，胆道括约肌松弛，促进胆汁排出。

3. **抗感染** 10%～25%溶液外敷创面，对皮肤疮肿有消肿止痛的作用。

4. 利尿　4.3%的硫酸钠静脉注射,有利尿作用。

5. 抗肿瘤　芒硝可使致癌剂的促癌和诱癌率明显下降,其抗肿瘤的机制可能与酸化肠道内环境,减少脱氧胆酸含量,抑制肠上皮细胞DNA合成,降低对致癌物质的敏感性有关。

【现代应用】

1. 便秘　芒硝一次6～8g,温开水溶后内服。

2. 急性乳腺炎　芒硝局部外敷。芒硝外用还可回乳。

3. 肛肠病　用3%芒硝坐浴,治疗痔、肛裂、肛瘘等常见肛肠疾病急性炎症期。

4. 利尿　用4.3%硫酸钠无菌溶液静脉滴注,可作为利尿剂治疗无尿症和尿毒症。

【不良反应】　口服高浓度芒硝,可产生胃不适感。水肿患者慎用。孕妇忌用。

番泻叶　Fanxieye

【来源采制】　本品为豆科植物狭叶番泻 Cassia angustifolia Vahl 或尖叶番泻 Cassia acutifolia Delile 的干燥小叶。果实成熟时摘取叶片,晒干。生用。

【主要成分】　含蒽醌衍生物及二蒽酮类衍生物,主要成分为番泻叶苷A、B、C、D、E、F,芦荟大黄素双蒽酮苷,大黄酸葡萄糖苷,芦荟大黄素葡萄糖苷等。此外,尚含有山奈素及番泻叶山奈苷、蜂花醇、水杨酸、棕榈酸、硬脂酸、植物甾醇及其苷。

【性味归经】　味甘、苦,性寒;归大肠经。

【功能主治】　具有泻热行滞,通便,利水的功效。用于热结积滞,便秘腹痛,水肿胀满。

【药理作用】

1. 泻下　番泻苷在胃肠道的吸收很少,到达大肠后,肠道菌群能使番泻苷迅速分解转变成大黄酸蒽酮、大黄酸等活性物质,这些活性产物可使肠道对水、电解质的吸收明显减少,增加肠腔的分泌,使肠腔容积增大,同时可引起结肠强烈蠕动、增加蠕动的频率、抑制非推进性收缩、加速肠道内容物的运输及大肠的排空。少量番泻苷吸收后,在肝中分解,分解产物经血行至大肠下部,通过兴奋骨盆神经节以收缩大肠,也可产生泻下作用。番泻叶的泻下作用及刺激性较含蒽醌类的其他泻药更强,急性便秘比慢性者更适合。

2. 抗菌　番泻叶对多种细菌有抑制作用,对大肠埃希菌、志贺菌属、变形杆菌、甲型链球菌和白念珠菌均有明显抑制作用。

3. 止血　番泻叶粉口服后可增加血小板和纤维蛋白原,能缩短凝血时间、血浆复钙时间、凝血活酶时间与血块收缩时间,有助于止血。番泻叶有局部止血作用,30%番泻叶水浸出液在胃镜直视下喷洒于出血病灶,可即刻止血。番泻苷是促凝血作用的有效成分,生药粉中晶纤维与草酸钙簇晶与其局部止血作用有关。

4. 其他　番泻叶有箭毒样肌松作用,能在运动神经末梢和骨骼接头处阻断乙酰胆碱,从而使肌肉松弛。番泻叶中某些羟基蒽醌类成分具有一定的解痉作用,能使胆管等松弛。

【现代应用】

1. 便秘　可用于老年性及顽固性便秘、药物性便秘,对损伤后腹胀、便秘疗效较好。单用即可。

2. 腹部术后恢复　番泻叶浸剂灌肠可用于腹部手术的恢复,改善手术后胃肠迷走神经紊乱造成的肠蠕动减慢,消除消化运动功能障碍,恢复胃肠功能。用番泻叶开水冲服可预防术后腹胀。

3. 急性胃及十二指肠出血　番泻叶粉口服对胃溃疡、十二指肠溃疡、胃癌等疾病引起急性出血有效。

4. 治疗急性胰腺炎　番泻叶以沸水泡服,治疗急性胰腺炎有效。对重症患者,除口服外,可用番泻叶保留灌肠。

5. 胆囊炎与胆石症 以番泻叶粉胶囊口服治疗阳明腑实证的胆囊炎、胆石症。

6. 治疗急性细菌性痢疾 番泻叶煮沸口服可获效，对慢性细菌性痢疾较差。

7. 腹部 X 线摄片、纤维结肠镜检和手术前清洁肠道 番泻叶泡水口服。

【**不良反应**】 大量服用番泻叶能引起腹痛、恶心、呕吐等胃肠道反应和血压下降、四肢湿冷等循环系统症状；或者颜面部麻木，三叉神经区痛觉减退等神经系统中毒反应以及低血钾。长期用药可致成瘾性，停药后可出现焦虑不安，全身疼痛，失眠，瞳孔放大，面热潮红，厌食，体温上升，呼吸加快，收缩压升高，体重下降等戒断症状。完全性肠梗阻，节段性回肠炎，溃疡性结肠炎，阑尾炎，原因不明的腹痛患者，10 岁以下儿童，孕妇及哺乳期妇女均应慎用或禁用。

课堂互动

青年人急性便秘，老人慢性便秘，可选用什么药物进行治疗？

甘遂 Gansui

【**来源采制**】 本品为大戟科植物甘遂 *Euphorbia kansui* T. N. Liou ex T. P. Wang 的干燥块根。春季开花前或秋末茎叶枯萎后采挖，撞去外皮，晒干。

【**主要成分**】 含四环三萜类化合物 α- 和 γ- 大戟醇、甘遂醇、大戟二烯醇、棕榈酸、柠檬酸、鞣质、树脂等。

【**性味归经**】 味苦，性寒；有毒；归肺、肾、大肠经。

【**功能主治**】 具有泻水逐饮，消肿散结的功效。用于水肿胀满，胸腹积水，痰饮积聚，气逆咳喘，二便不利，风痰癫痫，痈肿疮毒。

【**药理作用**】

1. 峻泻 甘遂醇浸膏对小鼠有明显泻下作用，可刺激肠黏膜，引起炎性充血和肠蠕动增加，导致峻烈泻下。

2. 利尿 甘遂有一定的利尿作用，可显著增加实验动物和临床患者的尿量。

3. 抗癌 甘遂对胃癌、食管癌有抗癌作用。

4. 抗生育 甘遂能引起胎盘蜕膜组织及绒毛充血、出血、变性、坏死，胎儿各脏器充血、出血，对胎儿循环系统有损害；甘遂可提高母体血浆及羊水中前列腺素水平，诱发子宫收缩而流产。

【**现代应用**】

1. 水肿、胸腔积液、腹水 由于其作用峻猛，多于正气未衰时使用。配伍大戟、芫花、大枣，如十枣汤。

2. 肾炎、尿毒症 临床上，甘遂对于肾炎水肿患者疗效较好，对尿毒症患者也有一定的疗效。

3. 疮痈肿毒 可用甘遂末水调外敷患处，治疗疮痈肿毒。

4. 妊娠中期引产 50% 甘遂注射液羊膜腔内一次注射，引产成功率高。

【**不良反应**】 甘遂毒副作用大。

芫花 Yuanhua

【**来源采制**】 本品为瑞香科植物芫花 *Daphne genkwa* Sieb. et Zucc. 的干燥花蕾。春季花未开放时采收，除去杂质，干燥。

【**主要成分**】 含二萜原酸酯类化合物、黄酮类化合物，挥发油中含大量脂肪酸、棕榈酸等。另含芫花酯、芫花醇、芫花素、瑞香素、落叶松脂素等成分。

【性味归经】 味苦、辛,性温;有毒。归肺、脾、肾经。

【功能主治】 具有泻水逐饮的功效。外用杀虫疗疮。用于水肿胀满,胸腹积水,痰饮积聚,气逆咳喘,二便不利;外治疥癣秃疮,痈肿,冻疮。

【药理作用】

1. 利尿 芫花煎剂对大鼠灌胃或用 3% 氯化钠液腹腔注射形成腹水的大鼠灌胃,排尿与排钠率有明显增加。

2. 镇咳、祛痰作用 实验表明,小鼠灌胃醋制芫花与苯制芫花的醇水提取液,或羟基芫花素均有止咳作用。酚红排泄实验表明,小鼠灌胃醋制芫花与苯制芫花醇水提取液或羟基芫花素,均有一定祛痰作用,其祛痰机制可能与治疗后炎症减轻、痰液黏滞度降低有关。

3. 镇痛、镇静、抗惊厥 小白鼠口服单味甘草或炙芫花煎剂后有一定镇痛作用,且炙芫花优于甘草。两药合用后与同剂量之单味煎剂比较,镇痛作用优于甘草、次于炙芫花。在小鼠转棒实验中,腹腔注射的芫花乙醇提取物显示有镇静作用,在抗士的宁或安钠咖惊厥实验中,有明显抗惊厥作用,抗士的宁惊厥作用较强。此外,芫花还能明显增强异戊巴比妥钠对犬的麻醉作用。

【现代应用】

1. 腹水 配伍大戟、甘遂、大枣,如十枣汤。也可辨证选择配伍茯苓、白术、猪苓、泽泻、半边莲等。

2. 胸腔积液(渗出性胸膜炎) 有气喘上逆、呼吸困难、便秘、少尿、胸胁作痛、脉弦滑者,宜用芫花。适用于平素体质较好的青壮年患者。

【不良反应】 服药后可出现一些神经系统症状(如头痛、头晕、耳鸣与四肢疼痛等)与消化系统症状(如口干、胃部的烧灼感、恶心、呕吐与腹泻等)。芫花萜中期引产中,少数病例出现发热、寒战或宫腔撕裂,故宫颈发育差者宜慎用;宫颈口扩张不够者,可肌内注射哌替啶、莨菪碱。不宜与甘草同用。体质虚弱,或有严重心脏病、溃疡病、消化道出血者及孕妇禁服。

火麻仁 Huomaren

【来源采制】 本品为桑科植物大麻 *Cannabis sativa* L. 的干燥成熟种子。秋季果实成熟时采收,除去杂质,晒干。临用时打碎生用。

【主要成分】 火麻仁含脂肪酸及其酯类、木脂素酰胺类、甾体类、大麻酚类、生物碱类、黄酮及其苷类、蛋白质、酶类、氨基酸,以及微量元素、维生素 B、维生素 E、维生素 K 及挥发油等。

【性味归经】 味甘,性平;归脾、胃、大肠经。

【功能主治】 具有润肠通便的功效。用于血虚津亏,肠燥便秘。

【药理作用】

1. 通便 火麻仁含大量脂肪油,可润燥、滑肠通便。火麻仁还能刺激肠黏膜,使肠道黏膜的分泌增加,蠕动加快,减少大肠吸收水分,导致泻下。实验证明,25% 麻仁丸水剂,对离体家兔肠管有兴奋作用,肠管蠕动幅度增大,频率加快而规则。麻仁丸或麻仁胶囊均可促进肠道收缩运动。

2. 降低血脂 火麻仁可明显调节脂质代谢,减缓脂质过氧化物含量的增加,升高高密度脂蛋白(HDL)含量,降低总胆固醇(TC)、甘油三酯(TG)、低密度脂蛋白(LDL)含量,并可减轻动脉壁的病变程度,延缓和抑制动脉粥样硬化斑块的形成。

3. 降低血压 火麻仁乳剂和醇提物对麻醉猫、麻醉狗均有明显的降压作用。其降压机制可能是通过兴奋 M 胆碱能受体,从而引起血管扩张、血压下降。

4. 抗肿瘤 口服大麻酚能抑制小鼠 Lewis 肺癌的生长,对宫颈癌、小鼠肝癌和胃癌、白血病 P_{388} 有明显的抑制作用。

5．抗溃疡　火麻仁醇提物灌胃能明显抑制小鼠水浸应激性溃疡、盐酸性溃疡及吲哚美辛 - 乙醇性溃疡形成。

6．利胆　火麻仁醇提物经十二指肠注射麻醉大鼠，能显著促进其胆汁分泌。

【现代应用】

1．便秘　火麻仁适用于老人、产妇及体质虚弱患者的大便不通，也用于肠梗阻。单用有效，如《肘后备急方》用本品研碎，以米杂之煮粥服。

2．术后胃肠功能减弱　采用麻子仁汤加减治疗腹部手术后患者，能明显缩短胃肠功能恢复时间。

3．高血压　麻子仁丸加味治疗高血压有一定疗效。可加入银杏叶、罗布麻叶、牡丹皮、白芍、钩藤、地龙、葛根等。

【不良反应】　因含有毒蕈碱和胆碱，大量服用火麻仁（60～120g）可致中毒。中毒反应可见恶心、呕吐、腹泻等消化系统症状，以及四肢麻木、烦躁不安、精神错乱、手舞足蹈、血压下降、昏睡，以至昏迷、抽风等神经系统症状。

芦荟　Luhui

【来源采制】　本品为百合科植物库拉索芦荟 *Aloe barbadensis* Miller、好望角芦荟 *Aloe ferox* Miller 或其他同属近缘植物叶的汁液浓缩干燥物。前者习称"老芦荟"，后者习称"新芦荟"。全年可采，割取植物的叶片，收集流出的叶汁，置锅内熬成稠膏，倾入容器，冷却凝固后即得。

【主要成分】　含芦荟苷、异芦荟苷；芦荟素、芦荟大黄素、芦荟多糖；多种维生素和微量元素。

【性味归经】　味苦，性寒；归肝、胃、大肠经。

【功能主治】　具有泻下通便，清肝泻火，杀虫疗疳的功效。用于热结便秘，惊痫抽搐，小儿疳积；外治癣疮。

【药理作用】

1．泻下　给犬、猫口服芦荟，可致泻；对离体小肠无促进蠕动的作用；其泻下的主要作用部位在大肠。泻下成分为芦荟苷、芦荟大黄素等蒽醌类衍生物。

2．抗炎　实验研究局部外用或口服芦荟具有抗炎作用，可能是由于芦荟胶成分中的固醇类物质抑制花生四烯酸代谢途径发挥作用。芦荟的缓激肽酶与血管紧张素联合可抵抗炎症。

3．杀菌　芦荟酊抗菌能力强，能杀灭真菌、细菌、病毒等，抑制和消灭病原体的发育繁殖。

4．愈合创伤　芦荟水浸物（10% 溶液）作用于人工结膜水肿的兔，可缩短治愈天数；对人工创伤的鼠背，也有轻度促进愈合的作用。芦荟多糖类制剂，能够修复皮肤或其他组织创伤以及烧伤。芦荟提取物做成油膏，对小鼠局部照射 X 线有轻度的保护作用。

5．免疫与抗肿瘤　芦荟中的多糖类有增强吞噬细胞吞噬功能的作用，能增加因放射治疗而减少的白细胞，提高免疫力。芦荟醇浸出物（1∶500），在体内可抑制肉瘤 S_{180} 和艾氏腹水癌细胞生长。

【现代应用】

1．实热便秘　芦荟可治疗热结便秘、头晕目赤等症，可单用，或与茯苓、朱砂等配伍应用。

2．皮肤炎、慢性肾炎、膀胱炎、支气管炎等慢性病症　芦荟中含有的多糖类治疗皮肤炎、慢性肾炎、膀胱炎、支气管炎等慢性病症有效。

3．保护皮肤　芦荟提取物用于防晒、瘢痕、雀斑、痤疮疗效较好；对轻度的撞伤、挫伤、冻伤、皮肤皲裂、疣等有效。

【不良反应】　芦荟主要适用于实证病症，不用于虚证病症。

大承气汤 Dachengqi Tang

【方剂组成】 大承气汤出自《伤寒论》,为泻下剂,寒下。本方由大黄12g、厚朴24g、枳实12g、芒硝9g组成。现代煎煮方法:水煎,先煮厚朴、枳实,大黄后下,芒硝溶服。

【功能主治】 具有峻下热结的功效。用于阳明腑实证。

【药理作用】

1. 泻下作用 大承气汤能加强肠蠕动,使收缩幅度加大,同时扩大肠容积,而具有显著的泻下作用。方中大黄与芒硝呈现出刺激性泻下与容积性泻下协同作用。

2. 对胃肠功能影响 大承气汤调节肠平滑肌舒缩的作用机制是阻断了结肠平滑肌收缩依赖的T型电位依赖性钙通道。厚朴与枳实对胃肠平滑肌有双向调节作用,且此作用与机体状态有关。

3. 抗菌、抗炎作用 大承气汤能抑制多种细菌的生长,对金黄色葡萄球菌、大肠埃希菌和变形杆菌敏感;降低毛细血管通透性,减少炎性渗出。大承气汤能降低血中 TNF-α、IL-1、IL-6 的水平,从而减少它们对肺脏和肝脏的刺激作用,抑制过度炎症反应对组织脏器的损害。

4. 对内毒素的作用 大承气汤能够稳定肝、肠溶酶体膜,减少溶酶外逸;拮抗内毒素所诱导的脂质过氧化损伤,保护肝线粒体;减少肠道内毒素的吸收;明显抑制腹膜炎肠源性内毒素移位,并可增加内毒素的粪便排出量,降低内毒素对机体的损害。

5. 对实验性肺水肿及多脏器损伤的影响 大承气汤具有改善肺水肿,促进肺泡上皮增生,特别是Ⅱ型上皮增生,保护多脏器功能,促进损伤修复的作用。其治疗作用可能与其促进水肿液的吸收、促进肺泡上皮增生,特别是Ⅱ型上皮增生与修复、改善肺泡通气血流比例、保护多脏器以及保护内环境等多种作用有关。

【现代应用】

1. 肠梗阻 大承气汤可以治疗单纯性肠梗阻、麻痹性肠梗阻以及阻塞性肠梗阻,并可以预防由于肠梗阻导致的局部血瘀气滞引起的组织坏死。

2. 急性胰腺炎 大承气汤煎剂治疗急性胰腺炎疗效确切。

3. 急性肺炎、呼吸窘迫综合征 大承气汤临床可辨证治疗急性肺炎、呼吸窘迫综合征,疗效肯定。

临床还常用于治疗急性胆囊炎、挤压综合征、急性阑尾炎等。

【不良反应】 长期应用大承气汤,停药后可引起继发性便秘,以及"泻剂结肠"。凡气虚阴亏、燥结不甚,以及年老、体弱者等应慎用;孕妇忌用。注意中病即止,以免损耗正气。

（罗先钦　李婵娟）

? **复习思考题**

1. 泻下药与功效主治相对应的药理作用有哪些?

2. 简述大黄止血的主要成分和作用机制。

3. 大黄泻下成分及作用的机制是什么?

0707

扫一扫,测一测

0801
PPT课件

0802
知识导览

0803
微课 祛风湿药

0804
思维导图 祛风
湿药药理作用

0805
动画
免疫性损伤

第八章 祛风湿药

学习目标

1. 掌握祛风湿药的主要药理作用；掌握秦艽、独活、雷公藤、五加皮与功效主治相对应的药理作用、药效物质基础。

2. 熟悉防己、青风藤与功效主治相对应的药理作用及药效成分；独活寄生汤方剂组成、现代研究及应用。

3. 了解其他祛风湿药的药理作用、现代应用及不良反应；祛风湿药的研究方法。

第一节 概　　述

凡以祛除风湿、解除痹痛为主要功效，临床主要用于治疗痹症的药物统称为祛风湿药。

本类药物性味多辛温香燥，主归肝、肾经。主要用于风湿痹阻证。祛风湿药具有祛风除湿、散寒通络、强筋壮骨、清热、化瘀等功能。风湿痹阻证是因风、寒、湿三邪相合，阻滞经脉、筋骨、肌肉、关节，气血不通而致肢体关节疼痛、麻木、肿胀或屈伸不利。风湿证多见于西医学骨与骨关节病，以及软组织疾病、结缔组织疾病、自身免疫性疾病、神经系统疾病等。如风湿热、风湿性关节炎、类风湿性关节炎、骨性关节炎、强直性脊柱炎、系统性红斑狼疮、雷诺病、血管炎、特发性炎症性肌病、系统性硬化症、坐骨神经炎、肋间神经炎、肩周炎等。本类药物主要适宜于风湿类疾病所表现的骨、关节、韧带、滑囊、筋膜疼痛，关节肿胀、变形，运动障碍，麻木，腰膝酸痛及下肢痿弱等症。

【药理作用】

1. 抗炎　常用祛风湿药对多种实验性急性或慢性炎症模型均有不同程度的抑制作用。雷公藤、秦艽、独活、五加皮、防己、豨莶草、臭梧桐的多种制剂和有效成分可明显抑制角叉菜胶、鸡蛋清、甲醛所致大鼠急性足肿胀和二甲苯所致小鼠急性耳郭肿胀，使肿胀度减轻，也可抑制醋酸、组胺所致大鼠、小鼠毛细血管通透性增加，从而使炎性渗出减少。雷公藤、五加皮等可显著抑制大鼠炎性棉球肉芽的增生，使肉芽重量减轻。

2. 免疫抑制　祛风湿药的祛风湿功效与其抑制机体异常增高的免疫功能的作用密切相关。雷公藤、五加皮、独活、豨莶草、青风藤对机体免疫功能有明显抑制作用。

3. 镇痛　川乌、青风藤、独活、秦艽、五加皮、防己有不同程度的镇痛作用，可提高动物热刺激、电刺激、化学刺激所致的痛阈，也可减少6%醋酸所致小鼠扭体次数。

【常用药物与方剂】　祛风湿类常用药物与方剂及其主要药理作用见表8-1。

表 8-1 祛风湿类常用药物与方剂主要药理作用简表

药物 / 方剂	传统功效			
	祛风湿	止痹痛	祛风除湿	清热
	药理作用			
	抗炎	镇痛	调节免疫功能	抗菌
雷公藤	+	+	+	+
青风藤	+	+		
防己	+	+	+	+
独活	+	+	+	
五加皮	+	+		
秦艽	+	+	+	+
豨莶草	+	+	+	+
羌活胜湿汤	+	+	+	+
独活寄生汤	+	+	+	+

知识链接

免疫应答

免疫应答是机体免疫系统对抗原刺激所产生的以排除抗原为目的的反应，并将抗原破坏或清除的全过程。免疫应答可表现为正常的生理性反应和异常的病理性反应；机体在感染到的微生物或寄生生物、移植物、接种疫苗、精子，甚至自身组织的刺激下，都可能产生免疫应答反应。

拓展阅读 类风湿性关节炎

第二节 常用药物和方剂

秦艽 Qinjiao

【来源采制】 本品为龙胆科植物秦艽 *Gentiana macrophylla* Pall.、麻花秦艽 *Gentiana straminea* Maxim.、粗茎秦艽 *Gentiana crassicaulis* Duthie ex Burk. 或小秦艽 *Gentiana dahurica* Fisch. 的干燥根。前三种按性状不同分别习称"秦艽"和"麻花艽"，后一种习称"小秦艽"。春、秋二季采挖，除去泥沙；秦艽和麻花艽晒软，堆置"发汗"至表面呈红黄色或灰黄色时，摊开晒干，或不经"发汗"直接晒干；小秦艽趁鲜时搓去黑皮，晒干。

【主要成分】 含龙胆苦苷和马钱苷酸；生物碱，如秦艽甲碱、秦艽乙碱，以及挥发油等。

【性味归经】 味辛、苦，性平；归胃、肝、胆经。

【功能主治】 具有祛风湿，清湿热，止痹痛，退虚热的功效。用于风湿痹痛，中风半身不遂，筋脉拘挛，骨节酸痛，湿热黄疸，骨蒸潮热，小儿疳积发热。

【药理作用】

1. 抗炎 秦艽有明显的抗炎作用，秦艽碱甲能兴奋下丘脑 - 垂体，使 ACTH 分泌增多，增加肾上腺皮质功能，是其抗炎的药理基础。

2. 镇痛、镇静、解热 秦艽碱甲有镇痛、镇静、退热作用。

3. **抗过敏**　秦艽碱甲有抗组胺、降低毛细血管通透性作用。

4. **抗菌**　秦艽乙醇浸液对志贺菌属、伤寒杆菌、肺炎球菌、副伤寒杆菌、霍乱杆菌、炭疽杆菌等有抑制作用。

5. **其他作用**　秦艽碱甲有降低血压、减慢心率的作用。其降压作用可能与直接抑制心脏有关。秦艽碱甲有升高血糖作用。此外,秦艽还有利尿等作用。

【现代应用】

1. **风湿性或类风湿性关节炎**　用秦艽总碱肌内注射。

2. **流行性脑脊髓膜炎**　用秦艽注射液肌内注射。

此外,重用秦艽退黄疸有效。

【不良反应】　秦艽碱甲口服后可出现恶心、呕吐等胃肠道反应,偶见一过性心悸反应。

独活　Duhuo

【来源采制】　本品为伞形科植物重齿毛当归 *Angelica pubescens* Maxim. f. biserrata Shan et Yuan 的干燥根。春初苗刚发芽或秋末茎叶枯萎时采挖,除去须根和泥沙,烘至半干,堆置2~3天,发软后再烘至全干。

【主要成分】　主要含蛇床子素,二氢欧山芹醇当归酸酯,香豆素类,γ-氨基丁酸,挥发油等。

【性味归经】　味辛、苦,性微温;归肾、膀胱经。

【功能主治】　具有祛风除湿,通痹止痛的功效。用于风寒湿痹,腰膝疼痛,少阴伏风头痛,风寒夹湿头痛。

【药理作用】

1. **抗炎**　甲氧基欧芹酚抗炎作用较强。

2. **镇痛、镇静**　甲氧基欧芹酚、独活煎剂有镇痛作用。独活流浸膏、独活煎剂有镇静作用。

3. **抗血栓形成**　独活醇提物、水浸物能抑制血小板聚集,抗血栓形成。甲氧基欧芹酚对血小板聚集有抑制作用。

4. **对心血管系统的影响**　独活粗制剂静脉注射对麻醉犬、猫有降压作用,但持续时间短;切断双侧迷走神经,不影响降压效果,但可被阿托品部分或完全阻断。此外,甲氧基欧芹酚有拮抗钙通道的作用。独活煎剂对离体蛙心有抑制作用,并随剂量的加大而加强,最终可使心脏停止收缩。独活所含的γ-氨基丁酸可对抗乌头碱诱发及大鼠冠脉结扎所致的心律失常。

5. **其他作用**　香柑内酯、花椒毒素、异欧前胡素等对家兔离体回肠具有明显解痉作用。独活还有抗菌、抗溃疡、抗肿瘤等作用。

【现代应用】

1. **风湿性、类风湿性关节炎**　多与其他药物配伍应用。

2. **软组织损伤**　独活挥发油制成注射液及其擦剂可用于治疗软组织损伤。

此外,独活配合长波紫外光用于治疗银屑病。以独活为主的独活寄生汤还可治疗过敏性哮喘、鼻炎、婴儿湿疹等。

【不良反应】　有头晕、头痛、恶心等不良反应。独活中的香豆素类化合物为光活性物质,进入机体后,受日光照射,可使受照射部位发生红肿、色素增加、表皮增厚现象。

五加皮　Wujiapi

【来源采制】　本品为五加科植物细柱五加 *Acanthopanax gracilistylus* W.W. Smith 的干燥根皮。夏、秋二季采挖根部,洗净,剥取根皮,晒干。

【主要成分】　主要含硬脂酸，麻素，β-谷甾醇，紫丁香苷，β-谷甾醇葡萄糖苷，挥发油，鞣质，棕榈酸，亚麻酸以及维生素 A、维生素 B_1 等。

【性味归经】　味辛、苦，性温；归肝、肾经。

【功能主治】　具有祛风除湿，补益肝肾，强筋壮骨，利水消肿的功效。用于风湿痹病，筋骨痿软，小儿行迟，体虚乏力，水肿，脚气。

【药理作用】

1. 抗炎　五加皮水煎醇沉液、正丁醇提取物能明显抑制角叉菜胶所致大鼠足肿胀，连续给药 1 周能明显抑制小鼠棉球肉芽组织增生。五加皮的抗炎作用可能通过减少炎症介质的释放及抑制其致炎作用所致。

2. 对免疫功能的影响　五加皮水煎醇沉液对免疫功能有抑制作用，可明显降低小鼠腹腔巨噬细胞的吞噬百分率和吞噬指数，明显抑制小鼠脾脏抗体形成细胞。乳鼠半心移植试验证明五加皮有一定抗排异作用，可使移植心肌平均存活时间显著延长。五加皮总皂苷和多糖则有提高机体免疫功能的作用，灌胃给药能促进小鼠网状内皮系统吞噬功能，使血清炭末廓清率明显提高，并增加小鼠血清抗体的浓度，提高体液免疫功能。

3. 镇静、镇痛　五加皮醇浸膏对阈下戊巴比妥钠产生协同作用，使小鼠睡眠时间明显延长。其正丁醇提取物能提高痛阈，具有明显镇痛作用。

4. 促进核酸合成　五加皮水提醇沉物可增加幼年小鼠肝脾细胞 DNA 合成，五加皮多糖对 CCl_4 中毒性肝损伤小鼠肝细胞的 DNA 合成有促进作用。

5. 性激素样作用　五加皮多糖有性激素样作用，连续给药 7 天能促进未成年大鼠副性器官的发育，使睾丸、前列腺、精囊腺的重量增加。

6. 抗应激作用　五加皮总皂苷可明显延长小鼠游泳时间、热应激存活时间和常压耐缺氧时间。

【现代应用】

1. 风湿痹痛，腰膝酸痛　肝肾不足有风湿者，可单用浸酒服，也可与羌活、秦艽、威灵仙等配伍应用。

2. 脚膝痿弱无力、小儿行迟　常与牛膝、木瓜、续断等药同用。

3. 水肿、小便不利　常配合茯苓皮、大腹皮、生姜皮、地骨皮等药同用。

防己　Fangji

【来源采制】　本品为防己科植物粉防己 *Stephania tetrandra* S. Moore 的干燥根。秋季采挖，洗净，除去粗皮，晒至半干，切断，个大者再纵切，干燥。切片生用。

【主要成分】　主要含 10 余种生物碱，有粉防己碱、防己诺林碱、汉防己丙素、轮环藤酚碱等。此外，尚含有黄酮、苷、酚类、有机酸类等。

【性味归经】　味苦、性寒；归膀胱、肺经。

【功能主治】　具有祛风止痛，利水消肿的功效。用于风湿痹痛，水肿脚气，小便不利，湿疹疮毒。

【药理作用】

1. 免疫抑制和抗过敏　粉防己碱对细胞免疫和体液免疫均有抑制作用，能显著抑制 PHA、ConA 等诱导的人外周血淋巴细胞增殖和转化，也能抑制抗体的生成。粉防己碱家兔皮下注射能明显降低蛋清所致过敏性休克的发生率，减轻病理损伤。对慢反应物质（SRS-A）引起的豚鼠离体气管条的收缩以及组胺、乙酰胆碱引起的豚鼠喘息反应均有明显抑制作用，并能抑制天花粉等诱导的大鼠肥大细胞脱颗粒，阻止肥大细胞释放组胺。粉防己碱的免疫抑制作用和抗过敏作用与钙通道的阻滞有关。

2. 抗炎　粉防己碱、防己诺林碱皮下注射能明显减轻大鼠甲醛性关节肿胀，和家兔耳壳烧伤所致炎性水肿。静脉注射粉防己碱可使大鼠背部气囊角叉菜胶性炎症血管通透性降低，中性粒细胞的游出和 6- 葡糖醛酸酶释放显著减少。体外试验证明，粉防己碱能抑制中性粒细胞的黏附、游走、趋化、吞噬功能。粉防己碱直接作用于肾上腺，使肾上腺皮质功能增强而发挥抗炎作用。粉防己碱可通过抑制炎症白细胞磷脂酶 A_2（PLA_2）的活性，从而减少炎症介质（PG、LT）、血小板活化因子、氧自由基等的产生和释放。粉防己碱降低炎症白细胞 PLA_2 活性的作用与其拮抗钙和钙调素有关。

3. 镇痛　热板法证明防己水煎剂有镇痛作用，与川乌合用可使作用持续时间延长。汉防己总碱及粉防己碱、汉防己乙素、汉防己丙素均有镇痛作用；总碱的作用最强，为吗啡的 13%；粉防己碱的作用强于乙素、丙素。

4. 对循环系统的作用　抑制心脏：多种动物实验证实粉防己碱可引起心肌收缩力下降，左心室内压最大变化速率也下降，可明显降低心肌收缩性能和泵血功能，减慢心率，作用与维拉帕米相似。抗心律失常：粉防己碱能对抗乌头碱、哇巴因、三氯甲烷等所致动物心律失常，对窦房传导功能和自律性有抑制作用。粉防己碱负性肌力作用与抗心律失常作用是由于抑制了心肌细胞外钙内流和细胞内钙释放。抗心肌缺血：粉防己碱扩张冠状动脉，增加冠脉血流量，可对抗垂体后叶素引起的大鼠冠脉痉挛，使冠状动脉结扎犬的心脏损伤程度减轻，损伤范围减小，使梗死区心肌释放入血的肌酸激酶显著减少，表现出明显的抗心肌缺血作用。其扩张冠脉的作用为对血管的直接作用。降低血压：粉防己碱对麻醉猫、家兔灌胃和注射给药均有显著降压作用，其降压作用主要是通过扩张血管，选择性阻滞慢通道钙内流。

5. 抗肝纤维化　粉防己碱对 CCl_4 诱导的大鼠肝纤维化有良好的防治作用，可显著改善肝功能，减轻肝脏病理性损伤，大鼠血清转氨酶活性降低，血清前胶原、血清及肝透明质酸酶含量降低，肝内胶原沉积减少。粉防己碱防治肝纤维化的机制在于抑制储脂细胞的增殖及转化，减少胶原在肝组织中沉积。

6. 防治硅沉着病（硅肺）　粉防己碱可使大鼠硅肺模型肺内阳性物质明显减少，肺泡间隔蛋白多糖荧光强度减弱。硅肺组织胶原积聚是由石英粉尘引起胶原基因的表达增强所致，粉防己碱直接或间接抑制胶原基因的转录，从而减少病变组织中胶原蛋白的合成。

7. 抗肿瘤　粉防己碱体外试验对 L7712 和 S_{180} 癌细胞 DNA、RNA 合成有很强的直接抑制作用，对人体肝癌细胞的抑制作用具有剂量依赖关系，并可增强其他抗癌药的作用，明显提高柔红霉素及高三尖杉酯碱对耐药白血病细胞的细胞毒作用。

【现代应用】

1. 神经性疼痛　防己甲素对腰骶神经根炎、椎间盘合并骶神经根炎、三叉神经痛等有效。

2. 肝纤维化、门静脉高压　粉防己碱可显著改善肝功能，减轻肝病损伤，肝内胶原沉积减少。粉防己碱静脉注射治疗高血压急症，疗效显著；粉防己碱口服治疗高血压效果优于静脉注射。

3. 阵发性室上性心动过速　粉防己碱加生理盐水静脉注射治疗阵发性室上性心动过速，疗效肯定。

4. 心绞痛　粉防己碱静脉注射治疗心绞痛，使心肌耗氧指数明显改善，对劳累型心绞痛效果好。本品与黄芪、桂枝、葶苈子等合用治疗充血性心力衰竭；与茯苓、黄芪、白术等合用治疗特发性水肿；与黄芪、黄精、金樱子、山药、猪苓等合用治疗慢性肾炎蛋白尿都有较好的疗效。对高血压病、冠心病、矽肺、支气管哮喘、肝硬化腹水等都有疗效。

5. 硅肺　汉防己甲素片对于硅肺有一定的治疗效果，可以控制硅肺病进一步的发展，可减轻煤硅肺患者胸痛，消散肺结节和大块纤维融合。

6. 高血压　临床处方可配伍地龙、豨莶草、臭梧桐、天麻、钩藤、羚羊角等。

【不良反应】　粉防己碱静脉注射可引起注射部位疼痛,大剂量出现血红蛋白尿、头晕、恶心、呼吸紧迫。连续服用7~8个月,个别患者出现指甲、面部、口腔黏膜、下肢紫褐色斑。汉防己有肝毒性,并可导致食欲下降等。

雷公藤　Leigongteng

【来源采制】　本品为卫矛科植物雷公藤 *Tripterygium wilfordii* Hook. f. 的干燥根。秋季采挖,去皮,切段后晒干,生用。

【主要成分】　主要含有生物碱类、二萜类、三萜类、倍半萜类及多糖。

【性味归经】　味苦、辛,性寒;有大毒。归肝、肾经。

【功能主治】　具有祛风除湿,活血通络,消肿止痛,杀虫解毒的功效。用于类风湿性关节炎,风湿性关节炎,肾小球肾炎,肾病综合征,系统性红斑狼疮,干燥综合征,白塞病,湿疹,银屑病,麻风病,疥疮,顽癣等。

【药理作用】

1. 免疫抑制　雷公藤及其多种成分均有明显的抑制免疫功能的作用。雷公藤总苷、雷公藤红素及雷公藤单体 T_4 均可引起幼龄鼠胸腺萎缩,雷公藤总苷长期给药还可使成年鼠胸腺萎缩;雷公藤春碱能显著降低小鼠炭粒廓清速率,对网状内皮系统吞噬功能有抑制作用。雷公藤水煎剂皮下注射,对 ConA 诱导的 T 细胞增殖反应有明显抑制作用,且可明显降低小鼠脾细胞产生 IL-2 的水平,说明辅助性 T 细胞的功能受到影响,通过抑制 T 辅助细胞增强 T 抑制细胞功能,对细胞免疫呈现显著的抑制作用。雷公藤可直接抑制 B 淋巴细胞产生抗体。雷公藤内酯可明显抑制抗体的产生和分泌,并抑制 T_S 细胞活化,抑制 T 细胞、B 细胞增殖,提高血清总补体含量,抑制小鼠 IgG 的形成。雷公藤红素腹腔注射可明显减轻小鼠胸腺重量,降低脾脏空斑形成细胞数,同时能提高血清补体 C3 含量。雷公藤多苷治疗类风湿性关节炎,患者血清 IgM、IgA、IgG 含量均下降,补体 C3 增高,丙种球蛋白含量明显下降,表明对体液免疫有明显抑制作用。

2. 抗炎　雷公藤内酯对巴豆油诱发的小鼠耳部肿胀,对醋酸所致的小鼠腹腔毛细血管通透性增高,均有抑制作用,并能明显抑制红细胞膜破裂,揭示本药对炎症早期血管通透性增高、渗出、水肿有明显的抑制作用。雷公藤内酯抗炎作用机制与兴奋下丘脑 - 垂体 - 肾上腺皮质系统有关。雷公藤多苷可治疗卵白蛋白诱发致敏豚鼠哮喘发作,使豚鼠支气管 - 肺泡灌流液(BALF)中炎症细胞、嗜酸性细胞总数及其分类计数明显减少,表明雷公藤多苷有明显抗炎作用。

3. 抗肿瘤　雷公藤甲素、乙素有明显的抗肿瘤作用。雷公藤甲素可抑制人离体鼻咽癌 KB 细胞,还能抑制乳癌和胃癌细胞系集落的形成。雷公藤内酯、雷公藤羟内酯的抗肿瘤作用机制之一是其能抑制癌细胞的 RNA 及蛋白质的合成,并选择性地使磷酸果酸糖激酶上的巯基失活,抑制肝糖原合成,使 RNA 聚合酶失活,干扰 DNA 复制。雷公藤甲素可以诱导肿瘤细胞凋亡并使肿瘤细胞对 TNF-α 诱导的细胞凋亡敏感,能抑制 TNF-α 诱导的 NF-κB 的活化,加强 TNF-α 对肿瘤的毒性,同时限制它的前炎症效应。

4. 抗生育　雷公藤对雄性生殖系统和雌性生殖系统均有影响。雄性成年大鼠灌服雷公藤多苷 10mg/kg,8 周后全部失去生育能力,其机制是选择性地作用于睾丸生精细胞,抑制精子的变态与成熟。雷公藤单体 T_4 具有更强的抗生育活性,大鼠口服可致附睾尾精子活率和密度明显下降而不育。精子活力主要受 Ca^{2+} 等调控,雷公藤 T_4 抑制人射出精子对 Ca^{2+} 摄取内流,导致精子膜内外 Ca^{2+} 梯度浓度失去动态平衡,这可能是 T_4 抑制精子活力的重要机制之一。雷公藤 T_4 抑制 Ca^{2+} 摄取内流是选择性地作用在附睾部位,不影响由去甲肾上腺素和高 K^+ 依赖 Ca^{2+} 支持而诱发的大鼠胸主动脉和输精管的自发收缩。雷公藤总苷片可使育龄女性月经减少,甚至闭经,阴道细胞不同程度萎缩;可致雌性动物动情周期不规则、子宫减轻。

5. 抗凝血　雷公藤有抗血液聚集性、降低血液黏滞性及凝固性作用，并能改善微循环及减低外周血液阻力。

6. 抗艾滋病毒　从雷公藤中分离得到的抗艾滋病毒活性成分——萨拉子酸，能抑制在 H_9 淋巴细胞中的 HIV-1 复制（IC_{50} 为 53μmol/L，ED_{50} 为 10μmol/L）和 HIV-1 重组反转录酶协同反转录活性。

7. 抗菌　雷公藤对金黄色葡萄球菌有明显的抑制作用，对革兰氏阴性细菌亦有抑制效果，对真菌尤其是皮肤白念珠菌感染抑制效果较好。有关实验证明，雷公藤主要抑制革兰氏阳性球菌、杆菌及抗酸分枝杆菌，其主要抑菌成分是雷公藤红素。

8. 杀虫　雷公藤水煎液、醇浸液及醚提取物能杀虫、蝇、蛆、蚕及鼠。

【现代应用】

1. 类风湿性关节炎、强直性脊柱炎　可用雷公藤多苷片和雷公藤酊。

2. 结缔组织病　雷公藤制剂可用于治疗白塞病、系统性红斑狼疮、硬皮病、多发性肌炎及血管炎。

3. 肾小球肾炎及肾病综合征　雷公藤生药、雷公藤总苷用于治疗各型肾小球肾炎、肾病综合征，以原发性肾小球肾炎疗效最佳。

4. 白内障、葡萄膜炎　雷公藤多苷片用于白内障囊外摘除术后治疗，疗效明显；雷公藤多苷可代替激素治疗葡萄膜炎且疗效肯定。

5. 银屑病、神经性皮炎、湿疹　雷公藤酒浸剂用于治疗银屑病，雷公藤总碱用于治疗泛发性神经皮炎，雷公藤多苷片用于治疗小儿泛发性湿疹。

6. 过敏性紫癜　雷公藤多苷片治疗过敏性紫癜，皮疹消退较好，复发率低。

7. 肺结核、慢性支气管炎和小儿喘息性气管炎　服用雷公藤多苷片治疗后，多数患者咳嗽、排痰、发热、哮喘等症有不同程度的减轻。

【不良反应】　雷公藤对机体多个器官和系统均呈现毒副作用。

1. 胃肠道刺激反应　最为常见，表现为恶心呕吐、食欲不振、腹痛、腹胀、腹泻，过量可致呕血、便血。

2. 心血管系统　可引起心悸、胸闷、气短、室性期前收缩或心律失常，严重中毒时血压急剧下降，甚至出现心源性休克而死亡。

3. 肝肾功能　少数患者出现肝、肾功能损害，肌酐清除率下降，可逆性的 GPT 升高，严重中毒时可发生急性肾衰竭而死亡。

4. 生育功能　长期服用可致育龄女性月经紊乱，故孕妇不宜服用。可引起男性不育，停药后可恢复。

5. 其他　可致白细胞下降，粒细胞减少，甚至骨髓抑制。可出现皮肤色素沉着、口腔溃疡、痤疮、皮肤瘙痒等，多数停药后可消失。

课堂互动

雷公藤能杀虫、蝇、蛆、蚕及鼠。它的不良反应主要有哪些方面？

青风藤　Qingfengteng

【来源采制】　本品为防己科植物青藤 *Sinomenium acutum*（Thunb.）Rehd. et Wils. 和毛青藤 *Sinomenium acutum*（Thunb.）Rehd. et Wils. var. *cinereum* Rehd. et Wils. 的干燥藤茎。秋末冬初采割，扎把或切长段，晒干。

【主要成分】 主要含有青藤碱、青风藤碱、青风藤定碱、双青藤碱、异青藤碱、白兰碱、光千金藤碱、尖防己碱、木兰碱,微量 N- 乙酰青藤碱等。

【性味归经】 味苦、辛,性平;归肝、脾经。

【功能主治】 具有祛风湿,通经络,利小便的功效。用于风湿痹痛,关节肿胀,麻痹瘙痒。

【药理作用】

1. 抑制免疫 青风藤对体液免疫和细胞免疫均有明显的抑制作用。青风藤能明显降低小鼠炭粒廓清速率和脾脏及胸腺的重量,显著抑制小鼠腹腔巨噬细胞的吞噬功能及引起血浆中 cGMP/cAMP 的下降。亦可明显抑制小鼠抗羊红细胞抗体产生和羊红细胞诱导的迟发型超敏反应,对体液免疫功能亢进患者也有不同程度的改善。对移植心肌的存活时间观察也显示,青风藤可明显延长移植心肌存活时间,对静息及活化增殖的 T 细胞、B 细胞的 DNA 代谢均有抑制作用,并有剂量依赖性。

2. 抗炎 青藤碱对大鼠甲醛性、蛋清性、佐剂性关节炎,无论预先给药或造模同时给药均可使关节肿胀程度显著改善,并可减轻肾小球免疫性炎症、改善肾功能。青藤碱抗炎机制与其对环氧合酶 -2 活性具有选择性抑制作用及垂体 - 肾上腺系统有关;并与抑制巨噬细胞炎症物质(如 PGE_2 和白三烯 C_4)的合成,降低细胞中 NO 的产生,下调人外周血单个核细胞 IL-1β、IL-8 mRNA 表达,以及下调 NF-κB 活性而降低腹腔巨噬细胞内 TNF-α mRNA、IL-1β mRNA 的表达等多种因素有关。青藤碱可以通过抑制滑膜细胞恶性增殖及 IL-6 基因的表达来阻断滑膜炎的进程,还可通过抑制 PAF 而产生抗炎作用。

3. 镇痛 热板法试验、醋酸扭体试验、足趾电刺激试验均显示青藤碱可显著提高小鼠的痛阈值。对青藤碱镇痛部位的研究发现,小鼠脑内注射及家兔侧脑室注射引起镇痛的剂量,分别只相当腹腔的 1/2 000 和静脉注射的 1/3 000,因此青藤碱作用部位主要在中枢。青藤碱与烯丙吗啡联合用药看不出镇痛作用的拮抗,反而产生协同作用,提示青藤碱镇痛机制与吗啡不同。

4. 镇静 小鼠腹腔注射青藤碱可使其自发活动明显减少,且呈剂量依赖性;并可提高对士的宁的惊痫阈,但对戊四氮的作用没有影响。猴、犬口服青藤碱后呈明显安静驯服状态,但对外界声刺激有反应。青藤碱能明显抑制小鼠条件反射潜伏期。

5. 兴奋胃肠平滑肌 青藤碱可使麻醉犬在位小肠张力上升,收缩振幅加大,静脉注射对兔小肠作用与犬类似。青藤碱在兴奋肠管的同时,血浆中组胺含量增加,皮肤组胺含量下降,表明青藤碱引起胃肠运动兴奋是释放组胺的结果。青藤碱是目前所知的植物中最强的组胺释放剂之一,离体试验发现青藤碱能促使多种组织和器官释放组胺。

6. 抗吗啡成瘾 青藤碱可剂量依赖性地减弱小鼠对吗啡的精神依赖,是有效的治疗戒断症状的天然药物,其机制与降低中枢 cAMP 水平、调节单胺类神经递质紊乱有关。

【现代应用】

1. 类风湿性关节炎 临床处方可配伍雷公藤、秦艽、防风、独活、羌活、细辛、当归、川芎等用,或加入独活寄生汤使用。

2. 肾小球疾病 青风藤制剂治疗肾小球疾病,可减少蛋白尿、血尿,副作用小于雷公藤多苷片。可配伍雷公藤、大黄、泽泻、黄芪、当归等使用,或加入金匮肾气丸使用。

3. 心律失常 青藤碱可治疗心律失常。

【不良反应】 青风藤可致颜面充血、瘙痒,关节灼热感,部分患者有恶心、心慌。青藤碱可引起血小板减少、紫癜、皮疹,以及红细胞、白细胞数量减少。

独活寄生汤 Duhuo Jisheng Tang

【方剂组成】 独活寄生汤出自《备急千金要方》。本方由独活 9g,桑寄生、细辛、秦艽、防风、肉桂、牛膝、杜仲、熟地、当归、川芎、白芍、人参（党参）、茯苓、甘草各6g组成。水煎服。

【功能主治】 具有养血舒筋，祛风除湿，补益肝肾的功效。用于风寒湿闭阻、肝肾两亏、气血不足所致的痹证，症见腰膝冷痛，屈伸不利。

【药理作用】

1. 抗炎、镇痛 独活寄生汤可明显抑制佐剂性关节炎大鼠原发性和继发性足跖肿胀、抑制毛细血管通透性增加、减轻二甲苯所致小鼠耳郭肿胀度，并可减少醋酸引起小鼠扭体反应次数及甲醛溶液致痛实验的第二时相的疼痛强度。

2. 对免疫功能的影响 大鼠灌胃给予独活寄生汤可显著增加大鼠胸腺和脾脏的重量，明显增加小鼠炭粒廓清速率，提高单核巨噬细胞吞噬功能，对二硝基氯苯（DNCB）所致小鼠迟发型皮肤过敏反应有明显抑制作用，对鸡红细胞诱导的小鼠溶血素抗体生成有显著抑制作用。

3. 改善微循环 独活寄生汤腹腔注射可显著增加小鼠集合毛细血管管径，增加毛细血管开放数，延长肾上腺素引起血管反应的潜伏期，对抗肾上腺素引起的毛细血管闭合。

4. 对内分泌系统功能的影响 独活寄生汤对内分泌具有一定调节作用，其中部分药物作用于下丘脑-垂体-肾上腺皮质轴，对全身各种激素的分泌有调节作用。

5. 抗肿瘤 独活寄生汤水煎剂连续10天灌胃能显著抑制 S_{180} 负荷小鼠的肿瘤重，同时可提高 S_{180} 负荷肿瘤小鼠的 T 细胞增殖能力，促进其自然杀伤细胞活性和 IL-2 分泌水平。独活寄生汤抗肿瘤作用可能与其免疫调节作用有关。

【现代应用】

类风湿性关节炎等多种疼痛　独活寄生汤加减可以用于风湿性关节炎，类风湿性关节炎，产后风湿痛，腰肌劳损，腰椎骨质增生，腰椎间盘突出症等疾病的治疗。

（罗先钦　李婵娟）

？ 复习思考题

1. 祛风湿药与功效主治相对应的药理作用有哪些？

2. 简述秦艽抗炎的主要成分和作用机制。

3. 雷公藤对免疫功能有什么影响？其机制是什么？

第九章　芳香化湿药

0901

PPT课件

学习目标

1. 掌握芳香化湿药的主要药理作用；掌握厚朴、广藿香、藿香正气水的主要药理作用、药效物质基础。
2. 熟悉芳香化湿药的常用中药和方剂。
3. 了解芳香化湿药常用药物的主要成分、现代应用及不良反应。

0902

知识导览

第一节　概　　述

凡气味芳香，以化湿运脾为主要功效的中药统称为芳香化湿药。

芳香化湿药味苦而辛，性温香燥，主归脾、胃、大肠或膀胱经。具有燥湿化浊，运化脾胃功能。主要用于治疗湿浊困脾证，症见头身困重、胸闷脘痞、恶心呕吐、纳呆、大便溏薄或腹泻、口甘多涎、舌苔白厚腻等。也可用于治疗湿温病、暑湿病，如霍乱、瘟疫、瘴疟、中暑等所致上述症状者。湿浊困脾证的临床症状常见于消化系统疾病，如急性或慢性胃肠炎、肝炎、胃肠型感冒、胃肠神经症、消化不良、胃肠过敏、溃疡病、胃下垂，以及痢疾、霍乱等。本类药物的药理作用特点是兼有对消化系统功能的改善和抗消化道常见致病性病原微生物的作用。

【药理作用】

1. 调节胃肠运动　化湿药均含有挥发油，有刺激或调整胃肠运动功能的作用。厚朴、苍术、砂仁等对乙酰胆碱、氯化钡等引起的动物离体肠肌痉挛有解痉作用。砂仁有促进肠管推进运动作用。佩兰、豆蔻能提高肠道紧张度。其对胃肠运动的不同影响，与机体的功能状态有关，如苍术煎剂既能对抗乙酰胆碱所致小肠痉挛，又能对抗肾上腺素所致平滑肌抑制。此外，药物作用与剂量也有一定关系，如厚朴煎剂对小鼠和豚鼠离体肠管，在小剂量下表现为兴奋，而大剂量则为抑制。藿香正气散在低浓度时对家兔离体小肠运动有双向调节作用，如肠段基础活动较强的多表现为抑制，肠段基础活动较弱的多表现为兴奋。

2. 促进消化液分泌　厚朴、广藿香、豆蔻、草豆蔻、草果等均含有挥发油，通过刺激嗅觉、味觉感受器，或温和地刺激局部黏膜，反射性地增加消化腺分泌，增加胃肠道吸收功能。

3. 抗溃疡　苍术、厚朴、砂仁等化湿药，具有较强的抗溃疡作用。其主要作用环节包括两方面：一方面具有保护胃黏膜作用，从苍术中提取的氨基己糖具有促进胃黏膜修复作用，关苍术提取物还能增加氨基己糖在胃液和黏膜中的含量，砂仁能促进胃黏膜细胞释放前列腺素，保护胃黏膜免遭许多外源性因素的损伤。另一方面，能抑制胃酸分泌，厚朴酚能明显对抗四肽胃泌素及卡巴胆碱所致胃酸分泌增多，茅苍术所含 β- 桉叶醇具有抗 H_2 受体作用，能抑制胃酸分泌，并能对抗皮质激素对胃酸分泌的刺激作用。

4. 其他药理作用

（1）保肝：厚朴酚、苍术，及 β- 桉叶醇、茅术醇、苍术酮等对病毒性肝炎、肝脏中毒模型、肝纤维化及肝硬化具有降低血清 GPT，提高血浆 SOD 活性，降低 LPO 含量，促进肝脏蛋白质合成等作用。

（2）抗菌：芳香化湿药具有不同程度的抗菌作用。厚朴酚、苍术提取物、广藿香酮对金黄色葡萄球菌、溶血性链球菌、肺炎球菌、百日咳杆菌、大肠埃希菌、枯草杆菌、变形杆菌、志贺菌属、铜绿假单胞菌等具有抑制或杀灭作用。其中尤以厚朴抗菌力强，抗菌谱广。苍术对黄曲霉菌及其他致病性真菌，广藿香的乙醚及乙醇浸出液对白念珠菌、许兰毛癣菌、趾间及足跖毛癣菌等多种致病性真菌有抑制作用。藿香正气散对金黄色葡萄球菌，甲、乙型副伤寒杆菌，志贺菌属，变形杆菌等均有明显的抑制作用。

（3）抗病毒：厚朴、苍术、广藿香、砂仁、豆蔻对腮腺炎病毒、流感病毒等有抑制作用。

【常用药物与方剂】 芳香化湿类常用药物与方剂及其主要药理作用见表9-1。

表9-1 芳香化湿类常用药物及方剂主要药理作用简表

药物/方剂	传统功效				
	燥湿化浊	燥湿化浊	化湿醒脾	化湿醒脾	化湿健胃
	药理作用				
	抗菌	抗病毒	调节胃肠运动	促进消化液分泌	抗溃疡
厚朴	+	+	+	+	+
苍术	+	+	+		+
广藿香	+	+	+	+	
砂仁		+	+		+
豆蔻		+	+	+	+
佩兰	+	+	+		
藿香正气散	+	+	+	+	+
平胃散	+	+	+	+	+

知识链接

急性或慢性胃肠炎

本病是胃肠黏膜的急性炎症，临床表现主要为恶心、呕吐、腹痛、腹泻、发热等。本病常见于夏秋季，其发生多由于饮食不当，暴饮暴食；或食入生冷腐馁、秽浊不洁的食品。中医根据病因和体质的差别，将胃肠炎分为湿热、寒湿和积滞等不同类型。

第二节　常用药物和方剂

厚朴　Houpo

【来源采制】 本品为木兰科植物厚朴 *Magnolia officinalis* Rehd. et Wils. 或凹叶厚朴 *Magnolia officinalis* Rehd. et Wils. var. *biloba* Rehd. et Wils. 的干燥干皮、根皮及枝皮。4～6月剥取。根皮和枝皮直接阴干；干皮置沸水中微煮后，堆置阴湿处，"发汗"至内表面变紫褐色或棕褐色时，蒸软，取出，卷成筒状，干燥。

【主要成分】 厚朴主要含挥发油、木脂素类及生物碱类等成分。此外，尚含有鞣质及微量烟酸。

【性味归经】　味苦、辛,性温;归脾、胃、肺、大肠经。

【功能主治】　具有燥湿消痰,下气除满的功效。用于湿滞伤中,脘痞吐泻,食积气滞,腹胀便秘,痰饮喘咳。

【药理作用】

1. 调节胃肠运动　厚朴酚能抑制组胺所致的十二指肠痉挛。厚朴煎剂对家兔、小鼠及豚鼠离体肠管的活动,低剂量兴奋,高剂量则转为抑制。厚朴乙醇提取物能够明显对抗番泻叶性小鼠腹泻。

2. 促进消化液分泌　厚朴所含挥发油,通过刺激嗅觉、味觉感受器,或温和地刺激局部黏膜,能反射性地增加消化腺分泌。

3. 抗溃疡　厚朴酚对应激性溃疡有抑制作用,其机制与保护胃黏膜损伤、降低胃酸分泌有关。100% 生品厚朴煎剂、100% 姜炙厚朴煎剂可抗大鼠幽门结扎型及应激性溃疡。厚朴姜炙后抗胃溃疡作用增强。厚朴乙醇提取物对大鼠 HCl- 乙醇所致溃疡有显著抑制作用。厚朴酚还能明显对抗因应激,或静脉注射胃泌素、卡巴胆碱所致胃酸分泌增多。厚朴抗溃疡作用与其抑制胃酸分泌过多有关。

4. 保肝　厚朴对小鼠实验性病毒性肝炎有一定保护作用,可减轻细胞变性坏死等实质性病理损害。所含厚朴酚为抗肝炎病毒的有效成分。厚朴酚对急性实验性肝损伤,具有降血清 GPT 作用。厚朴酚能对抗免疫性肝纤维化损伤,能明显防止肝纤维化及肝硬化的形成,并能提高免疫性肝纤维化大鼠血浆 SOD 活性,降低 LPO 含量。

5. 抗病原微生物　厚朴煎剂有广谱抗菌作用,其有效成分为厚朴酚及和厚朴酚。对金黄色葡萄球菌、溶血性链球菌、志贺菌属、乳酸杆菌、白喉杆菌、枯草杆菌及常见致病性皮肤真菌均有抑制作用。在豚鼠体内有一定的抗炭疽杆菌作用。厚朴的酚性成分、乙醚及甲醇提取物,对牙病中致龋齿的变形链球菌有十分显著的抗菌作用。

6. 镇痛、抗炎　厚朴对大鼠腹腔巨噬细胞合成白三烯 B_4 及 5- 羟基二十碳四烯酸均有明显抑制作用。厚朴乙醇提取物灌胃均明显延长热痛刺激引起的小鼠甩尾反应潜伏期,明显减少醋酸引起的小鼠扭体反应次数和腹腔毛细血管通透性升高,并明显抑制二甲苯引起的小鼠耳肿及角叉菜胶所致的小鼠足跖肿胀,具有明显的抗炎镇痛作用。

7. 中枢抑制　厚朴酚与和厚朴酚有显著的中枢抑制作用。厚朴乙醚浸膏提取物按 0.5～1g/kg 腹腔注射时可以抑制小鼠的自发活动,并能对抗甲基苯丙胺或阿扑吗啡所致的兴奋作用。厚朴乙醚提取物可使脑内 5-HT 及其代谢产物含量增加,但对儿茶酚胺含量无明显影响。厚朴酚与和厚朴酚具有特殊而持久的中枢性肌肉松弛作用,木兰箭毒碱(厚朴碱)能够麻痹运动神经末梢,引起全身松弛运动麻痹。

8. 降低血压　低于肌松剂量的厚朴碱注射给药有明显的降低血压作用,这一作用不能被抗组胺药异丙嗪所对抗,表明并非由于组胺释放所致。厚朴提取物中活性成分厚朴酚及和厚朴酚,能对抗 K^+、Ca^{2+}、去甲肾上腺素等所引起的大鼠主动脉收缩,此作用可能与钙通道阻滞作用有关。

9. 抗血栓形成　厚朴 10g/kg 明显延长大鼠体内血栓形成时间,其抑制作用与抑制血栓烷素 A_2(TXA_2)的合成及细胞内的 Ca^{2+} 流动有关。

课堂互动

哪些中成药里含有厚朴?

【现代应用】

1. 感冒　流行性感冒、胃肠型感冒、普通感冒,均可以厚朴辨证选择配伍苍术、广藿香、茯

0903
拓展阅读　厚朴
酚及和厚朴酚抗
腹泻作用

0904
微课　厚朴

0905
思维导图　厚朴

苓、香薷、砂仁、陈皮、防风等药物治疗,也可选用藿香正气散、藿朴夏苓汤。

2.消化系统疾病　急性或慢性肠炎、溃疡病、急性胰腺炎、食管神经症、胃肠神经症、癔症。临床处方可辨证选用厚朴配伍苍术、白术、陈皮、柴胡、枳实、大黄,或用大承气汤、厚朴三物汤、平胃散等。

3.术中鼓肠及术后腹胀　厚朴有明显促进手术后患者胃肠道功能的恢复。

4.结肠炎　厚朴治疗慢性溃疡性结肠炎有效。

5.细菌性痢疾　厚朴粉或制成注射剂治疗细菌性痢疾有效。

6.肌强直　用厚朴9～15g,水煎服,治疗肌强直有一定疗效。

7.龋齿　用厚朴酚凝胶、厚朴牙膏有预防龋齿发生的作用。

【不良反应】　厚朴中木兰箭毒碱有毒,厚朴大剂量可致呼吸肌麻痹而死亡。

苍术　Cangzhu

【来源采制】　本品为菊科植物茅苍术 Atractylodes lancea (Thunb.) DC. 或北苍术 Atractylodes chinensis (DC.) Koidz. 的干燥根茎。春、秋二季采挖,除去泥沙,晒干,撞去须根。炒微黄用。

【主要成分】　茅苍术根茎挥发油含量约5%～9%,北苍术根茎含挥发油1.5%。此外,还含有苍术酮、苍术素等。

【性味归经】　味辛、苦,性温;归脾、胃、肝经。

【功能主治】　具有燥湿健脾,祛风散寒,明目的功效。用于湿阻中焦,脘腹胀满,泄泻,水肿,脚气痿躄,风湿痹痛,风寒感冒,夜盲,眼目昏涩。

【药理作用】

1.调节胃肠运动　苍术对于胃肠道运动功能有双向调节的作用。苍术煎剂、苍术醇提物能明显缓解乙酰胆碱所致家兔离体小肠痉挛,而对肾上腺素所致小肠运动抑制则有一定的对抗作用。苍术醇提物还能对抗乙酰胆碱、氯化钡所致大鼠离体胃平滑肌痉挛,而对正常大鼠胃平滑肌则有轻度兴奋作用。苍术丙酮提取物、β-桉叶醇及苍术醇对卡巴胆碱、Ca^{2+}及电刺激所致大鼠在体小肠收缩加强,均有明显对抗作用。β-桉叶醇可使脾虚模型小鼠胃肠运动趋于正常,而对新斯的明负荷小鼠引起的胃肠运动加快有明显的拮抗作用。苍术丙酮提取物对小鼠炭末推进运动有明显促进作用。苍术煎剂对番泻叶所致"脾虚泄泻"模型大鼠的小肠推进运动亢进有明显对抗作用。

2.抗溃疡　苍术有较强的抗溃疡作用,其水溶液部分与挥发油部分作用相当。苍术能显著抑制溃疡动物的胃液量、总酸度、总消化能力及胃黏膜损害,对大鼠实验性胃溃疡有预防作用。苍术抗溃疡作用机制主要有两个方面:一是抑制胃酸分泌,并对抗皮质激素对胃酸分泌的刺激作用;二是增强胃黏膜保护作用。

3.保肝　苍术及β-桉叶醇、茅术醇、苍术酮对CCl_4及D-氨基半乳糖胺所致小鼠肝脏中毒具有一定的保肝作用,对过氧化物诱导的DNA损伤及大鼠肝细胞毒性有抑制作用。苍术煎剂对小鼠肝脏蛋白质合成有明显促进作用。

4.抗菌、消毒　苍术浸膏对小孢子菌、铁锈色小孢子菌、粉小孢子菌等多种真菌都有不同程度的抑制作用。苍术提取物具有消除耐药福氏志贺菌R质粒的作用,能降低细菌耐药性的产生。苍术烟熏法对空气中自然菌有显著杀灭作用,除菌率达93%以上。苍术消毒剂对金黄色葡萄球菌、草杆菌黑色变种芽孢具有良好杀菌效果和稳定性。苍术酒精浸泡消毒法消毒效果优于甲醛溶液、过氧乙酸、戊二醛空气消毒法。

5.抗炎　关苍术乙酸乙酯提取物具有抑制急、慢性及免疫性炎症的作用。能明显抑制二甲苯和巴豆油所致小鼠耳肿胀、角叉菜胶所致大鼠足肿胀、小鼠棉球肉芽肿增生及弗氏完全佐剂所致大鼠关节炎。可降低毛细血管通透性，增强小鼠单核巨噬细胞系统的吞噬功能，减少炎症部位的前列腺素 E 含量，增加小鼠血清中超氧化物歧化酶含量。

6. 调节血糖　苍术煎剂灌胃给药或醇浸剂皮下给药，可使正常家兔血糖水平升高，但对四氧嘧啶性糖尿病家兔则有降血糖作用。苍术水提物灌胃可使链脲佐菌素诱发的大鼠高血糖水平降低。有研究认为，苍术有效成分和腺嘌呤核苷酸在同一线粒体上起竞争性抑制作用，从而抑制细胞内氧化磷酸化作用，干扰能量的转移过程。

7. 镇静　茅苍术、北苍术、β- 桉叶醇、茅术醇对小鼠有镇静作用，能抑制小鼠自发活动。茅苍术提取物和挥发油，小剂量使脊髓反射亢进，较大剂量则呈抑制作用，终致呼吸麻痹而死。茅苍术和北苍术的提取物能增强巴比妥睡眠作用，其药理活性成分主要是 β- 桉叶醇和茅术醇。

8. 扩张血管、降低血压、抗心律失常　苍术对蟾蜍心脏有轻度抑制作用，对蟾蜍后肢血管有轻度扩张作用。苍术浸膏小剂量静脉注射，可使家兔血压轻度上升，大剂量则使血压下降。关苍术的乙醇提取物对乌头碱引起的室性心律失常、氯化钡所致大鼠心律失常、哇巴因引起的大鼠心律失常均有保护作用。苍术的抗心律失常作用可能与降低心肌细胞的自律性、延长不应期、保护心肌细胞膜上 Na^+-K^+-ATP 酶的功能等多种因素有关。

9. 其他

（1）促进骨骼钙化：苍术中含有与钙、磷吸收有关的维生素 D，其挥发油具有促进骨骼钙化作用。北苍术挥发油对患佝偻病的白洛克雏鸡，能在一定程度上改善症状。

（2）抗缺氧：苍术丙酮提取物能明显延长氰化钾所致小鼠缺氧模型的存活时间。苍术抗缺氧的主要活性成分为 β- 桉叶醇。

（3）抗肿瘤：苍术挥发油、茅术醇、β- 桉叶醇在体外对食管癌细胞有抑制作用，其中茅术醇作用较强。

【现代应用】

1. 感冒　流行性感冒、胃肠型感冒、普通感冒，均可用苍术辨证选择配伍广藿香、厚朴、茯苓、香薷、陈皮、砂仁、防风等药物治疗，也可选用藿香正气散。

2. 小儿腹泻及脾胃失调症　用苍术、胡黄连粉外敷患儿脐部神阙穴，对小儿腹泻有较好疗效。苍术可治疗慢性溃疡性结肠炎等脾胃失调症。

3. 佝偻病　苍术挥发油微囊、苍术糖浆治疗儿童佝偻病有较好疗效。

4. 夜盲症　苍术是中医治疗夜盲症要药。中医治疗夜盲症时，常将苍术与猪肝和羊肝相配伍。

5. 皮肤病　苍术挥发油注射液肌内注射，治疗皮肤瘙痒症、多形性渗出性红斑、急性或慢性荨麻疹等皮肤病。

6. 空气消毒　苍术烟熏可使空气中菌落数显著减少，空气消毒效果优于乳酸消毒，而与甲醛烟熏效果相似。在居住环境点燃苍术艾叶消毒香，对水痘、腮腺炎、猩红热、感冒和气管炎等有一定预防和治疗效果。

广藿香　Guanghuoxiang

【来源采制】　本品为唇形科植物广藿香 *Pogostemon cablin*（Blanco）Benth. 的干燥地上部分。枝叶茂盛时采割，日晒夜闷，反复至干。

【主要成分】　主要含挥发油，另含苯甲醛、丁香油酚、桂皮醛、广藿香吡啶等。

【性味归经】　味辛，性微温；归脾、胃、肺经。

【功能主治】　具有芳香化浊，和中止呕，发表解暑的功效。用于湿浊中阻，脘痞呕吐，暑湿表证，湿温初起，发热倦怠，胸闷不舒，寒湿闭暑，腹痛吐泻，鼻渊头痛。

【药理作用】

1.促进胃液分泌　本品所含挥发油能刺激胃黏膜,促进胃液分泌,增强消化能力。

2.抗病原体作用　广藿香水煎液浓度为15mg/ml时,对钩端螺旋体有抑制作用,当浓度增至15mg/ml以上时,有杀死钩端螺旋体的作用。体外试验,广藿香的水煎液、乙醚浸出液及乙醇浸出液对许兰毛癣菌、趾间及足跖毛癣菌等多种致病性真菌有抑制作用。醚或醇浸出液比煎液的抗菌力强。广藿香中黄酮类物质有抗病毒作用。

【现代应用】

1.急性胃肠炎　广藿香用于治疗急性胃肠炎有一定疗效。

2.口臭　广藿香洗净,煎汤,时时漱口去臭。

藿香正气散　Huoxiangzhengqi San

【方剂组成】　藿香正气散出自《太平惠民和剂局方》。本方由广藿香90g、大腹皮30g、白芷30g、紫苏30g、茯苓30g、半夏60g、白术60g、陈皮60g、厚朴60g、桔梗60g、甘草75g。为散,每服6~9g。

【功能主治】　具有解表化湿,理气和中的功效。用于外感风寒、内伤湿滞或夏伤暑湿所致的感冒,症见头痛昏重、胸膈痞闷、脘腹胀痛、呕吐泄泻;胃肠型感冒见上述证候者。

【药理作用】

1.解痉作用　藿香正气散对家兔离体十二指肠有明显的抑制作用,并能对抗拟胆碱药所引起的肠痉挛;对水杨酸毒扁豆碱引起的犬及家兔在体肠管痉挛有抑制作用,其效果与阿托品相似。本方可能通过阻断M受体而产生解痉作用,与肾上腺素抑制肠管作用比较表明,本方并非通过兴奋α受体起作用。藿香正气散对离体豚鼠十二指肠的自动收缩及对组胺、乙酰胆碱、氯化钡所致的回肠收缩均有良好的解痉作用。藿香正气散在低浓度时对家兔离体小肠运动有双向调节作用,如肠段基础活动较强的多表现为抑制,基础活动较弱的多表现为兴奋,通过双向调节作用,改善胃肠功能,减轻或消除脘腹满闷,呕吐腹泻等症状。

2.增加胃肠道吸收功能　藿香正气散能明显提高腹泻模型小鼠对^{3}H-葡萄糖和水分的吸收,使动物在止泻后又可恢复胃肠道对糖的吸收功能。

3.镇痛　藿香正气散对醋酸刺激性疼痛反应(扭体法)及热板法致病均有镇痛作用。

4.抗菌　藿香正气散对金黄色葡萄球菌,藤黄八叠球菌,甲、乙型副伤寒杆菌,志贺菌属,变形杆菌等均有明显的抑制作用。

5.增强细胞免疫功能　用硫酸镁致腹泻造型的小鼠,经用藿香正气散治疗后,其外周血淋巴细胞,渗入^{3}H-TdR指数增高,提示本方能提高小鼠的免疫功能并促进受损伤肠段的修复。

【现代应用】

1.感冒　对夏季感冒(胃肠型),本方效果良好。

2.急性胃肠炎、结肠炎等　用藿香正气散治疗非特异性急性肠炎,较西药组显效为快,各种症状消失所需平均天数较短。藿香正气丸治疗急性腹泻,显效较快,一般服药1~2天即症状消失。

3.皮肤病　治疗夏季皮炎,其治愈率明显高于西药对照组。对荨麻疹也有较好疗效。

4.酸中毒　用藿香正气散加减治疗酸中毒98例,总有效率为87.7%,其中以失水性酸中毒疗效最佳。

【不良反应】　极少数人口服藿香正气水后引起过敏性药疹,停药或用抗过敏处理后症状很快消失。

0906

思政元素
《太平惠民和剂局方》介绍

(闫　晨)

?　复习思考题

1. 举例说明厚朴对胃肠运动的影响与剂量有关。
2. 试述与芳香化湿药疏畅气机、宣化湿浊、健脾醒胃功效相关的药理作用。
3. 简述芳香化湿药的主要药理作用。

扫一扫，测一测

PPT 课件

知识导览

微课 利水渗湿
药概述

第十章　利水渗湿药

学习目标

1. 掌握利水渗湿药的主要药理学作用；茯苓、泽泻、五苓散的主要药理作用。
2. 熟悉利水渗湿药的常用中药和方剂。
3. 了解利水渗湿药常用药物的主要成分、现代应用及不良反应。

第一节　概　　述

凡能通利水道、渗泄水湿，治疗水湿内停所致各种病证为主要功效的药物统称为利水渗湿药。

利水渗湿药多性味平淡，主归肾、膀胱经。具有渗利水湿、消除水肿的功效。主要用于治疗各种水湿内停的证候，如水肿、淋证、癃闭、黄疸、臌胀、痰饮、湿疮、带下，临床表现为面浮肢肿、小便不利、淋沥涩痛、胸胁支满、身目黄染、心悸、舌苔白滑或黄腻、脉弦滑或滑数等。也可用于治疗风湿痹证、脾胃湿浊证。

水湿内停证涉及西医临床众多病种。如泌尿系统疾病的肾小球肾炎、肾病综合征、肾衰竭、泌尿系统感染或结石，也包括各种心血管疾病造成的心力衰竭、心源性水肿，消化系统的肝炎、胆囊炎、胆结石，以及各种病因所致的胸腔积液、腹水、面目浮肿、肢体水肿、妇科炎症、皮肤感染等。本类中药以增加小便排出量、抗肾炎为主要药理作用，兼有抗泌尿道常见病原菌感染，以及保肝、利胆作用。

【药理作用】

1. 利尿　茯苓、猪苓、泽泻、半边莲、玉米须、车前子、木通、萹蓄、瞿麦、金钱草、茵陈等均具有不同程度的利尿作用。其中猪苓、泽泻的利尿作用较强。利水渗湿药的利尿作用机制，不同的药物不尽相同，如猪苓、泽泻抑制肾小管对钠离子的重吸收；茯苓具有抗醛固酮作用；泽泻能增加心房利钠尿多肽（ANP）的含量等。

2. 抗菌　本类药物中的多数药物具有一定的抗病原微生物作用，如茵陈、金钱草、木通、萹蓄、半边莲、猪苓等具有抗菌作用；车前子、地肤子、茵陈、萹蓄、木通具有抗真菌作用。

3. 抗肾炎　泽泻、车前子、茯苓、猪苓、五苓散、柴苓汤、真武汤等具有消除水肿、蛋白尿和抗炎、调节免疫等多种作用。近年来柴苓汤广泛用于肾炎、肾硬变的治疗，可对抗激素副作用，减少尿畸形红细胞数和尿蛋白，提高红细胞免疫，降低 TNF 水平和血 IL-6、尿 IL-6 水平，并可改善慢性肾炎临床症状，改善肾功能。

4. 利胆、保肝　茵陈、金钱草、半边莲、玉米须等具有明显的利胆作用。茯苓、猪苓、泽泻、茵陈、垂盆草等有保肝作用。

【常用药物与方剂】　利水渗湿类常用药物与方剂及其主要药理作用见表10-1。

表 10-1　利水渗湿类常用药物与方剂主要药理作用简表

类别	药物/方剂	传统功效				
		利水渗湿	清利湿热	利湿退黄	清利肝胆湿热	利尿通淋
		药理作用				
		利尿	抗菌	利胆	保肝	抗肾炎
利水消肿类	茯苓	+			+	+
	猪苓	+	+		+	+
	泽泻	+			+	+
	半边莲	+	+	+		
	玉米须	+		+		+
	五苓散	+	+		+	+
利水通淋类	车前子	+	+			+
	木通	+	+		+	
	萹蓄	+	+			
	瞿麦	+				
	八正散	+	+	+	+	+
利湿退黄类	金钱草	+	+	+		
	茵陈	+	+			+
	垂盆草		+		+	+
	虎杖	+	+	+	+	
	茵陈蒿汤	+	+	+	+	+

知识链接

水肿与积液

过多的体液在组织间隙积聚称为水肿，在体腔中积聚称为积液。正常体腔中只有少量液体，若体腔中体液积聚则成为积液，如腹腔积液、胸腔积液、心包积液、脑室积液、阴囊积液等。水肿产生的因素有：①组织间液的生成大于回流，血管内外液体交换失衡导致组织间液增多；②体内水钠潴留，细胞外液增多导致组织间液增多。

第二节　常用药物和方剂

茯苓　Fuling

【来源采制】　本品为多孔菌科真菌茯苓 *Poria cocos*（Schw.）Wolf 的干燥的菌核。多于 7—9 月采挖，挖出后除去泥沙，堆置"发汗"后，摊开晾至表面干燥，再"发汗"，反复数次至现皱纹、内部水分大部散失后，阴干，称为"茯苓个"；或将鲜茯苓按不同部位切制，阴干，分别称为"茯苓块"和"茯苓片"。生用。

【主要成分】　主要含有 β- 茯苓聚糖,另含茯苓多糖、茯苓酸、茯苓素、组氨酸、胆碱、腺嘌呤、麦角固醇,以及无机成分钠、钾、镁、磷等。近年来,从茯苓中分离得到三萜类化合物成分。

【性味归经】　味甘、淡,性平;归心、肺、脾、肾经。

【功能主治】　具有利水渗湿,健脾,宁心的功效。用于水肿尿少,痰饮眩悸、脾虚食少,便溏泄泻,心神不安,惊悸失眠。

【药理作用】

1. 利尿　茯苓具有利尿作用,可用于治疗肾源性水肿和心源性水肿,有较好的疗效。但其利尿作用受动物种属、状态、给药途径等因素影响。用茯苓醇浸液注射家兔腹腔 5 天,尿量明显增加,而茯苓煎剂灌胃则无利尿作用。茯苓对健康人利尿作用不明显,但对肾性和心性水肿患者利尿作用显著。茯苓素是茯苓利尿作用的有效成分,一方面可与肾小管浆膜的醛固酮受体结合,拮抗醛固酮活性,提高尿中 Na^+、K^+ 比值;另一方面,能通过增强细胞膜上的钠泵 Na^+-K^+-ATP 酶的活性和激活总 ATP 酶,促进机体水盐代谢,起到利尿作用。

2. 调节免疫　茯苓多糖具有显著增强机体免疫功能的作用,对于特异性和非特异性免疫都有促进效果。茯苓素和茯苓三萜化合物对免疫功能具有调节作用。在非特异性免疫功能方面,能增加免疫器官胸腺、脾脏、淋巴结的重量;增强正常腹腔巨噬细胞的吞噬功能,并能对抗免疫抑制剂对巨噬细胞吞噬功能的抑制作用;对抗 ^{60}Co 照射引起小鼠外周血白细胞的减少;增加非特异性脂酶染色(ANAE)阳性淋巴细胞数。在特异性免疫功能方面,可使玫瑰花结形成率及 PHA 诱发的淋巴细胞转化率升高;使小鼠脾脏抗体分泌细胞数(PFC)明显增多。作用机制可能与其诱导产生 IL-2 有关。茯苓素、茯苓三萜化合物在低剂量时有明显的免疫增强作用,但高剂量时则表现为抑制作用。茯苓素能增强小鼠腹腔巨噬细胞的吞噬作用,提高机体的非特异性免疫功能。但对植物血凝素、大肠埃希菌内毒素和刀豆球蛋白 A 诱导的淋巴细胞转化及对小鼠血清抗体及脾细胞抗体产生能力均有显著抑制作用。茯苓素对 IL-2 的产生呈剂量依赖性抑制作用。茯苓对免疫系统的调节作用可认为是其"益气扶正"功效的药理作用基础。

3. 松弛胃肠平滑肌　茯苓能对抗顺氨氯铂兴奋胃肠平滑肌的作用,使胃肠平滑肌运动频率减慢、强度减弱,有止吐作用。茯苓浸剂对兔离体肠管有直接松弛作用,使肠肌收缩振幅减小,张力下降。

4. 抗胃溃疡　茯苓对幽门结扎所致的溃疡有预防作用,并能降低胃酸含量。单用茯苓或与人参、金银花合用,对实验性溃疡有防治作用,可使胃液酸度降低,其有效成分为麦角固醇。上述作用与茯苓"健脾和中"的功效相关。

5. 保肝　皮下注射茯苓醇可明显减轻大鼠肝硬化、降低肝内胶原含量、增加尿羟脯氨酸排出量,说明茯苓醇具有促进肝脏胶原蛋白降解,促进肝内纤维组织重吸收作用。新型羧甲基茯苓多糖可减轻 CCl_4 所致小鼠肝损伤及其代谢障碍,降低 SGPT 活性,加速肝细胞再生,减少肝细胞坏死。茯苓还可降低转氨酶、胆红素及尿素氮含量,使血浆支链氨基酸与芳香族氨基酸比值恢复正常,防止肝性脑病的发生。保肝作用是茯苓"益气健脾"的功效和临床疗效的药理作用基础。

6. 中枢抑制　茯神水煎剂可对抗咖啡因所致的兴奋过度,延长戊巴比妥的麻醉时间。羧甲基茯苓多糖能增强硫喷妥钠对小鼠的中枢抑制作用,使麻醉时间显著延长。上述作用与传统认为茯苓具有安神的功效相吻合。

7. 抗肿瘤　茯苓多糖与茯苓素有显著的抗肿瘤作用,能抑制小鼠实体瘤 S_{180} 生长,延长艾氏腹水癌小鼠存活时间。茯苓多糖能显著抑制体外培养的小鼠腹水型肉瘤 S_{180} 细胞和人慢性骨髓性白血病 K_{562} 细胞增殖,能使 Lewis 肺癌和肉瘤 S_{180} 荷瘤小鼠低下的巨噬细胞吞噬功能恢复正常。茯苓素能显著抑制体外培养的小鼠白血病 L_{1210} 细胞的增殖。茯苓多糖抗肿瘤作用机制包括提高宿主的免疫系统功能及直接的细胞毒作用两个方面。茯苓素抗肿瘤作用机制可能是通过抑制肿瘤细胞的核苷转运而抑制肿瘤细胞 DNA 合成,并提高巨噬细胞产生肿瘤坏死因子的能力,增强杀伤肿瘤细胞作用。

8.抗氧化　茯苓合剂具有抗脂质过氧化,提高机体清除超氧自由基和羟自由基的能力,以及抗皮肤色素沉着等作用。

课堂互动

临床上哪些疾病易出现水肿的症状?

【现代应用】

1.肾源性水肿　对肾源性水肿临床处方可辨证选择配伍白术、党参、猪苓、山药、泽泻、薏苡仁、附子、肉桂等,或者采用金匮肾气丸、五苓散。

2.心源性水肿　对心源性水肿临床处方可辨证选择配伍附子、干姜、肉桂、人参、猪苓、泽泻等,或者采用真武汤。

3.腹泻　单味茯苓粉可用于治疗由轮状病毒感染所致的婴幼儿秋冬季腹泻。对临床常见的各种原因所致腹泻均可使用茯苓治疗。

4.肝炎　新型羧甲基茯苓多糖肌内注射,能明显改善慢性肝炎患者肝功能。

5.肿瘤　新型羧甲基茯苓多糖静脉注射或肌内注射,并配合化疗治疗胃癌、肝癌、鼻咽癌,能改善症状。

泽泻　Zexie

【来源采制】　本品为泽泻科植物东方泽泻 *Alisma orientalis*(Sam.)Juzep. 或泽泻 *Alisma plantago-aquatica* Linn. 的干燥块茎。冬季茎叶开始枯萎时采挖,洗净,干燥,除去须根和粗皮。生用。

【主要成分】　主要含有泽泻萜醇 A 等三萜类化合物,泽泻醇、泽泻素等倍半萜类化合物。此外,还含有卵磷脂、氨基酸、糖类、多种脂肪酸及多种微量元素。

【性味归经】　味甘、淡,性寒;归肾、膀胱经。

【功能主治】　具有利水渗湿,泄热,化浊降脂的功效。用于小便不利,水肿胀满,泄泻尿少,痰饮眩晕,热淋涩痛,高脂血症。

【药理作用】

1.降低血脂、抗动脉硬化　泽泻有降低高脂血症动物的血清胆固醇、甘油三酯的作用。泽泻提取物、醇浸膏及醇浸剂等可抑制实验性家兔动脉粥样硬化,减轻血管内膜斑的生成和减轻病变的程度,缩小病变范围。泽泻能使主动脉内各种脂质减少,特别是胆固醇显著减少,从而导致主动脉斑块减轻。泽泻的脂溶性部分腹腔注射,能使口服棉籽油所引起的高脂血症大鼠的血浆脂质澄清化,对实验性高胆固醇血症有明确的降胆固醇和抗动脉粥样硬化作用。其有效成分为泽泻醇 A 及 A、B、C 的醋酸酯,尤以泽泻醇 A 醋酸酯作用最强。泽泻抗动脉粥样硬化的机制与降低血脂,调整动脉壁内微量元素含量,调节 PGI_2/TXA_2 的动态平衡,降低脂质过氧化物的含量,降低动脉壁内钙异常升高,改善血液流变性有关。

2.抗脂肪肝　泽泻经甲醇、苯和丙酮提取的组分对各种原因引起的动物脂肪肝均有良好效应,对低蛋白饮食、乙基硫氨酸所致脂肪肝均有不同程度的抑制作用。用含泽泻的脂肪性饲料喂养,可使大鼠的肝脂肪蓄积受到抑制,并能改善肝功能。泽泻中所含的胆碱、卵磷脂、氨基酸及苯丙酮可溶性部分均具有抗脂肪肝作用,对 CCl_4 引起的急性肝损伤有保护作用,使肝脂肪量降低,抑制血浆和肝中磷脂质的下降并改善肝色素排泄功能。泽泻可使实验性高脂动物模型肝内总胆固醇、胆固醇酯、甘油三酯及总酯含量明显降低。其作用机制可能为影响与胆固醇代谢有关的酶及抑制肝内甘油三酯合成。

3．减肥　泽泻水煎剂能使谷氨酸钠（MSG）诱发的肥胖大鼠 Lee 指数明显降低，性器官（子宫及睾丸）周围脂肪蓄积减少，血清甘油三酯含量明显降低，并使肥胖大鼠体重有所减轻，而对正常大鼠体重、身长及 Lee 指数无明显影响。

4．利尿　泽泻对人和动物均有显著的利尿作用，能使尿中钠、氯、钾及尿素的排泄增加。兔口服泽泻水煎液尿量增加 18.5%，泽泻流浸膏腹腔注射可使尿量增加 24%。健康成人临床剂量的泽泻水煎剂口服，可使尿量增加 63%，排钠量增加 34%。其利尿机制有人认为与螺内酯相似，直接作用于肾小管的集合管，抑制钾离子及酸的排泄，同时抑制钠离子的再吸收而起到利尿作用。泽泻提取物还具有剂量依赖性地抑制肾脏 Na^+-K^+-ATP 酶的活性。冬季产泽泻利尿效力最强，春泽泻效力稍差。生泽泻、酒炙泽泻均有一定的利尿作用，而盐泽泻则无。

5．抗肾结石　泽泻水提液能明显抑制乙二醇与活性维生素 D_3 诱导的大鼠实验性肾结石的形成。其作用机制为降低肾钙含量，减少肾小管内草酸钙结晶形成。

6．抗炎　泽泻具有抑制急性或慢性炎症反应的作用。泽泻煎剂可显著减轻二甲苯所致小鼠耳郭肿胀，可明显抑制大鼠棉球肉芽肿增生，对胸腺、肾上腺重量及肾上腺中维生素 C 含量无显著影响，提示抗炎机制是直接作用。

7．降低血糖　泽泻可使正常小鼠血糖降低，使四氧嘧啶诱发的小鼠糖尿病的高血糖明显降低。

8．对心血管的影响　泽泻醇提取物能引起兔血压迅速下降，对离体兔主动脉有松弛作用，能显著增加离体兔心的冠脉血流量，对心率无影响，对心肌收缩力呈轻度抑制作用。

【现代应用】

1．高脂血症　泽泻浸膏片对Ⅱa、Ⅱb、Ⅳ和Ⅴ型高脂蛋白血症均有疗效。

2．脂肪肝　可用泽泻配伍生首乌、决明子、丹参等组成降脂益肝汤。

3．单纯性肥胖　可用泽泻配伍番泻叶、山楂、决明子等组成轻身饮Ⅱ号。

4．肾性水肿　泽泻用于治急性或慢性肾炎的尿少、水肿，也用于治疗肝硬化腹水、脑水肿等。

5．泌尿系统疾病　泽泻广泛应用于泌尿系统结石、感染、肾盂肾炎、肾炎。

6．耳源性眩晕　以泽泻汤（泽泻、白术）治疗有效。

【不良反应】　少数人可出现皮疹等过敏反应。

茵陈　Yinchen

【来源采制】　本品为菊科植物滨蒿 *Artemisia scoparia* Waldst. et Kit. 或茵陈蒿 *Artemisia capillaris* Thunb. 的干燥地上部分。春季幼苗高 6～10cm 时采收或秋季花蕾长成至花初开时采割，除去杂质和老茎，晒干。春季采收的习称"绵茵陈"，秋季采割的称"花茵陈"。

【主要成分】　主要含有香豆素类，黄酮类，有机酸类，挥发油类等化学成分。

【性味归经】　味苦、辛，性微寒；归脾、胃、肝、胆经。

【功能主治】　具有清利湿热，利胆退黄的功效。用于黄疸尿少，湿温暑湿，湿疮瘙痒。

【药理作用】

1．利胆　水煎剂、水浸剂、去挥发油水浸剂、挥发油、醇提取物等对正常大鼠或 CCl_4 引起的肝损伤大鼠均具有明显的利胆作用，可增加胆汁分泌和排泄。茵陈中多种成分，如茵陈香豆酸（A、B）、茵陈素（6,7-二甲氧基香豆素）、茵陈色原酮、茵陈黄酮、茵陈二炔、茵陈炔内酯、绿原酸、咖啡酸及对羟基苯乙酮等，均有不同程度地增加胆汁流量、扩张胆管、收缩胆囊使胆汁排泄加速的作用。对羟基苯乙酮还能增加胆汁中胆酸、胆固醇等成分的分泌。茵陈能够诱导提高肝 UDP-葡糖醛酸转移酶活性，促进胆红素代谢。

思政元素

新生儿黄疸的中医治疗

　　新生儿黄疸是指在新生儿期由于胆红素代谢异常，引起体内胆红素水平升高，导致皮肤、巩膜及其他脏器黄染，是新生儿常见的临床问题之一。在新生儿黄疸的中医药治疗方面，我国主要采用中药口服、灌肠治疗、针灸按摩、泡浴外洗等中医治法。临床研究表明新生儿黄疸在常规治疗基础上，联合应用双歧杆菌四联活菌和茵栀黄口服液，疗效显著，可减少住院时间，降低治疗费用。

　　由此可见，中医药作为中国医学的瑰宝，在新生儿黄疸临床治疗中的价值与地位日渐得到认可，相信在中国日臻完善的医疗体系下，中医药将在新生儿黄疸防治中发挥更有效的作用。

2. 保肝　茵陈煎剂对 CCl_4 所致动物实验性肝损伤有保护作用，能减轻肝细胞肿胀、气球样变、脂肪变及坏死的程度，降低血清转氨酶活性。茵陈色原酮、茵陈黄酮和 6,7- 二甲氧基香豆素成分有抗 CCl_4 和半乳糖胺诱发的大鼠肝细胞毒性作用。茵陈素、茵陈多肽具有显著抗药物肝损伤作用，且强于茵陈蒿汤。茵陈的保肝作用机制与下列因素有关：增加肝脏微粒体中的 P_{450} 含量，诱导肝药酶；抑制 β 葡糖醛酸酶活性，减少葡糖醛酸的分解，增强肝脏的解毒功能；保护肝细胞膜完整性和促进肝细胞再生；抑制脂质过氧化反应。

3. 利尿、保护肾脏　茵陈及其成分绿原酸、咖啡酸、茵陈素均有不同程度的利尿作用。茵陈素能拮抗顺铂引起的家兔原代培养肾小管上皮细胞内游离 Ca^{2+} 超载，减轻 Ca^{2+} 超载对细胞的损伤；还可显著提高被顺铂抑制的家兔原代肾小管细胞乳酸脱氢酶、碱性磷酸酶和 N- 乙酯 -β- 氨基葡萄糖苷酶活力，使肾小管上皮细胞溶酶体免受损伤。

4. 解热、镇痛、抗炎　茵陈水煎剂和醇提物对伤寒混合菌苗所致家兔体温升高均有明显解热作用，茵陈醇提物解热作用起效快、作用强。茵陈素对鲜啤酒酵母菌和 2,4- 二硝基苯酚致热大鼠和伤寒混合菌苗致热家兔均有解热作用，与复方安乃近和氨基比林无明显差异。茵陈素在小鼠醋酸扭体法、热板法致痛试验，角叉菜胶和热引起的大鼠足肿胀试验中均显示抑制作用。

5. 抗病原微生物　茵陈对多种病原微生物有抑制作用。茵陈水溶性提取物溶液能有效抑制巨细胞病毒在细胞内的繁殖。其主要抑菌活性成分有茵陈炔酮、对羟基苯乙酮和挥发油成分等。

6. 抗肿瘤　茵陈水煎剂能抑制致癌剂黄曲霉毒素 B_1 的致突变作用，对亚硝酸钠和 N- 甲基苄胺的诱癌作用亦有阻断作用。茵陈色原酮对培养的 L-929 和 KB 细胞具有较强的细胞毒活性，在体内能抑制小鼠 Meth A 肿瘤生长。茵陈色原酮和蓟黄素具有抑制 Hela 细胞和 Ehrlich 腹水癌细胞增殖的作用。茵陈素在体外对人肺癌细胞增殖具抑制作用，通过抑制 DNA 合成，将细胞阻滞于 G_0/G_1 期。

7. 其他作用

（1）平喘：茵陈素可直接舒张离体豚鼠气管平滑肌，对应用组胺和乙酰胆碱引喘法制作的豚鼠哮喘模型有平喘作用。

（2）改善心脑血管功能：茵陈素还具有降血脂、抗动脉粥样硬化、降压、抗心绞痛及改善脑血流等作用。

（3）抗缺氧：腹腔注射茵陈素能提高减压、常压、化学药物所致组织缺氧鼠的存活率或存活时间。

【现代应用】

1. 胆石症、胆道蛔虫症　茵陈蒿汤水煎剂可扩张胆管，缓解疼痛。

2. 肝炎　肝炎患者应用茵栀黄口服液、注射液有退黄疸和降低氨基转移酶作用。

3. 高胆固醇血症　每日用茵陈15g煎汤代茶饮。

【不良反应】　茵陈超量可出现头晕、恶心、腹胀及灼热感等不良反应。茵陈二炔酮小鼠灌胃给药 LD_{50} 为 6.98mg/kg。茵陈素小鼠灌胃给药 LD_{50} 为 497mg/kg，死亡前有阵发性惊厥。对羟基苯乙酮小鼠腹腔注射的 LD_{50} 为 0.5g/kg，口服 LD_{50} 为 2.2g/kg。

猪苓　Zhuling

【来源采制】　本品为多孔菌科真菌猪苓 *Polyporus umbellatus*（pers.）Frics 的干燥菌核。春、秋二季采挖，去泥沙，干燥。

【主要成分】　主要成分为猪苓多糖、麦角甾醇、蛋白质及钾盐等。

【性味归经】　味甘、淡，性平；归肾、膀胱经。

【功能主治】　具有利水渗湿的功效。用于小便不利，水肿，泄泻，淋浊，带下。

【药理作用】

1. 利尿作用　动物灌服或注射猪苓煎剂亦有利尿作用，其利尿机制主要是抑制肾小管对电解质和水的重吸收。猪苓汤（猪苓、茯苓、泽泻）对大量水负荷条件下的大鼠有利尿作用，而在少量水负荷条件下则利尿不明显，故认为其利尿作用可能要在水滞留状态下才出现。慢性肾功能不全大鼠服用猪苓汤后可使生命延长，并促进 Na^+、K^+、Cl^- 的排泄。

2. 对免疫功能的影响　猪苓提取物能增强网状内皮系统吞噬功能，猪苓多糖能显著提高荷瘤小鼠及化疗小鼠腹腔巨噬细胞吞噬活力，当猪苓多糖与抗原同时作用于免疫系统时，可增强 B 细胞对抗原的刺激反应，使抗体形成细胞数目增多，是一种非 T 细胞促有丝分裂素。猪苓多糖对正常人及早期宫颈癌患者均能促进淋巴细胞转化。

3. 抗肿瘤作用　猪苓多糖对小鼠肉瘤 S_{180}、肺癌 7432 有显著抑制作用。猪苓、猪苓汤对小鼠艾氏腹水癌有抑制作用，使小鼠生存期显著延长；对大鼠膀胱癌亦有抑制作用。猪苓抑癌机制是抑制瘤细胞 DNA 的合成及提高瘤细胞内 cAMP 含量，从而抑制肿瘤细胞的生长。此外，与猪苓增强机体免疫功能亦有关系。

4. 保肝作用　猪苓多糖能减轻 $CC1_4$、$D-$ 氨基半乳糖（*D-Galn*）引起的动物组织损伤，促进其恢复和再生，能使血清谷丙转氨酶活性下降。猪苓多糖可促使豚鼠和熊、猴乙肝表面抗体产生，使正常小鼠和肝损伤小鼠腹腔巨噬细胞释放 H_2O_2 能力明显增加，提高细胞免疫功能。

【现代应用】

1. 肿瘤　用猪苓多糖口服或肌内注射配合化疗、放疗治疗肺癌、肝癌、鼻咽癌、急性白血病等，可以改善症状，使病灶缩小，减少化疗药物的毒性反应。

2. 病毒性肝炎　用猪苓多糖治疗慢性病毒性肝炎，有较好疗效，能改善症状，降低血清谷丙转氨酶活性并抑制病毒复制，使 HBeAg 阴转。

3. 银屑病　猪苓注射液肌内注射治疗银屑病，近期疗效明显。

五苓散　Wuling San

【方剂组成】　五苓散出自《伤寒论》。本方由茯苓 180g、泽泻 300g、猪苓 180g、桂枝 120g、炒白术 180g 组成，以上五味，粉碎成细粉，混匀。口服。一次6～9g，一日 2 次。

【功能主治】　具有温阳化气，利湿行水的功效。用于阳不化气、水湿内停所致的水肿，症见小便不利、水肿腹胀、呕逆泄泻、渴不思饮。

【药理作用】

1. 利尿作用　实验证明五苓散对多种动物及水肿患者均有利尿作用。五苓散的利尿作用与方中各药剂量有关。五苓散的利尿作用可能是抑制肾小管的重吸收功能，促进Na^+与水的排出。也有研究表明，五苓散能增加大鼠心房肌细胞中的心房利钠尿多肽（ANP）数量，在机体水肿时，血液中的 ANP 释放增加，促进Na^+和水的排出。

2.对水、电解质代谢的影响 研究表明，五苓散作用于渗透压感受器，使渗透压的调节点作用恢复正常并减少 ADH 分泌。五苓散的调整水电解质作用机制可能与 PGF1α 在肾脏中的抗 ADH 作用有关。实验中给大鼠服用 10 倍于常用量的五苓散，连续 30 天，可使肾血流量增加，尿量增多，主要脏器含水量分布正常，尿中Na^+、K^+排出增多而对全身水的分布、细胞内液及细胞外液基本无影响，提示本方有调节失水后机体水盐平衡的作用。

3.对乙醇代谢的影响 五苓散对乙醇代谢有明显影响。服用五苓散则可预防乙醇中毒的发生。五苓散可使喂饲乙醇加高脂饲料小鼠肝脏中升高 LPO、总胆固醇（TC）、甘油三酯（TG）水平明显下降。此作用是由于五苓散增加乙醇的排除与氧化速度，从而抑制乙醇所致脂肪肝形成。

【现代应用】

1.急性或慢性肾炎 本方单独服用或随证加减治疗急性或慢性肾炎有效。

2.尿潴留 五苓散对多种原因所致急性尿潴留疗效显著，产后及手术后尿潴留患者服用本方 1～3 剂后即能自解小便。前列腺肥大引起的尿潴留用本方加菖蒲根，或重用桂枝并加入车前草。

3.胸腔积液、腹水、脑积水、心包积液、睾丸鞘膜积液以及关节腔积液等 有报道用五苓散加商陆、党参、赤芍治疗胸腔积液，加大腹皮、牛膝、车前子治疗脑积水。

4.急性胃肠炎 寒湿泄泻以本方加附子、干姜。此外，对其他各种原因引起的呕吐如妊娠呕吐、新生儿呕吐、梅尼埃病呕吐均用本方加减治疗。

5.慢性乙醇中毒 五苓散对慢性乙醇中毒性肝损伤有治疗效果，饮酒前后服用本方可预防宿醉。

（周碧兰）

？ 复习思考题

1. 试述茯苓、猪苓、泽泻利尿作用特点及作用机制。
2. 简述茵陈保肝作用和作用机制。
3. 简述利水渗湿药的主要药理作用。

1004
思维导图
利水渗湿药

1005
拓展阅读 新生
儿黄疸的中医药
治疗

1006
扫一扫，测一测

PPT课件

知识导览

第十一章 温 里 药

学习目标

　　1. 理解并掌握温里药的主要药理作用；掌握与附子功效相关的有效成分、药理作用以及作用机制。
　　2. 熟悉干姜、肉桂、丁香、四逆汤的主要药理作用。
　　3. 了解温里药常用药物的现代应用以及不良反应。

第一节 概 述

　　凡以温里祛寒，主要用于治疗里寒证的称为温里药，又名祛寒药。

　　本类药物味多辛而性温热，多入脾、胃、心、肝、肾经。温里药具有辛散温通、散寒止痛、补火助阳等功效，主要用于寒邪内盛，心肾阳衰所呈现的各种里寒证候。里寒证的主要症状有畏寒、肢冷、疼痛遇寒发作或加重，得热则解，大小便或呕吐物清冷、面色青白、舌淡、苔白、脉迟。由于寒邪所在脏腑部位不同，可有不同的临床表现。其中最常见两方面病证：一是外寒内侵，脾胃阳气受困，水谷不消所致的脏寒证，症见心腹胀满、脘腹冷痛、呕吐、泄泻等，与西医学中的消化道疾病相似；二是心肾阳虚、阴寒内生所致的腰膝冷痛、畏寒肢冷、小便不利及四肢厥冷、呼吸微弱、脉微欲绝等"亡阳证"征象，与西医学中的心功能不全、休克相似。

【药理作用】

　　1. 对心血管系统的影响　本类药物通过对心脏的正性肌力、正性频率和正性传导作用抗心律失常；通过扩张血管、改善微循环而使周身产生温热感。这是"助心阳、温肾阳、回阳救逆"等功效的现代科学依据。

　　（1）强心作用：附子、干姜、肉桂、吴茱萸及其制剂均能使心肌收缩力增强，心率加快，心输出量增加。从附子中提取的消旋去甲乌药碱是附子强心的主要成分，是 β 受体部分激动剂。肉桂的强心作用与其促进交感神经末梢释放儿茶酚胺有关。干姜的醇提液有直接兴奋心肌作用。

　　（2）抗心律失常：附子对缓慢性心律失常，能改善房室传导，恢复正常窦性心律；对窦房结功能低下患者，也有一定的改善作用；临床用于治疗缓慢性心律失常及各型休克均有较好疗效。干姜也有加快心率作用。

　　（3）抗心肌缺血：附子、肉桂、吴茱萸等能增加冠脉血流量，降低血管阻力，对垂体后叶素引起的动物实验性急性心肌缺血有一定的保护作用。附子和干姜等还能提高机体耐缺氧能力，延长动物在缺氧条件下的存活时间。

　　（4）扩血管，改善微循环：胡椒、干姜、肉桂等所含的挥发油或辛辣成分可使体表血管、内脏血管扩张，改善循环，使全身产生温热感。

　　（5）抗休克：附子、肉桂、干姜等药物及其复方制剂均能提高动脉压，延长休克动物存活时间，提高存活百分率。

　　温里药抗休克的作用机制主要与其强心、扩张血管、改善微循环有关。

2．对消化系统的影响

（1）对胃肠运动的影响：温里药多有增强胃肠功能，健胃祛风的作用。一方面干姜、肉桂等药物性味辛热，含有挥发油，对胃肠道有缓和的刺激作用，能使肠管兴奋，胃肠蠕动增强，排出胃肠积气。另一方面，附子能抑制胃排空，干姜、肉桂能缓解胃肠痉挛性收缩。

（2）促消化：干姜的芳香辛辣成分能直接刺激口腔和胃黏膜，使胃液分泌增加，胃蛋白酶活性和唾液淀粉酶活性增加，有助于提高食欲和促进消化吸收。

（3）利胆、止吐：干姜、肉桂、高良姜等能促进胆汁分泌。干姜浸膏可抑制狗由硫酸铜所致的呕吐，吴茱萸、丁香亦有止吐作用。

3．兴奋垂体-肾上腺系统 附子、肉桂、干姜对垂体-肾上腺皮质系统有兴奋作用，可使肾上腺中维生素 C、胆固醇含量降低，促进肾上腺皮质激素的合成。附子可兴奋下丘脑，使促肾上腺皮质激素释放激素（CRH）的释放增加。肉桂能使幼鼠的胸腺萎缩。附子、肉桂均可使阴虚动物模型的阴虚证进一步恶化，而使阳虚动物模型的阳虚证得到改善。强心、升高血压、扩张血管、增加血流量和增强交感-肾上腺系统的功能等作用是其"补火助阳、温里祛寒"功效的药理作用基础。

4．对神经系统的影响 温里药能通过影响自主神经系统及内分泌功能，改善物质代谢，产生热量。如附子、肉桂、干姜能兴奋交感神经，使产热增加；附子煎剂能延缓处于寒冷环境下的小鸡和大鼠的体温下降，延长其存活时间。附子、肉桂、吴茱萸等有镇静作用。

5．抗炎、镇痛 附子、乌头、干姜等具有抗炎作用。附子、乌头、干姜、肉桂等有不同程度镇痛作用。

【常用药物与方剂】 温里类常用药物与方剂及其主要药理作用见表11-1。

表 11-1 温里类常用药物与方剂主要药理作用简表

药物/方剂	传统功效							
	补火助阳、温里祛寒、回阳救逆				温中止痛			
	药理作用							
	强心	扩张血管	抗休克	兴奋交感	健胃	镇吐	抗炎	镇痛
附子	+	+	+		+		+	+
干姜	+	+		+	+	+	+	+
肉桂		+		+	+	+	+	+
吴茱萸		+		+	+	+	+	+
丁香					+	+		
胡椒		+			+	+		+
小茴香					+	+		
荜澄茄					+	+		+
四逆汤	+	+	+	+				
吴茱萸汤	+	+	+		+	+		+

知识链接

胃液的组成和作用

胃液是胃壁各种腺体细胞分泌的混合性液体，健康人每日分泌胃液量约为 1.5～2.5L。纯净的胃液是一种无色而呈酸性的液体，pH 为 0.9～1.5，内含盐酸、消化酶、黏液、水分及钾、

1103

扩展阅读
药食同源

钠、氯等离子等。盐酸能激活蛋白酶，可杀灭细菌，进入小肠能促进胰液、胆汁、肠液分泌，还有助于铁和钙的吸收。胃蛋白酶是胃液中的重要消化酶，能分解蛋白质，使之易于吸收。黏液覆盖在胃黏膜上皮的表面形成膜，具有润滑作用，使食物易于通过，还可保护胃黏膜，防止食物中坚硬物质的机械损伤以及氢离子对黏膜的化学侵蚀作用。

第二节　常用药物和方剂

附子　Fuzi

【来源采制】　本品为毛茛科植物乌头 Aconitum carmichaeli Debx. 的子根的加工品。6 月下旬至 8 月上旬采挖，除去母根、须根及泥沙，习称"泥附子"，加工成盐附子、黑附片及白附片使用。

【主要成分】　主要成分为剧毒的双酯类生物碱乌头碱。此外，还有药理活性较强的消旋去甲乌药碱、氯化甲基多巴胺、去甲猪毛菜碱等。

【性味归经】　味辛、甘，性大热；有毒。归心、肾、脾经。

【功能主治】　具有回阳救逆，补火助阳，散寒止痛的功效。用于亡阳虚脱，肢冷脉微，心阳不足，胸痹心痛，虚寒吐泻，脘腹冷痛，肾阳虚衰，阳痿宫冷，阴寒水肿，阳虚外感，寒湿痹痛。

【药理作用】

1. 强心　附子能增强心肌收缩力，加快心率，增加心输出量，增加心肌耗氧量。熟附片煎剂对离体心脏、在体心脏及戊巴比妥钠所致的衰竭心脏均有强心作用。口服附子粗制剂后，动物血清有明显增强心肌收缩力和加快心肌收缩速度的作用。附子中具有强心作用的成分主要是去甲乌药碱、氯化甲基多巴胺、去甲猪毛菜碱。去甲乌药碱是 β 受体部分激动剂，其强心作用与兴奋 β 受体有关。附子显著的强心作用是其"回阳救逆，挽救虚脱"功效的主要药理作用基础。

2. 扩张血管，调节血压　附子的温里功能在药理作用表现为扩张血管，增加血流，改善血液循环。附子注射液或去甲乌药碱静脉注射，均可使麻醉犬心输出量、冠脉血流量、脑血流量及股动脉血流量明显增加，血管阻力降低，有明显扩张血管作用，此作用可被普萘洛尔所阻滞。附子对血压的影响既有升压又有降压作用，与其所含成分有关。

3. 抗缺氧及心肌缺血　附子能够提高动物耐缺氧能力。50% 附子注射液腹腔注射，能显著提高小鼠对常压缺氧的耐受能力，延长小鼠在缺氧条件下的存活时间。去甲乌药碱具有扩张冠状动脉和增加心肌营养性血流量的作用。附子注射液静脉注射，能显著对抗垂体后叶素所引起的大鼠急性实验性心肌缺血，对心电图 ST 段升高有抑制作用，附子抗心肌缺血作用可能与增加心肌血氧供应有关。附子水煎剂能对抗大鼠在冰水应激状态下因内源性儿茶酚胺分泌增加而导致血小板聚集引起的心肌损伤，对心肌有保护作用。

4. 抗休克　附子抗休克作用是其强心、调节血压、抗缺氧、抗心肌缺血等作用的综合效应。附子及其复方制剂，尤其是参附汤、四逆汤、芪附汤及其注射液，具有显著的抗休克作用。对失血性休克、心源性休克、内毒素性休克及肠系膜上动脉夹闭性休克等，均能提高平均动脉压，延长动物存活时间及存活百分率。对内毒素休克犬能明显改善每搏输出量、心输出量和心脏指数。对缺氧性、血栓闭塞性休克等亦有明显保护作用。附子的抗休克作用与其强心的有效成分有关。其中，去甲乌药碱，氯化甲基多巴胺可激动 α 受体强心升压。去甲猪毛菜碱则通过激动 α、β 受体，兴奋心脏，加快心率，收缩血管，升高血压。附子抗休克作用是其"回阳救逆，挽救虚脱"功效和临床用于心力衰竭、生命垂危的药理作用基础。

5. 抗寒冷 附子冷浸液和水煎液均能抑制寒冷引起的鸡和大鼠的体温下降,延长生存时间,减少死亡数。此作用与附子强心、扩张血管、增加血流量等作用有关,与附子"温阳散寒"的功效相一致。

6. 抗炎 附子煎剂对急性炎症模型有明显抑制作用,乌头碱类生物碱有抗炎作用。乌头总碱对二甲苯、蛋清、甲醛致肿,琼脂肉芽肿增生均有明显抑制作用。附子的抗炎作用可能是通过多途径实现的:通过兴奋下丘脑 - 垂体 - 肾上腺皮质系统发挥抗炎作用;附子本身还具有皮质激素样作用,动物切除双侧肾上腺后,附子仍有抗炎作用;附子增强肾上腺皮质系统作用,可能是通过兴奋下丘脑 CRH 神经细胞所致。附子抗炎症的作用是其"温经散寒、止痛"功效和临床治疗骨关节肌肉炎症、疼痛的药理作用基础。

7. 镇痛、镇静、局部麻醉 生附子及乌头碱具有显著的镇痛作用。生附子能明显提高小鼠尾根部加压致痛法的痛阈值。附子煎液腹腔注射和附子水煎醇沉液对热刺激所致小鼠疼痛有显著的镇痛作用。乌头碱是附子所含双酯型二萜生物碱,既是毒性成分,又是镇痛作用的有效成分。生附子能抑制小鼠自发活动,延长环己巴比妥所致的小鼠睡眠时间。附子能刺激局部皮肤,使皮肤黏膜的感觉神经末梢呈兴奋现象,产生瘙痒与灼热感,继之麻醉,丧失知觉。乌头碱的镇痛作用是中枢性的,而且作用部位主要在脊髓以上神经结构,主要与脊髓以上神经结构中的 α 受体有密切关系,有些乌头碱的镇痛作用还和中枢 Ca^{2+} 有关。附子的镇痛和局麻作用亦是其"温经散寒、止痛"功效和临床疗效的药理作用基础。

8. 调节消化系统功能 附子水煎剂、生附子、乌头碱具有胆碱样作用,可抑制胃排空,对大鼠离体回肠肌则有收缩作用,此作用可被阿托品阻断。附子水煎剂还能抑制小鼠水浸应激性和大鼠盐酸损伤性胃溃疡的形成。附子对消化系统的调节作用是其"补火助阳"功效和临床治疗胃痛、腹痛、腹泻、呕吐的药理作用基础。

9. 调节神经 - 内分泌功能 附子"补火助阳"的功效还体现为改善阳虚证患者内分泌和交感神经系统的功能低下的状态。附子通过减少 M 受体数量,降低 cGMP 系统反应性,使甲状腺功能减退的阳虚证模型动物的副交感神经 -M 受体 -cGMP 系统功能偏亢趋于正常。此外,虚寒证动物脑中去甲肾上腺素(NA)和多巴胺(DA)的含量降低,5-HT 的含量升高。而附子可上调NA、DA 含量,并下调 5-HT 的含量,通过调节中枢神经递质水平来调整机体功能的平衡,这在一定程度上从分子水平阐明了附子的"补火助阳"机制。

10. 调节免疫功能 乌头碱能够提高正常小鼠和皮质酮免疫抑制阳虚模型小鼠巨噬细胞 Ia 抗原的表达,从而增强巨噬细胞递呈抗原能力,促进免疫应答反应。并通过 T 细胞及其亚群产生免疫抑制作用,此可能为乌头类用于抗风湿的药效学基础。

11. 对心律的影响 附子中含有对心律作用不同的两类成分。附子对心肌电生理有不同影响,可能与所含不同成分及剂量大小有关。附子的抗心律失常作用的特点为对缓慢型心律失常作用显著。消旋去甲乌药碱能明显增加离体蛙心、在体兔心和豚鼠衰竭心脏的心肌收缩力,还能加速心率,对实验性缓慢性心律失常有改善作用。乌头碱毒性较强,容易引起异位心律。静脉注射次乌头碱给麻醉大鼠,小剂量次乌头碱具有抗心律失常作用,而大剂量又可诱发心律失常。附子水溶性部分可对抗乌头碱所致大鼠心律失常。

【现代应用】

1. 休克、心力衰竭 以附子为主组成的回阳救逆复方四逆汤、参附汤、芪附汤、回阳救急汤、参附注射液、参附青注射液等,对于各种休克有肯定的疗效,可使血压回升和稳定,明显改善末梢循环。对于慢性阻塞性肺疾病、风湿性心脏病、甲状腺功能亢进性心脏病等所致的各种慢性心力衰竭也有较好疗效。

2. 缓慢性心律失常 附子注射液或以附子为主的复方治疗各种缓慢性心律失常,如病态窦房结综合征、窦性心动过缓、窦房传导阻滞、房室传导阻滞等。

3．疼痛　风湿性关节炎、类风湿关节、慢性腰腿痛、神经痛等用附子或其复方治疗有一定疗效。

4．胃病　胃炎、胃溃疡、胃肠神经症、慢性腹泻、呕吐等辨证属于脾胃阳虚证者，可用附子配伍干姜、白术、茯苓、甘草、吴茱萸、丁香，如理中汤、附子理中汤。

【不良反应】　附子毒性较大，其毒性主要由乌头碱类生物碱引起。人口服乌头碱 0.2mg 即可致中毒，乌头碱的致死量为 3～4mg。常见的中毒症状主要以神经系统、循环系统和消化系统的表现为主，常见恶心、呕吐、腹痛、腹泻、头昏眼花以及口舌、四肢甚至全身发麻，畏寒。严重者出现瞳孔散大，视觉模糊，呼吸困难，手足抽搐，躁动，大小便失禁，体温及血压下降等。乌头碱对心脏毒性较大，心电图表现为一过性心率减慢，房性、室性期前收缩和心动过速，以及非阵发性室性心动过速和心室颤动等。附子经过炮制，乌头碱类生物碱含量大大降低，毒性也明显降低。未炮制附子小鼠灌胃、腹腔注射、静脉注射的 LD_{50} 分别是 5.49g/kg、0.71g/kg、0.49g/kg，炮制后分别是 161g/kg、11.5g/kg、2.8g/kg，毒性明显降低。附子通过合理的配伍，可明显降低其毒性和不良反应。

干姜　Ganjiang

【来源采制】　本品为姜科植物姜 *Zingiber officinale* Rosc. 的干燥根茎。冬季采挖，除去须根和泥沙，晒干或低温干燥。趁鲜切片晒干或低温干燥者称为"干姜片"。

【主要成分】　含挥发油 1.2%～2.8%，主要成分为姜醇、姜烯等。其辣味成分为姜辣素（姜酚）及分解物姜酮、姜烯酚。尚含多种氨基酸。

【性味归经】　味辛，性热；归脾、胃、肾、心、肺经。

【功能主治】　具有温中散寒，回阳通脉，温肺化饮的功效。用于脘腹冷痛，呕吐泄泻，肢冷脉微，寒饮喘咳。

【药理作用】

1．促进消化　干姜所含芳香性挥发油，对消化道有轻度刺激作用，可使肠张力、节律及蠕动增强，从而促进胃肠消化功能。给犬灌服生姜煎剂能使胃液分泌和游离酸分泌增加，脂肪分解酶的活性加强。干姜还能增强唾液分泌，加强对淀粉的消化力。干姜对消化系统的作用，可以解释其"温中散寒"的功效。

2．镇吐　姜酮及姜烯酮的混合物是镇吐的有效成分。犬灌服干姜浸膏能抑制硫酸铜的催吐作用，但对家鸽由洋地黄、犬由阿扑吗啡诱发的呕吐无抑制作用，而这两种药物能兴奋延髓呕吐化学感受区（CTZ）引起呕吐中枢兴奋产生呕吐，提示其镇吐作用可能是末梢性的。

3．抗溃疡　干姜有保护胃黏膜的作用。水煎液给大鼠灌服，对应激性溃疡、醋酸诱发胃溃疡、幽门结扎性胃溃疡均有明显抑制作用。干姜石油醚提取物能对抗水浸应激性、吲哚美辛加乙醇性、盐酸性和结扎幽门性胃溃疡的形成。干姜抗溃疡的活性成分可能是脂溶性物质。

4．止泻　干姜浸膏可缓解组胺、氯化钡、Ach 等多种原因引起的豚鼠、家兔肠管痉挛。干姜石油醚提物能对抗蓖麻油引起的腹泻，干姜水提物则能对抗番泻叶引起的腹泻，但两种提取物都不影响小鼠胃肠推进运动。姜酮、姜酚、姜烯酮灌胃，可使家兔肠管松弛，蠕动减少。干姜醇提物解痉的药理效应可能与胆碱能受体和组胺受体被阻断有关。

5．抗炎　干姜醚提物和水提物，均能抑制二甲苯引起的小鼠耳肿胀，可拮抗角叉菜胶引起的大鼠足跖肿胀，其中干姜醚提物作用持续时间长。姜烯酮能明显抑制组胺和醋酸所致小鼠毛细血管通透性增加，抑制肉芽增生，减轻幼年大鼠胸腺重量，并使肾上腺重量增加。给大鼠灌服干姜水提物、干姜挥发油或干姜酚酸性部位，也能显著降低肾上腺中维生素 C 的含量。上述实验说明干姜的抗炎作用可能是通过促进肾上腺皮质的功能产生的。

6. 镇痛、镇静 干姜醚提物、水提物都有镇痛作用。给小鼠灌服醚提物或水提物,均能使乙酸引起的小鼠扭体反应次数减少,且呈量效关系。同时还能延长小鼠热刺激反应潜伏期。干姜具有镇静催眠作用,并可对抗中枢兴奋药的作用。

7. 强心、扩血管 姜酚给犬静脉注射,可使心肌收缩力增加。干姜甲醇提取液可使离体豚鼠心房自主运动增强。其强心成分为姜酚和姜烯酮。姜酚、姜烯酚能使血管扩张,促进血液循环,抑制去甲肾上腺素对肠系膜静脉的收缩。姜烯酚大鼠静脉注射后观察到血压在一过性降低后上升,以后又持续下降的三相性作用。强心、扩血管、调节血压是干姜"回阳救逆,温经通脉"功效的药理作用基础。

8. 抗缺氧 干姜醚提物能延长常压密闭缺氧和氰化钾中毒模型小鼠的存活时间,延长断头小鼠的张口动作持续过程。干姜胶囊对人心肌细胞缺氧缺糖性损伤有保护作用。其抗缺氧作用可能与减慢机体耗氧速度有关。柠檬醛可能是干姜醚提物中的抗缺氧有效成分之一。

9. 抗血栓 干姜水提物对 ADP、胶原酶诱导的血小板聚集有明显的抑制作用,使血栓形成延迟。可明显抑制去甲肾上腺对血小板聚集,降低患者全血高、低黏度及血浆高黏度,可明显改善冠心病患者症状。姜烯酮对家兔血小板环氧合酶活性和血栓烷素 A_2(TXA_2)的生成有抑制作用。干姜挥发油亦具有抗血栓形成的作用,并能明显延长白陶土凝血活酶时间。干姜挥发油抑制血栓形成的机制与增强内源性凝血功能有关。

10. 抗病原微生物 姜酮、姜烯酮等对伤寒杆菌、霍乱弧菌、沙门菌、葡萄球菌、链球菌、肺炎球菌等有明显抑制作用。

【现代应用】

1. 呕吐、晕车、晕船 干姜用于手术后恶心呕吐及胃寒呕吐、妊娠呕吐等。干姜粉具有明显的抗晕车、晕船作用。

2. 溃疡病 胃溃疡、十二指肠溃疡,可单用干姜或鲜生姜。

3. 慢性腹泻 临床处方可辨证选择配伍茯苓、白术、泽泻、桂枝、五味子、诃子等,或用干姜白术散、理中汤,或加入五苓散使用。

4. 流行性感冒、普通感冒及上呼吸道感染 用生姜 5 片、苏叶 30g,或配葱白治疗感冒风寒表证有效。

5. 慢性气管炎 用 5%～10% 生姜注射液穴位注射,对虚寒证有较好疗效。

6. 肺源性心脏病心力衰竭 临床处方可辨证选择配伍熟附子、细辛、肉桂、吴茱萸、香加皮、葶苈子、炙麻黄、五味子、陈皮、炙甘草等,或用回阳救急汤、四逆汤、乌附麻辛桂姜汤。

7. 冠心病、心肌梗死 干姜胶囊能降低心脾两虚或夹气滞血瘀型冠心病患者血浆 TXB_2 水平,明显降低全血及血浆黏度。

8. 慢性腰腿痛 用 5%～10% 生姜注射液穴位注射,对慢性风湿性关节炎、腰肌劳损效果较好。

9. 产后血虚腹痛 临床处方可辨证选择配伍当归、川芎、吴茱萸、香附、益母草、山楂、红花,或用生化汤等。

10. 中毒急救 对半夏、天南星等中毒,可用生姜急救。

【不良反应】 用寇氏法测得小鼠灌服干姜醚提物的 LD_{50} 为(16.3±2.0)ml/kg。

| 肉桂 Rougui |

【来源采制】 本品为樟科植物肉桂 *Cinnamomum cassia* Presl 的干燥树皮。多于秋季剥取,阴干。生用。

【主要成分】 含挥发油 1%～2%,并含鞣质、黏液质、糖类等。另含少量苯甲醛、乙酸苯丙酯等。桂皮醛是其镇静、镇痛和解热作用的有效成分。

【性味归经】　味辛、甘，性大热；归肾、脾、心、肝经。

【功能主治】　具有补火助阳，引火归原，散寒止痛，温通经脉的功效。用于阳痿宫冷，腰膝冷痛，肾虚作喘，虚阳上浮，眩晕目赤，心腹冷痛，虚寒吐泻，寒疝腹痛，痛经经闭。

【药理作用】

1. 强心　肉桂"补火助阳"的功效首先体现在强心作用及其临床效果。肉桂所含的桂皮醛能增强豚鼠离体心脏的收缩力，增加心率。肉桂的强心作用主要与其促进交感神经末梢释放儿茶酚胺（CA）有关。

2. 抗心肌缺血　肉桂水提物和肉桂油能明显提高大鼠左室舒张压和冠脉压，促进心肌侧支循环开放，改善心肌血液供应。肉桂水煎液能增加离体兔心灌流量。

3. 扩张血管、降低血压　肉桂、桂皮醛等对动物外周血管有扩张作用，可使冠脉和脑血流量明显增加，血管阻力下降，血压降低。肉桂对肾上腺再生高血压大鼠，可使血压明显下降，尿醛固酮24小时总排出量显著降低。

4. 改善内分泌功能　肉桂能使幼年小鼠胸腺萎缩，使肾上腺中维生素 C 含量下降，可使阳虚模型小鼠肾上腺中胆固醇含量降低，提示肉桂对肾上腺皮质功能有明显的促进作用。肉桂水煎液具有改善性功能的作用，能提高血浆睾酮水平和降低血浆三碘甲状腺原氨酸（T_3）水平。肉桂改善内分泌功能的作用亦是其"补火助阳"功效及其临床疗效的药理作用基础。

5. 抗凝血　肉桂提取物、桂皮醛在体外对 ADP 诱导的大鼠血小板聚集有抑制作用。肉桂水煎剂及水溶性甲醇部分在体外还能延长大鼠血浆复钙时间，而有抗凝血作用。抗凝血作用为肉桂"温经通脉"的功效及其临床疗效的药理作用基础。

6. 镇痛、镇静、抗惊厥　肉桂水煎液能减少醋酸引起的小鼠扭体次数，同时能延长小鼠热刺激反应潜伏期，对热刺激、化学刺激及压尾刺激引起的疼痛均有抑制作用。肉桂油、桂皮酸钠、桂皮醛等具有镇静、抗惊厥作用。桂皮醛使动物自发活动减少，延长环己巴比妥钠麻醉的时间，可对抗苯丙胺引起的动物活动过多。桂皮醛还可延缓士的宁引起的强直性惊厥及死亡时间。

7. 抗溃疡　肉桂水提物、醚提物和肉桂苷对大鼠应激性，以及吲哚美辛、乙酸、5-HT 等所致的胃溃疡均有抑制作用，并能明显抑制小鼠水浸应激性、大鼠幽门结扎性溃疡。肉桂水提物腹腔注射能抑制大鼠胃液分泌和胃蛋白酶活性，增加胃黏膜氨基己糖的含量，促进胃黏膜血流量，有助于抑制溃疡的形成。

8. 抗衰老　肉桂水煎液能提高老龄大鼠血清总抗氧化能力（TAA）、红细胞超氧化物歧化酶（SOD）活性，降低脑脂褐素（LPF）和肝脏 MDA 含量，从而起延缓衰老作用。

9. 抗菌　肉桂醛具有抗菌谱广、毒性低的特点。桂皮煎剂及桂皮的醇、醚浸液对红色毛癣菌、白念珠菌等多种致病性皮肤真菌亦有明显的抑制和杀灭作用。桂皮油对革兰氏阳性菌也有抑制作用。肉桂醇提物能明显抑制突变链球菌细胞黏附在玻璃表面，提示有预防龋齿的作用。

10. 抗炎　肉桂提取物对角叉菜胶致大鼠足肿胀、二甲苯致小鼠耳郭肿胀和棉球致大鼠肉芽组织增生均有显著抑制作用。

【现代应用】

1. 支气管哮喘、慢性支气管炎、肺源性心脏病　肉桂粉的乙醇提取物和 2% 普鲁卡因混匀，注入双侧肺俞穴治疗哮喘。单味肉桂粉或以肉桂为主的复方治疗慢性支气管炎。

2. 心脏病　以肉桂为主的中药复方常用于治疗肺源性心脏病、冠心病、心绞痛、风湿性心脏病、高血压心脏病等导致心脏衰竭。

3. 腰痛　肉桂粉可治疗风湿性及类风湿脊柱炎、腰肌劳损等。

4. 银屑病、荨麻疹　用肉桂苯哌嗪口服治疗银屑病、荨麻疹有效。

5. 面神经麻痹　采用肉桂粉外敷颊车、阳白、地仓等穴位治疗面神经麻痹疗效显著。

6．小儿流涎 用醋调肉桂粉，每晚敷贴双侧涌泉穴有较好疗效。

【不良反应】 肉桂有小毒。小量桂皮醛引起小鼠运动性抑制，眼睑下垂；大量则引起肢体强烈痉挛，运动失调，耳血管扩张，呼吸急促，死后病检见胃肠道有发炎与腐蚀现象。过量服用的患者可出现头晕眼花、目胀、口干、心烦、咳嗽、身热发痒、喉痛、鼻衄等表现，甚则可见血尿、尿道灼痛等肾炎、膀胱炎症状。

吴茱萸　Wuzhuyu

【来源采制】 本品为芸香科植物吴茱萸 *Euodia rutaecarpa*（Juss.）Benth、石虎 *Euodia rutaecarpa*（Juss.）Benth. var. *officinalis*（Dode）Huang 或疏毛吴茱萸 *Euodia rutaecarpa*（Juss.）Benth. var. *bodinineri*（Dode）Huang 的干燥近成熟果实。8—11月果实尚未开裂时，剪下果枝，晒干或低温干燥，除去枝、叶、果梗等杂质。生用或炙用。

【主要成分】 含挥发油，以及吴茱萸酸、吴茱萸碱、吴茱萸次碱、吴茱萸因碱、羟基吴茱萸碱、吴茱萸卡品碱。

【性味归经】 味辛、苦，性热；有小毒；归肝、脾、胃、肾经。

【功能主治】 具有散寒止痛，降逆止呕，助阳止泻的功效。用于厥阴头痛，寒疝腹痛，寒湿脚气，经行腹痛，脘腹胀痛，呕吐吞酸，五更泄泻。

【药理作用】

1．强心 不同浓度吴茱萸制剂均能使蟾蜍心输出量增加，且剂量越大，作用越强。0.2g/kg吴茱萸能明显增加在体兔心肌收缩幅度，能使麻醉犬射血前期与左室射血期比值变小，心肌收缩功能指数增加，心输出量、心脏指数、左室每搏功增加，血压升高，其强心成分与吴茱萸碱和去甲乌药碱有关。吴茱萸的强心作用是其"回阳救逆"功效及其临床效果的药理作用基础。

2．促进血液循环、升高体温 吴茱萸具有增加组织器官血流量的作用。吴茱萸70%甲醇提取物灌胃可增加大鼠背部皮肤血流量，使其直肠温度上升，并可增加正常大鼠腹主动脉和腔静脉血流量，对水浸应激造成的血流量减少和温度下降有恢复作用。吴茱萸乙醇提取物、吴茱萸碱、吴茱萸次碱有升高体温的作用。上述作用可以改善畏寒、肢冷等临床症状，是其辛热之性的具体体现。吴茱萸促进血液循环，升高体温的作用亦是其"回阳救逆、温中散寒"功效及其临床效果的药理作用基础。

3．抗心肌缺血 吴茱萸具有抗心肌缺血的作用。在猫心肌缺血后，吴茱萸及吴茱萸汤能部分改善缺血ECG，部分减少血中肌酸激酶（CK）及乳酸脱氢酶（LDH）的释放，明显增加血中一氧化氮（NO）的浓度，缩小心肌梗死面积。吴茱萸汤比单味吴茱萸的作用强。其保护作用机制可能与NO的释放而扩张冠脉有关。

4．升压与降压 大鼠静脉注射吴茱萸注射液2g/kg有显著升压作用，与10.8μg/kg肾上腺素的升压幅度和升压持续时间大致相当，且两者均具明显的后降压效应。吴茱萸注射液静脉给药，对麻醉犬也有一过性的升压作用，并与剂量呈依赖性关系。吴茱萸水提醇沉剂对麻醉大鼠、麻醉犬也有升压作用，其作用可能与兴奋α肾上腺素能受体有关。

5．抗血栓形成 吴茱萸水煎剂还能对抗大鼠在冰水应激状态下内源性儿茶酚胺分泌增加所致的血小板聚集。吴茱萸水提物在20g/kg剂量时能延长凝血时间，吴茱萸水提物可使大鼠血栓形成时间明显延长。抗血栓形成作用是吴茱萸"温阳散寒，温通经脉"功效的临床应用的药理作用基础。

6．镇痛、镇静 吴茱萸水煎剂、吴茱萸的不同炮制品、吴茱萸乙醇提取物、吴茱萸碱、吴茱萸次碱、异吴茱萸胺及吴茱萸内酯等均有镇痛作用。家兔静脉注射吴茱萸乙醇提取物能提高电刺激齿髓引起的痛反应阈值。精制吴茱萸胶囊还能对抗利血平化伴局部脑血管痉挛所致的小鼠偏头痛，能调节血和脑中 5-HT 的过度降低，提高痛阈，抑制脑内炎症性刺激物的升高。吴茱萸水煎液对腹腔注射戊巴比妥钠所致小鼠镇静催眠具有一定的协同作用。

7. 止泻　吴茱萸水煎液具有抗腹泻作用。对蓖麻油和番泻叶引起的小鼠腹泻，均能减少腹泻次数，且随剂量增大作用持续时间延长，但作用产生较缓慢。吴茱萸还能抑制正常小鼠的胃肠推进和大鼠胃平滑肌条自发活动，抑制乙酰胆碱和氯化钡引起的胃平滑肌条痉挛性收缩。止泻作用是吴茱萸"温中散寒"功效和临床应用的药理作用基础。

8. 抗溃疡病　吴茱萸水煎液具有抗溃疡作用，能显著抑制吲哚美辛加乙醇引起的小鼠胃溃疡形成和大鼠盐酸性溃疡形成，对水浸应激性和结扎幽门性胃溃疡也有抑制倾向。吴茱萸中的喹诺酮生物碱还具有抗幽门螺杆菌活性。抗溃疡病作用也是吴茱萸"温中散寒"功效的药理作用基础。

9. 其他药理作用

（1）抑菌：吴茱萸煎剂在体外能抑制霍乱弧菌、铜绿假单胞菌、金黄色葡萄球菌及一些常见的致病性真菌。

（2）抗炎：吴茱萸水煎剂能抑制二甲苯引起的小鼠耳郭肿胀和降低乙酸所致的小鼠腹腔毛细血管通透性增高，抑制大鼠角叉菜胶引起的足跖肿胀。

（3）兴奋子宫：去氢吴茱萸碱、吴茱萸次碱和芸香胺有兴奋子宫作用，这种作用与兴奋 5-HT 受体和刺激前列腺素合成有关。

【现代应用】

1. 心血管疾病　冠心病、心绞痛、心肌缺血、风湿性心脏病、高血压心脏病等所致心力衰竭，可用吴茱萸配伍温阳、益气、活血的中药治疗。

2. 肠胃疾病　吴茱萸用于治疗泄泻、胃痛、溃疡病、神经性嗳气等，有较好的疗效。吴茱萸粉与食醋调成糊状，加温后贴脐有调节胃肠功能、止痛及帮助消化等作用，对胃肠功能紊乱所致的腹泻有效。

3. 慢性前列腺炎　可用吴茱萸研末用酒和醋各半调成糊状，外敷中极、会阴二穴，同时取本药水煎内服。

4. 痛经　妇女月经不调，经性腹痛，可用吴茱萸辨证配伍干姜、桂枝、细辛，或延胡索、川芎、当归、牡丹皮、赤芍、香附、红花，或用温经汤。

5. 疮疡　可用吴茱萸粉末治疗口舌炎、舌裂、复发性口疮等。将吴茱萸研粉用凡士林调制成 10% 软膏，局部涂擦，每日 1～2 次，治疗黄水疮。

【不良反应】　生品吴茱萸有小毒，仅限外用。内服须经炮制后使用。可因超剂量服用而产生中毒反应，表现为强烈的腹痛、腹泻、视力障碍、错觉、脱发、胸闷、头痛、眩晕或皮疹、孕妇易流产等症状。

丁香　Dingxiang

【来源采制】　本品为桃金娘科植物丁香 *Eugenia caryophyllata* Thunb. 的干燥花蕾。当花蕾由绿色转红色时采摘，晒干。

【主要成分】　含挥发油，油中主含丁香酚、β-丁香烯、乙酰丁香烯等。

【性味归经】　味辛，性温；归脾、胃、肺、肾经。

【功能主治】　具有温中降逆，补肾助阳的功效。用于脾胃虚寒，呃逆呕吐，食少吐泻，心腹冷痛，肾虚阳痿。

【药理作用】

1. 促进消化　丁香浸出液能刺激胃酸和胃蛋白酶分泌，增加胃酸及胃蛋白酶活性，故能促进消化。丁香酚乳亦可使胃黏液分泌显著增加,而酸度不增强。其刺激胃液分泌的作用可被静脉注射阿托品所阻抑,丁香刺激胃液分泌的作用与胆碱能神经参与有关。

2. 止吐 丁香对于胃肠道平滑肌痉挛有缓解作用,能减轻恶心呕吐。

3. 抗溃疡 丁香水提物及醚提物对动物水浸应激性溃疡、吲哚美辛加乙醇诱发的溃疡、盐酸引起胃黏膜损伤等溃疡模型均具有较好的保护作用,但对幽门结扎性溃疡无影响。提示丁香对胃黏膜损伤的保护不仅可能有神经、体液的因素,还有通过影响前列腺对胃黏膜保护作用的可能性。

4. 抗炎 丁香醚提物和水提物都能对抗乙酸提高小鼠腹腔毛细血管通透性的作用,抑制二甲苯性小鼠耳郭肿胀和角叉菜胶性大鼠足跖肿胀。其水提物抗炎作用强于醚提物。丁香能抑制花生四烯酸代谢,从而发挥抗炎作用。丁香酚和乙酰丁香酚对花生四烯酸的两条代谢通路——环氧合酶代谢通路及脂氧化酶代谢通路均有影响。

5. 止痛 丁香油少量滴入龋齿腔可减轻牙痛。丁香醚提物及水提物可明显延长小鼠痛觉反应潜伏期,亦能减少小鼠因化学刺激引起的扭体反应次数。丁香缓解胃肠功能紊乱的作用也是治疗胃脘疼痛的机制之一。

6. 抗菌 丁香油及丁香油酚在(1:8 000)~(1:2 000)浓度时,对金黄色葡萄球菌、肺炎杆菌、志贺菌属、大肠埃希菌、变形杆菌、结核分枝杆菌等均有一定的抑制作用。丁香乙醚浸出液、水浸液或煎剂对许兰毛癣菌、白念珠菌等多种致病性真菌均有抑制作用,浓度较高时对新型隐球菌也有抑制作用。

7. 其他作用 静脉注射丁香油酚可使家兔产生麻醉、血压下降、呼吸抑制,并有显著的抗惊厥作用。丁香尚可引起子宫收缩。丁香油、水或醇提取液对蛔虫有麻痹或杀死作用。丁香体外试验对流感病毒 PR_8 株也有抑制作用。

【现代应用】

1. 消化道疾病 丁香 30~60g,研成细末,用酒精或水调和,敷于脐和脐周,可用于缓解手术后麻痹性肠梗阻。

2. 腹痛、痛经 可用丁香、肉桂、樟脑打碎,酒浸泡 1 个月,用治泄泻腹痛、胃脘痛、痛经。

3. 牙痛、牙髓炎 丁香油、冰片、苯酚治疗牙髓炎、牙痛疗效较好。

4. 灰指甲 丁香与大黄、土槿皮 80% 乙醇溶液浸泡,加冰醋酸制成酊剂,外搽。

【不良反应】 丁香服用过量会引起中毒反应,表现为呼吸困难、下肢无力、胃出血、肝大;严重时,出现下肢麻痹、昏睡、尿失禁、血尿等。丁香油可致变态反应,如皮疹。

知识拓展
团队合作

四逆汤 Sini Tang

【方剂组成】 四逆汤出自《伤寒论》。由附子(制)300g、干姜200g、炙甘草300g组成。水煎,分 4 次温服,每半小时灌服 1 次。

【功能主治】 具有温中祛寒,回阳救逆的功效。用于阳虚欲脱,冷汗自出,四肢厥逆,下利清谷,脉微欲绝。

【药理作用】

1. 强心、升压、抗休克作用 四逆汤具有强心作用,其强心升压效果优于各单味药,且能减慢窦性心律,避免附子所致的异位心律失常。四逆汤煎剂能改善失血性休克大鼠的左心室收缩及舒张功能。四逆汤注射液能预防休克发生,且对失血性休克、缺氧性休克、心源性休克等都有显著的对抗作用。

2. 保护心肌细胞 四逆汤可改善心力衰竭模型、急性心肌缺血模型的心功能,增加心肌营养血流量,保护心肌细胞。

3．调节血压　四逆汤对血压呈现双向调节作用，对低血压动物有升压作用，对高血压动物有降压作用。

4．抗动脉粥样硬化　四逆汤可以降低动脉粥样硬化动物血清血脂的水平，提高血清内皮依赖性舒张因子及载脂蛋白 A 含量，缩小动脉内膜脂质斑块面积。

5．其他作用　四逆汤还有抗肿瘤、兴奋垂体-肾上腺皮质功能的作用，以及中枢性镇痛、镇静作用。

【现代应用】

1．消化系统方面疾病　四逆汤随证加减可用于腹泻、急性胃肠炎、小儿消化不良、胃下垂等胃肠疾病的治疗，疗效显著。

2．治疗休克　四逆汤可防治各种休克。

吴茱萸汤　Wuzhuyu Tang

【方剂组成】　吴茱萸汤出自《伤寒论》。由吴茱萸 9g、人参 9g、生姜 18g、大枣 4 枚组成。水煎，温服，日服 3 次。

【功能主治】　具有温肝暖胃，降逆止呕的功效。主治因胃中虚寒、浊阴上逆，或厥阴、少阴之阴寒上犯所致的虚寒呕吐证。

【药理作用】

1．强心、升压、抗休克　吴茱萸汤能使离体蟾蜍心脏排出量显著增加，并使心肌收缩力增强，其强心作用特点是剂量小，作用时间长，无异丙肾上腺素加快心率的作用。吴茱萸汤升压作用迅速，能显著升高休克兔血压，并延缓后期血压的下降，对心率影响不明显。吴茱萸汤使血压回升而不影响心率的作用有助于改善心力衰竭。

2．改善微循环　耳缘静脉注射吴茱萸汤，可使家兔微血流速度迅速增快，改善微循环。

3．抗偏头痛　吴茱萸胶囊能提高小鼠偏头痛模型的痛阈值，抑制脑内炎性刺激物的升高。

4．对消化系统的影响　吴茱萸汤对硫酸铜所导致的家鸽呕吐具有显著的镇吐作用，提高呕吐潜伏期，降低呕吐频率。吴茱萸汤能对抗乙酰胆碱、氯化钡所引起的胃及十二指肠痉挛。吴茱萸汤能抑制胃酸的分泌，对大鼠应激性胃溃疡以及幽门结扎性胃溃疡具有较好的防治作用。

5．其他作用　吴茱萸汤还有抗肿瘤、增强机体免疫功能的作用。

【现代应用】

1．消化系统方面疾病　吴茱萸汤加减治疗慢性胃炎、腹泻、消化不良等胃肠疾病，疗效肯定。

2．偏头痛　吴茱萸汤对厥阴肝寒型偏头痛疗效显著。

（王　雪）

？ 复习思考题

1．简述温里药助阳、散寒、治疗四肢厥逆（冷）的药理作用基础。

2．附子与功效主治相对应的药理作用有哪些？

3．简述附子的不良反应。

第十二章 理 气 药

PPT课件

1201

1202
知识导览

1203
思维导图
理气药

1204
微课 理气药

学习目标

1. 掌握理气药的概念、分类及理气药与功效有关的药理作用。
2. 掌握枳实、枳壳、陈皮、木香、青皮、香附、枳术丸等的主要药理作用。
3. 了解气滞证、气逆证的主要病理变化；理气药常用药物和方剂的主要成分、现代应用和不良反应。

第一节 概 述

以疏畅气机、调整脏腑功能为主要功效，主治气滞或气逆证的药物，称为理气药。

理气药性味多辛、苦、温而芳香，主入脾、胃、肝、胆、肺经，具有理气健脾、疏肝解郁、理气宽胸、行气止痛、破气散结等功效，主要用于治疗气滞所致的各种胀、闷、痛，气逆所致的恶心、呕吐、呃逆、喘息等。根据理气药的归经部位及治疗作用的不同，可分为理脾和胃药（如橘皮、枳实、枳壳、木香、乌药、沉香、降香、檀香、甘松、刀豆、柿蒂、大腹皮）、疏肝解郁药（如香附、青皮、橘核、川楝子）、疏肝和胃药（如佛手、香橼、青木香）和通宣理肺药（橘皮、佛手、香橼、薤白、枳实等）4类。

气滞证是气的升降出入运行受阻所致。气机壅滞当降而不降，逆而上行，即形成气逆。从西医学的角度，气滞主要与西医学消化系统、呼吸系统和生殖系统等内脏功能紊乱的症状相当。气滞在脾胃，则表现为脘腹胀满、疼痛、嗳气泛酸、恶心、呕吐、便秘或腹泻，类似于西医学的胃炎、消化不良、溃疡病、肠炎等；气滞在肝，则表现为胁肋疼痛、胸闷不适、疝气、乳房胀痛或包块以及月经不调等，类似于西医学的肝炎、胆道疾病、疝气、乳腺炎、月经不调等；气滞在肺，可有胸闷、喘咳，类似于西医学的呼吸道感染、支气管哮喘等。气滞或气逆证的临床表现，多与内脏平滑肌的运动功能紊乱有关，可见自主神经或局部激素等调节因素失衡。比如，胆碱能神经功能亢进时可见胃肠道和支气管收缩，可引起腹痛、腹泻和哮喘；低下时可见胃肠道活动减少，可引起腹胀；消化液分泌过少时可导致消化不良，过多则导致溃疡。理气药对内脏功能紊乱多表现为双向调节作用，使其恢复正常。

【药理作用】 理气药的现代药理作用主要集中在消化系统、呼吸系统、生殖系统等方面。

1. 调节消化系统功能

（1）调节胃肠运动：理气药对胃肠道表现为兴奋与抑制的双向调节作用，可使紊乱的胃肠运动恢复正常，是其"理气健脾"功效和临床疗效的药理作用基础之一。其作用与胃肠功能状态、药物剂量及动物种类有关。兴奋胃肠运动是其"行气调中，宽中消胀"功效的药理作用基础。多数理气药（枳实、枳壳、乌药、大腹皮、木香）能兴奋在体胃肠平滑肌，表现为胃肠的收缩节律加快，收缩幅度加大。枳实、枳壳和木香对大鼠胃排空具有促进作用；木香、陈皮和薤白有促进小鼠小肠蠕动作用。在临床用药剂量下，枳实可使肠蠕动波加深，蠕动节律加快。大多数理气药对离体胃肠平滑肌或痉挛状态的胃肠平滑肌具有舒张或解痉作用。如枳实与枳壳、青皮、香附等可

117

降低家兔离体肠的紧张性，使其收缩幅度减小、节律减慢；对乙酰胆碱、毛果芸香碱等引起的痉挛性肠肌有明显抑制作用；对阿托品引起的松弛性肠肌，有进一步舒张作用。复方木香注射液能抑制在体和离体肠平滑肌运动，作用可被α肾上腺素受体拮抗药酚妥拉明阻断。理气药所含辛弗林、N-甲基酪胺、橙皮苷及甲基橙皮苷是其解痉作用的有效成分，作用机制主要与阻断M胆碱受体有关，也部分与兴奋α肾上腺素受体及直接抑制肠蠕动有关。抑制胃肠运动，可以解释理气药"降逆、止吐、止泻、镇痛"功效。

（2）调节消化液分泌：理气药对消化液分泌呈双向调节作用，这与药物所含不同成分及机体所处状态有关。陈皮、木香、乌药等所含挥发油可促进胃液、肠液、胰液等消化液分泌，提高消化酶的活性。但部分理气药又可对抗病理性胃酸分泌增多，如枳实、枳壳、陈皮和木香可降低病理性胃酸分泌增多，对多种实验性胃溃疡模型，如幽门结扎性胃溃疡，可使胃酸分泌减少，减少溃疡发生，具有抗溃疡作用。

（3）利胆肝的疏泄功能与胆汁排泄有关：沉香、香附、木香、陈皮、青皮、枳壳均有不同程度的利胆作用，能促进人和实验动物的胆汁分泌，增加胆汁流量。青皮和陈皮能显著增加胆汁中胆酸盐含量，沉香则使胆汁中胆固醇含量降低。这些作用可维持机体正常消化功能，防止胆固醇结石发生。胆道手术后患者，服用理气药组成的复方能显著舒张胆总管括约肌和降低胆囊压力。理气药增强利胆功能的作用是其"疏肝利胆，行气止痛"功效的药理作用基础。

2. 舒张支气管平滑肌　枳实、陈皮、沉香、甘松、香橼等可舒张支气管平滑肌；青皮、陈皮、香附、木香、佛手能缓解组胺所致的支气管痉挛，扩张支气管。其作用机制可能与兴奋支气管平滑肌的β肾上腺素受体、抑制亢进的迷走神经功能及过敏介质释放有关。另外，陈皮、青皮、香橼中所含挥发油尚有祛痰止咳作用。平喘、祛痰作用是其"燥湿化痰"功效及其临床广泛应用于呼吸系统疾病的药理作用基础。

3. 调节子宫平滑肌功能　理气药具有理气止痛功效，可调节子宫收缩功能，对子宫的不同作用与动物的种属有一定的关系。枳实、枳壳、陈皮、木香等能兴奋子宫平滑肌，而香附、青皮、乌药、甘松则使痉挛的子宫平滑肌舒张，表现为抑制作用，缓解子宫痉挛性疼痛。

4. 对心血管系统的作用　枳实、枳壳、青皮、陈皮注射液对麻醉动物均可产生明显的升压效应，具有兴奋心脏、收缩血管的作用。其作用机制为这些药物所含的N-甲基酪胺可促进肾上腺素能神经末梢释放去甲肾上腺素，所含的辛弗林可直接兴奋α肾上腺素受体。临床已应用枳实、青皮注射液治疗感染性、药物中毒性、心源性、脑出血等多种原因所致的休克，均有一定疗效。以上作用在灌胃给药时则不出现。

另外，木香中所含挥发油及其各种内酯成分有不同程度地抑制心脏、扩张血管及降压作用。

综上所述，理气药解除多种内脏平滑肌痉挛、减少胃肠液分泌等作用与疏肝止痛、降逆平喘功效有关，是其解除脾胃气滞证的药理学依据；而理气药促进胃肠运动和胆汁分泌则是其宽中消胀、调中宣滞，治疗脘腹胀满、饮食不消、便秘、胃下垂等症的药理作用基础。

知识链接

疝

疝，即人体组织或器官一部分离开了原来的部位，通过人体间隙、缺损或薄弱部位进入另一部位。有脐疝、腹股沟直疝、斜疝、切口疝、手术复发疝、股疝等。多因咳嗽、喷嚏、用力过度、腹部过肥、用力排便、妊娠、小儿过度啼哭、老年腹壁强度退行性病变等引起。

【常用药物与方剂】　理气类常用药物与方剂及其主要药理作用见表12-1。

表 12-1 理气类常用药物与方剂主要药理作用简表

药物/方剂	传统功效							
	消除胀满	健胃	宽中消胀	降逆、止泻	降泻肺气			祛痰平喘
	药理作用							
	兴奋胃肠平滑肌	促消化液分泌	利胆	抑制胃肠平滑肌	舒张支气管平滑肌	升压	强心	祛痰
枳实	+		+	+		+	+	
枳壳	+		+	+		+	+	
陈皮	+	+	+	+	+	+	+	+
木香	+	+	+	+				
青皮			+	+	+	+	+	+
香附			+	+	+		+	
枳术丸	+	+	+					

知识链接

胃病的种类

胃病有功能性胃病和器质性胃病之分。功能性胃病包括胃神经症、胃运动过快、胃运动过缓、胃运动无力、胃瘫、胃下垂、胃酸过多、胃酸不足、急性胃扩张、幽门梗阻等。器质性胃病包括胃黏膜脱垂症、急慢性胃炎、胃溃疡、十二指肠溃疡、胃结石、胃息肉、胃癌等。

课堂互动

思考理气药与其他调节内脏平滑肌(胃肠、支气管、胆道、子宫、心脏)功能的中药的异同点。

第二节 常用药物和方剂

枳实(枳壳) Zhishi(Zhiqiao)

【来源采制】 枳实为芸香科植物酸橙 Citrus aurantium L. 及其栽培变种或甜橙 Citrus sinensis Osbeck 的干燥幼果。5—6 月采集自落的果实,除去杂质,自中部横切为两半,晒干或低温干燥,较小者直接晒干或低温干燥。枳壳为芸香科植物酸橙 Citrus aurantium L. 及其栽培变种的干燥未成熟果实。7 月果皮尚绿时采收,自中部横切为两半,晒干或低温干燥。

【主要成分】 枳实与枳壳主要含有挥发油、黄酮苷、生物碱类成分。

【性味归经】 味苦、辛、酸,性微寒;归脾、胃经。

【功能主治】 枳实具有破气消积,化痰散痞的功效。用于积滞内停,痞满胀痛,泻痢后重,大便不通,痰滞气阻,胸痹,结胸,脏器下垂。枳壳具有理气宽中,行滞消胀的功效。用于胸胁气滞,胀满疼痛,食积不化,痰饮内停,脏器下垂。

【药理作用】

1. 调节胃肠运动　枳实和枳壳对动物在体、离体的胃肠平滑肌作用效应存在着很大差异，与胃肠所处的环境有关，对在体胃肠平滑肌主要呈兴奋作用，对离体平滑肌则主要呈抑制作用。正常人口服枳壳煎液，能使肠鸣音脉冲幅度增大，肠收缩力增强，X 线下可观察到小肠蠕动加强。枳实和枳壳煎液对胃瘘、肠瘘犬灌服给药，可促进其胃肠运动，使胃肠收缩节律增加；枳实水煎液给家兔灌服，可兴奋兔胃平滑肌；给绵羊灌服，可增强绵羊在体回肠、空肠平滑肌的电活动。枳实增强狗小肠肌电活动的作用可被阿托品阻断，说明枳实对在体平滑肌的兴奋作用与 M 受体有关。而枳实、枳壳对小鼠、豚鼠和家兔离体肠平滑肌皆呈抑制效应。枳壳能拮抗 ACh、氯化钡、5-HT 以及高钾去极化后 Ca^{2+} 引起离体肠管的痉挛。在枳实和枳壳的化学成分中，黄酮苷对离体胃肠平滑肌的收缩呈抑制作用，挥发油则呈先兴奋后抑制作用，对羟福林能抑制兔离体十二指肠及小肠的自发活动，柠檬萜可使大鼠肠电活动减少。

2. 抗消化性溃疡　枳实、枳壳挥发油能显著减少大鼠胃液分泌量及降低胃蛋白酶活性，预防溃疡形成。枳实还对幽门螺杆菌有杀灭作用。

3. 调节子宫平滑肌　枳实和枳壳的水煎液、酊剂、流浸膏对家兔子宫（离体或在体，未孕或已孕）均呈现兴奋作用，表现为收缩力增强，张力增加，收缩频率加快，甚至出现强直性收缩。但对小鼠离体子宫，不论未孕或已孕，均为抑制效应，提示枳实和枳壳对不同种属动物子宫有不同影响。

4. 对心血管系统的作用

（1）增强心肌收缩力：枳实注射液、对羟福林、N- 甲基酪胺均能增强心肌收缩力，增加心输出量，增强心脏泵血功能。N- 甲基酪胺能增加冠脉血流量，降低冠脉阻力和心肌耗氧量，改善心肌代谢，利于抗休克治疗。枳实的强心作用与兴奋 β 肾上腺素受体有关。对羟福林是 α 肾上腺素受体激动剂，对心脏 β 肾上腺素受体也有一定兴奋作用；N- 甲基酪胺可促进内源性儿茶酚胺释放，间接兴奋 α 和 β 肾上腺素受体。

（2）收缩血管和升高血压：枳实或枳壳注射液可升高血压，升压作用迅速，持续时间较长；能收缩肾、脑血管，减少股动脉血流量，增高外周阻力；并可提高离体主动脉条张力。枳实升压的有效成分是对羟福林和 N- 甲基酪胺，其升压作用主要是兴奋 α 肾上腺素受体，提高外周阻力所致；兴奋心脏 β 肾上腺素受体，增强心肌收缩力，增加心输出量，也参与升压作用。

由于对羟福林及 N- 甲基酪胺能收缩胃肠黏膜局部血管，在肠内易被碱性肠液破坏，传统煎剂口服不能产生吸收作用，故用于抗休克时需注射给药。

5. 其他药理作用　枳实尚具有镇静、抗炎、抗变态反应、利尿等作用。枳实提取物有明显的镇静作用，能使小鼠安静少动。研究表明，d- 柠檬烯有中枢抑制作用。枳实中的新橙皮苷、柑橘苷具有抗炎作用，抗炎和抗变态反应作用与枳实稳定肥大细胞膜，阻止其脱颗粒有关。此外，还有抗血小板聚集及抑制红细胞聚集的作用。

综上所述，枳实、枳壳对内脏平滑肌的兴奋作用，是其理气行滞、散痞消胀功效的药理作用基础；注射剂的强心和升压作用是现代药理研究新发现的功效，是其抗休克的机制。枳实、枳壳的有效成分柠檬烯、黄酮苷和生物碱是其发挥药理作用的物质基础。

【现代应用】

1. 术后麻痹性肠梗阻　枳实配大黄、厚朴等（如大承气汤）治疗腹部术后麻痹性肠梗阻有效。

2. 胃下垂、子宫脱垂、脱肛等　单用枳实、枳壳水煎服，或配伍用补中益气汤有效。

3. 休克　枳实注射液、对羟福林及 N- 甲基酪胺治疗感染性休克、过敏性休克、心源性休克、药物性休克等均有效。

【不良反应】　麻醉犬一次静脉注射剂量过大，升压过高过快，可见暂时性异位节律及无尿。小鼠静脉注射枳实注射液的 LD_{50} 为（71.8 ± 6.5）g（生药）/kg，腹腔注射的 LD_{50} 为（267 ± 37）g（生药）/kg。

1205

知识拓展
枳实的妙用

陈皮　Chenpi

【来源采制】　本品为芸香科植物橘 *Citrus reticulata* Blanco 及其栽培变种的干燥成熟果皮。采收成熟果实，剥取果皮，晒干或低温干燥。生用。药材分为"陈皮"和"广陈皮"。

【主要成分】　主要含有挥发油、黄酮类、生物碱、肌醇等成分。尚含有对羟福林、肌醇、维生素 B_1 等。

【性味归经】　味苦、辛，性温；归肺、脾经。

【功能主治】　具有理气健脾，燥湿化痰的功效。用于脘腹胀满，食少吐泻，咳嗽痰多。

【药理作用】

1. 调节胃肠运动　陈皮对胃肠平滑肌的作用具有双向性。陈皮水煎剂和橙皮苷对正常小鼠胃排空和小肠推进无明显影响。一般剂量能拮抗新斯的明引起的小鼠胃排空及小肠推进亢进；可加强阿托品、肾上腺素对小鼠胃排空的抑制作用。抑制机制可能为阻断 M 胆碱受体和直接抑制作用。但大剂量陈皮对胃肠运动呈现兴奋作用，如陈皮 40g/kg 可促进小鼠胃排空和小肠推进率，对阿托品所致的肠推进抑制有拮抗作用。

2. 对消化液分泌的影响　陈皮水煎液能提高人唾液淀粉酶活性。陈皮挥发油能促进大鼠消化液分泌。甲基橙皮苷则能抑制病理性胃液分泌增多，有抑制实验性胃溃疡作用。

3. 保肝、利胆　陈皮提取物对肝损伤有保护作用，可降低血清 GPT 和 GOT 的含量。陈皮挥发油有溶解胆固醇结石的作用。皮下注射甲基橙皮苷可增加大鼠胆汁及胆内固体物排出量。

4. 祛痰、平喘　陈皮挥发油可对抗豚鼠支气管迟发型超敏反应，能减少支气管肺泡灌洗液中嗜酸性粒细胞数，并能明显减轻氨水刺激诱发的小鼠咳嗽反应。陈皮挥发油中有效成分柠檬烯具有祛痰作用。陈皮及其有效成分川陈皮素能减少致敏家兔肺组织慢反应物质的释放，抑制电刺激所致豚鼠离体气管平滑肌收缩，对抗组胺、蛋清、乙酰胆碱等所致的动物离体支气管痉挛性收缩。

5. 舒张子宫平滑肌　陈皮及其有效成分甲基橙皮苷对离体子宫有抑制作用，并对乙酰胆碱所致子宫肌痉挛有对抗作用。

6. 对心血管系统的作用

（1）兴奋心脏：陈皮水提物、橙皮苷、甲基橙皮苷注射液能增强实验动物的心肌收缩力，增加心输出量，增加脉压和每搏心输出量；并能扩张冠状动脉，增加冠脉血流量。陈皮水溶性生物碱可使大鼠心率先减慢，而后显著加快。

（2）对血管和血压的作用：陈皮注射液及陈皮素类成分静脉注射能升高血压，但肌内注射或胃肠道给药则无升压作用。陈皮水溶性生物碱可显著升高动脉收缩压和平均动脉压，升高外周血管阻力。陈皮可浓度依赖性地提高兔主动脉条张力，使主动脉平滑肌收缩。甲基橙皮苷注射液则有降压作用，其降压与直接扩张血管有关。

7. 调脂　陈皮可显著降低高脂家兔主动脉弓粥样硬化斑块面积，显著减轻肝细胞的脂化程度；有明显的调脂、预防动脉硬化及抗血液高凝状态的作用，药效优于氯贝丁酯。

8. 抗炎　橙皮苷及甲基橙皮苷均能降低毛细血管的通透性。橙皮苷对大鼠巴豆油所致炎症反应也有抑制作用，可减少渗出水肿。

9. 抗氧化　陈皮水提液有明显清除氧自由基的作用，对大鼠离体肝、肾组织匀浆过氧化物生成具有较强的抑制作用，可清除超氧阴离子和羟自由基；并能抑制小鼠心肌匀浆组织脂质过氧化产物产生。橙皮苷对羟自由基也有明显的清除作用。

10. 其他药理作用　陈皮尚有抗血小板聚集、抗菌、促进免疫功能、抗癌、抗疲劳、抗细胞损伤等作用。

综上所述,陈皮调节胃肠功能、祛痰、平喘作用是其理气健脾、燥湿化痰功效的药理作用基础。

【现代应用】

1.消化不良 常用陈皮酊或橙皮糖浆治疗消化不良引起的腹胀。

2.胆结石 常与其他中药组方使用,如复方陈皮油胆酸钠乳剂对胆管结石有较好溶石效果。

3.呼吸道感染 陈皮或陈皮醇、蛇胆陈皮散,可用于治疗支气管炎、上呼吸道感染,对小儿百日咳亦有效。

4.乳腺疾病 陈皮煎服或陈皮加甘草水煎服治疗急性乳腺炎,可消肿止痛。用重剂陈皮汤(陈皮 80g,夏枯草、王不留行、丝瓜络各 30g)治疗乳腺增生。

【不良反应】 少数患者服用陈皮可致过敏及便血。小鼠腹腔注射陈皮挥发油的 LD_{50} 为 1ml/kg。

木香 Muxiang

【来源采制】 本品为菊科植物木香 *Aucklandia lappa* Decne. 的干燥根。秋、冬二季采挖,除去泥沙和须根,切段,大的再纵剖成瓣,干燥后撞去粗皮。

【主要成分】 主要含有挥发油、木香碱、黄酮苷类等。

【性味归经】 味辛、苦,性温;归脾、胃、大肠、三焦、胆经。

【功能主治】 具有行气止痛,健脾消食的功效。用于胸胁、脘腹胀痛,泻痢后重,食积不消,不思饮食。

【药理作用】

1.调节胃肠运动 木香有促进胃排空和缓解肠痉挛的双向作用。木香煎剂对正常小鼠的胃排空和小肠蠕动均具有显著的促进作用,能改善精氨酸所致的大鼠胃排空障碍,并提高大鼠血清中胃动素的含量。木香烃内酯、去氢木香内酯能对抗麻黄碱、阿托品引起的胃排空减慢作用。木香总生物碱、挥发油能对抗乙酰胆碱、组胺与氯化钡所致肠肌痉挛作用。木香总内酯与二氢木香内酯又可使离体兔肠舒张。

2.抗消化性溃疡 木香醇提物对 5 种临床幽门螺杆菌株都有很强的抑制作用。木香丙酮提取物、乙醇提取物灌胃给药能抑制多种诱因,如水浸应激、盐酸所致的大鼠胃黏膜急性损伤。木香烃内酯和去氢木香内酯对大鼠胃溃疡有明显改善作用。

3.利胆 木香水煎剂口服能缩小空腹时的胆囊体积,促进胆汁的分泌,其有效成分为木香烃内酯和去氢木香内酯。初步研究发现,其促进胆囊收缩的作用是使血中的胆囊收缩素或胃动素水平增高。

4.抗炎 木香醇提物能抑制角叉菜胶、弗氏佐剂引起的大鼠足跖肿胀和炎症细胞聚集。去氢木香内酯、木香烃内酯和菜蓟苦素能抑制炎症因子如肿瘤坏死因子产生。

5.抗菌 除抗幽门螺杆菌作用外,木香醇提物能显著抑制致龋菌变异链球菌生长。木香挥发油可抑制链球菌、金黄色葡萄球菌及白色葡萄球菌的生长。对多种真菌也有抑制作用。木香"行气止痛"功能多用于治疗腹泻腹痛、里急后重或痢疾大便脓血,其药理作用基础与其抗菌、抗炎作用密切相关。

6.舒张支气管平滑肌 木香对支气管平滑肌有解痉作用。木香总内酯、木香内酯、二氢木香内酯对吸入致死量组胺或乙酰胆碱气雾剂的豚鼠有保护作用,可延长致喘潜伏期,降低死亡率。木香水提液、醇提液、挥发油和总生物碱可对抗组胺或乙酰胆碱所致的气管及支气管痉挛性收缩。

7.对心血管系统的作用 木香对心脏有兴奋和抑制双重作用。小剂量的木香水提液与醇提液对在体蛙心与犬心有兴奋作用,大剂量则有抑制作用。木香挥发油中分离出的多内酯部分均能不同程度地抑制豚鼠、兔和蛙的离体心脏活动。木香提取物(去内酯油、总内酯、生物碱、木香内酯、二氢木香内酯和去氢木香内酯)可扩张血管和降压,二氢木香内酯、去氧木香内酯等静脉注射可使麻醉犬血压中度降低。

8. 镇痛 木香75%乙醇提取液有一定的镇痛作用。

9. 抗血小板聚集 木香挥发油、去氢木香内酯和木香烃内酯成分具有抑制ADP诱导的血小板聚集作用,木香水溶性成分对兔血小板聚集有明显抑制作用,对已聚集的血小板也有一定的解聚作用。

10. 抗肿瘤 近年来,大量药理学研究证实木香中有效成分(主要为去氢木香内酯和木香烃内酯)对人肺癌细胞、卵巢癌细胞和结肠癌细胞等多种癌细胞具有杀伤作用。

综上所述,木香调节胃肠运动、抗消化性溃疡、促进胆囊收缩、舒张支气管平滑肌、镇痛等作用是其行气止痛和健脾消食功效的药理作用基础。其主要有效成分为挥发油和木香碱。

【**现代应用**】

1. 消化功能障碍 木香挥发油对慢性胃肠炎、慢性萎缩性胃炎、小儿消化不良、胃肠神经症等胃肠气胀有较好的治疗效果。

2. 痢疾 香连丸(木香、黄连)、木香苦参汤(木香、苦参、陈皮等)对急性细菌性痢疾有显著疗效。

3. 消化性溃疡 治疗胃及十二指肠溃疡,可用木香配伍柴胡、厚朴、延胡索、牡蛎等。

4. 胆囊炎、胆石症 以木香与柴胡、郁金、龙胆、黄芩、栀子等配伍使用。

5. 支气管哮喘 木香醇浸膏治疗支气管哮喘可控制症状,防止复发,并有祛痰、镇痛作用,有很好的疗效。

【**不良反应**】 大鼠腹腔注射木香总内酯的LD_{50}为300mg/kg。

青皮 Qingpi

【**来源采制**】 本品为芸香科植物橘 *Citrus reticulata* Blanco 及其栽培变种的干燥幼果或未成熟果实的果皮。5—6月收集自落的幼果,晒干,习称"个青皮";7—8月采收未成熟的果实,在果皮上纵剖成四瓣至基部,除尽瓤瓣,晒干,习称"四花青皮"。生用或醋炙用。

【**主要成分**】 主要含有挥发油、黄酮苷类等成分。此外,尚含有少量对羟福林和多种氨基酸。

【**性味归经**】 味苦、辛,温;归肝、胆、胃经。

【**功能主治**】 具有疏肝破气,消积化滞的功效。用于胸胁胀痛,疝气疼痛,乳癖,乳痈,食积气滞,脘腹胀痛。

【**药理作用**】

1. 舒张胃肠平滑肌 青皮对动物在体、离体胃肠平滑肌的收缩活动均呈显著的抑制作用。青皮注射液使胃、肠电慢波幅度减小,延长慢波持续时间;同时抑制胃肠平滑肌的收缩活动,明显减弱小肠纵行肌和环行肌肌条的收缩波振幅,减慢频率。青皮能拮抗乙酰胆碱、毛果芸香碱对胃的致痉作用,故其作用机制是阻断M受体。酚妥拉明预处理可部分阻断青皮对回肠纵行肌的抑制作用,故青皮对回肠的部分作用抑制是兴奋α肾上腺素受体。与其他理气药相比,青皮舒张胃肠平滑肌的作用最强。青皮所含挥发油对胃肠道有温和的刺激作用,能促进消化液的分泌,调整胃肠功能。

2. 利胆 青皮注射液可抑制大鼠胆囊的自发性或紧张性收缩,增加胆汁流量;对CCl_4肝损伤大鼠也能促进胆汁分泌,并保护肝功能。

3. 舒张子宫平滑肌 青皮水煎剂能显著舒张大鼠子宫平滑肌,表现为减弱收缩波的平均振幅,减慢收缩频率,且有明显量效关系。

4. 祛痰、平喘 青皮挥发油中d-柠檬烯具有祛痰作用。青皮醇提物及对羟福林对组胺引起的豚鼠离体气管、支气管收缩有舒张作用。

5．对心血管系统的影响

（1）强心：青皮注射液对蟾蜍在体心肌的兴奋性、收缩性、传导性和自律性均有明显的正性作用。

（2）升高血压：青皮注射液可明显升高血压，且维持时间较长，但胃肠道给药无升压作用。青皮的升压作用可被妥拉苏林或酚苄明阻断，表明其升压作用是通过兴奋 α 肾上腺素受体而实现的。青皮升压的有效成分主要为对羟福林。

（3）抗休克：青皮注射液对多种动物的失血性、创伤性、输血性、肌松剂、内毒素、催眠药中毒等所致各种休克，均具有抗休克效应；对急性过敏性休克及组胺性休克，也有较好的预防和治疗作用。

6．其他药理作用　青皮还有镇痛、抗血小板聚集等作用。

综上所述，青皮调节胃肠平滑肌、利胆、祛痰、平喘作用是其疏肝破气、消积化滞功效的药理作用基础；现代药理研究发现的兴奋心脏和升高血压的作用与其抗休克的作用相关。

【现代应用】

1．休克　青皮注射液治疗感染性休克、过敏性休克、心源性休克、神经源性休克等有一定疗效，且对休克患者的心率、呼吸、尿量等无明显影响。

2．消化不良　青皮丸常用于治疗食积气滞证。

3．慢性结肠炎、胆囊炎　青皮、陈皮、枳壳等组方应用疗效较好。

香附　Xiangfu

【来源采制】　本品为莎草科植物莎草 *Cyperus rotundus* L. 的干燥根茎。秋季采挖，燎去毛须，置沸水中略煮或蒸透后晒干，或燎后直接晒干。生用或醋炙用。

【主要成分】　主要含有挥发油，还含有黄酮类、三萜类化合物及生物碱等。

【性味归经】　味辛、微苦、微甘，性平；归肝、脾、三焦经。

【功能主治】　具有疏肝解郁，理气宽中，调经止痛的功效。用于肝郁气滞，胸胁胀痛，疝气疼痛，乳房胀痛，脾胃气滞，脘腹痞闷，胀满疼痛，月经不调，经闭痛经。

【药理作用】

1．雌激素样作用　香附挥发油对去卵巢大鼠具有雌激素样活性，皮下注射或阴道给药可促进阴道上皮细胞完全角质化，其中香附烯Ⅰ作用最强。

2．舒张子宫平滑肌　香附对已孕或未孕子宫以及离体子宫均有抑制作用，使子宫平滑肌肌张力下降，收缩力减弱。香附石油醚、乙酸乙酯提取物能明显对抗缩宫素所致的子宫痉挛性收缩。α- 香附酮能抑制离体子宫的自主活动。

3．舒张胃肠、支气管平滑肌　香附挥发油可舒张兔肠平滑肌，丙酮提取物可对抗乙酰胆碱所致肠肌痉挛。α- 香附酮对组胺喷雾所致的豚鼠支气管平滑肌痉挛有对抗作用，并有 Ca^{2+} 通道阻滞作用。

4．利胆、保肝　香附水煎液对麻醉大鼠十二指肠给药，可明显增加胆汁流量及胆汁中固体物含量。对 CCl_4 所致肝损伤大鼠的胆汁分泌也有明显的促进作用及肝功能保护作用。

5．解热、抗炎、镇痛　香附醇提物可降低内毒素、酵母菌引起的大鼠体温升高，解热见效快，持续时间较长。香附醇提物对角叉菜胶和甲醛引起的大鼠足肿胀有明显的抑制作用。香附醇提取物皮下注射能明显提高小鼠的痛阈，其中的三萜类化合物为有效物质。α- 香附酮为较强的前列腺素生物合成抑制剂，是抗炎镇痛作用的有效成分之一。

6．降压、强心　香附水提物或醇提物对离体蛙心，以及在体蛙心、兔心和猫心有强心作用和减慢心率作用。香附挥发油给麻醉猫静脉注射具有降压作用。

7．抑制中枢　香附醇提物腹腔注射可减少小鼠自发活动；对阈下剂量的戊巴比妥钠有协同催眠作用,可延长小鼠的催眠时间;对大鼠条件性回避反射具有抑制作用;对阿扑吗啡所致呕吐有拮抗作用。

综上所述,香附舒张内脏平滑肌、促进胆汁分泌等药理作用是其行气解郁功效的药理作用基础;抑制子宫收缩、抗炎镇痛以及雌激素样作用与其调经止痛功效有关。

【现代应用】
1.月经不调、痛经　香附单独使用,或与柴胡、当归等活血理气药配伍使用。
2.胃炎和胃肠绞痛　用制香附、高良姜共研末内服,对寒气郁结型胃寒疼痛有效。
3.消化性溃疡　炒香附、姜黄共研细末可用于治疗气滞胃痛。
4.尿路结石　生香附水煎内服对尿路结石有一定的排石效果。

【不良反应】　小鼠腹腔注射香附醇提物 LD_{50} 为 1.5g/kg。香附挥发油小鼠腹腔注射给药的 LD_{50} 为 0.297ml/kg。

枳术丸　Zhizhu Wan

【方剂组成】　枳术丸首见于李杲《内外伤辨惑论》。由枳实(炒)30g、白术 60g 组成。
【功能主治】　具有健脾消食,行气化湿的功效。用于脾胃虚弱,食少不化,脘腹痞满等。
【药理作用】
1.调节胃肠功能
(1)对胃肠平滑肌的作用:枳实、白术单味药及配伍均有促进正常小鼠和阿托品胃肠抑制小鼠的胃排空和肠推进作用,而且两药相配伍后具有协同作用。单独使用枳实水煎剂,对大鼠离体胃各部位的肌条有抑制作用。白术对胃底肌条有较强的兴奋作用,而对胃体、胃窦肌条的兴奋作用具有一定的选择性。枳实、白术二药的作用互相补充,即白术可增强胃底、胃窦的收缩活动,枳实降低幽门环行肌的运动,有利于胃的排空,这与枳术丸治疗纳呆食积的作用是一致的。
(2)对消化液的影响:枳术丸能够改善模型小鼠消化功能紊乱导致的脾胃虚弱症状,显著增强大鼠的食欲。枳实、白术单味药对正常实验动物的胃肠激素分泌作用不明显,但是两药配伍能促进正常大鼠胃肠激素尤其是胃泌素的分泌。
2.保肝、利胆　本方能明显增加正常小鼠肝糖原并降低血糖,增加大鼠胆汁分泌,防止 CCl_4 引起的肝糖原减少。
3.其他药理作用　本方能明显提高正常小鼠腹腔巨噬细胞的吞噬能力及耐缺氧能力。

综上所述,与枳术丸健脾消食、行气化湿功效主治相关的药理作用为调节胃肠功能、保肝、利胆等。

【现代应用】
胃肠疾病　枳术丸加减治疗胃下垂、胃肠动力障碍、消化不良、胃食管反流病、消化性溃疡疗效较好。

(王晓瑜)

? 复习思考题
1.理气药与功能主治相关的主要药理作用是什么?
2.简述理气药对胃肠作用的影响。
3.简述理气药对心血管系统的作用。
4.简述香附调经止痛的药理学依据。

1301
PPT课件

第十三章 消 食 药

1302
知识导览

> **学习目标**
>
> 1. 掌握消食药的药理作用及山楂、莱菔子、神曲、保和丸等的主要药理作用。
> 2. 熟悉消食药的常用中药和方剂。
> 3. 了解消食药常用药物的主要成分、现代应用及不良反应。

第一节 概 述

凡以消食化积为主要功效,主治饮食积滞的中药称为消食药。

本类药物多味甘,性平,归脾、胃二经,具有消食化积、开胃进食的功效。主治由于饮食不规律、脾胃损伤所致的呆纳腹胀,饮食停滞,吞酸嗳腐,胃痛胃胀,恶心呕吐,大便不调等症状。临床应用可与理气药、轻泻药、芳香化湿药合理配伍治疗中焦食积、食积气阻、气阻湿化等兼证。本类药物的适应证为现代医学的某些消化系统疾病,包括消化不良、胃肠功能紊乱等。其临床治疗效果基于增强胃肠蠕动、促进消化液的分泌,以及消化酶、维生素等的综合作用。

【药理作用】

1. 助消化作用 消食药多富含消化酶和 B 族维生素,部分消食药还可促进消化液和消化酶的分泌,有助于食物消化分解,利于消化活动的正常进行。

(1)消化酶作用:山楂含脂肪酶,有利于脂肪的分解消化,其中柠檬酸、山楂酸等酸性物质还可增强胃蛋白酶的活性。麦芽、谷芽中淀粉酶含量较高,能促进糖类的分解消化。神曲除含脂肪酶、胰酶、蛋白酶等多种消化酶外,还含酵母菌,有助消化作用。

(2)维生素作用:山楂中含有维生素 C,可提高胃内酸度。麦芽含维生素 B_1、维生素 B_2、烟酸等,莱菔子、鸡内金中也含有 B 族维生素,可调整胃肠运动,促进消化,增加食欲。

(3)促进消化液分泌:口服鸡内金粉,可兴奋胃壁神经丛,促进胃液分泌增加30% 以上,胃液酸度显著升高。麦芽、山楂对胃蛋白酶和胰淀粉酶的分泌有促进作用。

2. 调整胃肠运动 莱菔子能增强消化道节律性收缩,有利于机械性搅拌,提高消化功能,缓解食积胀满的症状。所含甲硫醇等物质,可刺激肠道,产生缓泻通便、消除肠道积滞的作用。山楂对胃肠运动具有双向调节作用,既能兴奋处于松弛状态的胃平滑肌,亦可舒张十二指肠平滑肌痉挛。神曲含有乳酸杆菌,可抑制腐败菌在肠道内繁殖,减少肠内产气。

【常用药物与方剂】 消食类常用药物与方剂及其主要药理作用见表13-1。

1303
微课 消食药的
药理作用

表 13-1 消食类常用药物与方剂主要药理作用简表

药物/方剂	传统功效			
	消食健胃	消食化滞	消食健胃	消食健胃
	药理作用			
	助消化	调节胃肠运动	维生素作用	促进消化液分泌
山楂	+	+	+	+
神曲	+	+	+	
麦芽	+		+	+
谷芽	+		+	
莱菔子		+	+	
鸡内金	+	+		+
保和丸	+	+	+	+

知识链接

消化

　　食物在消化道内分解为小分子物质的过程称为消化。可分为机械性消化和化学性消化两种方式。机械性消化通过消化道运动,将食物磨碎并与消化液混合,推送至消化道远端。化学性消化通过消化液的化学作用,将营养成分分解成小分子物质。消化液主要由有机物、离子、水组成。

第二节　常用药物和方剂

山楂　Shanzha

【来源采制】　本品为蔷薇科植物山里红 *Crataegus pinnatifida* Bge. var. *major* N.E.Br 或山楂 *Crataegus pinnatifida* Bge. 的干燥成熟果实。秋季果实成熟时采收,切片,干燥。

【主要成分】　含有黄酮类成分,另外尚含有机酸类、黄烷及聚合物。

【性味归经】　味酸、甘,性微温;归脾、胃、肝经。

【功能主治】　具有消食健胃,行气散瘀,化浊降脂的功效。用于肉食积滞,胃脘胀痛,泻痢腹痛,瘀血经闭,产后瘀阻,心腹刺痛,胸痹心痛,疝气疼痛,高脂血症。焦山楂消食导滞作用增强。用于肉食积滞,泻痢不爽。

【药理作用】

1. 促进和调节消化系统功能　山楂含脂肪酶和维生素 C、胡萝卜素及多种有机酸,能增加胃中消化酶的分泌,增强脂肪酶、蛋白酶的活性,促进蛋白质和脂肪的消化。对胃肠道运动功能具有一定调节作用,能加强松弛状态胃平滑肌的收缩,而对乙酰胆碱及钡离子引起的胃肠道平滑肌收缩具有明显的抑制作用,有助于机械性和化学性消化。

2. 抗菌　山楂粗黄酮对大肠埃希菌、金黄色葡萄球菌、枯草芽孢杆菌、米曲霉、黑曲霉有很好的抑制作用,且对细菌的抑制作用强于霉菌。山楂榨取原液、水煎液或醇提液,对革兰氏阳性菌抵抗作用强于革兰氏阴性菌。抗菌是临床治疗消化系统疾病的基础之一,也可用于皮肤消毒。

动画 药食同源的山楂

3. 心脏作用　山楂提取物具有正性肌力作用，与抗心律失常作用有关，可增强心肌收缩力，减慢心率，但不影响心脏自动节律，加快房室传导，延长有效不应期（ERP），对心血管系统起到调整和改善效果。山楂内三萜酸对衰弱心脏有恢复搏动作用，并提高心肌对强心苷的敏感性。山楂黄酮能增加冠脉血流量，降低心肌耗氧量，改善心肌供血，降低外周阻力，可缩短兔实验性急性心肌梗死的梗死范围。推测山楂的正性肌力作用与抑制磷酸二酯酶有关。临床试验结果提示其可能代替合成药物，成为慢性心衰植物药治疗的新选择。

4. 降低血压　山楂中含黄酮苷及复杂的二聚黄烷和多聚黄烷，有显著的扩张血管、降低血压作用。醇提物静脉给药，能使麻醉兔、麻醉猫或麻醉小鼠血压缓慢持久下降，也表现有明显的中枢降压作用。山楂三萜酸 25mg/kg 剂量静脉注射降压作用最强，但产生显著降压作用的剂量以黄酮为最低。

5. 降脂作用　山楂提取物和醇浸膏有较肯定的降脂作用，对胆固醇合成酶有抑制作用，能使动脉粥样硬化兔血中胆固醇和脂质在器官上的沉积降低，降低低密度脂蛋白胆固醇（LDL-C）浓度，升高高密度脂蛋白胆固醇（HDL-C）浓度，对甘油三酯（TG）影响较小。其降脂作用与抑制肝细胞微粒体及小肠黏膜的羟甲基戊二酰辅酶 A 还原酶，升高肝脏低密度脂蛋白受体水平有关。

6. 降糖作用　山楂提取物能有效改善高糖、高脂诱导的小鼠高血糖，显著促进肝脏腺苷酸活化蛋白激酶（AMPK）磷酸化，减少磷酸烯醇式丙酮酸羧激酶（PEPCK）表达和葡萄糖生成。

7. 保护肝脏　生山楂可降低 SD 大鼠肝组织 MDA、总胆固醇的含量，清除肝内堆积的甘油三酯，降低 GPT、GPT 含量。山楂黄酮对多种原因引起的肝损伤有显著的保护作用。

8. 防癌作用　山楂中含牡荆素，能阻断亚硝胺合成的前体物质，抑制黄曲霉毒素 B_1 诱导的致癌和致突变作用。山楂中的多酚类物质有消除亚硝酸盐的能力，能阻断亚硝胺合成及其致癌作用。

9. 促进免疫功能　给家兔注射山楂注射液，可使胸腺和脾的重量增加，血清溶菌酶含量、血清血凝抗体滴度及 T 淋巴细胞转化率均有明显增高，E 玫瑰花环形成率显著提高，表明山楂对体液免疫、细胞免疫均有一定的促进作用。山楂中分离得到的谷甾醇能显著增加白细胞计数，并且增加巨噬细胞的吞噬活性，对环磷酰胺诱导的免疫抑制模型小鼠的脾脏和淋巴细胞产生影响。山楂多糖能够增强小鼠脾脏、胸腺和巨噬细胞的吞噬活性。

10. 利尿作用　家兔使用山楂叶浸膏，两小时尿量可增加 63.7%，有明显的利尿作用，效果温和缓慢而持久，且对电解质影响较小。

【现代应用】

1. 消化系统疾病　用于食滞中阻及脾胃虚弱引起的各种病症，尤其适用于肉食积滞。可单用山楂或大山楂丸、保和丸等。具有帮助消化和治疗消化不良的作用。山楂炒焦，加酒炒干，可治疗急性菌痢。山楂糖浆，禁食补液，可治疗急性肠炎。山楂研粉，可治疗急性病毒性肝炎，对肝大、疼痛、胃纳差、便溏等症状有明显改善。小槐花、布渣叶、山楂叶、连翘、金花复方制剂用于治疗脾胃不和、食积化热所致小儿夜啼。

2. 心脏疾病　山楂叶提取物，可治疗冠心病心绞痛。山楂黄酮用于治疗心律失常。山楂糖浆用于治疗高血压，并能增进食欲，改善睡眠。

3. 高脂血症　山楂糖浆有较好的降胆固醇、甘油三酯的作用。山楂煎剂、山楂粗粉、山楂提取物、山楂叶总黄酮临床主要用于治疗高脂血症。

4. 其他　用于肾盂肾炎、呃逆（膈肌痉挛）、下肢软组织损伤、银屑病、湿疹、肥胖等。

【不良反应】　山楂聚合黄烷类成分，对大鼠有镇静作用，可引起呼吸麻痹而死亡。高浓度山楂总黄酮可抑制人类单核细胞增殖，可能具有毒性作用。大剂量使用山楂会可逆性影响胃肠功能和食欲，随着给药时间的延长会自行恢复。小鼠每日灌胃总黄酮，可生产正常后代，血象和生理功能不受影响。

拓展阅读　山楂的保健价值

莱菔子　Laifuzi

【来源采制】　本品为十字花科植物萝卜 *Raphanus sativus* L. 的干燥成熟种子。夏季果实成熟时采割植株,晒干,搓出种子,除去杂质,再晒干。生用或炒用,用时捣碎。

【主要成分】　含有芥子碱及其氰酸盐和脂肪油,另含莱菔子素、植物甾醇、维生素类等。

【性味归经】　味辛、甘,性平;归肺、脾、胃经。

【功能主治】　具有消食除胀,降气化痰的功效。用于饮食停滞,脘腹疼痛,大便秘结,积滞泻痢,痰壅喘咳。

【药理作用】

1. 调节胃肠平滑肌　莱菔子的不同炮制品均能使离体兔肠的收缩幅度增高,并对抗肾上腺素对肠管的抑制作用,炙品作用明显强于生品。莱菔子可收缩家兔离体胃、十二指肠肌,其作用可被阿托品拮抗,提示其作用与阻断 M 受体有关。在小白鼠的胃排空功能研究中发现,莱菔子对小鼠胃排空呈抑制作用。

2. 镇咳、祛痰、平喘　莱菔子提取物含谷甾醇,可降低毛细血管液面,有镇咳祛痰作用。浓氨水引咳的小鼠灌胃莱菔子后,其咳嗽潜伏期明显延长,表明莱菔子有较好的镇咳作用。研究表明,大剂量生莱菔子醇提取物和炒莱菔子醚提取物镇咳、祛痰作用强,小剂量的炒莱菔子水提取物有平喘的作用。

3. 抗菌　莱菔子含有效成分莱菔子素,在体外有显著的抗菌活性,能抑制多种革兰氏阳性和革兰氏阴性细菌的生长,且可影响各种植物种子发芽。对葡萄球菌和大肠埃希菌有显著的抑制作用,能对抗链球菌、化脓球菌、肺炎球菌的生长。在 250mg/ml 浓度时,还可抑制某些真菌的生长,灭活病毒,尤对 DNA 病毒敏感。

4. 降压作用　莱菔子水煎液具有缓慢而持久的降低体循环动脉血压作用,同时也能明显降低肺动脉血压,降压强度与酚妥拉明相当,且无明显毒副作用。作用机制为减少体循环与肺循环血管阻力,作用成分可能是芥子碱硫酸氢盐。

5. 其他作用　能干扰甲状腺素的晚期合成,使甲状腺中碘酪胺的含量降低。莱菔子提取物谷甾醇可降低血清胆固醇,防止冠状动脉粥样硬化。临床观察证明,莱菔子不降低人参补益作用。炒莱菔子可增强膀胱逼尿肌的收缩功能,改善排尿功能。

【现代应用】

1. 便秘　单用炒莱菔子温水送服,用于老年性便秘或顽固性便秘,也可配伍神曲、麦芽、法半夏、陈皮、茯苓水煎服。如积滞过重,可加入槟榔、枳实以增强消积导滞之功。

2. 高血压　莱菔子浸膏,可治疗单纯性高血压、高血压合并冠心病及内分泌失调所致高血压。随降压作用,心电图亦有明显改善;降低胆固醇,对预防高血压心脏病、脑出血及肾脏损害有一定的治疗作用。

3. 术后腹气胀　莱菔子配伍大黄、芒硝等服用,可促进腹部手术后排气、排便功能的恢复。

4. 其他　按传统方法炒至爆壳,可治疗老年性高脂血症。外用可治疗湿疹与黄褐斑。

【不良反应】　对小鼠和离体蛙心有轻微毒性,与何首乌、熟地配伍可致皮疹。水提物对小鼠的 LD_{50} 为 127.4g/kg,动物多于给药 1 小时内惊厥而死。

神曲　Shenqu

【来源采制】　本品为面粉或麸皮与杏仁泥、赤小豆粉以及新鲜青蒿、苍耳、辣蓼汁按一定比例混匀后经自然发酵的加工品。全国各地均有生产,但规格、工艺略有差异。生用或炒用。

【主要成分】　神曲中含有酵母菌、酶类、维生素 B 复合物、麦角固醇、挥发油、苷类等。

【性味归经】　味甘、辛,性温;归脾、胃经。

【功能主治】　具有消食和胃的功效。用于饮食积滞,脘腹胀满,食少纳呆。

【药理作用】　因富含 B 族维生素,具 B 族维生素样作用,可增进食欲,维持正常消化功能;降低肠道 pH,减少产气,促进消化。

【现代应用】

1.小儿单纯性消化不良　将神曲炒制,煎液,可促进消化,增进食欲。

2.婴儿腹泻　炒神曲,加适量红糖,能增加收敛功能,适用于婴幼儿秋、冬季腹泻。有轻度脱水者,口服或静脉补液纠正。

3.其他　有软坚散结功效,用于治疗青春期乳腺增生病、子宫肌瘤、肝大、甲状腺结节等。还可用于产后回乳。

保和丸　Baohe Wan

【方剂组成】　保和丸出自《丹溪心法》。本方由焦山楂 300g,六神曲(炒)、半夏(制)、茯苓各 100g,陈皮、连翘、莱菔子、炒麦芽各 50g 组成。上述各味粉碎成细粉,过筛,混匀,每 100g 粉末加炼蜜 125~155g 制成蜜丸,即得。

【功能主治】　具有消食,导滞,和胃的功效。用于食积停滞,脘腹胀满,嗳腐吞酸,不欲饮食的治疗。

【药理作用】

1.对胃肠功能的影响　保和丸对胃肠运动有双向调节作用,即可松弛胃肠平滑肌,延缓胃排空和轻度抑制十二指肠活动振幅,对乙酰胆碱激动 M 受体和组胺所致的离体回肠痉挛性收缩有明显拮抗效果,作用强度与给药剂量正相关。可拮抗肾上腺素对离体小肠的抑制作用。保和丸给药途径不同,可能会引起药理作用的差异。保和丸对正常的胃排空及肠推进运动均有明显的促进作用。研究表明保和丸通过增加血中胃泌素、胃动素水平,促进胃肠动力。同时,保和丸对于乙酰胆碱、氯化钡、组胺所致的离体回肠痉挛性收缩具有解痉的作用。

2.增强胃酸度及消化酶活性　保和丸小剂量对胃液分泌、胃内酸度无明显影响;较大剂量可增加胃液分泌,明显提高胃蛋白酶的活性,轻度增加胰液、胆汁分泌,增加胰蛋白酶浓度和胰淀粉酶的活性。

3.调节肠道菌群　研究表明,食积动物模型中存在菌群失调。保和丸的消食作用可能与肠道菌群有一定的关系。

4.其他　保和丸有抗菌、抗炎、镇吐等作用。

【现代应用】

1.小儿腹泻　可治疗小儿夏季消化不良型腹泻。

2.慢性萎缩性胃炎　保和丸配伍浙贝母、海螵蛸等,可治疗由慢性胃炎所致胃痛、泛酸、嘈杂等症。

3.化疗引起的胃肠道反应　化疗前用药,配合静脉滴注甲氧氯普胺,可明显改善化疗所致的恶心呕吐症状,并可缩短恢复正常食欲的时间。

4.小儿咳嗽　对小儿夜咳或昼夜阵发剧咳,以保和丸治疗,可减轻咳嗽,痰鸣消失。配伍枇杷叶和炙款冬花,对伴呕吐乳食痰涎的咳嗽有效。

5.小儿荨麻疹　加蒺藜、蝉衣,具有调节免疫功能作用,对荨麻疹有效。

(向晓雪)

1306

思政元素　中药中的十二生肖之鸡内金

1307

思维导图消食药

? **复习思考题**

1. 消食药促进消化的主要药理作用有哪些？
2. 山楂的主要药理作用是什么？
3. 保和丸有哪些现代应用？

1308

扫一扫，测一测

第十四章 止血药

学习目标

1. 掌握止血药功效的现代药理作用。
2. 熟悉三七、白及、槐花等药物的药理作用。
3. 了解云南白药的药理作用及其他中药的现代应用和不良反应。

第一节 概 述

凡是具有收敛、凝固、凉血等作用，以促使体内外出血停止为主要功效，治疗血液不循经脉运行所致的咯血、便血、崩漏及创伤出血等病证的药物，称为止血药。

止血药药性有寒温之分，多入肝、肺、心、脾经。根据止血药的主要性能，大体分为化瘀止血、收敛止血、凉血止血、温经止血四类。止血药具有凉血、收敛、化瘀、温经、清热、促进血液凝固等功效。主要用于因寒热失调、情志内伤、气血功能紊乱或外伤引起的血不循常道溢于脉外引起的各种出血证，如咯血、衄血、吐血、尿血、便血、崩漏、紫癜及创伤出血。

出血证常见的病机有热迫血行，溢于脉外，其中包括阴虚火旺和热入营血；气虚，气不摄血；血瘀；经脉虚寒等。临证时需根据病机，辨证选药，适宜配伍，方可奏效。血液的生理存在着凝血和抗凝血两种对立统一的过程。两者相辅相成以保持动态平衡，使血液既能在血管内不停地流动，也能在损伤的局部迅速凝血止血。在病理情况下，上述平衡被打破，或发生血栓、栓塞性疾病，或发生出血性疾病。造成出血的病因主要有：血管损伤、血管通透性和脆性增加；凝血过程障碍，如血小板减少或功能障碍以及凝血因子缺乏或功能障碍；纤维蛋白溶解系统功能亢进等。止血药能明显缩短凝血时间、凝血酶原时间、出血时间，基本作用环节概括如下。

【药理作用】

1. 促进凝血 生理性凝血是由多种凝血因子参与的复杂化学反应过程。止血药多个有效成分，对凝血的多个化学及物理过程均有影响，包括促进凝血因子生成，增加血小板数目，收缩局部血管或调节血管功能，促进纤维蛋白原向纤维蛋白的转化，机械性栓塞小血管出血端，吸附加速血液凝固，收敛创口等作用。其中以促进凝血因子生成和抑制纤溶为主要作用机制。

2. 活血 "活血止血""止血不留瘀"的显著特点体现了中药止血的处理原则。三七、蒲黄等可抑制血小板聚集，促进纤溶，促进瘀血吸收。槐花、艾叶可改善血液流变性，对体内凝血和抗凝血过程起到调节作用。

3. 抗病原微生物 病原微生物及代谢物可引起出血。白及、艾叶等对金黄色葡萄球菌、结核分枝杆菌、溶血性链球菌、肺炎球菌有不同程度的抑杀作用。艾叶灸可抑制或杀灭病菌和病毒。白及对真菌亦有抑制作用。止血药对病原微生物的作用对出血均有防治效果。

4. 其他作用 三七、槐花有抗炎抗溃疡、镇痛作用。三七、蒲黄可调节心血管功能，降低血压，减少出血。三七还可防治失血过多引起的休克。

中药止血药多属标本兼治之剂，又可作用于血凝的多个环节，其促进止血和抑制凝血的特点是"止血不留瘀""标本兼治"的药理基础。

【常用药物与方剂】 止血类常用药物与方剂及其主要药理作用见表 14-1。

表 14-1 止血类常用药物与方剂主要药理作用简表

类别	药物/方剂	传统功效				
		止血	止血	止血	止血	止血
		药理作用				
		收缩局部血管	增强血小板活性	促凝血因子生成	抗纤维蛋白溶解	改善血管功能
化瘀止血类	三七			+	+	
	蒲黄			+	+	
	茜草			+	+	
	云南白药			+	+	
收敛止血类	白及		+	+		
	紫珠	+	+		+	
	血余炭		+	+		
	花生衣	+	+		+	
	十灰散	+		+	+	
	仙鹤草			+	+	
凉血止血类	大蓟			+		
	小蓟	+	+	+	+	
	地榆		+	+		
	槐花	+		+		
	白茅根	+		+		
	小蓟饮子	+	+	+		
温经止血类	艾叶			+	+	+
	炮姜			+		
	灶心土			+	+	+
	胶艾汤			+		+

知识链接

云南白药

云南白药由江川县（现云南省玉溪市江川区）民间医生曲焕章于 1902 年首创，选用当地名贵中药材，配以特殊秘方研制出"百宝丹"，后更名为"白药"。中华人民共和国成立后，云南白药在越南人民抗美战争中发挥了重大作用，引起了世界的关注。1955 年，曲焕章家人自愿献出秘方，由国家正式安排药厂生产。云南白药发明百余年来，应用领域不断扩大，广泛用于内科、外科、妇科、儿科、五官科、皮肤科多种疾病的治疗。

课堂互动

不同功效的止血药，与哪些西医学的凝血理念相对应？

第二节　常用药物和方剂

三七　Sanqi

【来源采制】　本品为五加科植物三七 *Panax notoginseng*（Burk.）F.H.Chen 的干燥根和根茎。秋季花开前采挖，洗净，分开主根、支根及根茎，干燥。支根习称"筋条"，根茎习称"剪口"。

【主要成分】　主要含有皂苷、三七素（又称田七氨酸、三七氨酸）、黄酮苷、氨基酸等。

【性味归经】　味甘、微苦，性温；归肝、胃经。

【功能主治】　具有散瘀止血，消肿定痛的功效。用于咯血，吐血，衄血，便血，崩漏，外伤出血，胸腹刺痛，跌仆肿痛。

【药理作用】

1．止血　现已证明，三七能促进凝血过程，口服三七粉后，其凝血时间和凝血酶原时间缩短。其机制主要为收缩局部小血管，并使血小板伸展伪足、聚集、变形，产生黏性运动，改变超微结构，导致血小板产生诱导和激活作用，致密体释放 ADP。三七还可以通过促进凝血因子Ⅰ、Ⅲ、Ⅳ的释放，收缩血管，使止血时间明显缩短。其止血的有效成分是三七氨酸，不耐热且为前体成分，须经肝代谢活化后发挥作用，因此三七止血宜生用。

2．抗血栓形成　三七有"止血不留瘀"的特点，兼有止血、活血双重功能，其活血之功与三七总皂苷能抑制血小板聚集，并使血液黏度降低，改变血液流变性有关。三七总皂苷能显著抑制胶原、ADP 诱导的血小板 5-HT 释放，抗实验性血栓的形成。三七含有以 Rg_1 为代表的三醇型皂苷，三七皂苷 Rg_1 可使血小板内 cAMP 含量增加，减少血栓素的生成，是抗血栓形成的主要成分。三七抗血栓形成的主要环节包括抗血小板聚集，抗凝血酶，对已形成的血栓不能促进溶解。

3．抗心肌缺血　从三七中提取的黄酮苷有扩张冠状动脉的作用，三七乙醇提取物可在血压下降的同时，使冠脉血流量增加，提高心肌营养性血流量。三七总皂苷还能降低心肌收缩力，扩张外周血管降低外周阻力，降低心脏前后负荷，减慢心率，从而降低心肌耗氧量，恢复心肌供氧和耗氧之间的平衡。作用机制与阻滞钙离子通道，减少氧自由基作用有关。

4．扩张血管、降低血压　三七总皂苷能扩张血管，产生短暂的降压作用，尤其是降低舒张压作用明显。三七总皂苷可直接作用于血管平滑肌，对不同部位的血管表现有一定的选择性，对小动脉及静脉作用强。三七扩血管、降血压的机制主要为特异性阻断血管平滑肌上受体操控钙通道（ROCC），减少去甲肾上腺素引起的钙离子内流。

5．抗心律失常　三七总皂苷对于乌头碱、肾上腺素、毒毛花苷 K、氯化钡、三氯甲烷或冠脉结扎所诱发的早期心律失常均有明显的拮抗作用。其抗心律失常的有效成分是三七总皂苷、三七二醇苷、三七三醇苷等。作用机制包括降低自律性，减慢房室结传导，延长动作电位时程和有效不应期，消除折返激动，阻滞 Ca^{2+}、K^+ 通道，抑制交感神经兴奋性。

6．抗脑缺血　三七总皂苷静脉注射可明显扩张动物软脑膜微血管，降低脑血管中血液阻力，改善缺血区的微循环，可缓解不完全性脑缺血所致的脑电波低平，显著改善大脑皮质组织水、钠、钙含量及脑静脉血中磷酸肌酸激酶和乳酸脱氢酶的活性，增加脑组织对急性缺血和再灌注损伤的耐受性和保护性。此外，三七还能缓解缺血脑组织中 ATP 的分解，改善能量代谢，抑制脂质过氧化,提高脑组织中超氧化物歧化酶的活性,清除氧自由基等。三七对于记忆获得障碍,记忆巩固障碍有一定的改善作用。

7. 抗炎 三七及其总皂苷对组胺、醋酸、二甲苯、5-HT、缓激肽等引起的毛细血管通透性升高具有明显的抑制作用。能明显抑制巴豆油所致小鼠耳郭炎症,以及大鼠蛋清性、甲醛性、右旋糖酐性足肿及棉球肉芽肿等多种急性或慢性炎症模型都有明显抑制作用。抗炎有效部位在皂苷,以二醇型皂苷为主,作用机制与非甾体抗炎药相似。

8. 镇痛、镇静 三七为治疗跌打损伤的常用药,有确切的镇痛作用,对小鼠扭体法、热板法及大鼠光辐射甩尾法等多种疼痛模型有效。镇痛有效成分是人参二醇皂苷,机制为激动脑内阿片受体。三七人参皂苷 Rb_1 能抑制中枢,显著减少小鼠自发活动,延长硫喷妥钠引起的睡眠时间,协同戊巴比妥钠的催眠作用,对抗咖啡因、苯丙胺引起的中枢兴奋作用。

9. 促进造血 三七总皂苷腹腔注射对于骨髓造血干细胞的增殖有明显的促进作用,使脾结节中粒细胞、红细胞二系有丝分裂活跃,对红细胞系统、血红蛋白、骨髓粒细胞系统均有明显升高作用。能对抗免疫抑制小鼠白细胞减少,促进大鼠急性失血性贫血红细胞、网织红细胞、血红蛋白恢复。

10. 保肝 三七总皂苷对 CCl_4 造成的肝损伤有保护作用,可抑制血清 GPT 的升高。三七甲醇提取物对 CCl_4、D- 半乳糖胺引起的大鼠肝损伤有显著保护作用,能降低血清中的 GPT、GOT、LDH 的活性,使肝细胞变形坏死减轻。三七具有抗肝纤维化的作用,可减少成纤维细胞和胶原的增生。三七还能促进肝脏蛋白质合成,提高 ^{3}H-TdR 对受损肝脏的掺入速率以及 ^{3}H- 亮氨酸对肝脏蛋白质的掺入速率,促进肝细胞修复再生。三七也有一定的利胆作用,能促使胆汁分泌。

11. 延缓衰老 三七总皂苷和三七二醇苷可延长果蝇平均生存时间,提高飞翔能力,降低头部脂褐素含量,可显著提高血清、脑组织中超氧化物歧化酶(SOD)活性,减少 LPO 的生成。三七醇提物还能促进小鼠脑内 DNA、RNA 和脑蛋白的合成。

12. 调节免疫 具有与人参相似的免疫调节作用,使免疫功能恢复正常。三七总皂苷和三七多糖具有抗放射所致脾损伤和白细胞减少的作用,可提高巨噬细胞吞噬率和吞噬指数,显著增加溶血空斑形成数,提高补体含量等。三七总皂苷可增强被激活的免疫细胞对肿瘤的杀伤活性。

13. 其他

(1)调节中枢神经系统:三七二醇苷能抑制中枢神经的兴奋性,而三七三醇苷对中枢有兴奋作用。三七能消除疲劳并能提高学习能力。

(2)松弛平滑肌:三七浸膏或醇提物能降低离体肠肌张力,使收缩停止,对离体子宫也有抑制作用。

(3)影响代谢:三七有双向调节糖代谢,促进肝脏、肾脏和睾丸组织蛋白质、细胞核 RNA 合成的作用。

(4)抗休克:三七总皂苷能延长失血性休克的代偿时间,促进血压的恢复。作用不如人参明显。

(5)降血糖:三七总皂苷能降低血糖,缩短血糖恢复正常的时间。对胰岛素降血糖作用无影响。

【现代应用】

1. 上消化道出血 用参三七注射液静脉滴注。

2. 眼前房出血 以 10% 三七注射液电离子导入眼内,或以含三七提取物的血栓通注射液静脉滴注。

3. 跌打损伤、瘀滞肿痛 各种外伤、手术伤、软组织损伤、骨折等均可口服三七粉。

4. 冠心病、心绞痛 用三七冠心宁片或胶囊。

5. 脑血栓 用血栓通注射液静脉滴注。

6. 高胆固醇血症　服用生三七粉,每日用量 0.9g,连用 10 周以上。

7. 肝炎　用参三七注射液治疗难治性血瘀型慢性肝炎,肌内注射或静脉滴注;口服生三七粉治疗慢性迁延性肝炎。

8. 寻常疣、扁平疣　三七消疣散可治疗寻常疣、扁平疣等,可在早期时在医生指导下合理使用。三七粉用白开水送服。

9. 老年不寐、老年眩晕　三七捣碎,临睡前含服慢咽 0.1g,可治疗老年不寐;口服三七粉分装的胶囊,可治疗老年眩晕。

【不良反应】　罕见严重不良反应。常见过敏性皮疹,少数人出现痰中带血、月经量增多等少量出血症状。偶见血尿、房室传导阻滞及过敏性休克。单用三七氨酸,具有引起运动失调的神经毒作用,整三七入药无此反应。

思政元素　三七与土三七

白及　Baiji

【来源采制】　本品为兰科植物白及 *Bletilla striala*(Thumb.)Reichb.f. 的干燥块茎。夏、秋二季采挖,除去须根,洗净,置沸水中煮或蒸至无白心,晒至半干,除去外皮,晒干。洗净,润透,切薄片,晒干。

【主要成分】　主要含有白及胶、菲类衍生物、苄类化合物等。此外,尚含大黄素甲醚、对羟基苯甲酸、对羟基苯甲醛、淀粉等。

【性味归经】　味苦、甘、涩,性微寒;归肺、肝、胃经。

【功能主治】　具有收敛止血,消肿生肌的功效。用于咯血,吐血,外伤出血,疮疡肿毒,皮肤皲裂。

【药理作用】

1. 止血　白及水浸出液制成的白及膜,能自行紧贴黏附于出血的创面,使出血立即停止。白及能阻止创面局部渗血,覆膜后 5 日左右就可被吸收。如果静脉注射白及胶液,可显著缩短凝血时间及凝血酶原时间,加速红细胞沉降率,使红细胞在末梢血管内凝集,形成人工血栓。白及促进凝血的机制可能与抑制纤维蛋白溶解及促进凝血酶的形成,增加血浆中凝血酶含量有关。另外白及可使血液中血小板因子Ⅲ活性增强,升高血小板数量,促使血小板解体,此作用也可能参与促进凝血过程。

2. 保护胃黏膜　大鼠灌服白及煎剂,可明显减轻由盐酸引起的胃黏膜损伤,但对胃液分泌量、胃液总酸度却无明显影响。非甾体抗炎药(NSAID)可拮抗白及对胃黏膜的保护作用,说明白及可能是通过刺激胃黏膜合成和释放内源性前列腺素而起作用的。最新研究表明,白及保护胃黏膜作用也与抑制自由基生成,提高胃黏膜抗氧化能力,促进上皮细胞增生,加强损伤组织的修复有关。

3. 促进组织修复　白及能促进肉芽生长,促进创面愈合,对实验性烫伤、烧伤动物模型有明显效果。此作用与促进表皮生长因子及其受体表达有关。

4. 抗菌　白及须根和块茎的脂溶性醇提物中含抑菌的主要活性成分,对革兰氏阳性菌、金黄色葡萄球菌、枯草杆菌、蜡样芽孢杆菌和加得那诺卡菌有明显的抑菌效果;对真菌如白念珠菌和须发癣菌也有抑制作用。

5. 抗肿瘤　白及对肿瘤的作用主要体现在抑制肿瘤细胞、栓塞剂作用、基因递送载体三个方面。白及成分对肿瘤有广谱抗性,其作用机制可能与微管蛋白的聚合被抑制有关。白及多糖是一种理想的新型肿瘤血管栓塞剂,具有栓塞肿瘤血管的功能,促进肿瘤的缺血、坏死,从而达到抗肿瘤的目的。白及多糖可作为一种新颖的阳离子型基因递送载体,可产生明显的抗肿瘤血管生成的作用。白及多糖能阻滞细胞周期,栓塞肝癌供血动脉及其侧支循环,达到抑制肿瘤生长和增殖的作用。白及中薜荔果多糖能提高机体免疫能力,使抗体生成增多,巨噬细胞功能增强,刺激网状内皮系统,提高宿主对肿瘤细胞的特异抗原免疫反应。

【现代应用】

1. 出血 白及可广泛用于各种出血。鼻衄患者在全身药物治疗的同时,可用白及粉末散布于凡士林纱布或纱球表面,填塞鼻腔出血侧。配伍大黄或云南白药可用于过敏性紫癜。用于胃十二指肠溃疡、上消化道出血,可将白及、三七、大黄以3:2:1制粉口服。用于肺结核咳血,可配伍百部、川贝母、知母、鱼腥草、黄连、黄柏、青蒿等。

2. 口腔黏膜病 白及粉与白糖按2:3比例混匀涂于病损部位,用棉球压迫。也可与苦参、枯矾、白芷、葡萄糖粉制成复方白及散,治疗复发性口腔黏膜溃疡。

3. 烧烫伤 白及胶浆制成涂膜剂直接涂抹。也可加黄连、黄柏、生地黄等制成外涂药膏,具有促进创面愈合、止痛、抗感染、结痂快等优点。

4. 痤疮 白及与白芷各等分研成极细粉末,开水调成稀糊状,做面部皮肤及穴位按摩。

5. 肛裂 白及粉与医用滑石粉各半,装入瓶内高压消毒,涂于肛门裂处。

6. 乳头皲裂 白及配白矾、金银花水煎浓缩涂于患处。

7. 其他 白及治疗白带、乳糜尿、皮肤结核、盲肠肠瘘亦有一定疗效。

蒲黄 Puhuang

【来源采制】 本品为香蒲科植物水烛香蒲 *Typha angustifolia* L、东方香蒲 *Typha orientalis* Presl 或同属植物的干燥花粉。夏季采收蒲棒上部的黄色雄花序,晒干后碾轧,筛取花粉。炮制蒲黄炭,取净蒲黄,照炒炭法炒至棕褐色。

【主要成分】 有效成分为黄酮类、鞣质,此外尚含甾类、烷烃类、生物碱及氨基酸。

【性味归经】 味甘,性平;归肝、心包经。

【功效主治】 具有止血,化瘀,通淋的功效。用于吐血,衄血,咯血,崩漏,外伤出血,经闭痛经,胸腹刺痛,跌仆肿痛,血淋涩痛。

【药理作用】

1. 止血 蒲黄生用或炒炭,口服可缩短凝血时间和出血时间;制粉外用于创面,对动脉出血有明显止血作用。生蒲黄醋酸乙酯和水提物、炒蒲黄和蒲黄炭水提取部分、炒蒲黄和蒲黄炭总黄酮灌胃给予小鼠1小时后均能缩短小鼠凝血时间。蒲黄烘焙成炭后服用,止血作用较生品强。蒲黄炒炭后,香蒲新苷、异鼠李素含量降低,Ca、Zn、Mn、Fe 元素显著升高,槲皮素经热转化为鞣质,可能是蒲黄炭止血作用较生品增强的物质基础。

2. 活血 生蒲黄可延长小鼠凝血时间,较大剂量可促进纤维蛋白溶解。蒲黄总黄酮可抑制凝血过程,促进纤维蛋白溶解,抑制高脂血症患者血小板聚集和黏附力增强。蒲黄总黄酮能提高血小板 cAMP 水平,抑制血小板聚集和 5-HT 的释放,防止血栓形成;同时能抑制血栓素 A_2(TXA_2)的合成和活性,提高前列环素(PGI_2)或 PGI_2/TXA_2 的比值,且在体内外均有抑制 ADP 等诱导的血小板聚集作用,明显延长复钙时间。蒲黄煎剂及其总黄酮、有机酸、多糖可抑制由 ADP、花生四烯酸和胶原诱导的血小板聚集,而以总黄酮作用最强。其作用机制与抑制磷酸二酯酶活性,升高血小板内 cAMP,减少 TXA_2 的合成,使细胞内 Ca^{2+} 浓度降低,减少 5-HT 释放有关。苷元异鼠李素可明显延长血浆复钙时间。

3. 对心血管系统作用 蒲黄水煎剂、醇提物在低浓度时兴奋心脏,使心肌收缩力增强,心输出量增加。高浓度时则抑制心脏,减慢心率,扩张血管,降低血压。维生素 B_4 是降低外周阻力的主要有效成分,降压作用也与激动胆碱受体有关。

4. 抗炎、抗免疫作用 蒲黄水煎浓缩液可收缩炎症部位血管,改善局部血液循环,有明显的消除肿胀作用。对免疫系统影响以抑制为主,减轻胸腺、脾脏重量,抑制抗体生成,明显降低外周血中性粒细胞吞噬指数。

5. 对子宫平滑肌运动的影响　蒲黄水提物、醇提物可增强子宫张力和节律性收缩,延长收缩波持续时间,大剂量可致平滑肌痉挛。此作用可被阿托品及维拉帕米阻断,推测蒲黄通过 M 受体及钙离子通道发挥作用。

6. 其他作用　蒲黄煎液可抑制试管内结核分枝杆菌生长,通过调节糖代谢和脂代谢改善胰岛素抵抗。此外还具有利胆、镇痛、利尿等作用。

【现代应用】

1. 出血　蒲黄炒炭可用于创伤出血,产后瘀血出血,功能失调性子宫出血,前房积血,尿血,便血,咳血,鼻衄等。

2. 高脂血症和冠心病　与党参、山楂配伍,可明显降低患者血清总胆固醇和甘油三酯含量,用于治疗冠心病。

3. 其他　蒲黄外敷用于体表血肿,可改善局部营养,促进血液循环,促使溃疡面愈合。对湿疹、舌肿大、咽喉肿痛溃疡、口腔溃疡亦有较好疗效。

槐花　Huaihua

【来源采制】　本品为豆科植物槐 *Sophora japonica* L. 的干燥花及花蕾。夏季花开放或花蕾形成时采收,及时干燥,除去枝、梗及杂质。前者习称"槐花",后者习称"槐米"。可生用、炒用或炭用。

【主要成分】　富含黄酮及黄酮苷、皂苷、甾类、鞣质、氨基酸、肽和维生素 A。黄酮类成分是槐花的主要成分,主要有芸香苷(芦丁)、槲皮素、山柰酚、槐花米甲素等。

【性味归经】　味苦,微寒;归肝、大肠经。

【功效主治】　具有凉血止血,清肝泻火的功效。用于便血,痔血,血痢,崩漏,吐血,衄血,肝热目赤,头痛眩晕。

【药理作用】

1. 止血　槐花生用或炒炭用,水浸液对小鼠灌胃可明显缩短出血时间和凝血酶原时间,炒炭后止血作用增强,与止血成分鞣质含量增加相符。炒炭后芸香苷含量减少,表明芸香苷可拮抗槐花中止血成分的活性,亦能收缩血管,降低血管通透性,增强毛细血管的抵抗性,促进止血。植物血凝素促使红细胞凝集,促进血栓形成。所含芸香苷及苷元槲皮素,可保持毛细血管的正常抵抗力,使出血的毛细血管恢复正常弹性。另外槐花炒炭后增加的 Ca、Fe 元素也参与止血作用。

2. 抗炎　芸香苷及槲皮素对大鼠组胺、蛋清、5-HT、甲醛等引起的足趾肿胀以及透明质酸酶引起的足踝部肿胀均有明显的抑制作用。硫酸芸香苷钠 25mg/kg 给犬肌内注射,能减轻实验性血栓静脉炎的肿胀。抗炎作用机制与黄酮类物质的抗氧化作用与抑制过氧化物的形成有关。槐角的乙醚提取物亦有抗氧化作用。

3. 抗菌、抗病毒　槐花水浸液体外对堇色毛癣菌、许兰毛癣菌、奥杜盎小芽孢癣菌、羊状小芽孢癣菌、星形奴卡菌等皮肤真菌均有不同程度的抑制作用。槐花水提物对流感病毒引起的小鼠肺炎有保护作用。芸香苷 200μg/ml 对水疱性口炎病毒有抑制作用。

4. 减慢心率、抗心律失常　槐花煎液对心肌有负性传导作用,可显著减慢心率,降低心肌耗氧量,对心动过速、房性或室性期前收缩、心绞痛等有治疗作用。芸香苷、槲皮素能增加离体、在体蛙心的收缩力及输出量,并减慢心率。槐花煎液对家兔体外心房肌具有负性频率及正性肌力作用,能延长心房肌的功能不应期;所含苦参型生物碱可对抗多种实验性动物快速型心律失常。槲皮素有扩张冠状动脉、增加冠脉血流量、降压等作用。

5. 降脂、降压　槐花水提液能预防小鼠实验性高胆固醇血症,降低血清胆固醇含量。槲皮素能降低肝、主动脉及血中胆固醇量,并提高胆固醇 - 蛋白复合物的稳定性,对实验性动脉粥样硬化有预防及治疗作用。芸香苷对脂肪肝有一定的祛脂作用。

6. 解痉、抗溃疡病　芸香苷对内脏平滑肌先兴奋后抑制,能降低大鼠的胃运动功能,并对抗氯化钡所致小肠平滑肌痉挛。皮下注射芸香苷(5～10mg/kg)能显著降低大鼠幽门结扎型胃溃疡病灶数目。槲皮素能降低肠、支气管平滑肌的张力。

7. 降低血糖　槐花有降血糖作用,芸香苷能抑制醛糖还原酶,有利于糖尿病白内障的治疗。

8. 促进免疫　槐花中植物血凝素(PHA)可促使红细胞凝集,促进淋巴细胞转化成淋巴母细胞并进行分裂,提高巨噬细胞的吞噬能力。

9. 抗肿瘤　槲皮素还有抗肿瘤作用,抑制艾氏腹水癌细胞 DNA、RNA 和蛋白质的合成。芸香苷能降低 X 线照射后的动物死亡率,有抗辐射作用。

【现代应用】

1. 各种出血　单用或复方煎服治疗吐血、衄血、便血、痔疮出血、血痢、崩漏等。

2. 皮肤病　槐花粉食用油调膏涂于患处治疗小儿头部黄癣;槐花炒后研末口服治疗银屑病。

3. 高血压　由槐米、五味子等制剂,治疗各型高血压。

4. 高脂血症　首乌山楂槐米汤可降低患者血胆固醇和甘油三酯。

5. 烫伤　槐花油可治疗烫伤。

【不良反应】　槐花,尤其槐角的果荚具有溶血作用。槐花水提物对人血淋巴细胞有致突变作用。芸香苷小鼠腹腔注射 LD_{50} 为 950mg/kg,槲皮素小鼠口服的 LD_{50} 为 160mg/kg。

艾叶　Aiye

【来源采制】　本品为菊科植物艾 *Artemisia argyi* Levl. et Vant. 的干燥叶。夏季花未开时采摘,除去杂质,晒干。生用、捣绒温灸或制炭用。

【主要成分】　主要成分为挥发油,还有倍半萜、环木菠烷型三萜、黄酮类化合物及甾醇类成分。此外,尚含微量元素。

【性味归经】　味辛、苦,性温;有小毒;归肝、脾、肾经。

【功能主治】　具有温经止血,散寒止痛的功效;外用祛湿止痒。用于吐血,衄血,崩漏,月经过多,胎漏下血,少腹冷痛,经寒不调,宫冷不孕;外治皮肤瘙痒。醋艾炭温经止血,用于虚寒性出血。

【药理作用】

1. 止血　生艾叶无明显止血作用,具活血之功。艾叶不同炮制品制剂,如炒炭品、醋炒艾叶炭、焖煅艾叶炭能降低毛细血管通透性,抗纤维蛋白溶解,明显缩短凝血、出血时间,从而发挥止血作用。焖煅艾叶炭止血作用最强。

2. 抗凝　生艾叶水制剂可不同程度地延长正常新鲜血浆部分凝血活酶时间、凝血酶原时间和凝血酶时间,与肝素作用类似,可被鱼精蛋白拮抗。生艾叶、炒焦艾叶、醋炒炭艾叶制剂还能显著地抑制血小板聚集,主要活性成分为 β- 谷甾醇和 5,7- 二羟基 -6,3′,4′- 三甲氧基黄酮。

3. 抗病原微生物　艾叶有广谱抗菌作用,艾叶水煎液、艾叶烟熏和艾叶挥发油对多种细菌、病毒和真菌有杀灭或抑制作用。艾叶水浸剂或煎剂体外试验对多种细菌及多种致病真菌均有不同程度的抑制作用;艾叶油对肺炎球菌、甲型和乙型溶血性链球菌、奈瑟球菌有抑制作用,对呼吸道合胞病毒也有抑制作用。艾叶烟熏对多种细菌及多种病毒均有不同程度的抑制作用。艾叶熏蒸对乙肝病毒也有一定的灭活作用。艾叶燃烧后灰分的甲醇浸取液的抗病原微生物作用更强。对病原微生物的抑制作用,是艾叶"芳香化浊,祛邪辟秽"功效的药理作用基础。

4. 调节免疫 艾叶挥发油灌胃给药,能减轻小鼠脾和胸腺的重量,促进小鼠体内溶血素的生成,抑制小鼠单核吞噬功能,显示对免疫系统具有免疫抑制作用。艾灸可增强机体细胞免疫功能,灸后 ^{3}H-TdR 掺入淋巴细胞数量显著增加,淋巴细胞转化率明显提高。给小鼠模拟取穴艾灸中脘穴,可提高单核吞噬细胞系统对血中胶体炭的廓清能力,吞噬指数提高;肝内、脾脏和腹腔巨噬细胞活性亦明显增强。

5. 平喘 艾叶油平喘作用与异丙肾上腺素相近而更持久。艾叶油灌胃、腹腔注射、肌内注射或喷雾吸入,均能对抗乙酰胆碱、组胺引起的支气管收缩对豚鼠致喘作用,可明显延长引喘潜伏期,减少抽搐动物数,对药源性哮喘也有明显保护作用。α-萜品烯醇为艾叶油中平喘活性成分之一,平喘作用较为明显,平喘机制与提高气管平滑肌内 cAMP 含量和抗过敏作用有关。

6. 镇咳 艾叶油灌胃或腹腔注射,对刺激喉上神经引咳法、二氧化硫或氨雾引咳法以及丙烯醛、枸橼酸引咳法所致动物咳嗽均有明显对抗作用;其镇咳作用可被呼吸中枢兴奋药尼可刹米拮抗,提示艾叶油对延髓呼吸中枢有抑制作用。镇咳活性较强的单体成分有萜品烯醇、反式香苇醇以及桉油素等。

7. 祛痰 艾叶油灌胃、皮下或腹腔注射,有明显祛痰作用。艾叶油及 β-丁香烯能使小鼠酚红分泌增加,切断迷走神经不影响其祛痰效果,提示祛痰作用可能与直接刺激支气管腺体分泌有关。

8. 对平滑肌作用 艾叶煎剂能兴奋家兔离体子宫,产生强直性收缩。也可松弛乙酰胆碱所致的回肠平滑肌收缩。

9. 利胆 艾叶油混悬液十二指肠给药,可使正常大鼠胆汁流量增加。

10. 抗炎、解热、镇静 艾叶油对角叉菜胶、巴豆油、醋酸所致的动物炎症模型均有较强的抑制作用。抗炎、抗过敏作用可能是艾叶解热的药理作用基础。艾叶油腹腔或皮下注射有明显镇静作用,能延长戊巴比妥钠的睡眠时间。

11. 抑制心脏 艾叶油对蟾蜍、兔离体心脏均有抑制作用,且能对抗异丙肾上腺素的强心作用。

【现代应用】

1. 子宫出血 先兆流产出血、习惯性流产、功能失调性子宫出血。

2. 呼吸系统疾病 慢性支气管炎、支气管哮喘、典型喘息性慢性支气管炎,用艾叶油胶囊内服,平喘作用较为显著。

3. 过敏 过敏性皮炎、过敏性鼻炎、药物过敏、麻风反应期、荨麻疹、皮肤瘙痒、湿疹等,用艾叶油内服,或同时以艾叶油局部外用。

4. 烧伤 艾叶油除口服外还可局部涂擦用于烧伤,尤其是大面积烧伤及 Ⅱ～Ⅲ 度烧伤的清创、脱痂和植皮。

【不良反应】 艾叶口服致呕,有肝损害作用。煎剂腹腔注射小鼠 LD_{50} 为 23g/kg;艾叶油小鼠灌胃 LD_{50} 为 2.47ml/kg,腹腔注射 LD_{50} 为 1.12ml/kg,动物依次出现镇静,翻正反射消失。

云南白药 Yunnan Baiyao

【方剂组成】 云南白药是我国民间用以治疗外伤出血的著名秘方,是由三七、重楼、独定子、披麻节、冰片、麝香等多种中药组成的粉末制剂,现已成为多种剂型的系列复方药物。

【功能主治】 具有化瘀止血,活血止痛,解毒消肿的功效。用于跌打损伤,瘀血肿痛、吐血、咳血、便血、痔血、崩漏下血,手术出血,疮疡肿毒及软组织挫伤,闭合性骨折,支气管扩张及肺结核咳血,溃疡病出血,以及皮肤感染性疾病。

【药理作用】

1. 止血 云南白药外敷、口服均可明显缩短静脉出血时间和凝血时间,显著缩短肝素、双香豆素延长的凝血酶原时间。作用机制为升高血液中凝血酶原含量,诱导血小板成分包括腺核苷酸和钙的释放。

2. 抗炎抗菌 云南白药不仅能增加血流量,促进皮质激素分泌,改善创面局部微循环和炎症的吸收,而且能抑制炎性介质的释放,对细胞游走与结缔组织增生等有抑制作用。抗菌试验结果显示,云南白药对金黄色葡萄球菌、铜绿假单胞菌、大肠埃希菌等有抑制作用。注射给予云南白药,可显著降低毛细血管通透性,消除炎症部位肿胀。皮下注射对关节炎原发病变,白细胞游走,肉芽肿增生均有抑制作用。其机制可能是抑制组胺和前列腺素等炎症介质的释放,促使体内糖皮质激素释放增加。

3. 增强免疫 云南白药显著增加肝、脾中吞噬细胞功能,有增强机体免疫功能的作用。

4. 兴奋子宫 云南白药对无孕、围产期子宫均呈兴奋作用,小剂量使子宫呈现节律性收缩,大剂量可致强直性收缩,作用时间较长。

5. 抗癌 云南白药中提取的皂苷,对 P_{388}、L_{1210}、^9KB 组织有明显的细胞毒活性,显示一定的抗癌作用。

6. 促进骨折愈合 云南白药可促进骨折愈合。云南白药的含药血清能增加大鼠骨髓间充质干细胞的碱性磷酸酯酶(ALP)活性和钙结节量,对成骨细胞具有促进细胞增殖,增加 ALP 的活性和促进骨钙蛋白合成的作用。以新西兰兔建立左前肢桡骨骨折模型,研究云南白药促进骨折愈合的作用,发现云南白药可以提前软骨向骨痂转化,骨髓腔形成与贯通、骨钙化进程和微血管形成的进程,亦能促进成骨细胞形成。

【现代应用】

1. 出血 云南白药止血有促进伤口愈合、消肿、止痛的作用。口服或外用,对开放性、闭合性创伤出血,口腔出血,胃肠道出血,手术吻合出血,流产后阴道出血均有良好的止血作用。

2. 炎症 内服云南白药,对急性或慢性肠胃炎、咽炎、急性乳腺炎、骨髓炎、宫颈炎均有较好疗效。

3. 骨折 云南白药被称为"伤科圣药",对骨折的治疗及骨折处的微循环重建,促进骨折愈合效果显著。

4. 其他 云南白药对自身免疫疾病如系统性红斑狼疮,白血病,癌症,心血管疾病,冻伤等也有不同程度的治疗作用。

【不良反应】 偶见过敏反应。

(向晓雪)

拓展阅读 云南白药的新用途

思维导图 止血药

扫一扫,测一测

? 复习思考题

1. 中药止血药的概念及有哪些分类?
2. 三七的主要药理作用是什么?
3. 云南白药的药理作用是什么?

第十五章　活血化瘀药

学习目标

1. 理解并掌握血化瘀药的概念、分类及活血化瘀药与功效有关的药理作用；掌握丹参、川芎、延胡索、益母草、银杏叶、红花的主要药理作用。
2. 熟悉桃仁、莪术、水蛭、姜黄的主要药理作用。
3. 了解桃红四物汤、补阳还五汤的药理作用及其他中药的现代应用和不良反应。

第一节　概　　述

凡以疏通血脉、祛除瘀血为主要功效，主要治疗血脉不通，或瘀血停滞，或癥积肿块等血瘀证的药物，称为活血化瘀药，亦称为活血祛瘀药，简称活血药或化瘀药。

本类药物药性较温和，多属平性或微寒、微温之品，入心、肝、脾三经。按其作用特点和临床应用分为活血止痛药，包括川芎、银杏叶、延胡索、郁金、姜黄、乳香、没药等；活血调经药，包括丹参、红花、桃仁、益母草、鸡血藤等；活血疗伤药，包括土鳖虫、血竭、马钱子等；破血消癥药，包括莪术、水蛭等。

中医认为"瘀"为"积血"，"瘀证"为"积血之病"，可见瘀与血液停滞不能流通有关。瘀血的形成，可因脉道不利甚至不通，或血液离经而留于体内，或血液凝集成块，甚至积聚成瘤，致使气血运行受阻。瘀血见于中医各种疾病或症状，如各种癥积肿块、胸胁脘腹疼痛、痹痛、跌打损伤、疮痈肿毒、痛经、闭经、产后瘀阻腹痛等。血瘀证临床症状特点为：疼痛如刺或如刀绞，固定不移，夜晚尤甚，肿块固定不移，出血而有瘀块，皮肤、黏膜、面、唇、舌青紫色，脉涩或结代。现代研究从血液循环和血液流变学角度证明了"血瘀证"与全身或局部血液循环障碍和微循环障碍、血流动力学异常、血液流变学异常、组织异常增生等有关。主要病理表现如下：

1. 血液流变学异常　血液流变学异常时一般有血液"浓、黏、凝、聚"的倾向。浓，指血液的浓度增高，表现为血浆渗出，血液浓缩，红细胞聚集性增加，血细胞比容增加，血浆蛋白、血脂浓度升高。黏，指血液黏稠，表现为血浆黏度增大，全血和血浆比黏度增加。凝，指血液凝固性增加，表现为血浆纤维蛋白原增加，凝血速度加快。聚，指血细胞聚集性增加，表现为红细胞和血小板在血浆中电泳缓慢，血小板对各种因素诱导的凝聚性增高，红细胞沉降速率加快等。血液流变学异常往往是由于微血管内皮细胞损伤和受损伤细胞释放生物活性物质（如组胺、5-HT、缓激肽类等物质）使血管通透性增高，血浆大量渗出，造成血液浓缩，红细胞聚集，黏度增加，血流减慢。

2. 微循环障碍　微循环一般是指微动脉与微静脉之间的微血管血液循环。微循环障碍的表现常有微血管血流缓慢和淤滞，血液浓缩，微血管内血栓形成而导致微血管缩窄或闭塞，从而阻塞了微循环通路；此外，由于纤维蛋白降解物产生增多，增强组胺、激肽类物质作用，微血管扩张，通透性增高，血浆大量渗出，可造成局部血液浓缩，黏度增加，致使血管内红细胞聚集，形成毛细血管内凝血。

3. 血流动力学异常　血流动力学主要研究血液在心血管系统中血流量、阻力和压力之间的关系。血瘀证表现为某些器官血管痉挛、狭窄或闭塞，血管阻力增加，器官血流量减少，全身或局部器官供血、供氧不足，其中尤以心脏冠状动脉、脑动脉的痉挛、狭窄或栓塞多见且严重。血流动力学异常还表现为心肌劳损或心力衰竭，心脏泵血功能降低，心输出量减少。

4. 组织异常增生　表现为恶性或良性肿瘤细胞异常增生，甚至形成实体瘤，肝脏、脾脏、手术瘢痕等纤维结缔组织增生，病理性血管增生等。

【药理作用】

1. 改善血液流变性和抗血栓　丹参、川芎、益母草、水蛭、红花、姜黄等多种活血化瘀药，可通过多种途径改善血液流变性。正常情况下，体内的凝血系统和纤维蛋白溶解系统处于动态平衡；血瘀证患者的这种平衡多失调，血液处于高凝状态，纤溶酶活性低，易形成血栓。血栓形成是血瘀证的重要临床表现。静脉血栓主要由于血液凝固，动脉血栓主要由于血小板聚集。

活血化瘀药通过以下环节发挥抗血栓作用：

（1）改善血液流变性：改善血液的"浓、黏、凝、聚"的倾向，减少血小板的黏附和聚集。

（2）降低血小板表面活性：抑制血小板的黏附、聚集和释放。

（3）调节 PGI_2/TXA_2 的平衡发挥抗血小板聚集作用：PGI_2/TXA_2 的平衡维持着血液的正常状态，TXA_2 促进血栓形成，PGI_2 抑制血栓形成。川芎、丹参、三七、益母草等增加血小板内环磷腺苷（cAMP）的水平，抑制 TXA_2 的生成，发挥抗血栓作用。TXA_2 能促进血小板内钙贮库肌质网释放 Ca^{2+}，使所含 ADP 和 5-HT 释出。ADP 和 5-HT 都是血小板聚集的强大促进剂。

（4）促进纤溶过程：益母草、赤芍、丹参、红花等均能提高纤溶酶活性，促进已形成的纤维蛋白溶解而发挥抗血栓作用。

2. 改善微循环　川芎、丹参、红花、姜黄、水蛭多种活血化瘀药均具有改善微循环的作用。表现在以下几个方面：

（1）改善微血流：改善血液的"浓、黏、凝、聚"倾向，使流动缓慢的血流加速。

（2）改善微血管状态：解除微血管痉挛，减轻微循环内红细胞的淤滞和汇集，微血管瘀血减少或消失，微血管轮廓清晰，形态趋向正常。

（3）降低毛细血管通透性：减少微血管周围渗血。

（4）降血脂：降低主动脉壁的总胆固醇和总脂质含量，改善动脉壁损伤。临床上如冠心病、脉管炎、子宫内膜异位症、慢性肝炎、肝硬化、硬皮病等属血瘀证患者，都有微循环障碍。

3. 改善血流动力学　活血化瘀药一般都有扩张外周血管及增加器官血流量的作用。延胡索、川芎、丹参、红花、赤芍、当归、三七，均能扩张冠状动脉，增加冠脉血流量，并能改善心肌代谢，增强心肌细胞对缺血的耐受力。川芎、丹参、延胡索等对冠状动脉的扩张作用最为突出。川芎、银杏叶、黄芪、三七能扩张脑血管，增加脑血流量。丹参、川芎、桃仁、益母草、水蛭、莪术、延胡索、穿山甲等均有不同程度地降低下肢血管阻力和增加组织器官血流量的作用。对不同部位的血管，不同的活血化瘀药选择性作用强度不同。增加组织器官血流量，是这类药治疗心脑血管疾病的科学依据。

4. 抗动脉粥样硬化　丹参、川芎、红花、蒲黄、郁金等能降低血脂，提高 SOD 活性，降低 MDA 含量，抑制脂质过氧化，减轻内皮细胞损伤。用血清药理学方法观察到，活血化瘀方剂对实验性动脉粥样硬化家兔主动脉平滑肌细胞增殖及其 DNA 合成有明显的抑制作用；利用冠状动脉扫描电镜发现，活血药有消退动脉粥样硬化斑块的作用，可明显减少硬化灶中泡沫细胞、纤维素和坏死组织。

5. 抑制组织异常增生　川芎、当归、赤芍、莪术等能抑制组织异常增生。活血化瘀药可抑制硬皮病、瘢痕组织、肠粘连、盆腔炎、食管狭窄等疾病的良性的异常组织增生，也可抑制胶原合成，促进其分解，并使增生变性的结缔组织转化吸收。部分药物可抗病理性血管增生。

微课　活血化瘀药与功效主治对应的主要药理作用

思维导图　活血化瘀药抗血栓作用环节示意图

6．**镇痛**　川芎、丹参、延胡索、三七等有较强的镇痛作用，银杏叶等也有镇痛作用。中医认为疼痛是血瘀的重要症状，"不通则痛"，血脉不畅可导致各种内脏及肢体疼痛。

7．**抑制炎症**　丹参、延胡索、姜黄、益母草、桃仁等活血化瘀药具有一定的抗炎作用。炎症的"红、肿、热、痛"等症状，中医认为是为痈肿、疮毒、热毒。活血化瘀药通过扩张血管，加速血流速度，改善局部组织的血液循环，降低毛细血管的通透性，减少炎性渗出和水肿，而发挥抗炎作用。

8．**调节免疫功能**　丹参、川芎、益母草、莪术、姜黄、桃仁等活血化瘀药还具有调节机体免疫功能的作用。

【**常用药物与方剂**】　活血化瘀类常用药物与方剂及其主要药理作用见表15-1。

表15-1　活血化瘀药常用药物与方剂主要药理作用简表

药物/方剂	传统功效							
	活血通脉	活血通脉	活血止痛	活血化瘀	活血化瘀	活血化瘀	活血消癥	祛邪安正
	药理作用							
	扩张血管	抗动脉硬化	镇痛	改善血液流变性	抗血栓形成	改善微循环	抗肿瘤	调节免疫
川芎	+	+	+	+	+	+	+	+
丹参	+	+	+	+	+	+	+	+
三七	+		+	+	+	+	+	+
当归	+	+			+	+		
延胡索	+		+					
银杏叶	+	+	+		+			
牡丹皮	+	+	+					
黄芪	+	+						
水蛭				+	+	+	+	
姜黄				+	+	+		+
莪术				+	+		+	+
益母草				+	+	+		
红花				+	+	+		
补阳还五汤	+	+	+					
血府逐瘀汤	+	+	+					
桃红四物汤				+	+	+		

知识链接

血栓

血栓是由血流中不溶性纤维蛋白、沉积的血小板、积聚的白细胞和陷入的红细胞组成的固体物。血栓常在血管内面剥落处或修补处的表面形成。心或血管内膜损伤，血流变慢，血小板和凝血因子增多，都易形成血栓。

第二节　常用药物和方剂

丹参　Danshen

【来源采制】　本品为唇形科植物丹参 *Salvia miltiorrhiza* Bge. 的干燥根及根茎。春、秋二季采挖,除去泥沙,干燥。

【主要成分】　含有脂溶性和水溶性两类有效成分。脂溶性成分主要有丹参酮、二氢丹参酮、异丹参酮和隐丹参酮等;水溶性成分主要有丹参素及丹酚酸 A、B、C、D、E、F、G、H、I、J 等。

【性味归经】　味苦,性微寒;归心、肝经。

【功能主治】　具有活血祛瘀,通经止痛,清心除烦,凉血消痈的功效。用于胸痹心痛,脘腹胁痛,癥瘕积聚,热痹疼痛,心烦不眠,月经不调,痛经经闭,疮疡肿痛。

【药理作用】

1. 扩张冠状动脉　丹参主要药效成分丹参酮 II_A 磺酸钠、丹参素、丹参煎剂、丹参注射液等,对多种动物心肌缺血均有不同程度的保护作用,能改善心电图缺血性变化。丹参可明显扩张豚鼠和家兔的离体心脏冠状动脉,增加冠脉血流量,扩张侧支血管,改善缺血区血流量,明显缩小心肌梗死范围。丹参抗心肌缺血作用包括 4 个环节:①扩张冠脉,扩张侧支血管,增加心肌血氧供应;②抑制心肌收缩力,减慢心率,降低心肌耗氧量;③扩张外周血管,减轻心脏负荷;④抗自由基,抗脂质过氧化,减轻心肌损伤。丹参可明显降低急性心肌缺血大鼠血浆及心肌中 MDA 含量,提高 SOD 活力。

2. 改善心脏功能　丹参能使心功能不良的心脏功能改善。丹参酮 II_A 磺酸钠可抑制多种动物心肌收缩力,降低窦房结的自律性。丹参使冠脉血流量增加,从而改善缺血心脏的舒张功能,使室内压下降速率提高,心室主动充盈及心室顺应性提高,心室在同样充盈压时可受纳更多的血液。减慢心率,抑制心肌收缩力,降低心肌耗氧量,扩张外周血管,减轻心脏负荷,抗自由基,抗脂质过氧化,减轻心肌损伤等是丹参治疗心脏疾病的药理作用基础。

3. 抗脑缺血　丹参对缺血脑组织有明显的保护作用,使脑组织及线粒体、粗面内质网等超微结构的病理改变明显减轻,能降低沙土鼠、大鼠缺血所致脑卒中的发病率和死亡率,减轻脑水肿。丹参有效成分的衍生物乙酰丹酚酸 A 对大鼠大脑中动脉血栓形成有预防作用,可显著降低脑梗死范围,改善行为障碍。丹参抗脑缺血可能与其降低脑组织 TXA_2 的生成,抑制缺血时脑组织兴奋性氨基酸释放,以及改善脑组织微循环等作用有关。

4. 抗动脉硬化　丹参可减少动脉粥样硬化面积,降低主动脉壁胆固醇含量。丹参可减轻纤维蛋白凝块对血管内皮的损伤,刺激动脉内皮细胞分泌 PGI_2。丹参素可减少细胞内胆固醇合成,抗脂蛋白氧化,并使氧化脂蛋白中脂质过氧化物明显减少,使氧化脂蛋白对细胞的毒性作用减弱。

5. 改善微循环　局部滴注去甲肾上腺素造成小鼠肠系膜微循环障碍,丹参素能扩张收缩状态的肠系膜微动脉,加快血流流速,可消除肠系膜的血液淤滞,促进侧支循环的建立。丹参注射液有短期增快麻醉犬微循环血流的作用,并可使家兔外周血管血流加速,毛细血管网开放数目增加。在家兔的眼球结膜或肠系膜微循环障碍模型上,丹参注射液或丹参素能显著增加毛细血管网开放数目,加速微血流,还可降低该模型动物的血浆乳酸含量。

6. 抗血小板聚集　丹参注射液可通过抑制磷酸二酯酶的活力,增加血小板中 cAMP 含量,抑制 ADP 诱导的血小板聚集,使血小板黏附性降低。丹参素能抗血小板聚集,减少血小板数,抑制血小板 TXA_2 的合成,还能促进纤维蛋白降解,对凝血功能有抑制作用。

7. 抗纤维化　丹参具有抗肝纤维化作用,可抑制体外培养的成纤维细胞的分裂和增殖,并可通过增加胶原酶的产生或增强胶原酶的活性而促进胶原降解，预防实验性肝硬化。丹参注射液对平阳霉素引起的小鼠肺纤维化具有保护作用，能明显降低肺重量及肺系数，降低肺羟脯氨酸含量，抑制肺纤维化病变。

8. 促进组织修复与再生　丹参能促进肝、骨、皮肤等多种组织修复与再生，其中促进肝组织的修复与再生作用尤为显著。丹参可促进骨折愈合，促进成骨细胞样细胞成熟，分泌胶原性物质和碱性磷酸酶，并使钙盐在胶原基质上沉积，形成骨小结节。但丹参浓度过高能导致成骨细胞样细胞生长的抑制。丹参还有促进皮肤切口愈合的作用。

9. 保肝　丹参能降低 CCl_4 肝损伤大鼠的血清 GPT，明显减轻肝坏死和炎症反应，减轻 CCl_4 所致肝细胞膜流动性降低，抑制脂质过氧化反应。对于部分肝切除的动物，丹参注射液可促进肝再生时的 DNA 合成和细胞分裂增殖过程，具有促进肝细胞再生作用。丹参可升高血浆纤维联合蛋白（PFN）水平，从而提高其网状内皮系统的吞噬功能及调理素活性。调理素 PFN 对许多损肝因子有调理作用，可防止肝脏的免疫损伤，达到保护肝细胞和促进肝细胞再生的作用。丹参保肝作用还与增加肝脏血流量，改善肝脏微循环、抗脂质过氧化等有关。

10. 改善肾功能　丹参浸膏及丹参提取物腹腔给药，对腺嘌呤诱发的肾功能不全大鼠，均能降低血尿素氮、肌酐含量，使肾小球滤过率、肾血流量、肾血浆流量显著增加，明显改善肾脏功能，能显著增加尿中尿素、肌酐、钠和无机磷的排出。

11. 镇静、镇痛　丹参对中枢神经系统有镇静作用，与甲丙氨酯和氯丙嗪合用能增强抑制效果。腹腔注射丹参液后可使小鼠自发活动减少，可延长小鼠环己烯巴比妥所致的睡眠时间。丹参对猫丘脑后核内脏痛放电有抑制效果，表明有一定的镇痛作用。

12. 抗溃疡　丹参注射液能扩张胃黏膜血管，降低胃酸度，抑制胃蛋白酶活性，促进溃疡愈合。其还能明显降低急性胃黏膜损伤大鼠的胃黏膜 LPO 含量，明显提高胃黏膜 SOD 及 $GSH-P_X$ 活性。其对胃黏膜的保护作用与清除氧自由基、抑制脂质过氧化反应和提高组织抗氧化能力有关。丹参注射液对缺血再灌注后的肠黏膜也具有保护作用。

13. 抗菌、抗炎　丹参的提取物及隐丹参酮等对金黄色葡萄球菌和其他耐药菌株有较强的抑制作用。丹参酮对大鼠蛋清性、角叉菜胶性、右旋糖酐性、甲醛性关节肿及感染性关节肿均有显著的治疗效果。

14. 免疫抑制　丹参对体液免疫和细胞免疫有抑制作用，丹参注射液能延长小鼠同种异体移植心肌组织的存活期，减轻移植物的毛细血管损伤，保护心肌细胞，减轻免疫细胞浸润，对抗排斥反应。

15. 平喘　丹参对整体豚鼠药物性喘息有保护作用，并有解除组胺、乙酰胆碱所致痉挛作用。推测丹参的解痉作用与阻断平滑肌钙离子内流有关。

【现代应用】

1. 冠心病　口服丹参制剂，用药 1 个月可见效。丹参注射液静脉注射对改善心绞痛作用出现较快，静脉滴注可维持疗效。

2. 脑缺血性中风　丹参注射液治疗可使患者症状和体征得到改善。

3. 病毒性心肌炎　可用丹参煎剂、复方丹参注射液治疗。

4. 慢性肝炎和早期肝硬化　可减轻症状，促进肝功能和肝脾大的恢复。

5. 肺源性心脏病　丹参治疗慢性肺源性心脏病急性发作期患者，可改善血液流变学指标。

6. 消化性溃疡　口服丹参片或丹参水溶液，有一定疗效。

丹参制剂还用于视网膜中央动（静）脉栓塞、血栓闭塞性脉管炎、新生儿硬肿症、硬皮病、牛皮癣、神经性耳聋、妊娠毒血症等多种疾病，都取得一定疗效。

【不良反应】　丹参注射液和复方丹参注射可引起荨麻疹、过敏性哮喘、过敏性休克等过敏反应，还可出现头晕、月经过多、GPT 升高等副作用。

1505

拓展阅读　复方丹参滴丸的一小步，中药国际化的一大步

川芎 Chuanxiong

【来源采制】 本品为伞形科植物川芎 *Ligusticum chuanxiong* Hort. 的干燥根茎。夏季当茎上的节盘显著突出，并略带紫色时采挖。除去泥沙，晒后烘干，再去须根。

【主要成分】 含有挥发油，生物碱类，酚性成分，内酯类成分。其他成分有川芎哚、尿嘧啶。其中川芎嗪、阿魏酸是川芎的重要有效成分。

【性味归经】 味辛，性温；归肝、胆、心包经。

【功能主治】 具有活血行气，祛风止痛的功效。用于胸痹心痛，胸胁刺痛，跌仆肿痛，月经不调，经闭痛经，癥瘕腹痛，头痛，风湿痹痛。

【药理作用】

1. 扩张血管、降低血压 川芎可扩张冠状动脉、脑动脉、股动脉、肠系膜动脉。川芎嗪和阿魏酸均能明显扩张冠状动脉、增加冠脉血流量及心肌营养血流量。川芎嗪、川芎生物碱能抑制氯化钾、去甲肾上腺素对家兔离体主动脉条的收缩。川芎嗪易透过血脑屏障，改善脑血液循环，并使脑搏动性血容量增加，可使麻醉犬脑血流量显著增加，血管阻力降低，肺动脉高压和肺血管阻力降低，明显对抗去甲肾上腺素造成的微循环障碍口径、流速及毛细血管数目减少。川芎嗪、川芎总生物碱及川芎各种浸出液对多种麻醉动物不论肌内注射或静脉注射均有显著而持久的降压作用。不同的给药途径、不同剂量的川芎嗪，对各种动物可产生不同的降压作用。其降压作用与维拉帕米相似，但较弱。

2. 抗心肌缺血 川芎嗪能减少心肌梗死的梗死面积，减轻心肌病变程度。能对抗垂体后叶素引起的家兔和小鼠心肌缺血心电图改变，对心肌缺血再灌注损伤有预防作用。川芎嗪还能对抗缺血再灌注引起的心泵血功能减退，可使左心室收缩内压及最大正负变化速率增大，再灌注室性心律失常发生率、死亡率降低。川芎嗪对离体豚鼠灌流心脏，剂量依赖性地抑制心肌收缩力和增加冠脉血流量。川芎嗪抗心肌缺血作用主要与其扩张冠状动脉、增加冠脉血流量有关，也与提高动物的耐缺氧能力、降低其心肌耗氧量和对心肌细胞线粒体的保护作用有关。

3. 抗脑缺血 川芎嗪可迅速透过血脑屏障，扩张脑血管，改善微循环，增加脑血流量。川芎嗪能提高缺血脑线粒体膜的流动性，对脑细胞膜 Ca^{2+}-Mg^{2+}-ATP 酶活性有保护作用，能降低细胞内 Ca^{2+} 的超载，这是治疗缺血性脑血管疾病的药理作用基础。阿魏酸钠可减轻犬心脏停搏复苏后脑缺血再灌注损伤，能降低 MDA 含量，增加 GSH-P_X 及 SOD 活性，显示抗氧化作用。

4. 抗凝血 川芎能抗体外血栓形成，缩短血栓长度，减轻血栓干湿重量。川芎嗪能抑制 ADP 诱导的血小板聚集，对已聚集的血小板有解聚作用，能减少冠心病患者扩大型血小板数量，并减少血小板聚集数量。川芎影响血小板功能及抗血栓形成可能是通过：①川芎嗪抑制 TXA_2 合成酶，增强前列环素（PGI_2）样物质的抑制作用，调节 TXA_2/PGI_2 之间的平衡；②川芎嗪通过阻滞 Ca^{2+} 向细胞内流，以及升高血小板内 cAMP 含量而起作用；③阿魏酸有明显的抗血小板聚集作用，静脉注射后能抑制 ADP 和胶原诱发的血小板聚集；④阿魏酸能抑制血小板 TXA_2 的释放，对其活性有直接的拮抗作用，不影响动脉壁 PGI_2 的生成，且对 PGI_2 活性有增强作用。

5. 抗肿瘤 川芎可以降低肿瘤细胞的表面活性，使其不易黏附成团而易于在血流中单个杀灭。其溶血栓作用可改变癌症患者血流循环的"高凝状态"，使癌细胞在血流中不易黏着停留着床，也易于被杀灭。川芎还能改善微循环，增加放射损伤部位血氧供应，抑制胶原合成，有利于化疗药物到达病灶，杀灭癌细胞。

6. 镇静、镇痛 川芎挥发油对动物大脑的活动有抑制作用；而对延髓的血管运动中枢、呼吸中枢及脊髓反射有兴奋作用，剂量加大则转为抑制。川芎水煎剂灌胃，能抑制大鼠的自发活动，对小鼠的作用更明显，还能延长戊巴比妥钠引起的小鼠睡眠时间，并能拮抗咖啡因的兴奋。

7. 调节子宫平滑肌　川芎浸膏能增强妊娠家兔离体子宫收缩；但大剂量可使子宫麻痹，收缩停止。川芎成分丁烯基酞内酯和丁基酞内酯有很强的抑制子宫收缩的作用。阿魏酸与中性成分川芎内酯也有解痉作用。这是川芎在中医妇科方面的疗效基础之一。

8. 保护肾功能　川芎嗪能选择性抑制 TXA_2 合成酶活性，使肾组织合成 TXA_2 减少，有效地抑制血小板激活与聚集，不同程度地抑制肾小球系膜细胞增殖及炎细胞浸润，减轻肾小球肿胀，从而减轻肾小球病理损害和保护肾功能。川芎嗪还具有钙离子拮抗作用，减轻肾组织"钙超载"所致的组织细胞损伤；能显著增加肾血流量，减轻兔肾炎缺血模型的肾组织损伤，加速其修复过程；能提高膜性肾炎家兔肾组织的 SOD 活性，减轻肾组织细胞的脂质过氧化损伤。

9. 抗菌　川芎对大肠埃希菌、志贺菌属、变形杆菌、铜绿假单胞菌、伤寒杆菌、副伤寒杆菌及霍乱弧菌等多种革兰氏阴性细菌有明显抑制作用，对某些致病性皮肤真菌也有抑制作用。

10. 抗放射损伤　川芎可减轻肿瘤患者放化疗毒副作用。川芎煎剂或阿魏酸可提高动物急性放射病的存活率，血小板下降并加速其恢复，刺激小鼠造血功能。

【现代应用】

1. 冠心病　川芎嗪用于胸胁刺痛、冠心病心绞痛，可减少硝酸甘油的用量。

2. 头痛　川芎可用于偏头痛的治疗，也可用于各种头痛。

3. 缺血性脑病　川芎嗪用于缺血性中风、缺血性脑病，川芎制剂可治疗脑梗死及脑外伤失语。

4. 血栓闭塞性脉管炎　可配伍丹参、金银花、生地黄、玄参、赤芍等药，或加入四妙勇安汤使用。

5. 呼吸系统疾病　川芎嗪可用于治疗肺源性心脏病、慢性支气管炎、哮喘性支气管炎、肺纤维化等疾病。

6. 肾衰竭　川芎嗪可用于治疗慢性肾衰竭、肾小管功能损害，并对庆大霉素肾毒性有保护作用。

此外，川芎嗪还可用于治疗高黏滞综合征，高血压，突发性聋，眩晕症，断肢再植，跌打肿痛等。

【不良反应】　川芎可引起过敏反应，表现为皮肤瘙痒、红色小丘疹、胸闷气急等。大剂量川芎引起剧烈头痛，还使子宫麻痹、停止收缩。

延胡索　Yanhusuo

【来源采制】　本品为罂粟科植物延胡索 *Corydalis yanhusuo* W.T.Wang 的干燥块茎。夏初茎叶枯萎时采挖，除去须根，洗净，置沸水中煮至恰无白心时，取出，晒干。

【主要成分】　含多种生物碱，其中延胡索甲素（紫堇碱）、延胡索乙素（消旋四氢巴马汀）、去氢延胡索甲素、延胡索丑素的生物活性较强。

【性味归经】　味辛、苦，性温；归肝、脾经。

【功能主治】　具有活血，行气，止痛的功效。用于胸胁、脘腹疼痛，胸痹心痛，经闭痛经，产后瘀阻，跌仆肿痛。

【药理作用】

1. 镇痛　其与"止痛"功效相关。延胡索乙素镇痛作用最强，对钝痛作用强于锐痛。其不属于解热镇痛抗炎药，也不属于阿片类麻醉性镇痛药。其镇痛作用机制可能与阻断脑内多巴胺 D_1 受体，阻滞纹状体、前额皮质等脑区 D_2 受体，使纹状体亮氨酸脑啡肽含量增加有关，通过纹状体延胡索 - 伏膈核 - 弓状核 -PAG 通路加强脑干下行痛觉调制系统的抗痛功能。

2. 镇静、催眠　其与"止痛"功效相关。延胡索乙素的安定作用与吩噻嗪类作用有相同之处，引起睡眠浅而易醒，大剂量无麻醉作用。具有镇吐和降温作用，可引起锥体外系症状。镇静催眠作用机制主要与阻滞脑内 DA 受体的功能有关。

3. 扩张冠状动脉　其与"活血"功效相关。延胡索提取物有显著的扩张兔心和在体猫心的冠状血管，降低冠状动脉阻力与增加冠脉血流量等作用，对多种原因诱发的实验性心肌缺血和心肌损伤均有一定保护作用。去氢延胡索甲素有扩张冠状动脉，增加心脏血氧供应的作用，可提高耐缺氧能力，减轻心肌坏死。延胡索还能扩张外周血管，降低外周阻力。其抗心律失常作用可能与拮抗 Ca^{2+} 有关。

4. 抑制血小板聚集　其与"活血"功效相关。延胡索乙素静脉注射对大鼠实验性脑血栓形成有明显的抑制作用，对二磷酸腺苷、花生四烯酸和胶原诱导的兔血小板聚集均有抑制作用，其作用可能是通过拮抗 Ca^{2+} 产生。

5. 改善微循环　延胡索生物碱对实验性急性血瘀大鼠肠系膜微循环和血浆儿茶酚胺类物质去甲肾上腺素（NA）、肾上腺素（AD）的影响。

6. 抑制胃酸分泌、抗溃疡　其与"行气"功效相关。去氢延胡索甲素能减少胃酸分泌，降低胃蛋白酶活性。延胡索乙素也可抑制胃酸分泌。延胡索全碱具有抗大白鼠幽门结扎性溃疡、水浸应激性溃疡和组胺溃疡作用。

其他药理作用还包括抗脑缺血、提高抗应激、促进促肾上腺皮质激素、抗肿瘤、抑菌、抗炎、抗病毒等药理作用。

【现代应用】

1. 各种疼痛　延胡索乙素注射剂对内脏疾病所致疼痛、神经痛、头痛、脑震荡头痛、痛经、分娩痛、产后宫缩痛和术后止痛等均有较好缓解作用。

2. 心脑缺血性疾病　延胡索醇浸膏可用于心绞痛、心肌梗死、脑梗死等心脑血管疾病的治疗。

3. 胃溃疡　口服延胡索混合生物碱制剂治疗胃溃疡、十二指肠溃疡和慢性胃炎有一定疗效。

4. 失眠　延胡索乙素用于失眠患者，可减少多梦现象，且次日无头昏、乏力、精神不振等后遗反应。

【不良反应】　服用延胡索乙素偶见眩晕、乏力、恶心，大剂量可出现呼吸抑制，并见帕金森病等副作用。个别患者出现皮肤过敏现象。

益母草　Yimucao

【来源采制】　本品为唇形科植物益母草 *Leonurus japonicus* Houtt. 的新鲜或干燥地上部分。鲜品春季幼苗期至初夏花前期采割；干品夏季茎叶茂盛、花未开或初开时采割，晒干，或切段晒干。

【主要成分】　含有益母草碱、水苏碱、益母草定等生物碱，还含有益母草酮、亚麻酸、油酸、月桂酸、延胡索酸、异薰衣草叶苷、薰衣草叶苷及芸香苷等。

【性味归经】　味苦、辛，微寒；归肝、心包、膀胱经。

【功能主治】　具有活血调经，利尿消肿，清热解毒的功效。用于月经不调，痛经经闭，恶露不尽，水肿尿少，疮疡肿毒。

【药理作用】

1. 兴奋子宫平滑肌　益母草对子宫平滑肌有明显的兴奋作用。益母草煎剂、水浸膏、醇浸膏及益母草碱对不同动物、不同状态（已孕、未孕）的子宫模型（在体、离体）均有兴奋作用。其兴奋作用可被异丙嗪和酚妥拉明对抗，提示作用机制可以与激动子宫平滑肌上的 H_1 受体和 α 受体有关。

2. 抑制子宫痉挛　益母草通过提高产后小鼠子宫收缩的频率和收缩力发挥产后止血作用，还对抗缩宫素诱发子宫平滑肌痉挛。这是临床上益母草用于治疗痛经的重要的药理作用基础。

3. 抗炎作用　益母草可减轻二甲苯所致的小鼠耳肿胀，明显降低子宫炎症时平滑肌上 PG

的含量,改善子宫炎症状况及升高体内孕激素水平。

4. 抗血栓、扩张血管　益母草能明显降低大鼠心肌缺血过程中升高的全血黏度、血浆黏度、红细胞沉降率及血浆纤维蛋白原,并抑制 ADP 及胶原诱导的血小板聚集;显著抑制体外血栓的形成,使血栓长度明显缩短,血栓湿重和干重显著减轻。益母草碱具有显著的直接扩张外周血管,增加血流量作用,还能扩张冠脉血管,抗心肌缺血。

5. 利尿、防治急性肾小管坏死　益母草碱静脉注射显著增加家兔尿量,对甘油肌内注射所引起的大鼠急性肾小管坏死模型,可明显降低尿素氮水平,减轻肾组织损伤。

6. 保护心肌　益母草碱有抗小鼠急性心肌缺血的作用,可降低血清中的 MDA 含量和乳酸脱氢酶(LDH)活力,同时改善异丙肾上腺素诱导的心肌缺血的病理损伤。益母草注射液对缺血再灌心肌可以增加 SOD、谷胱甘肽过氧化物酶(GSH-Px)、ATP 酶活性,减轻自由基对心肌的损害。

此外,益母草还有提高免疫、镇痛等药理作用。

课堂互动

　　益母草善于活血调经,为妇科经产要药。《本草纲目》中记载"可治胎漏、难产、胎衣不下、血晕、血风、血痛、崩中漏下"。《本草正义》记载益母草"善调女人胎产诸证,故有益母之号"。

　　请问:

　　1. 益母草治疗产前、产后诸病的药理作用基础有哪些?

　　2. 益母草对子宫平滑肌的作用有哪些?

【现代应用】

1. 产后出血　《本草衍义》记载,益母草能"治产前产后诸疾"。益母草煎剂、益母草浸膏广泛用于治疗月经不调、月经过多、产后子宫出血或恶露不尽、子宫复旧不全等,是临床安全、有效的经产调理药。

2. 心绞痛、心肌梗死　可应用益母草注射液。

3. 脑梗死　益母草注射液治疗急性脑梗死疗效显著。

4. 急性肾小球肾炎　益母草对肾小球肾炎有一定的治疗效果,需辨证配伍使用。

5. 其他　对中心视网膜脉络膜炎、高脂血症、慢性宫颈炎、子宫内膜炎、输卵管炎、高血压、慢性支气管炎和肺气肿、慢性肾炎等疾病,常以益母草为主,配伍其他中药治疗,均有一定的疗效。外用还可以用于荨麻疹和痤疮的治疗。

【不良反应】　益母草兴奋子宫可造成孕妇流产。益母草扩张血管可引起血压下降,严重者表现为大汗淋漓,甚至休克。还可损害泌尿系统,表现为腰痛、血尿。对神经-肌肉有箭毒样作用,甚至引起呼吸麻痹。

桃仁　Taoren

【来源采制】　本品为蔷薇科植物桃 *Prunus persica* (L.) Batsch 或山桃 *Prunus davidiana* (Carr.) Franch. 的干燥成熟种子。果实成熟后采收,除去果肉和核壳,取出种子,晒干。生用或捣碎入药。

【主要成分】　含有脂溶性成分、蛋白质类、多糖类,同时还含有较多的氰苷类化合物如苦杏仁苷,微量元素,多种酶等。

【性味归经】　味苦、甘,性平;归心、肝、大肠经。

【功能主治】　具有活血祛瘀,润肠通便,止咳平喘的功效。用于经闭痛经,癥瘕痞块,肺痈肠痈,跌仆损伤,肠燥便秘,咳嗽气喘。

【药理作用】

1. 扩张血管　桃仁能降低血管阻力,扩张血管,增加脑血流量,改善血流动力学,还对抗去甲肾上腺素的缩血管作用。

2. 抗凝血、抗血栓形成　桃仁具有抑制血小板聚集、抗凝血、抗血栓、促纤溶等作用。桃仁对 ADP 和凝血酶诱导的血小板聚集也有明显的抑制作用。

3. 平喘、镇咳　桃仁含有苦杏仁苷,有止咳平喘的作用。苦杏仁苷水解生成的氢氰酸小剂量可抑制呼吸中枢,发挥止咳作用。

4. 保护肝、肾　桃仁可提高肝组织胶原酶的活性,抑制肝贮脂细胞的活化,促进胶原的分解,减轻肝窦毛细血管化程度,增加肝血流量,抑制脂质过氧化而减轻肝损伤。桃仁的乙醇提取物可使 CCl_4 所致急性肝损伤小鼠血清 GPT 和 GOT 的活性、肝匀浆中 GOT 活性以及 MDA 量降低,并使 SOD 活性及谷胱甘肽含量提高,推测桃仁提取物是通过抗脂质过氧化而实现保肝功效的。桃仁还能改善肾组织病变,降低肾小管蛋白 N-乙酰-β-D-氨基葡萄糖苷酶活性,延缓梗阻性肾病肾间质纤维化的发生,保护肾功能。

5. 抗炎、抗氧化　桃仁多种提取物均有良好的抗炎作用,对二甲苯所致的急性炎症及肉芽肿导致的慢性炎症均有明显的抑制作用。桃仁乙醇提取物可明显降低痴呆模型小鼠脑组织中超氧化物歧化酶(SOD)、GSH-Px 的活性,显著增加 MDA 含量,具有清除氧自由基和抗氧化的功能。

此外,桃仁还具有提高机体免疫力、润肠通便、促进产后子宫收缩、抗过敏、抗肿瘤等作用。

【现代应用】

1. 痛经、月经不调、闭经　常与红花、当归等配伍。

2. 早期肝硬化　桃仁对多种原因所致肝纤维化有一定疗效。

3. 便秘　配伍火麻仁、郁李仁等润肠通便药。

【不良反应】　桃仁本身无毒,但经过桃仁本身或肠道菌群中的苦杏仁酶分解后产生的氢氰酸为桃仁毒副反应的主要成分,因此口服给药与其他给药途径相比毒性大。临床应用过量可出现中枢抑制,表现为眩晕、头痛、心悸、烦躁、瞳孔扩大,甚至神志不清、抽搐,以致呼吸衰竭而死亡。因为氢氰酸与细胞线粒体内的氧化型细胞色素氧化酶的 Fe^{3+} 结合为氰化高铁细胞色素氧化酶,使之不能还原成还原型细胞色素氧化酶,以致呼吸链中断,导致组织缺氧。单用大剂量桃仁还具有一定的生殖毒性,具有致突变和致畸作用。

银杏叶　Yinxingye

【来源采制】　本品为银杏科植物银杏 *Ginkgo biloba* L. 的干燥叶。秋季叶尚绿时采收,及时干燥。

【主要成分】　主要有效成分为黄酮类、萜烯内酯类化合物。此外,还含有酚类、微量元素、氨基酸、生物碱等。

【性味归经】　味甘、苦、涩,性平;归心、肺经。

【功能主治】　具有活血化瘀,通络止痛,敛肺平喘,化浊降脂的功效。用于瘀血阻络,胸痹心痛,中风偏瘫,肺虚咳喘,高脂血症。

【药理作用】

1. 改善血液流变性,抗血栓　血栓形成与血小板聚集、血液黏度等多种因素有关。银杏内酯和银杏总黄酮均有降低血液黏度的作用。慢性肺心病急性加重期及老年高血压患者服用银杏叶制剂,全血黏度、血小板聚集率、血细胞比容、红细胞聚集指数均明显降低。银杏叶可使家兔体外血栓长度缩短,血栓湿重、干重减轻。白果内酯是天然的血小板活化因子(PAF)受体拮抗剂,可抑制血小板聚集。PAF 是由血小板和多种炎症细胞产生的一种内源性磷脂,是迄今发现最强的血小板聚集诱导剂。异银杏素还可明显降低血浆纤维蛋白原的含量。银杏叶所含双黄酮对胶原和 ADP 诱导的血小板聚集也有明显抑制作用。

2. 改善微循环 银杏叶注射液对内毒素所引起的微循环障碍有拮抗作用,可使小动脉痉挛减轻,加快小静脉血流速度。

3. 抗脑缺血损伤,改善脑功能 银杏叶提取物能扩张脑血管,改善脑缺血,同时降低缺血组织的含水量和脑组织毛细血管的通透性,减轻脑缺血造成的脑梗死体积。初步认为银杏叶提取物抗脑缺血损伤,改善脑功能与下列机制有关:

(1) 保持细胞内线粒体的正常呼吸:防止脑缺血造成的氧化磷酸化脱偶联反应,抑制细胞内 Ca^{2+} 超负荷对脑细胞的损伤。

(2) 清除自由基:抑制细胞膜的脂质过氧化。

(3) 抑制 PAF 引起的血小板聚集:改善微循环,改善血液流变性。

(4) 抑制血管内皮素(ET)生成:促进 NO 释放,改善对缺血区的供血。同时由于代偿机制,血管过度舒张时,银杏叶提取物还可通过清除过多的 NO,从而解除过多 NO 可能对神经细胞的有害作用。

(5) 保护神经细胞:通过减少细胞内 Ca^{2+},对抗谷氨酸的神经毒性作用,并可促进神经再生与修复。脑缺血后神经元兴奋性提高,谷氨酸含量剧增,过量的谷氨酸可加重神经元损伤。

4. 扩张血管,抗心肌缺血 银杏内酯可增加冠状动脉的血流量,增加心肌供血,增强心肌损伤时的收缩力,改善心肌梗死时心脏的泵血功能。银杏内酯 B 能抑制正常人血清中的血管紧张素Ⅰ转换酶,使血管紧张素Ⅱ的生成减少。

5. 改善学习记忆 银杏叶提取物能明显改善由亚硝酸钠($NaNO_2$)或东莨菪碱引起的记忆损害;改善小鼠、大鼠的学习记忆;还能改善老年性痴呆与老年性记忆减退患者的记忆功能。其作用机制与上调中枢尤其是海马部位 M 胆碱受体有关。

6. 平喘 银杏内酯有扩张支气管平滑肌,发挥平喘的作用。气道的高反应性是哮喘的一个重要特征,PAF 则是收缩支气管的重要物质,银杏内酯是天然的 PAF 受体拮抗剂。

7. 降血脂 银杏叶制剂能明显降低大鼠甘油三酯、胆固醇含量,提高高密度脂蛋白水平。长期使用银杏叶制剂可防治动脉粥样硬化。

8. 增强免疫功能 银杏叶提取物可提高巨噬细胞吞噬功能,促进 T 淋巴细胞增殖,增加抗体的产生。

【现代应用】

1. 脑供血不足和缺血性脑卒中 银杏叶提取物对急性脑梗死、缺血性中风可减轻症状,对脑动脉硬化或脑循环障碍引起的头痛、头晕、注意力不集中、耳鸣等症均亦有满意疗效。

2. 老年性痴呆 银杏叶提取物对血管性痴呆和阿尔茨海默型痴呆均有效,可使智力测验水平、记忆和注意力改善。

3. 冠心病 银杏叶制剂对冠心病心绞痛有较好的疗效,能减少心绞痛的发作次数,改善心肌缺血症状。

4. 动脉粥样硬化 银杏叶制剂可使高血脂患者胆固醇、甘油三酯含量下降,高密度脂蛋白含量上升,防治动脉粥样硬化。

5. 支气管哮喘 银杏叶提取物及银杏内酯对支气管哮喘有效,可改善肺功能。

此外,银杏叶制剂对化学性肝损伤、肺心病、慢性支气管炎、糖尿病、视网膜病变亦有一定疗效。

【不良反应】 一般不良反应较少,少数患者可引起食欲减退、恶心腹胀、便秘、鼻塞、头晕头痛及耳鸣、乏力、口干舌燥、胸闷等症状;个别患者出现过敏性皮疹。近年来国外报道,长期大剂量应用本品可引起眼前房、视网膜和脑出血。

莪术　Ezhu

【来源采制】　本品为姜科植物蓬莪术 *Curcuma phaeocaulis* Val.、广西莪术 *Curcuma kwangsiensis* S. G. Lee et C. F. Liang 或温郁金 *Curcuma wenyujin* Y.H. Chen et C. Ling 的干燥根茎。后者习称"温莪术"。冬季茎叶枯萎后采挖，洗净，蒸或煮至透心，晒干或低温干燥后除去须根和杂质。

【主要成分】　主含挥发油，为多种倍半萜衍生物和桉油精等。另外，富含锰、锌等多种微量元素。

【性味归经】　味辛、苦，性温；归肝、脾经。

【功能主治】　具有行气破血，消积止痛的功效。用于癥瘕痞块，瘀血经闭，胸痹心痛，食积胀痛。

【药理作用】

1. 抗肿瘤　莪术醇和莪术二酮对小鼠肉瘤 S_{37}、宫颈癌 U_{14}、艾氏腹水癌（ECA）均有较高的抑制率。两者及莪术油注射液对瘤细胞也有明显的直接破坏作用，能使其变性坏死，且作用快而强。莪术油还可增强癌细胞的免疫原性，从而诱发或促进机体对肿瘤的免疫排斥反应。莪术注射液有强大的抑制慢性髓细胞白血病细胞株 K562 细胞增殖作用，并诱导 K562 细胞凋亡。莪术挥发油中主要抗癌成分 β- 榄香烯。β- 榄香烯能明显抑制 ^{3}H-TdR 和 ^{3}H-UdR 掺入癌细胞，从而抑制 DNA 聚合酶活性和 DNA、RNA 的合成，使细胞中的核酸含量降低，尤其 RNA 的下降明显。临床观察发现，用莪术后癌症患者血液中淋巴细胞显著升高，提示其明显增强了免疫反应。

2. 抗血栓形成　莪术油可对抗由 ADP 和肾上腺素所诱导的血小板聚集时间的延长。莪术不同炮制品均有较强的抗血小板聚集及抗凝血作用，醋制后活血化瘀作用明显增强。

3. 扩张血管　莪术可扩张血管，增加犬股动脉血流量，此作用在活血化瘀药中最为明显。

4. 镇痛　采用小鼠扭体法、热板法对莪术不同炮制品进行镇痛作用研究发现，莪术不同炮制品都有一定程度的镇痛作用，以醋炙莪术镇痛作用强而持久。

5. 调节胃肠平滑肌　莪术对消化道的作用与生姜相似，能直接兴奋平滑肌，故可增加胃肠蠕动。离体兔肠管实验发现，低浓度莪术使肠管紧张度升高，高浓度时使肠管松弛。

6. 抗菌、抗病毒　莪术挥发油能抑制金黄色葡萄球菌、溶血性链球菌、大肠埃希菌、伤寒杆菌、霍乱弧菌等生长。对呼吸道合胞病毒（RSV）有直接抑制作用，对流感病毒 A_1 和 A_3 型有直接灭活作用。

7. 保肝　莪术醇提物及挥发油对 CCl_4 和硫代乙酰胺引起的小鼠血清 GPT 含量升高有明显的降低作用、肝组织病变相应减轻。

8. 抗早孕　莪术醇浸膏及其倍半萜化合物对大鼠、小鼠有显著的抗早孕作用，对犬也有一定的抗着床效果，且毒性较小。此外，莪术还有一定的抗炎、升高白细胞作用。

【现代应用】

1. 肿瘤　莪术可用于治疗早期宫颈癌、卵巢癌、恶性淋巴瘤、肺癌、肝癌。

2. 血栓闭塞性脉管炎　用莪术油注射液治疗血栓闭塞性脉管炎有效，随着病情好转，肢体血流图也见明显好转。

3. 缺血性脑卒中　莪术用于脑栓塞中风，可配伍黄芪、葛根、当归、熟地黄等，或者加入补阳还五汤中使用。

4. 冠心病　莪术制剂能改善冠心病患者胸闷、气短、心悸、肢体麻木等症状。

5. 妇科炎症　莪术可用于治疗宫颈柱状上皮异位、霉菌性阴道炎等妇科炎症。莪术挥发油对轻度宫颈柱状上皮异位有较好疗效，对全身无不适影响。

6. 感冒　莪术油用于病毒引起的感冒、上呼吸道感染、小儿病毒性肺炎。

【不良反应】 莪术制剂注射给药可出现局部疼痛、口腔有酸辣气味,药液注入过快可出现头晕。莪术油葡萄糖注射液可致过敏性休克。莪术油注射液体内外试验均见溶血反应。小鼠灌胃莪术浸剂对肝、肾有明显损害。孕妇及月经过多者忌用。

水蛭 Shuizhi

【来源采制】 本品为水蛭科动物蚂蟥 *Whitmania pigra* Whitman、水蛭 *Hirudo nipponica* Whitman 或柳叶蚂蟥 *Whitmania acranulata* Whitman 的干燥全体。夏、秋二季捕捉,用沸水烫死,晒干或低温干燥。生用或用滑石粉烫后用。

【主要成分】 活水蛭唾液腺中含有一种抗凝血的酸性物质水蛭素,系多种氨基酸组成的多肽,在干燥时已被破坏。此外,尚含肝素、抗凝血酶、蛋白质等。

【性味归经】 味咸、苦,性平;有小毒;归肝经。

【功能主治】 具有破血通经,逐瘀消癥的功效。用于血瘀经闭,癥瘕痞块,中风偏瘫,跌仆损伤。

【药理作用】

1. 抗血栓形成 水蛭素对动脉血栓、静脉血栓与弥散性血管内凝血(DIC)血栓形成有明显的抑制作用,其机制与抑制血小板聚集、抗凝血、促进纤溶过程有关。水蛭醇提物对胶原蛋白 - 肾上腺素诱导的小鼠体内血栓和大鼠动 - 静脉旁路血栓形成有显著抑制作用,水蛭及其制剂或水蛭唾液均能明显抑制多种因素诱导的血小板聚集。其抗血小板聚集作用机制,可能与增强血小板膜腺苷酸环化酶活性,增加血小板内 cAMP 含量,降低血小板黏附性有关。水蛭素能抑制凝血酶对血小板的诱导作用和结合,并促使凝血酶与血小板解离,从而有效地降低血小板聚集率。水蛭还是一种作用较强的 TXA_2 合成抑制剂。

2. 抗凝、促纤溶 水蛭素是抗凝、抗栓作用有效成分,炮制后水蛭素裂解破坏,作用减弱,生用效果更佳。由于水蛭素与凝血酶的亲和力极强,在很低的浓度下就能中和凝血酶,所以抗凝作用强大。水蛭乙醇提取物能活化纤溶系统,降低纤溶酶原抑制剂(PAI)的活性,使纤溶酶原激活剂(t-PA)的活性提高。

3. 改善血液流变性 水蛭粉对缺血性中风患者的血细胞比容、血浆比黏度、全血比黏度、红细胞电泳时间、纤维蛋白原含量及红细胞沉降率,均有明显降低作用。

4. 降血脂 水蛭粉预防或治疗给药,均能使高脂血症家兔血中胆固醇和甘油三酯含量降低,使主动脉与冠状动脉病变减轻,斑块消退明显,胶原纤维增生,胆固醇结晶减少。其作用机制可能与 $PGF_{1\alpha}$ 升高,TXB_2 降低,使两者比值维持在正常范围有关。

5. 促进血肿吸收 水蛭能促进血肿吸收,减轻周围脑组织炎症反应及水肿,缓解颅内压升高,改善局部血流循环,减轻脑组织坏死,有利于神经功能的恢复。

6. 抗肿瘤 水蛭对肿瘤细胞有抑制作用。新鲜水蛭唾液中的抗凝血物质——水蛭素注入实验性肺癌、肝癌小鼠体内,能防止肿瘤细胞的扩散。

7. 终止妊娠 水蛭的水提取物不同途径给药对小鼠各个时期妊娠都有终止作用,终止妊娠的百分率随剂量的增加而增加。

8. 保护肾脏 水蛭液对肌内注射甘油所致大鼠初发期急性肾小管坏死有明显防治作用,使血尿素氮(BUN)、血肌酐(BCr)值的升高明显降低,肾小管病变明显改善。

【现代应用】

1. 脑血管疾病 水蛭辨证配伍可用于治疗脑血栓、脑出血、中风先兆、脑卒中后遗症等。

2. 高脂血症 水蛭临床应用于高脂血症的治疗具有明显功效,能使高脂血症患者血清胆固醇、甘油三酯、β脂蛋白水平下降,凝血酶原时间延长。

3．冠心病、心绞痛　复方水蛭胶囊可用于冠心病心绞痛的治疗。

4．肾病　水蛭可用于治疗原发性肾小球肾炎，还可用于原发性肾小球肾炎、原发性肾病综合征、难治性肾病综合征，疗效较好。

水蛭还可用于治疗肺源性心脏病、肝硬化门静脉高压、肝硬化、周围血管病等。

【不良反应】　心血管系统损害，可见周身青紫、僵直、关节僵硬、心音低钝无力，重则出现呼吸衰微、心力衰竭、神志昏迷而死亡。大量服用水蛭可使毛细血管过度扩张，出血，最后致肺、肾、心脏淤血，最终因呼吸衰竭、心力衰竭而死亡。水蛭可引起血小板减少性紫癜，有致畸和堕胎作用。

红花　Honghua

【来源采制】　本品为菊科植物红花 *Carthamus tinctorius* L. 的干燥花。夏季花由黄变红时采摘，阴干或晒干。

【主要成分】　主要有效成分有红花黄色素、红花苷、红花醌苷及新红花苷等，还含有红花多糖、甘油酯类等。

【性味归经】　味辛，性温；归心、肝经。

【功能主治】　具有活血通经，散瘀止痛的功效。用于经闭，痛经，恶露不行，癥瘕痞块，胸痹心痛，瘀滞腹痛，胸胁刺痛，跌仆损伤，疮疡肿痛。

【药理作用】

1．雌激素样作用　在摘除卵巢的小鼠阴道周围注射红花煎液，可使小鼠子宫重量明显增加，表明红花具有雌激素样作用。

2．兴奋子宫　红花煎剂能明显收缩实验动物小鼠、豚鼠、兔、猫、犬的子宫，收缩张力和节律均明显增加，大剂量时甚至可使子宫平滑肌痉挛，对已孕子宫作用更明显。红花苷、红花黄色素均可使子宫发生节律性收缩。其作用机制与红花兴奋组胺 H_1 受体肾上腺素 α 受体有关。

3．扩张血管　红花扩张血管的作用广泛。红花注射液对周围血管有明显扩张作用，并能改善心肌和脑组织微循环障碍；能明显改善椎动脉对大脑的血供；可扩张冠脉、降低冠脉阻力，增加冠脉血流量，改善心肌缺血的临床症状，对实验性心肌缺血、心肌梗死等动物模型均有不同程度的对抗作用。离体实验表明，红花可对抗微量肾上腺素或去甲肾上腺素灌流造成的血管紧张度增加，对血管扩张的作用是由于阻断 α 肾上腺素受体所致。犬在体实验显示，红花有增加下肢血流量的作用。

4．抗凝血、抗血栓形成、抗动脉硬化　红花煎剂及红花黄色素可抑制 ADP 诱导的血小板聚集，增加与改善纤维蛋白溶酶活性，防止血栓形成发展，促进血栓溶解。红花醇提物可显著延长犬的全血凝固时间与血浆复钙时间。红花黄色素可使家兔血浆复钙时间、凝血酶原时间和凝血酶时间延长，明显延长血栓形成时间、缩短血栓长度、减轻血栓的干重和湿重。红花还有降低血液黏度的作用，能降低全血比黏度、红细胞聚集指数及纤维蛋白原。红花注射液可以通过提升红细胞的变形性和电泳率改善微循环障碍，同时可提高血清 NO 水平及其活酶活性，从而治疗冠心病。

5．降低血脂、降低血压　红花油有降低血脂作用。给高脂血症家兔灌胃红花油能明显地降低家兔血清总胆固醇、甘油三酯、总脂水平。红花注射液也有调整血脂的作用。红花煎剂对狗、猫均有较持久的降低血压的作用。

【现代应用】

1．妇科疾病　红花用于治疗月经不调、围绝经期综合征等。

2．产后子宫复旧不全　临床处方可辨证选择配伍大剂量益母草、蒲黄、山楂、香附等。

3．冠心病 红花注射液治疗冠心病、心绞痛,可使心电图、血液流变性指标明显改善。

4．脑血管疾病 红花注射液可用于治疗脑梗死、闭塞性脑血管病、短暂性脑缺血、椎基底动脉供血不足患者。

5．糖尿病周围神经病变、视网膜病变 可用红花注射液。

6．肺源性心脏病 可用红花注射液。

【**不良反应**】 孕妇慎用。红花煎剂对妊娠大鼠母体及胚胎均有明显毒性,对妊娠子宫收缩作用尤为明显,可导致流产、胚胎死亡率及宫内生长延缓发生率增加,且与用药剂量相关。红花注射液的不良反应主要涉及皮肤及其附件损害、呼吸系统损害、心率及心律失常等,临床表现为呼吸困难、胸闷、过敏样反应、过敏性休克、寒战、发热、心悸等。

课堂互动

患者,男,53 岁,因高血压病 2 级伴冠心病,给予 5% 葡萄糖注射液 250ml＋红花注射液 20ml,静脉滴注 8～10 分钟后,患者诉手臂发红、心慌难受,立即更换输液为葡萄糖注射液,此时患者面色苍白,出现休克。

问题:

1．该患者发生了何种不良反应?

2．应采取何种抢救措施?

3．应首选哪种药物进行抢救,还可辅以哪类药物抢救?

姜黄 Jianghuang

【**来源采制**】 本品为姜科植物姜黄 *Curcuma longa* L. 的干燥根茎。冬季茎叶枯萎时采挖,洗净,煮或蒸至透心,晒干,除去须根。

【**主要成分**】 主要成分为姜黄素类化合物,还有挥发油。

【**性味归经**】 味辛、苦,性温;归脾、肝经。

【**功能主治**】 具有破血行气,通经止痛的功效。用于胸胁刺痛,胸痹心痛,痛经经闭,癥瘕,风湿肩臂疼痛,跌仆肿痛。

【**药理作用**】

1．抗凝血 姜黄能抑制血小板聚集、抗血栓形成。姜黄素体内外实验均显示有良好抑制 ADP 及胶原诱导的血小板聚集作用,姜黄素灌胃可增加血管 PGI_2 合成量,腹腔给药后可使整体血栓形成明显受到抑制,血栓湿重较对照组降低 60.31%。

2．抗心肌缺血 姜黄可提高心肌耐缺氧能力,对心肌缺血性损伤有保护作用。姜黄素可使异丙肾上腺素诱导大鼠心电图缺血性改变减轻,抑制血清乳酸脱氢酶(LDH)、肌酸激酶(CPK)、GOT 活性的升高,抑制游离脂肪酸(FFA)含量升高,降低缺血心肌组织中 MDA 含量。

3．抗肿瘤 姜黄素可明显抑制苯并芘诱发的多发性小鼠前胃鳞癌及 7,12- 二甲基苯蒽诱发的皮肤癌。体外试验姜黄素对于人胃癌 MGC803、人胃腺癌 SGC-7901、人肝癌 BEL-7402、小鼠黑色素瘤 B_{16}、人白血病 K562 及耐阿霉素 K562/ADM 等多种肿瘤细胞系有明显杀伤作用。诱导肿瘤细胞凋亡是姜黄素抗癌作用机制之一。

4．抗突变 姜黄素可减少辣椒碱引起的沙门菌 TA98 的突变,对环境致突变剂如槟榔、雪茄烟冷凝物、烟草、苯并芘及二甲苯蒽等的致突变作用也能抑制。

5．保肝、利胆 姜黄素、去甲基姜黄素及去二甲基姜黄素对肝细胞有保护作用,能对抗 CCl_4 和半乳糖胺所致细胞毒作用。姜黄素、姜黄挥发油、姜黄酮以及姜烯、龙脑和倍半萜醇都有利胆作用,增加胆汁的生成和分泌,促进胆囊收缩。其中以姜黄素作用为最强。

6.降血脂　姜黄素有降低血脂、抗动脉粥样硬化作用。对于实验性高脂血症大鼠,能明显降低大鼠血浆胆固醇、甘油三酯和β-脂蛋白含量。

7.兴奋子宫　姜黄煎剂或浸出液对多种动物离体和在体子宫均有兴奋作用,促进收缩;对雌性大鼠有抗生育作用,可明显终止小鼠和兔的早、中、晚期妊娠,终止妊娠率可达90%～100%。

8.抗真菌、抗病毒　姜黄挥发油对多种真菌有一定抑制作用,姜黄水煎剂对 HBV 的 DNA 复制有一定抑制作用。

9.抗炎　姜黄的各种提取物对角叉菜胶诱导的大鼠足跖急性肿胀均有对抗作用,石油醚提取物在多种慢性炎症模型上抗炎活性与 5mg/kg 氢化可的松作用相当。

10.抗氧化　姜黄素可使小鼠及老年大鼠血浆和脑组织 MDA 含量下降,SOD 活性升高。

【现代应用】

1.肿瘤　可用于胃癌、肝癌、乳腺癌、黑色素瘤、白血病等的治疗。

2.高脂血症　姜黄片(生药每片 0.3g)治疗 90 例高脂血症患者,使总胆固醇、β-脂蛋白、甘油三酯含量明显下降。

3.风湿性关节炎　用姜黄素治疗可明显改善症状。

4.带状疱疹和单纯疱疹　姜黄挥发油、30% 姜黄酊可用于治疗带状疱疹。

5.口腔炎症　姜黄素牙膏可以用于治疗牙周炎、口腔黏膜炎症。

【不良反应】　姜黄煎剂大鼠灌胃,剂量为 5g/kg 时,未出现任何明显中毒表现,小鼠 24 小时急性毒性试验也未见中毒反应。姜黄素小鼠灌胃的 $LD_{50} > 2g/kg$。姜黄素钠大鼠灌胃 3g/kg,24 小时内未引起死亡。姜黄素混悬液小鼠 1 次灌服相当于 60mg 总姜黄素,相当于人口服剂量的 600 倍,未见动物死亡。

桃红四物汤　Taohong Siwu Tang

【方剂组成】　桃红四物汤出自《医宗金鉴》。由熟地 15g、当归 15g、白芍 10g、川芎 8g、桃仁 9g、红花 6g 组成。

【功能主治】　具有活血化瘀,养血补血的功效。主治妇女月经不调,痛经,经行不畅而有血块,色紫暗或血瘀而致的月经过多及淋漓不净,腹痛腹胀。

【药理作用】

1.对血液流变性的影响　桃红四物汤能明显延长血栓形成时间及凝血时间,降低血瘀大鼠的全血黏度及血浆黏度,降低红细胞聚集,延长凝血时间,抑制各种诱导剂引起的血小板聚集与释放。

2.改善微循环　桃红四物汤能加快微动脉和微静脉血流速度,明显地扩张微血管,增加微血管管径,增加微循环血流量。

3.镇痛作用　桃红四物汤对热板致小鼠疼痛模型,醋酸致小鼠扭体反应模型和小鼠痛经模型均有良好的镇痛效果,可延长小鼠的扭体潜伏期,抑制小鼠扭体反应。

此外,桃红四物汤还具有抑制血管增生、抗心肌缺血、促进股骨头修复、促进骨折愈合,以及促进红细胞、血红蛋白、白细胞的生成增加等药理作用。

【现代应用】

1.妇产科疾病　桃红四物汤在妇科临床上除了用来治疗痛经外,还可用于治疗子宫出血、崩漏、药流不全和流产后不孕、乳腺增生、卵巢囊肿、更年期综合征等妇科血瘀证疾病。

2.其他　桃红四物汤加减还用于脑卒中及脑卒中后抑郁症、慢性前列腺炎、慢性肾小球肾炎、类风湿性关节炎、肝硬化腹水、哮喘、过敏性紫癜、雷诺病等疾病的治疗。

【不良反应】　偶见胃肠道反应、过敏反应。孕妇慎用。

补阳还五汤　Buyang Huanwu Tang

【方剂组成】　补阳还五汤出自清代《医林改错》。由黄芪（生）120g、当归尾 6g、赤芍 5g、川芎 3g、桃仁 3g、红花 3g、地龙 3g 组成。

【功能主治】　具有补气，活血，通络的功效。主治中风之气虚血瘀证，症见半身不遂，口眼㖞斜，语言謇涩，口角流涎，小便频数或遗尿失禁，舌暗淡，苔白，脉缓无力。

【药理作用】

1. 改善血液流变性，抗血栓形成　补阳还五汤可降低全血及血浆黏度、血细胞比容、血小板聚集率，延长凝血酶原时间和凝血活酶时间，抗凝作用明显。还具有抗血栓形成和促进溶栓的作用。

2. 改善微循环　补阳还五汤可使微循环障碍的模型动物微血管开放数目增加，微血管口径扩张，微血管内血流速度增加。

3. 改善血流动力学　补阳还五汤可扩张脑血管、冠脉血管及其他外周组织血管，增加缺血组织的血液灌流量；降低脑血管阻力，增加脑血流量，改善脑部供血和微循环；改善缺血再灌注后的心肌损伤，还能提高冠心病患者血中 SOD 活性。补阳还五汤可提高戊巴比妥钠所致衰竭心脏的心肌收缩力。

4. 抗动脉粥样硬化　补阳还五汤可调节血脂水平，表现为降低血清 TC、TG 水平，升高 HDL-C 水平，还可延缓动脉粥样硬化斑块的形成，抑制平滑肌细胞的增生，从而起到抗动脉粥样硬化的作用。

5. 抗脑缺血损伤　补阳还五汤改善血液流变性和血液动力学指标，有利于抗脑缺血。补阳还五汤还能升高 PGI_2 的水平，抑制缺血再灌注后脑组织 TXA_2 的升高，对抗脑血管痉挛及血管通透性的改变。同时还可降低脑缺血再灌注后 MDA 含量，提高 SOD、GSH-Px 活性，促进脑组织局部自由基的清除，减轻脂质过氧化反应，保护脑组织。

6. 促进神经损伤的修复　补阳还五汤可促进神经干细胞的增殖，抑制脑细胞的凋亡；改善周围神经损伤后再生及修复，提高周围神经损伤后脊髓前角运动神经和脊神经感觉神经元存活率，促进周围神经损伤后神经功能的恢复。

【现代应用】

1. 脑血管疾病　补阳还五汤是治疗缺血性中风的基本方，在此基础上加减治疗各种脑血管疾病。本方可促进脑栓塞、中风后遗症等患者能促进肢体功能恢复，改善临床症状；对于颅脑外伤，亦可促进脑组织的修复愈合和脑功能的恢复。

2. 外周神经系统疾病　以补阳还五汤为基础可加减治疗多发性神经炎、糖尿病周围神经病变、坐骨神经痛等外周神经系统疾病。

3. 冠心病　补阳还五汤可减少冠心病心肌缺血的发作次数，缩短心肌缺血持续时间，改善冠心病心绞痛的症状。

此外，补阳还五汤加减还用于雷诺病、肾炎及肾病综合征、血管神经性头痛、肝硬化、萎缩性胃炎、心动过缓等。

【不良反应】　随着补阳还五汤在临床上越来越频繁地应用，该药的不良反应病例也曾见报道，主要表现为过敏反应，其次为血管扩张后出现的头痛、眩晕等。

（李丽君）

1506

拓展阅读　活血化瘀药的应用

？　复习思考题

1. 血瘀证的病理表现有哪些？
2. 与川芎活血行气、祛风止痛的功效相关的药理作用有哪些？
3. 简述丹参在心血管方面的临床应用。
4. 简述补阳还五汤的处方组成及现代应用。

扫一扫，测一测

第十六章 化痰止咳平喘药

1601
PPT 课件

1602
知识导览

1603
微课 化痰止咳
平喘药

1604
思维导图
祛痰作用

1605
动画 祛痰机制

学习目标

1. 理解并掌握化痰止咳平喘药的概念、分类及化痰止咳平喘药与功效有关的药理作用;掌握桔梗、川贝母、止嗽散等的主要药理作用。
2. 熟悉化痰止咳平喘药的常用中药和方剂。
3. 了解化痰止咳平喘药常用药物的主要成分、现代应用及不良反应。

第一节 概 述

凡以祛痰、缓解或制止咳嗽、喘息为主要作用的药物,称为化痰止咳平喘药。

本类药物药性或温或寒,多入心、脾、胃、大肠经。具有宣肺祛痰、止咳平喘等功效,主要用于痰多咳嗽、痰饮气喘、咳痰不爽,以及与痰饮有关的瘿瘤瘰疬等病证。常用药有桔梗、杏仁、前胡、半夏、贝母、百部、紫菀等。

痰、咳、喘三者关系密切,互相影响,往往同时存在。一般咳嗽有痰者居多,痰多又容易引起咳嗽,因而祛痰多能止咳。咳嗽与喘往往同时出现,因而止咳可以平喘,平喘也利于排痰止咳。黏痰积于小气道内可使气道狭窄而致喘息,祛痰多能平喘。根据药物的主要作用点可将药物分为三类:祛痰药、止咳药、平喘药。但三者作用之间界线不明显,互有交叉,可归为一类,即化痰止咳平喘药。

【药理作用】

1. 祛痰作用 桔梗、川贝母、前胡、紫菀、皂荚、天南星、款冬花等的煎剂或流浸膏均有祛痰作用。动物实验证明这些药物均能使呼吸道分泌增加,其中以桔梗、前胡、皂荚作用最强,而款冬花较弱。其祛痰作用的有效成分往往都是皂苷(有较强的刺激性)。服用这些含皂苷的药物能刺激胃黏膜或咽喉黏膜,反射性引起轻度恶心,增加支气管腺体(浆液腺)分泌,稀释痰液而发挥祛痰作用。半夏制剂给予兔腹腔注射,对毛果芸香碱引起的唾液分泌有显著抑制作用。满山红中祛痰成分为杜鹃素,一方面直接作用于呼吸道黏膜,促使气管黏液-纤毛运动,即促进呼吸道清除异物的功能;另一方面可溶解黏痰,使呼吸道分泌物中酸性黏多糖纤维断裂,使黏痰黏度降低,易咳出。

2. 止咳作用 半夏、苦杏仁、桔梗、款冬花、贝母、百部、满山红、紫菀等均有程度不等的镇咳作用。实验证明,半夏、苦杏仁、浙贝母、百部、罂粟壳等的镇咳作用和可待因相似,但较弱,镇咳作用部位在中枢。

3. 平喘作用(缓解支气管哮喘) 浙贝母、苦杏仁、款冬花、枇杷叶等有一定的扩张支气管作用,平喘机制涉及多方面。浙贝碱能扩张家兔、猫支气管平滑肌,直接抑制支气管痉挛以缓解哮喘症状。款冬花醚提物的平喘机制可能与兴奋神经节有关。桔梗皂苷、款冬花醚提物能抑制组胺所致豚鼠支气管痉挛,其作用可能与抗过敏有关。

【常用药物与方剂】 化痰止咳平喘类常用药物与方剂及其主要药理作用见表16-1。

表 16-1　化痰止咳平喘类常用药物与方剂主要药理作用简表

药物/方剂	传统功效					
	化痰	止咳	平喘	宣肺化痰	清热泻肺	
	药理作用					
	祛痰	止咳	抑制支气管平滑肌	抗炎	抗菌	抗过敏
半夏	+	+		+	+	
桔梗	+	+		+	+	+
川贝母	+	+			+	+
浙贝母	+	+	+	+	+	+
苦杏仁	+	+	+	+	+	+
款冬花	+	+	+			
紫菀	+	+			+	+
前胡	+		+	+		+
天南星	+					
止嗽散	+	+		+	+	

知识链接

哮喘

　　各类呼吸系统疾病常见的症状是咳、痰、喘，即咳嗽、咳痰、气喘。哮喘表现为发作性咳嗽、胸闷及呼吸困难。部分哮喘患者多在发作趋于缓解时痰多，如无合并感染，常为白黏痰，质韧，有时呈米粒状或黏液柱状。发作时的严重程度和持续时间个体差异很大，轻者仅有胸部紧迫感，持续数分钟；重者极度呼吸困难，持续数周或更长时间。症状的特点是可逆性，即治疗后可在较短时间内缓解，部分自然缓解，少部分不缓解而呈持续状态。

1606

拓展阅读　化痰止咳平喘药的应用

第二节　常用药物和方剂

桔梗　Jiegeng

【来源采制】　本品为桔梗科植物桔梗 *Platycodon grandiflorum*（Jacq.）A. DC. 的干燥根。春、秋二季挖根，洗净，除去须根，趁鲜剥去外皮或不去外皮，干燥。

【主要成分】　主要成分是桔梗皂苷。另外还含有桔梗聚糖、白桦脂醇及多种氨基酸和微量元素等。

【性味归经】　味苦、辛，性平；归肺经。

【功能主治】　具有宣肺，利咽，祛痰，排脓的功效。用于咳嗽痰多，胸闷不畅，咽痛音哑，肺痈吐脓。

【药理作用】

　　1. 祛痰镇咳作用　桔梗煎剂给麻醉犬灌胃，可使呼吸道分泌液增加，其祛痰效果与氯化铵相似；麻醉猫用药后呼吸道分泌液逐渐增多，可维持 7 小时以上，有明显的祛痰作用。另外，须、根、茎、叶、花、果均有非常显著的祛痰作用。桔梗的祛痰作用主要是由于其所含的皂苷,口服后对胃黏膜及咽喉黏膜的刺激反射性引起轻度恶心,增加呼吸道黏膜的分泌,稀释痰液,使滞留于支气管中的痰液易于排出,而发挥祛痰作用。桔梗皂苷镇咳作用不强,对机械刺激豚鼠气管黏膜实验,腹腔注射的半数镇咳量（ED_{50}）为 6.4mg/kg,约相当于 LD_{50} 的 1/4。

2. 抗炎作用 桔梗粗皂苷灌胃对角叉菜胶及醋酸所致大鼠足趾肿胀、棉球肉芽肿有显著的抑制作用,亦能抑制大鼠佐剂性关节炎,降低毛细血管通透性,说明其有明显的抗炎效果。桔梗粗皂苷对皮肤局部有刺激作用,能使炎症区血液循环改善,促使炎症好转。其对黏膜刺激引起的分泌增加,具有保护作用,能防止黏膜受外界损伤性刺激,从而促使炎症的吸收。桔梗水提液对小鼠腹腔巨噬细胞 NO 的释放有调节作用;桔梗水提物还可增强巨噬细胞的吞噬功能,增强中性粒细胞的杀菌力,提高溶菌酶的活性,从而对多种实验性炎症发挥较强的作用。

3. 降血糖和降血脂 桔梗水或醇提取物对正常和四氧嘧啶性糖尿病家兔均可使血糖下降,降低的肝糖原在用药后恢复,且可抑制食物性血糖升高,醇提物的作用较水提物强;桔梗皂苷可降低大鼠肝内胆固醇的含量,增加胆固醇和胆酸的排泄。

4. 镇静、镇痛、解热 桔梗皂苷小鼠灌胃可抑制小鼠自发活动,延长环己巴比妥钠的睡眠时间,呈明显的镇静作用;对小鼠醋酸扭体反应及尾压法呈镇痛作用;对正常小鼠及伤寒、副伤寒疫苗所致的发热小鼠,均有显著的解热作用。

5. 扩张血管、减慢心率 麻醉犬动脉内注射桔梗皂苷,可显著降低后肢血管和冠状动脉的阻力,增加血流量,同时伴有暂时性低血压,并使心率减慢。

6. 抗胃溃疡作用 桔梗皂苷可抑制大鼠胃液分泌和抗消化性溃疡作用。桔梗粗皂苷十二指肠给药,对结扎幽门的大鼠可使胃液分泌减少,胃蛋白酶的活性部分受到抑制,可防止消化性溃疡的形成,其作用与阿托品相似。剂量加大后,可完全抑制胃液分泌及溃疡的发生。桔梗粗皂苷对大鼠醋酸所致的溃疡模型,可使溃疡明显减少。

综上所述,桔梗宣肺、利咽、祛痰、排脓功效与祛痰、镇咳、抗炎等药理作用相关。桔梗功效作用的物质基础主要为桔梗皂苷。

【现代应用】

1. 感冒、上呼吸道感染、急性和慢性支气管炎、肺炎等见咳嗽痰多者 常配伍解表药和清热药同用。与抗生素同用可起到协同作用。

2. 咽喉肿痛、急性扁桃体炎、急性咽炎、喉炎及声音嘶哑 常与清热解毒药同用,声音嘶哑者可与甘草、牛蒡子、射干等同用;失音可加诃子、木蝴蝶等。

【不良反应】 桔梗粗皂苷注射有很强的溶血作用,故不可注射给药;口服时则在消化道内分解破坏,不产生溶血作用。大剂量口服时,可引起恶心、呕吐。重者可见四肢出汗、乏力、心烦。

半夏 Banxia

【来源采制】 本品为天南星科植物半夏 *Pinellia ternata* (Thunb.) Breit. 的干燥块茎。夏、秋二季采挖,洗净,除去外皮及须根,晒干,为生半夏。内服用经石灰、明矾或者姜汁炮制之品。

【主要成分】 半夏块茎含挥发油、β-谷甾醇、胆碱、胡萝卜苷、葡萄糖醛酸苷、黑尿酸、甲硫氨酸、左旋麻黄碱、葫芦巴碱、多种氨基酸,以及少量脂肪、多糖、淀粉、蛋白质等。

【性味归经】 味辛,性温;有毒;归脾、胃、肺经。

【功能主治】 具有燥湿化痰,降逆止呕,消痞散结的功效。用于湿痰寒痰,咳喘痰多,痰饮眩悸,风痰眩晕,痰厥头痛,呕吐反胃,胸脘痞闷,梅核气;外治痈肿痰核。

【药理作用】

1. 镇咳作用 动物实验证明,生半夏、姜半夏、明矾半夏的煎剂灌服,对电刺激猫喉上神经或胸腔注入碘液所引起的咳嗽具有明显的抑制作用。作用部位在中枢。镇咳作用与本品所含生物碱有关。

2. 催吐和镇吐作用　动物实验证明，生半夏及其未经高温处理的流浸膏有催吐作用。这与前人所说"生半夏，令人吐"相符。但生半夏若经高温处理后，则可除去催吐成分而保留镇吐作用，其催吐作用与所含 2,4 二羟基苯甲醛葡萄糖苷有关，因苷元有强烈刺激性。半夏加热炮制，或姜汁、明矾炮制的各种半夏制剂，对阿扑吗啡、洋地黄、硫酸铜引起的呕吐有一定的抑制作用。其镇吐作用的成分目前认为与所含葡萄糖醛酸苷、生物碱及甲硫氨酸有关。

3. 对消化系统的影响　制半夏可显著抑制胃液分泌，降低游离酸含量和总酸度及抑制胃蛋白酶活性，对急性胃黏膜损伤有保护和促进恢复作用。生半夏可抑制胃黏膜内的 PGE_2 分泌，抑制胃蛋白质酶活性，对胃黏膜有损伤作用。半夏可作用于乙酰胆碱受体对豚鼠离体肠管产生收缩作用；同时半夏又可抑制乙酰胆碱、组胺、氯化钡所引起的肠道收缩。半夏醇提物对小鼠实验性胃溃疡有明显的抑制作用，并有一定的止痛、抗炎作用。

4. 抗肿瘤　半夏的稀醇或水浸出液对动物实验性肿瘤 HCA、S_{180} 都具有明显的抑制作用。该作用据认为与其所含的一种季铵生物碱——葫芦巴碱和 β- 谷甾醇有关。葫芦巴碱对小鼠肝癌（HCA）有明显的抑制作用。β- 谷甾醇在动物实验中也证实有抑癌作用。

5. 抗生育，抗早孕　半夏蛋白可结合在子宫内膜腺管的上皮细胞膜上，改变细胞膜功能，可抑制卵巢黄体孕酮的分泌，使血浆孕酮水平明显下降，子宫内膜变薄使蜕膜反应消失，使胚胎失去蜕膜支持而流产。

6. 抗心律失常　半夏水浸剂静脉注射可使氯化钡所致犬室性期前收缩迅速消失，同时可使肾上腺素所致心动过速转为窦性心律，对氯化钡引起的犬室性心律失常有明显的对抗作用。

7. 对实验性硅沉着病的影响　半夏制剂腹腔注射或肌内注射，对大鼠实验性硅沉着病的发展有抑制作用，肺干重或湿重降低，全肺胶原蛋白量减少，病理改变较轻。

8. 降血脂作用　半夏可阻止或延缓食饵性高脂血症的形成，并对高脂血症有一定的治疗作用，可明显降低 TC 和 LDL-C 含量。

综上所述，半夏的燥湿化痰、降逆止呕、消痞散结功效主要与镇咳、镇吐、抗肿瘤等作用有关。半夏功效作用的物质基础是其所含的生物碱、甲硫氨酸、甘氨酸、葡糖醛酸、多糖、蛋白质等。

【现代应用】

1. 咳嗽　半夏用于常见感冒、咽部充血水肿、突发性失音、急性或慢性咽炎、急性或慢性支气管炎、肺炎、硅沉着病等各种原因的咳嗽。

2. 呕吐　半夏配伍生姜为专治呕吐的小半夏汤，可用于治疗多种常见呕吐证。

3. 胃溃疡　临床处方也可辨证选择配伍牡蛎、丹参、延胡索、苍术、党参、白术、黄芪、厚朴等，或用六君子汤。

4. 肿瘤　用于治疗甲状腺癌肿、食管癌、贲门癌性梗阻。半夏局部用药对于宫颈癌有效。

5. 宫颈柱状上皮异位　生半夏洗净晒干研粉，外用治疗宫颈柱状上皮异位有效。

【不良反应】　生半夏对口腔、喉头和消化道黏膜有强烈刺激性，人误服后会发生上述部位肿胀、疼痛，失音，流涎，呼吸困难，甚至窒息而死。半夏的毒性成分为不耐热、难溶于水的黏液质、黑尿酸及生物碱，因此生半夏必须煎服，配伍生姜以制毒。半夏的炮制方法不同，其毒性也异。以生半夏毒性最大，次为漂半夏、姜半夏、蒸半夏，而白矾半夏毒性最小。中毒时可服稀醋、浓茶或蛋白等解救。

苦杏仁　Kuxingren

【来源采制】　本品为蔷薇科植物山杏 *Prunus armeniaca* L. var. *ansu* Maxim.、西伯利亚杏 *Prunus* *sibirica* L.、东北杏 *Prunus mandshurica*（Maxim.）Koehne 或杏 *Prunus armeniaca* L. 的干燥成熟种子。夏季采收成熟果实，除去果肉及核壳，取出种子，晒干。

【主要成分】 含脂肪油、苦杏仁苷、蛋白质及多种游离氨基酸。此外，尚含苦杏仁苷酶、苦杏仁酶及樱苷酶。

【性味归经】 味苦，性微温；有小毒；归肺、大肠经。

【功能主治】 具有降气止咳平喘，润肠通便的功效。用于咳嗽气喘，胸满痰多，肠燥便秘。

【药理作用】

1. 祛痰、镇咳、平喘 《本草求真》记载"杏仁，既有发散风寒之能，复有下气除喘之力"，苦杏仁中所含的苦杏仁苷经肠道微生物酶或其本身所含苦杏仁酶的分解产生微量的氢氰酸，对呼吸中枢呈抑制作用，从而发挥镇咳平喘的功效。苦杏仁给小鼠灌服，有显著的祛痰作用。采用豚鼠离体器官试验，杏仁水提取液能降低器官对氨水刺激的敏感性，对抗组胺、乙酰胆碱、氯化钡对气管平滑肌的兴奋作用，具有明显的止咳作用。

2. 抗炎、镇痛 从苦杏仁中分离的蛋白质成分 KR-A、KR-B 有明显的抗炎镇痛作用。苦杏仁胃蛋白酶水解产物对醋酸小鼠扭体反应有抑制作用。实验表明，苦杏仁苷对小鼠热板法和醋酸扭体法证实有镇痛作用。

3. 对免疫功能影响 苦杏仁苷小鼠肌内注射，明显促进有丝分裂原对脾脏 T 淋巴细胞的增殖和增强小鼠脾脏 NK 细胞的活性。苦杏仁苷每日 3mg，肌内注射，对小鼠肝巨噬细胞吞噬功能有非常明显的促进作用。

4. 润肠通便作用 苦杏仁含丰富的脂肪油，可起到润肠通便的作用。

5. 抗肿瘤作用 苦杏仁热水提取物的粗剂对人子宫颈肿瘤 JTC-26 株的抑制率为 50%～70%；苦杏仁提取物腹腔注射或灌胃，对肝癌和肉瘤 S_{180} 的抑制率为 61.7%～77.1%。实验研究结果显示，苦杏仁所含氢氰酸、苯甲醛、苦杏仁苷均有一定的抗癌作用。

6. 对消化系统作用 苦杏仁苷分解产物之一苯甲醛在体外以及在健康者或溃疡病者体内，均可抑制胃蛋白酶的消化功能。苦杏仁苷皮下注射，对小鼠肝细胞增生有明显的促进作用。

综上所述，与苦杏仁止咳平喘、润肠通便功效相关的药理作用是祛痰、镇咳、平喘、抗炎、免疫促进，以及润肠通便等作用。其有效成分主要是苦杏仁苷、蛋白酶水解产物及脂肪油等。

【现代应用】

1. 咳嗽、哮喘 取苦杏仁与等量冰糖研碎混合制成杏仁糖，治疗咳嗽、哮喘。杏仁炒干粉碎加红糖搅匀服，治疗慢性咽炎。

2. 肠燥便秘 临床处方可辨证选择杏仁配伍黑芝麻、当归、肉苁蓉、柏子仁，或用五仁丸等。

3. 肿瘤 苦杏仁苷，口服或静脉滴注，治疗肺癌、食管癌、支气管癌、梭状细胞肉瘤、精母细胞瘤、慢性髓性白血病、胸膜癌、恶性淋巴瘤、多发性直肠癌、乳癌并发骨转移等有一定疗效。

4. 外阴瘙痒 苦杏仁研成细粉，加麻油调成糊状涂擦，或用带线棉球蘸杏仁油糊塞入阴道。

【不良反应】 本品含苦杏仁苷，分解产生氢氰酸抑制细胞色素氧化酶，使细胞氧化反应停止。人若过量服用（儿童 10～20 粒，成人 40～60 粒），会引起组织窒息。苦杏仁苷口服易在胃肠道分解出氢氰酸，故毒性大。解救方法可用亚硝酸钠 - 硫代硫酸钠法。

川贝母　Chuanbeimu

【来源采制】 本品为百合科植物川贝母 *Fritillaria cirrhosa* D. Don、暗紫贝母 *Fritillaria unibracteata* Hsiao et K. C. Hsia、甘肃贝母 *Fritillaria przewalskii* Maxim.、棱砂贝母 *Fritillaria delavayi* Franch、太白贝母 *Fritillaria taipaiensis* P. Y. Li 或瓦布贝母 *Fritillaria unibracteata* Hsiao et K. C. Hsia var. *wabuensis*（S. Y. Tang et S. C.Yue）Z. D. Liu，S. Wang et S. C. Chen 的干燥鳞茎。按性状

不同分别习称"松贝""青贝""炉贝"和"栽培品"。夏、秋二季或积雪融化后采挖,除去须根、粗皮及泥沙,晒干或低温干燥。

【主要成分】 川贝母含有多种甾体生物碱。暗紫贝母尚含有松贝辛、松贝甲素。川贝母还含蔗糖、硬脂酸、棕榈酸、β-谷甾醇。甘肃贝母尚含有岷贝碱甲、乙等。梭砂贝母尚含梭砂贝母素甲、梭砂贝母酮碱、棱砂贝母辛碱等。

【性味归经】 味苦、甘,性微寒;归肺、心经。

【功能主治】 具有清热润肺,化痰止咳,散结消痈的功效。用于肺热燥咳,干咳少痰,阴虚劳嗽,痰中带血,瘰疬,乳痈,肺痈。

【药理作用】

1. 镇咳、祛痰、平喘 川贝母浸膏小鼠灌胃,对氨水刺激引起的咳嗽无明显镇咳作用,但可使小鼠呼吸道酚红分泌量增加,有明显祛痰作用。贝母总生物碱对组胺所致豚鼠离体平滑肌痉挛有明显松弛作用。对乙酰胆碱和组胺引喘的豚鼠有显著平喘效果。

2. 抑菌作用 体外抑菌实验表明,川贝水浸液可抑制星形奴卡菌生长;川贝醇提物对金黄色葡萄球菌和大肠埃希菌有明显抑菌作用。

3. 对胃肠道作用 西贝母碱对离体豚鼠回肠、兔十二指肠及在体犬小肠有松弛作用;可对抗乙酰胆碱、组胺和氯化钡所致的痉挛。同时,平贝母总碱可抑制胃蛋白酶活性,对多种实验性溃疡均有抑制作用。

4. 对心血管作用 犬静脉注射西贝母碱可引起外周血管扩张,血压下降,心电图无变化。

综上所述,川贝母清热润肺、化痰止咳、散结消肿之功效的实质是镇咳祛痰、平喘、抑菌等作用。川贝母功效作用的物质基础主要为川贝母中的生物碱。

【现代应用】

1. 呼吸道感染咳嗽 川贝母广泛用于急性或慢性支气管炎及上呼吸道感染等引起的咳嗽、咳痰不利,市售有各种制剂。

2. 肺结核咳嗽 川贝母有良好的止咳效果。

【不良反应】 小鼠静脉注射川贝母碱的最小致死量为40mg/kg,大鼠静脉注射西贝母碱LD_{50}为148.4mg/kg。给予大、小鼠皖贝醇提物(或皖贝粉混悬液)12g/kg(相当于临床量的120倍)灌胃,观察7天,结果大、小鼠全部活动如常,毛色、进食均在正常范围。小鼠皖贝醇提物灌胃最小致死量为40g/kg,为临床用药量的300多倍。

天南星 Tiannanxing

【来源采制】 本品为天南星科植物天南星 *Arisaema erubescens*(Wall.)Schott、异叶天南星 *Arisaema heterophyllum* Bl. 或东北天南星 *Arisaema amurense* Maxim. 的干燥块茎。秋、冬二季茎叶枯萎时采挖,除去须根及外皮,干燥,即生南星,只能外用。用姜汁、明矾炮制用则为制天南星,可内服。

【主要成分】 天南星含有三萜皂苷、苯甲酸、*D*-甘露醇、β-谷甾醇、原儿茶醛、*D*-葡萄糖、葡萄糖苷和多种氨基酸,以及钙、磷、铝、锌等21种无机元素。所含生物碱以秋水仙碱、胆碱、水苏碱为主。

【性味归经】 味苦、辛,性温;有毒;归肺、肝、脾经。

【功能主治】 具有散结消肿的功效。外用治痈肿,蛇虫咬伤。

【药理作用】

1. 镇静、镇痛 天南星煎剂分别给家兔、大鼠腹腔注射均有明显的镇静作用,呈现活动减少、安静、翻正反射迟钝,也可以延长戊巴比妥对小鼠的睡眠时间。天南星乙醇提取物口服能够明显抑制小鼠自主活动。热板法表明，天南星煎剂小鼠腹腔注射有明显止痛作用。

2. 抗惊厥 腹腔注射天南星煎剂能提高家兔的电惊厥阈。小鼠腹腔注射天南星水浸剂，能够明显降低士的宁的惊厥率和死亡率，而且能降低马钱子碱、戊四氮、咖啡因对小鼠所致的惊厥率。天南星能对抗烟碱所致的惊厥死亡，尚能部分消除其肌肉震颤症状。能提高家兔对电惊厥的阈值，呈抗惊厥作用。对小鼠肌内注射破伤风毒素所致的惊厥，天南星可推迟动物死亡时间。

3. 祛痰作用 天南星煎剂灌胃，对麻醉兔有明显的祛痰作用，能显著增加支气管黏膜分泌。小鼠酚红排泄实验表明，天南星水煎剂口服有祛痰作用。作用机制为天南星所含皂苷对胃黏膜有刺激性，口服能反射性地增加气管或支气管的分泌而祛痰。

4. 抗肿瘤 天南星提取物在体外对肝癌 SMMC-7221 细胞增殖有显著抑制作用，能诱导 SMMC-7221 细胞程序凋亡，其抑制细胞生长率与药物浓度、作用时间呈剂量依赖性。鲜天南星水提醇沉制剂对小鼠实验肉瘤 S_{180}、HCA 实体瘤、鳞状上皮子宫瘤有明显的抑制作用，体外对 Hela 细胞有抑制作用，使细胞浓缩成团块，破坏正常细胞结构，部分细胞脱落，并证明 D- 甘露醇可能是抗癌有效成分。

5. 抗心律失常 天南星中的两种生物碱 S_{201}、S_{202} 对离体犬的心房和乳头肌收缩力及窦房节频率均有抑制作用，并能拮抗异丙肾上腺素对心脏的作用。天南星所含的掌叶半夏碱乙（腺嘌呤合成品）对犬、猫及大鼠均有降压作用，有使心肌耗氧量降低趋势，使左室做功明显减少。天南星的乙醇提取物对乌头碱诱发大鼠心律失常也具有对抗作用，能延缓心律失常出现时间，又能缩短心律失常持续时间。

6. 抗氧化 天南星中两种生物碱 S_{201}、S_{202} 均可不同程度地清除超氧阴离子自由基、抑制鼠肝线粒体脂质过氧化反应、异常膨胀和膜 ATP 酶活性。除 S_{202} 对膜流动性没有明显的作用外，对上述各项指数的作用强度 S_{202} 比 S_{201} 更加显著。

7. 抗血小板聚集 天南星能抑制 ADP、胶原诱导的血小板聚集。

【现代应用】

1. 癫痫 制天南星配胡椒、水牛角、冰片，名癫痫片，有一定疗效。临床处方可辨证选择配伍半夏、白僵蚕、全蝎、蝉蜕、防风、当归，或用玉真散。

2. 面神经麻痹 用鲜天南星取汁调醋涂于患侧颈部，效果良好。临床处方可辨证选择配伍白附子、白僵蚕、全蝎、防风、荆芥、川芎、桂枝等，或加入牵正散使用。

3. 宫颈癌 制天南星复方内服配合局部外用，治疗宫颈癌有效，对溃疡型、结节型效果更佳。临床处方可辨证选择配伍半夏、黄独、白英、龙葵、冬凌草、黄芪、当归等。

【不良反应】 天南星水浸液小鼠腹腔注射的 LD_{50} 为 13.5g/kg。天南星生品毒性较强，水提液对皮肤黏膜有刺激性，经过矾制后，刺激性显著降低。生南星皮肤接触后可致瘙痒，误食中毒可致咽喉烧灼感、口舌麻木、黏膜糜烂、水肿、流涎、张口困难，严重者可窒息。天南星生品水提液给家鸽灌胃能引起鸽呕吐，催吐作用的半数有效量 ED_{50} 为 0.2g/kg。100g/kg 的天南星可使 100% 的家鸽发生泻下。

止嗽散　Zhisou San

【方剂组成】 止嗽散出自《医学心悟》。由桔梗（炒）、荆芥、紫菀（蒸）、百部（蒸）、白前（蒸）各 1 000g，甘草（炒）375g，陈皮（水洗去白）500g 组成。

【功能主治】 具有宣利肺气，疏风止咳的功效。主治风邪犯肺证，咳嗽咽痒，咳痰不爽，或微有恶风发热，舌苔薄白，脉浮缓。

【药理作用】

1. 镇咳、化痰 实验研究证实，止嗽散水煎液、醇提液都能显著延长氨水引起的小鼠咳嗽潜伏期,减少咳嗽次数,并能明显增加小鼠呼吸道酚红的排泄量,证明止咳散具有显著的镇咳化痰作用。

2.平喘　研究发现,止咳散水煎液、醇提液可以有效减轻哮喘模型豚鼠的气道炎症,能减少过敏性哮喘豚鼠肺组织炎症细胞的浸润,从而保护肺组织微观结构免受损伤。

【现代应用】　本方常用于各种原因所致肺失宣降而出现的咳嗽、咳痰。

1.四季咳嗽　外感风寒、风热所出现的咳嗽,都可用本方加减治疗。

2.儿童咳嗽变异性哮喘　止咳散加减配合西药治疗儿童咳嗽变异性哮喘,疗效确切,复发率低,临床应用效果较好。

（李婵娟）

？　复习思考题

1.化痰止咳平喘药与功效主治相对应的药理作用有哪些?

2.常用化痰止咳中药有哪些?

3.桔梗的主要成分是什么?其祛痰镇咳的机制如何?

4.苦杏仁祛痰镇咳平喘的机制是什么?

5.川贝母的主要药理作用有哪些?

扫一扫,测一测

第十七章 安 神 药

PPT课件

知识导览

1701

1702

学习目标

1. 理解并掌握安神药的概念、分类、功效、主治以及与功效相关的药理作用;酸枣仁、酸枣仁汤的主要药理作用。
2. 熟悉安神药常用药物及方剂。
3. 了解安神药常用药物现代应用及不良反应。

第一节 概 述

凡能安神定志,用于治疗心神不安、失眠的中药,称为安神药。

安神药多属甘平,多入心、肝经,用于心气虚、心血虚、心火亢盛等引起的心神不宁、烦躁易怒、失眠多梦、健忘、惊痫癫狂等症。一般根据药物来源及作用,将其分为养心安神药和重镇安神药两类。前者多为植物药,如酸枣仁、柏子仁、远志、灵芝、夜交藤等,具有滋养心肝作用,多用于心肝血虚、心神失养所致的心悸怔忡、失眠多梦等心神不宁的虚证。后者多为矿石类,质重性降,如朱砂、龙骨、磁石等,多用于心悸失眠、惊痫发狂、烦躁易怒等阳气躁动、心神不宁的实证。常用复方有酸枣仁汤、天王补心丹、朱砂安神丸等,主要用于心气虚、心血虚或心火盛以及其他原因所致的心神不宁、烦躁易怒、失眠多梦、头晕目眩、健忘、惊风、癫痫等症,具有与现代医药学中的镇静催眠药、抗癫痫药相似的作用与用途。

【药理作用】 目前对安神药的药理研究主要集中在中枢神经系统、心血管系统等方面。归纳起来,具有如下药理作用:

1. **镇静、催眠** 无论是养心安神药,还是重镇安神药,均有镇静催眠作用。如酸枣仁、远志、朱砂、磁石、龙骨及复方酸枣仁汤、甘麦大枣汤等,均可使多种实验动物自主活动减少,并协同巴比妥类药物的中枢抑制作用,可以增加阈下剂量戊巴比妥钠致小鼠睡眠只数,延长阈上剂量戊巴比妥钠致小鼠睡眠时间,但本类药物均不具有麻醉作用。

2. **抗惊厥** 本类药物可用于治疗惊悸、烦躁等病症,其中酸枣仁、远志、朱砂、磁石、琥珀等均有抗惊厥作用,能对抗士的宁或戊四氮所致的惊厥,对大鼠听源性惊厥、小鼠电惊厥等亦有一定程度的拮抗作用。

3. **抗心律失常、抗心肌缺血、降压** 酸枣仁、灵芝、远志对心血管系统尚有一定的抗心律失常、抗心肌缺血作用,可对抗氯化钡、乌头碱诱发的实验动物心律失常及注射垂体后叶素、结扎冠状动脉所致的实验动物心肌缺血。酸枣仁、灵芝还有一定降血压和降血脂的作用。

4. **镇咳、平喘** 酸枣仁、远志等具有较强的镇咳、祛痰和平喘作用,可用于支气管炎、哮喘的治疗。

5. **免疫调节** 酸枣仁、灵芝、远志等可以增强机体的非特异性免疫和特异性免疫功能,可拮抗免疫抑制剂、抗肿瘤药物以及应激、衰老导致的免疫功能低下,能够在一定程度上提高免疫水平。

综上所述,安神药养心安神的功效主治主要与镇静、催眠、抗心律失常等作用有关;重镇安神功效主治主要与镇静、催眠、抗惊厥等作用有关。可见此类药物养心血、安心神的科学内涵主要与中枢神经系统和心血管系统的药理作用密切相关。

【常用药物与方剂】 安神类常用药物与方剂及其主要药理作用见表17-1。

表 17-1 安神药常用药物与方剂主要药理作用简表

药物/方剂	传统功效					
	养心安神	滋阴养肝息风				
	药理作用					
	镇静催眠	抗惊厥	增强免疫	心血管作用	降血脂	耐缺氧
酸枣仁	+	+	+	+	+	+
远志	+	+	+	+		
磁石	+	+				
灵芝	+	+	+	+		+
酸枣仁汤	+		+	+		+

知识链接

失眠的分类

按病程分类:①一次性或急性失眠,病程小于4周;②短期或亚急性失眠,病程大于4周,小于3～6个月;③长期或慢性失眠,病程大于6个月。

按严重程度分类:①轻度,偶发,对生活质量影响小;②中度,每晚发生,中度影响生活质量,伴一定症状(易怒、焦虑、疲乏等);③重度,每晚发生,严重影响生活质量,临床症状表现突出。

第二节 常用中药和方剂

酸枣仁 Suanzaoren

【来源采制】 本品为鼠李科植物酸枣 *Ziziphus jujuba* Mill. var. *spinosa* (Bunge) Hu ex H. F. Chou 的干燥成熟种子。秋末冬初采收成熟果实,除去果肉及核壳,收集种子,晒干。生用或炒用,用时捣碎。

【主要成分】 主要含有脂肪酸,羽扇豆烷型三萜类化合物,甾体化合物,生物碱,黄酮类化合物,酚酸化合物,多种氨基酸,维生素及微量元素等。

【性味归经】 味甘、酸,性平;归肝、胆、心经。

【功能主治】 具有养心补肝,宁心安神,敛汗,生津的功效。用于虚烦不眠,惊悸多梦,体虚多汗,津伤口渴。

【药理作用】

1. 镇静、催眠、镇痛 酸枣仁水煎液、酸枣仁总皂苷、酸枣仁油、酸枣仁总黄酮等使大鼠慢波睡眠的脑电波幅度明显增大,延长总睡眠时间,减少觉醒时间。酸枣仁总皂苷能明显抑制正常小鼠的活动次数,抑制苯丙胺的中枢兴奋作用,降低大鼠的协调运动。酸枣仁油乳剂灌胃,可使小鼠自主活动减少，与戊巴比妥钠合用，可延长小鼠睡眠时间。酸枣仁总黄酮 10～40mg/kg 灌胃，也能产生镇静催眠作用，且呈一定的剂量效应关系。酸枣仁的催眠作用主要是影响慢波睡眠的深睡阶段。炒酸枣仁煎剂可延长大鼠慢波睡眠深睡的平均时间，增加深睡的发作频率，但对慢波睡眠中的浅睡阶段和快波睡眠无影响。酸枣仁可减少前额叶 5-HT 等，具有镇静催眠作用。酸枣仁水煎液可抑制小鼠中枢神经系统释放多巴胺、降低多巴胺含量，有抗抑郁作用。酸枣仁水煎液还有显著的镇痛作用。

课堂互动

正常人体睡眠可分为快波睡眠和慢波睡眠，两者交替进行。它们有什么区别？对身体有什么样的影响？好的镇静催眠药应该是作用于慢波睡眠，讨论原因。

---

2. 抗惊厥　酸枣仁水提物灌胃，可明显降低戊四氮所致的小鼠阵挛性惊厥数及死亡率，能延长士的宁所致惊厥的潜伏期和死亡时间。酸枣仁抗惊厥作用的主要有效成分是黄酮类、皂苷类化合物。

3. 抗心肌缺血和心律失常　酸枣仁总皂苷抗大鼠心肌缺血，保护缺氧心肌细胞，这可能与其清除脂质过氧化物及抗 Ca^{2+} 超载有关。酸枣仁水提物能对抗乌头碱、氯化钡、三氯甲烷诱发的实验动物的心律失常，有减慢心率作用。其机制与迷走神经兴奋及 β_1 受体阻断无关。

4. 降低血压　酸枣仁总皂苷、水溶液对自发性高血压大鼠均有明显的降压作用，这种作用可能是直接扩张血管所致。

5. 降低血脂、抗动脉硬化　酸枣仁总皂苷腹腔注射，能明显降低正常大鼠血清 TC、TG，显著升高 HDL-C。酸枣仁皂苷 A 可抑制动脉粥样硬化的形成与发展，其机制与其抑制血管平滑肌细胞过度增殖、降低血脂、调节血浆脂蛋白作用相关。

6. 增强免疫　酸枣仁提取物能明显提高小鼠淋巴细胞转化值和抗体溶血素，明显增强小鼠单核巨噬细胞的吞噬功能，增加小鼠迟发型超敏反应，并能拮抗环磷酰胺引起的小鼠迟发型超敏反应的抑制作用。酸枣仁多糖能增强小鼠的体液免疫和细胞免疫功能，对放射线引起的白细胞降低有明显的保护作用，同时能显著增加单核巨噬细胞的吞噬功能。以水苏糖、酸枣仁提取物为主要原料的口服液能显著增强小鼠的细胞免疫功能、体液免疫功能及 NK 细胞活性，提高 ConA 诱导的小鼠淋巴细胞转化能力。

7. 抗缺氧　酸枣仁皂苷延长缺氧动物的存活时间，对缺血性脑损伤有保护作用；能抗脂质过氧化，改善小鼠学习记忆能力。

【现代应用】

1. 神经衰弱、失眠　用酸枣仁粉、复方酸枣仁汤、枣仁安神胶囊、酸枣仁散治各种病因引起的失眠和神经衰弱均有良好疗效。

2. 围绝经期综合征　酸枣仁汤治疗围绝经期综合征以失眠为主要表现者。

3. 室性期前收缩　以酸枣仁汤治疗室性期前收缩疗效好。

4. 各种疼痛　酸枣仁治疗头痛、神经痛、胃痛、四肢痛、腰痛有效，对虚证效果优于实证。

【不良反应】　酸枣仁及其提取物的中枢抑制和心血管抑制作用在常规剂量下未见明显毒性。但其对子宫有兴奋作用，孕妇应慎用。

1703

微课　酸枣仁

远志　Yuanzhi

【来源采制】　本品为远志科植物远志 *Polygala tenuifolia* Willd. 或卵叶远志 *Polygala sibirica* L.

的干燥根。春、秋二季采挖，除去须根及泥沙，晒干或抽取木心晒干。

【主要成分】　主要含有皂苷类、糖苷类、生物碱等化学成分。远志根中尚含 3,4,5- 三甲氧基桂皮酸、远志醇、细叶远志定碱、脂肪油、树脂等。

【性味归经】　味苦、辛，性温；归心、肾、肺经。

【功能主治】　具有安神益智，交通心肾，祛痰，消肿的功效。用于心肾不交引起的失眠多梦、健忘惊悸、神志恍惚，咳痰不爽，疮疡肿毒，乳房肿痛。

【药理作用】

1. 镇静　大鼠口服远志提取物后，在血和胆汁中发现了能延长小鼠戊巴比妥钠睡眠时间的活性物质 3,4,5- 三甲氧基肉桂酸（TMCA）、甲基 -3,4,5- 三甲氧基肉桂酸（M-TMCA）和对甲氧基肉桂酸（PMCA），提示远志水提物中含有 TMCA 的天然前体药物。远志皂苷 E、F、G 等可延长环己烯巴比妥给药小鼠的睡眠时间。远志皂苷可浓度依赖性地减少阿扑吗啡诱导的大鼠攀爬行为及 5-HT 诱导的复合胺综合征，同时还可抑制 MK-801 及可卡因导致的大鼠的过度活跃，提示其作为安定剂的可能。交互试验的结果表明，联合应用 TMCA 和远志皂苷能更有效地延长小鼠戊巴比妥钠睡眠时间。另有学者研究报道，小鼠灌服远志根皮、全根和根部木心提取物对五甲烯四氮唑所致惊厥的对抗作用强度，以全根较强，根皮次之，根部木心则无效。

2. 镇咳祛痰　远志具有祛痰作用，但由于实验方法不同，其祛痰效果差异较大。用小鼠酚红排泌法实验，远志的祛痰作用较桔梗强，而用犬呼吸道分泌液测定法，其作用不如桔梗。研究发现远志的祛痰作用可能是由于其所含皂苷对胃黏膜的刺激作用，反射性促进支气管分泌液增加所致。采用氨水诱发咳嗽法和比色法观察了生远志以及各炮制品水煎液对小鼠的镇咳和祛痰作用，结果表明：生远志、蜜制远志、姜制远志、炙（甘草制）远志具有显著的镇咳作用；生远志高剂量、蜜远志低剂量、炙远志高剂量组还有明显的祛痰作用、降压作用。远志皂苷 2D 和 3D 为远志镇咳作用的主要成分，远志皂苷 3D 是其祛痰作用的主要成分。

3. 抗衰老、增强记忆　远志皂苷给药后，能够改善痴呆大鼠的学习记忆能力，脑内 M 受体密度升高，乙酰胆碱转移酶活性增强，脑内胆碱酯酶活性抑制。远志皂苷对老年性痴呆的胆碱能神经系统功能减退有一定的改善作用。

4. 对平滑肌的作用　远志对未孕大鼠子宫平滑肌有兴奋作用，对离体兔回肠、脑动脉条、豚鼠气管条平滑肌均有兴奋作用。

5. 中枢降压作用　远志煎剂具有短暂的中枢降压作用。但作用短暂，在 1～2 分钟内即可恢复至原水平，重复给药未见快速耐受现象。通过大鼠麻醉后左颈动脉记录平均动脉压（MAP），采用尾袖法测定清醒大鼠和肾性高血压大鼠（RVHR）收缩压的办法，研究远志皂苷对血压的影响。结果证明远志皂苷有降压作用，此作用可能与迷走神经兴奋、神经节阻断有关。

6. 其他　此外，远志还有利尿、抗氧化、抗菌等作用。

【现代应用】

1. 神经衰弱、失眠　远志复方制剂可改善睡眠质量，改善记忆。主治心肾不交之心神不宁、失眠、惊悸等症，常与茯神、龙齿、朱砂等镇静安神药同用，如远志丸；治健忘证，常与人参、茯苓、菖蒲同用，如开心散，若方中再加茯神，即不忘散。

2. 癫痫　本品复方制剂可用治痰阻心窍所致之癫痫抽搐、惊风发狂等症。用于癫痫昏仆、痉挛抽搐者，可与半夏、天麻、全蝎等化痰、息风药配伍；治疗惊风狂证发作，常与菖蒲、郁金、白矾等祛痰、开窍药同用。

3. 慢性支气管炎　远志及其制剂可使慢性支气管炎患者痰液易于咳出。可用治痰多黏稠、咳吐不爽，或外感风寒、咳嗽痰多者，常与杏仁、贝母、瓜蒌、桔梗等同用。

【不良反应】　远志皂苷具有溶血作用，大剂量服用有恶心、呕吐等不良反应。

灵芝　Lingzhi

【来源采制】　本品为多孔菌科真菌赤芝 *Ganoderma lucidum*（Leyss. ex Fr.）Karst. 或紫芝 *Ganoderma sinense* Zhao，Xu et Zhang 的干燥子实体。全年采收，除去杂质，剪除附有朽木、泥沙或培养基质的下端菌柄，阴干或在 40～50℃烘干。

【主要成分】　灵芝孢子的化学成分可分为以下几类：蛋白质和氨基酸类、糖肽类、维生素类、胡萝卜素、甾醇类、三萜类、生物碱类、脂肪酸类、内酯和无机离子等。

【性味归经】　味甘，性平；归心、肺、肝、肾经。

【功能主治】　具有补气安神，止咳平喘的功效。用于心神不宁，失眠心悸，肺虚咳喘，虚劳短气，不思饮食。

【药理作用】

1. 镇静、镇痛　灵芝多种制剂均可使小鼠自发性活动减少，有明显的镇静作用，灵芝还可减弱小鼠攀附能力，肌肉轻度松弛，其镇静作用随剂量加大而增强。灵芝液能显著增强巴比妥类药物的中枢抑制作用，可加强氯丙嗪、利血平的镇静作用，拮抗苯丙胺的兴奋作用。灵芝恒温渗滤液腹腔注射有镇痛作用，灵芝浓缩液小鼠灌胃或腹腔注射后，痛阈均有提高，能显著延长大鼠痛反应潜伏期，并使近半数动物完全镇痛。

2. 改善心脏功能

（1）抗心肌缺血：灵芝有显著的抗心肌缺血的作用。静脉注射发酵灵芝总碱可使冠脉血流量增加，对垂体后叶素引起的豚鼠、家兔急性心肌缺血，具有明显的保护作用；同时能明显降低冠脉阻力和心肌耗氧量，改善缺血心肌的心电图变化，使升高的 T 波显著降低。发酵灵芝总提物静脉注射可增加猫冠脉血流量和脑血流量。

（2）改善心肌代谢：灵芝腹腔注射或灌胃均能显著提高小鼠耐受低压及常压缺氧能力，可提高预先给予异丙肾上腺素的小鼠耐受低压缺氧的能力。灵芝发酵液能增加缺氧家兔的动 - 静脉血氧分压差，使缺氧大鼠心肌 ATP 和糖原的含量维持在较高水平，表明灵芝有改善缺氧动物心肌代谢的作用。灵芝浸膏对大鼠心肌线粒体也有保护作用。

（3）加强心肌收缩力：灵芝有明显的强心作用，可使心收缩力增加，对心率无明显影响。灵芝酊对在体兔心、正常和戊巴比妥钠中毒的离体蟾蜍心脏均有明显的强心作用，对后者作用尤为显著。灵芝发酵浓缩液、灵芝子实体注射液、灵芝热醇提取液均有强心作用。

（4）抗心律失常：灵芝具有良好的拮抗室性心律失常的作用。灵芝注射液静脉注射可使氯化钡引起的室性心律失常完全消失，平均有效作用时间为 2 分 54 秒。当药物作用消失重现室性心律失常时，再给予灵芝液仍然获得同样的效应。

3. 抗血管栓塞与动脉硬化

（1）抗血栓和抗血小板聚集：灵芝热水提取物对内毒素引起的大鼠弥散性血管内凝血具有明显影响，能防止上述过程引起的血小板减少，纤维蛋白原减少，抑制内毒素引起高脂血症大鼠肝静脉中血栓的形成。体外试验发现灵芝具有抑制血小板聚集及抗凝血酶作用。灵芝子实体、灵芝注射液可抑制 ADP 和胶原诱导的血小板聚集，使血小板最大聚集率明显降低。灵芝浸膏可抑制大鼠体外血栓形成，使血栓长度和湿重减少。

（2）降低血脂、抗动脉硬化：给大鼠喂饲灵芝菌丝体可显著降低血清和肝脏中胆固醇和甘油三酯的含量，显示灵芝有降血脂作用。长期给家兔口服灵芝浓缩液或糖浆，可使实验性高胆固醇血症家兔主动脉粥样斑块形成缓慢且减轻，但对血清脂质变化无影响。

4. 促进造血　灵芝能促进骨髓细胞核酸及蛋白质的生物合成，故能促进骨髓细胞的造血功能。灵芝孢子粉、灵芝口服液等多种制剂对动物放射性损伤均有明显的保护作用，对抗白细胞数减少,促进体重和血象的恢复,显著提高小鼠的存活率,延长动物的存活时间等。

5. 调节免疫功能　灵芝有良好的免疫双向调节功能。灵芝提取物可以作用于免疫系统各方面,对免疫细胞、免疫因子有明显的调节作用,其调节作用与机体状态、免疫系统功能水平、免疫细胞激活程度及所用药物的剂量和疗程有关。灵芝可增强机体的免疫防御机制,增强免疫监督功能。但当机体受异种抗原侵袭导致免疫亢进,产生各种变态反应或免疫性病理损害时,灵芝则可抑制亢进的免疫反应,维持自身稳定。

6. 抗衰老　赤芝水提物能延长果蝇的平均寿命。灵芝能提高细胞超氧歧化酶(SOD)的活性,对氧自由基的产生和红细胞脂质过氧化均有抑制作用,并对体内自由基有清除作用。细胞核的变化及核内 DNA 复制合成能力在细胞衰老过程中具有重要地位。灵芝能提高 DNA 聚合酶活性,对肝、骨髓的 DNA、RNA、蛋白质的生物合成均有促进作用。灵芝多糖可显著增强老年小鼠脾细胞的 DNA 聚合酶 α 活性,并使之趋于正常。这一重要作用不仅是其恢复老年性免疫功能缺陷作用的分子生物学基础,而且是其抗衰老作用的重要环节。

7. 保肝、解毒　灵芝对保护肝脏免受化学物质和病毒的损害有良好的效果。小鼠口服赤芝酊,能减轻 CCl_4 所致中毒性肝炎的病理损害。灵芝或紫芝的乙醇提取物对于 CCl_4 引起的 GOT 含量升高及肝脏甘油三酯的蓄积均有明显降低作用,并能减轻乙硫氨酸引起的脂肪肝,增强肝脏部分切除小鼠的肝脏再生能力。灵芝对有毒化学物质的对抗主要靠提高肝脏解毒能力来实现。灵芝能提高小鼠肝脏代谢戊巴比妥钠的能力,灵芝或紫芝提取液对于洋地黄毒碱苷和吲哚美辛引起实验小鼠中毒,可使小鼠的死亡率明显下降。灵芝对多种肝炎病毒也有抑制作用,其机制主要是提高机体免疫功能。

8. 抗应激、抗过敏　灵芝能提高机体对有害刺激的抵抗能力。如灵芝热水浸出物给小鼠灌胃,在一定剂量范围内能明显延长小鼠负重游泳的时间。灵芝浸膏、灵芝注射液可提高烫伤动物存活率和延长存活时间。赤芝发酵浓缩液能显著抑制卵白蛋白及破伤风毒素对豚鼠的致敏作用,也能显著抑制卵白蛋白及破伤风类毒素对豚鼠肺组织的致敏作用,抑制过敏介质组胺及慢反应物质(SRS-A)的释放,且作用强度与药物浓度成正比。

9. 其他　此外,灵芝还具有镇咳、祛痰、抗肿瘤、抗炎、降血糖等作用。

【现代应用】

1. 冠心病、心绞痛及高脂血症　各种灵芝制剂对冠心病及高脂血症具有较好的疗效。对冠心病、心绞痛总有效率为 56.2%～89.6%。

2. 神经衰弱、失眠　灵芝制剂对失眠及神经衰弱的总有效率为 87.4%～100%。一些慢性支气管炎、冠心病、肝炎、高血压等病伴有失眠的患者,经灵芝治疗后,睡眠转好,有助于原发病的治疗。

3. 血液病　灵芝胶囊、灵芝菌丝片用于治疗白细胞减少症、原发性血小板减少性紫癜、再生障碍性贫血、溶血性贫血等。

4. 肝炎　灵芝制剂用于治疗病毒性肝炎总有效率为 73.1%～97.0%。对急性肝炎的效果较慢性或迁延性肝炎好。

5. 肿瘤　灵芝用于治疗肺癌、食管癌、胃癌、鼻咽癌身体虚弱者。

6. 慢性支气管炎和哮喘　灵芝制剂治疗慢性支气管炎和哮喘,总有效率为 87.4%～100%。灵芝酊剂和煎剂治疗哮喘,紫芝糖浆治疗哮喘及喘息性支气管炎,均取得较好疗效。

7. 其他　灵芝制剂对弥漫性或局限性硬皮病、银屑病、斑秃、皮肌炎、多发性肌炎、进行性肌营养不良、视网膜色素变性、克山病、系统性红斑狼疮、小儿特发性血小板减少性紫癜、阳痿等有一定疗效。灵芝用于治疗获得性免疫缺陷综合征(AIDS)初见疗效。

1704

知识拓展　传承
精华,守正创新

酸枣仁汤　Suanzaoren Tang

【方剂组成】　酸枣仁汤出自张仲景的《金匮要略》。由炒酸枣仁 15～30g、茯苓 6g、知母 6～9g、川芎 6g、甘草 3g 组成。

【功能主治】　具有养血安神，清热除烦的功效。主治虚烦不眠，心悸盗汗，头目眩晕，口干咽燥，舌红少苔，脉弦细而数等。

【药理作用】

1. 镇静、催眠　酸枣仁汤具有明显中枢抑制作用，并呈现一定的剂量依赖性。酸枣仁汤对血虚、阴虚模型小鼠亦有镇静催眠作用，可减少血虚、阴虚模型小鼠自发活动的次数，另外能缩短血虚、阴虚模型小鼠戊巴比妥钠诱导的睡眠潜伏期，延长睡眠时间。酸枣仁汤能使小鼠脑组织内啡肽的含量升高，提示酸枣仁汤的镇静催眠作用与 β- 内啡肽（β-EP）及强啡肽的升高有关。有研究表明，酸枣仁汤还可通过降低失眠大鼠大脑内 *c-fos* 和 *c-jun* 的表达来治疗失眠。

2. 降血脂　酸枣仁汤对实验性高脂血症有较好的降脂作用，在降低 TC、TG、LDL-C，升高 HDL-C 方面的效果与氯贝丁酯相当，而在提高卵磷脂胆固醇酰基转移酶（LCAT）、SOD 活性，升高载脂蛋白 A$_1$（ApoA$_1$）水平及降低载脂蛋白 B（ApoB）水平方面的效果则明显优于氯贝丁酯。

3. 抗焦虑、抗抑郁　酸枣仁汤在 7.5～15g/kg 剂量范围内，具有一定的抗焦虑效应，但此效应不随给药剂量的增加而增强，以 7.5g/kg 剂量效果最优。酸枣仁汤对 EPM 大鼠抗焦虑作用与降低海马中去甲肾上腺素的释放、降低 5-HT 功能、抑制海马中 5-HT 的合成及增加脑组织氨基丁酸（GABA$_A$）受体量有关。酸枣仁汤可以显著改善慢性应激大鼠的兴趣丧失、活动能力下降等精神运动性抑郁症状，明显增加抑郁大鼠的脑内单胺类神经递质含量。其抗抑郁作用机制与增加脑组织中的 5-HT、NA 含量有关。

4. 改善学习记忆　酸枣仁汤可以促进正常小鼠的记忆，也可改善由东莨菪碱所致的记忆获得障碍及醋酸造成的记忆再现障碍。

【现代应用】

1. 神经衰弱、神经症、更年期综合征和失眠症　酸枣仁汤可明显改善焦虑、心悸、盗汗、倦怠等症状。

2. 室性期前收缩　酸枣仁汤加味治疗室性期前收缩有较好疗效，可降低心率，减少发作频率。

此外，酸枣仁汤也可用于梦遗、夜游症、健忘症、头目眩晕的治疗。

【不良反应】　酸枣仁治疗广泛性焦虑症可出现头晕、恶心、厌食的不良反应，但程度较轻，1 周后可逐渐消失。

（姚淑琼）

1705
拓展阅读　酸枣仁汤——"失眠第一方"

1706
思维导图　安神药

1707
扫一扫，测一测

？ **复习思考题**

1. 简述安神药中重镇安神药与养心安神药的区别。
2. 简述酸枣仁镇静催眠作用及作用机制。
3. 简述灵芝对心脏功能的影响。

第十八章　平肝息风药

1801
PPT课件

学习目标

1. 理解并掌握平肝息风药的概念、分类、功效、主治以及与功效相关的药理作用；天麻、钩藤、地龙、羚羊角、天麻钩藤饮的主要药理作用。

2. 熟悉平肝息风药常用药物天麻、钩藤、地龙、羚羊角的主要成分、现代应用及不良反应。

3. 了解平肝息风药常用药物天麻、钩藤、地龙、羚羊角的来源采制及性味功能。

1802
知识导览

第一节　概　　述

凡以平肝潜阳、息风止痉为主要作用，主治肝阳上亢或肝风内动病证的药物，称平肝息风药。

平肝息风药大多性寒或平，入肝经，具有平肝阳、息肝风及镇静安神等作用。主要用于治疗肝阳上亢及肝风内动等证。依功效不同可分为平抑肝阳药和息风止痉药两类。前者有石决明、珍珠母、赭石、罗布麻等，后者有天麻、钩藤、地龙、全蝎、蜈蚣等。常用复方有天麻钩藤饮、镇肝息风汤等。由于肝风内动以肝阳化风为多见，且息风止痉药为兼具平肝潜阳的作用，两类药物常互相配合应用，故又将两类药物合称平肝息风药。

肝阳上亢证，因肝肾阴亏、阴不制阳而发生，症见头晕、头痛、目眩、烦躁、易怒、面红、目赤、脉弦滑有力。见于现代临床医学高血压、甲状腺功能亢进症等。肝风内动证又分为热极生风、阳亢动风、血虚生风三类。热极生风证，症见高热、神昏、抽搐、震颤、惊厥、痉挛，见于现代临床医学流行性乙型脑炎、流行性脑脊髓膜炎、破伤风等急性传染病引起的高热惊厥、小儿高热惊厥、肝性脑病等。阳亢动风证，症见头昏、头痛，或突然昏仆、肢体麻木、口眼歪斜、半身不遂，见于现代临床医学高血压中风、脑血管意外、耳源性眩晕、癫痫、妊娠中毒等。血虚生风证，症见肢体麻木、震颤、抽搐，或口眼歪斜、半身不遂，见于现代临床医学脑血管意外及其后遗症、帕金森病、癫痫、面瘫等。

【药理作用】　目前对平肝息风药的药理研究主要集中在降压、解热、对中枢神经系统的影响、抗血栓等方面，归纳起来，具有如下药理作用：

1. 镇静、抗惊厥　这是潜肝阳药"平肝潜阳、镇惊安神"等功效的现代科学依据之一。天麻、钩藤、羚羊角、地龙、磁石、天麻钩藤饮、镇肝息风汤等，能减少动物的自主活动，增强戊巴比妥钠、硫喷妥钠、水合氯醛等药的中枢抑制作用，对抗戊四氮、咖啡因、士的宁或电刺激所引起的惊厥。天麻、钩藤、全蝎等还有抗癫痫作用。

2. 降低血压　潜肝阳药降低血压的作用是其"平肝潜阳"功效的药理作用基础。天麻、钩藤、羚羊角、地龙、牛黄、罗布麻等均有不同程度的降压作用。这些药物的降压作用机制涉及多个环节，多有中枢抑制作用参与。地龙、钩藤能抑制血管运动中枢，切断猫的第2颈椎则降压效果消失。羚羊角、罗布麻兴奋迷走神经，对于切断迷走神经或用阿托品阻断M胆碱受体的动物，降压作用减弱。天麻、钩藤、地龙扩张外周血管，使血压降低。

3. 解热、镇痛　羚羊角、地龙、牛黄、熊胆等具有解热作用,此为治疗高热所致惊厥的药理作用基础之一。羚羊角、天麻、蜈蚣、全蝎、磁石等具有不同程度的镇痛作用。

4. 抗血栓　天麻、钩藤、地龙等均有不同程度抗血小板聚集、抗血栓形成的作用。高血压、脑卒中及其后遗症患者,大多呈现血小板聚集、血栓形成倾向增高。抗血栓作用可能是这类药物祛风通络,治疗半身不遂的药理作用基础之一。

【常用药物与方剂】　平肝息风类常用药物与方剂及其主要药理作用见表18-1。

表18-1　平肝息风药常用药物与方剂主要药理作用简表

药物/方剂	传统功效				
	清肝泻火	息风止痉	平肝潜阳	祛风通络	清肝泻火
	药理作用				
	镇静	抗惊厥	降压	抗血栓	解热
天麻	+	+	+	+	+
钩藤	+	+	+	+	
羚羊角	+	+			+
地龙	+	+	+	+	+
全蝎	+	+			
蜈蚣		+	+		
僵蚕	+	+			+
牛黄	+	+	+	+	
罗布麻	+	+	+		
熊胆	+	+			+
天麻钩藤饮	+	+	+	+	
镇肝熄风汤	+	+	+	+	+

知识链接

惊厥

　　惊厥,俗称抽筋、抽风、惊风,也称抽搐。临床表现为阵发性四肢和面部肌肉抽动,多伴有两侧眼球上翻、凝视或斜视,神志不清,有时伴有口吐白沫或口角牵动,呼吸暂停,面色青紫,发作时间多在3~5分钟,可反复发作,甚至呈持续状态。惊厥伴有发热者,多为感染性疾病所致。惊厥不伴有发热者,多为非感染性疾病所致,除常见的癫痫外,还有水及电解质紊乱、血钙过低、低血糖、药物中毒、食物中毒、遗传代谢性疾病、脑外伤、脑瘤等。

第二节　常用药物和方剂

天麻　Tianma

【来源采制】　本品为兰科植物天麻 *Gastrodia elata* Bl. 的干燥块茎。立冬后至次年清明前采挖,立即洗净,蒸透,敞开低温干燥。冬春季节采挖,冬季茎枯时采挖者,称"冬麻",质量优良;

春季发芽时采挖者,名"春麻",质量较差。原为野生,现有栽培。

【主要成分】　含天麻苷(又称天麻素)、天麻醚苷、香草醇、香草醛、琥珀酸、天麻多糖以及 Fe、Cu、Zn 等多种微量元素,其中天麻苷为主要药效成分。

【性味归经】　味甘,性平;归肝经。

【功能主治】　具有息风止痉,平抑肝阳,祛风通络的功效。用于小儿惊风,癫痫抽搐,破伤风,头痛眩晕,手足不遂,肢体麻木,风湿痹痛。

【药理作用】

1. **降低血压**　天麻、天麻素对猫、狗、大鼠等多种常用实验动物均有显著降低血压的作用,能降低外周阻力,使血压迅速下降。

2. **镇静**　天麻水煎剂、天麻素及其苷元、香草醇等能减少小鼠自发活动,显著延长巴比妥钠或环己巴比妥钠引起的小鼠睡眠时间,能对抗咖啡因引起的中枢兴奋作用。天麻多糖可增强氯丙嗪的中枢抑制作用,并可对抗苯丙胺所致小鼠活动亢进。正常人口服天麻素或天麻苷元,脑电图出现嗜睡波型。天麻的镇静、安神作用可能与其抑制中枢神经末梢对多巴胺(DA)、去甲肾上腺素(NA)的重摄取和储存、降低脑内 DA、NA 含量有关。天麻素可恢复大脑皮质兴奋与抑制过程间的平衡失调,产生镇静、安眠和镇痛等中枢抑制作用。

3. **抗惊厥**　天麻注射液、天麻素及其苷元、香草醇等能显著拮抗戊四氮或士的宁所致惊厥,延长惊厥潜伏期,降低死亡率或提高半数惊厥量。天麻醇提物皮下注射可抑制实验性癫痫发作。

4. **抗眩晕**　口服天麻醇提物能显著对抗旋转诱发的小鼠厌食症,提高小鼠在水迷宫中的空间辨别能力和达到安全区小鼠的百分率,对抗旋转后小鼠自主活动的降低。

课堂互动

天麻目前已用作我国高空飞行人员的脑保健食品或脑保健药物,它有哪些独特的功效适合高空飞行人员食用呢?

---

5. **保护脑细胞**　天麻素对脑神经细胞有保护作用,能降低小鼠在低压缺氧时的死亡率,能明显降低谷氨酸(兴奋性氨基酸)的作用,减少谷氨酸或缺血再灌注损伤引起的乳酸脱氢酶(LDH)的漏出及神经细胞死亡率,维持细胞膜的流动性,并减少 LPO 的生成,明显减轻神经元损伤程度。

6. **抗衰老**　多种实验表明,天麻有提高清除自由基的能力,从而延缓衰老。口服天麻能明显提高 D- 半乳糖致衰老小鼠红细胞 SOD 活力,降低心肌脂褐质。天麻可降低老龄大鼠血清 LPO 含量。患有心脑血管疾病的老人服用药物 3 个月,血中 SOD 活性增高。天麻素及其苷元能改善记忆,增强大鼠学习记忆。

7. **增强免疫**　天麻多糖可增加机体非特异性免疫及特异性免疫功能,还能促进病毒诱生干扰素。

8. **抗炎、镇痛**　天麻对多种炎症反应有抑制作用,能降低毛细血管通透性,直接对抗 5-HT 和前列腺素 E_2 致炎症反应。天麻对多种实验性疼痛有抑制作用。野生天麻作用强而持久。

9. **抗血小板聚集**　体内外实验证明天麻均有抗血小板聚集作用,能降低花生四烯酸诱发的急性肺血栓所致小鼠死亡率。天麻素与天麻苷元也有相同的作用。

【现代应用】

1. **眩晕**　天麻可治疗眩晕综合征。可作为脑保健药物,能增强视神经的分辨能力。

2. **高血压**　单用降压效果不显,但能改善症状。用天麻钩藤饮有一定疗效。

3. **神经衰弱**　天麻制剂用于治疗多种神经衰弱症,如通天口服液。

4. **癫痫、惊厥**　治疗癫痫小发作、癫痫大发作、轻型破伤风、流行性脑脊髓膜炎、流行性乙

微课　天麻

型脑炎等所致惊厥。可配伍防风、钩藤、地龙、牛黄等同用，或辨证选用天麻钩藤饮、钩藤饮。

5. 血管神经性头痛　治疗偏头痛、三叉神经痛、枕骨大神经痛等，天麻素片有效。

6. 老年性痴呆　治疗老年性血管性痴呆，可用天麻配伍葛根、黄芪、当归等。

拓展阅读　天麻
饮食典故

钩藤　Gouteng

【来源采制】　本品为茜草科植物钩藤 *Uncaria rhynchophylla*（Miq.）Miq. ex Havil.、大叶钩藤 *Uncaria macrophylla* Wall.、毛钩藤 *Uncaria hirsuta* Havil.、华钩藤 *Uncaria sinensis*（Oliv.）Havil. 或无柄果钩藤 *Uncaria sessilifructus* Roxb. 的干燥带钩茎枝。秋、冬二季采收，去叶，切段，晒干。

【主要成分】　主要含有钩藤碱、异钩藤碱等吲哚类生物碱，多种钩藤苷元等三萜类成分，以及金丝桃苷、儿茶素等少量酚性化合物。

【性味归经】　味甘，性凉；归肝、心包经。

【功能主治】　具有息风定惊，清热平肝的功效。用于肝风内动，惊痫抽搐，高热惊厥，感冒夹惊，小儿惊啼，妊娠子痫，头痛眩晕。

【药理作用】

1. 降压　钩藤具有明显的降压作用，但起效温和而缓慢。钩藤煎剂、钩藤总碱、钩藤碱、异钩藤碱，对自发性高血压（SHR）大鼠、肾性高血压大鼠有降压作用，起效时间 10 日以上。钩藤可降低血压，重复给药无快速耐受。钩藤降压的主要有效成分是异钩藤碱和钩藤碱等。其降压机制与以下 3 个因素有关：①抑制血管运动中枢，阻滞交感神经和神经节，抑制神经末梢递质的释放；②直接扩张血管，降低外周阻力，其扩张血管作用与 Ca^{2+} 拮抗作用有关；③抑制心脏活动，减慢心率，降低心输出量等。此外，钩藤还能逆转左室肥厚，其机制可能与抑制原癌基因 *c-fos* 过度表达有关。

2. 抗心律失常　钩藤总碱及钩藤碱均有抗心律失常作用。钩藤碱能降低豚鼠心肌兴奋性，延长功能性不应期，抑制正阶梯现象（指心肌细胞外钙经钙通道内流的结果），具有明显的负性频率作用，降低心指数。钩藤碱还能剂量依赖性地延长 P-R、P-P、Q-T 间期，增宽 QRS 波群。钩藤碱对心肌细胞钾通道有抑制作用，不但抑制瞬间外向 K^+ 电流，还抑制延迟整流 K^+ 电流，对 L 型钙通道也有明显抑制作用。

3. 镇静、抗惊厥、抗癫痫　钩藤具有良好的息风止痉功效，用于惊厥抽搐。灌服给予钩藤水提物或其所含的吲哚类生物碱，能显著抑制小鼠的自主活动。钩藤总碱、钩藤碱、异钩藤碱具有明显的神经阻滞、浸润麻醉和椎管内麻醉作用。1g/ml 的钩藤醇提液，以 2ml/ 只的剂量腹腔注射，能抑制毛果芸香碱致痫家兔大脑皮质电活动，减少癫痫发作次数，缩短发作持续时间，延长发作间隔时间。同时，1g/mL 钩藤醇提液能降低毛果芸香碱致痫大鼠的离体海马脑片 CA_1 区锥体细胞诱发群锋电位的幅度，提示钩藤能明显抑制中枢神经系统的突触传递过程，这与其钙拮抗作用及抑制一氧化氮（NO）的生成相关。

4. 对脑的保护作用　钩藤总碱 40mg/kg 灌服给药对脑缺血再灌注损伤大鼠具有明显的保护作用，能降低脑梗死范围及改善神经系统的症状，此作用与减少自由基及过量 NO 的生成、增强超氧化物歧化酶（SOD）抗氧化损伤、钙拮抗、舒张脑血管、抗血小板积聚和改善血液流变性有关。

5. 抑制血小板聚集和抗血栓形成　钩藤碱静脉注射能明显抑制花生四烯酸、胶原及 ADP 诱导的大鼠血小板聚集，抑制胶原诱导的 TXA_2 的生成，抑制大鼠静脉血栓及脑血栓的形成，并有明显改善红细胞变形能力的作用。钩藤碱还能抑制凝血酶及 ADP 所引起的血小板内 cAMP 浓度下降。

6. 戒毒　钩藤总碱 80mg/kg、钩藤碱 80mg/kg 灌服给药，均能降低苯丙胺引起的小鼠高活动性,抑制小鼠苯丙胺行为敏化的获得及表达,提示钩藤生物碱对苯丙胺类物质的精神依赖具有干预作用。预先给予钩藤碱能在一定程度上消除苯丙胺及吗啡诱导的条件性位置偏爱效应的形成,而钩藤碱本身未显示精神依赖性潜力。钩藤碱具有抑制吗啡成瘾的大、小鼠戒断时身体头部和四肢颤抖等戒断症状的作用。

【现代应用】

1. 高血压　钩藤总碱及天麻钩藤饮可用于各型高血压治疗,能使头痛、失眠、心悸、耳鸣、肢体麻木等症状缓解。降压作用平稳而持久,副作用较轻。

2. 抑郁症　钩藤散对更年期或老年性抑郁症,特别是伴有头痛、手足麻木等症状的患者疗效好,可明显缓解焦虑、失眠等症状,一般需要配伍其他抗抑郁药。在抗抑郁药减量时并用钩藤制剂,可巩固疗效,不易复发。

【不良反应】　大剂量或长期应用可使实验动物心、肝、肾脏发生病变,并可致死。

地龙　Dilong

【来源采制】　本品为钜蚓科动物参环毛蚓 *Pheretima aspergillum*(E.Perrier)、通俗环毛蚓 *Pheretimaas vulgaris* Chen、威廉环毛蚓 *Pheretima guillelmi*(Miehaelsen)或栉盲毛蚓 *Pheretima pectinifera* Michaelsen 的干燥体。前一种习称"广地龙",后三种习称"沪地龙"。广地龙春季至秋季捕捉,沪地龙夏季捕捉,及时剖开腹部,除去内脏和泥沙,洗净,晒干或低温干燥。

【主要成分】　主含蛋白质,另含次黄嘌呤、琥珀酸、蚯蚓解热碱、蚯蚓素、蚯蚓毒素,以及钙、镁、铁、锌等元素。

【性味归经】　味咸,性寒;归肝、脾、膀胱经。

【功能主治】　具有清热定惊,通络,平喘,利尿的功效。用于高热神昏,惊痫抽搐,关节痹痛,肢体麻木,半身不遂,肺热喘咳,水肿尿少。

【药理作用】

1. 镇静、抗惊厥　地龙对小鼠及兔均有镇静作用,对戊四氮及咖啡因引起的惊厥有对抗作用,但不能拮抗士的宁引起的惊厥。故认为其抗惊厥的作用部位在脊髓以上的中枢神经,可能与其所含具有中枢抑制作用的琥珀酸有关。

2. 解热　地龙具有显著的解热作用。对大肠埃希菌内毒素及化学刺激引起的家兔、大鼠发热均有明显退热作用。解热有效成分为蚯蚓解热碱、琥珀酸及某些氨基酸。解热作用主要是通过调节体温中枢,使散热增加。

3. 降压　地龙的多种制剂均可降低血压。地龙热浸液、乙醇浸出液给麻醉犬静脉注射,或给正常大鼠或肾性高血压大鼠灌服,均显示缓慢而持久的降压作用。地龙的降压作用部位可能在脊髓以上的中枢,还有排钠利尿作用,降低外周血容量等综合效应。

4. 抗血栓　地龙中含有纤溶酶样物质,具有促纤溶作用,能直接溶解纤维蛋白及血块。此外,地龙还具有激活纤溶酶原的作用。从地龙提取液中已分离取得多种纤溶酶和纤溶酶原激活物,如蚓激酶,具有良好的溶解血栓作用。家兔口服从地龙中提取的纤溶酶后,从心脏取血,在体外形成的血栓长度、重量均明显减少。其抗血栓机制是抗凝、促纤溶、抑制血小板聚集、增强红细胞膜稳定性等。抗血栓是其"活血通络"功效,治疗半身不遂的药理作用基础之一。

5. 抗肿瘤　地龙提取物对多种肿瘤细胞具有不同程度的抑制作用。地龙抗肿瘤成分高温易破坏。

6. 平喘　地龙醇提取液能对抗组胺和毛果芸香碱引起的支气管收缩,提高豚鼠对组胺反应的耐受力。其作用可能与阻滞组胺受体有关。

7. 增强免疫功能　地龙可明显增强巨噬细胞的免疫活性,促进小鼠脾淋巴细胞转化,提高脾脏 NK 细胞及抗体依赖细胞介导细胞毒的活性。

8. 抗心律失常　地龙对多种实验性心律失常具有对抗作用。

9. 兴奋子宫平滑肌　地龙提取物体内外实验均有兴奋子宫平滑肌作用。

【现代应用】

1. 高热、惊厥　地龙对流行性感冒、上呼吸道感染、支气管炎、肺炎等呼吸道感染所引起的高热，有退热疗效。能缓解肺炎、流行性脑脊髓膜炎、流行性乙型脑炎所致高热惊厥。亦可用于惊风抽搐、癫痫等疾病。

2. 血栓性疾病　地龙治疗脑血管栓塞、心肌梗死、静脉血栓形成、高血黏度综合征、缺血性中风有效。

3. 慢性支气管炎及支气管哮喘　地龙粉单服或与其他药合用，有较好疗效。给哮喘患者舌下含地龙液，可立刻起到平喘效果。

【不良反应】　地龙有兴奋子宫平滑肌作用，能引起子宫痉挛性收缩。地龙注射液肌内注射有引起过敏性休克的病例报道。蚯蚓素有溶血作用。

羚羊角　Lingyangjiao

【来源采制】　本品为牛科动物赛加羚羊 *Saiga tatarica* Linnaeus 的角。猎取后锯取其角，晒干。用时镑成薄片、锉末或磨汁。

【主要成分】　含角蛋白、胆固醇、磷脂类、甾类化合物、磷酸钙及不溶性无机盐等。并含有多种微量元素。

【性味归经】　味咸，性寒；归肝、心经。

【功能主治】　具有平肝息风，清肝明目，散血解毒的功效。用于肝风内动，惊痫抽搐，妊娠子痫，高热痉厥，癫痫发狂，头痛眩晕，目赤翳障，温毒发斑，痈肿疮毒。

【药理作用】

1. 降压　羚羊角水提取液或者醇提液对麻醉犬、猫、大鼠静脉注射，对实验动物均有快速明显的降压作用；若切断两侧迷走神经，则降压作用减弱。

2. 镇静、催眠　羚羊角水剂口服或者腹腔注射均能使小鼠自发活动减少，增强中枢抑制药物如戊巴比妥钠、硫喷妥钠、水合氯醛的催眠作用，使小鼠睡眠时间延长。羚羊角外皮醇浸出液能降低小鼠朝向性运动反应，且缩短巴比妥及乙醚麻醉的诱导期。

3. 抗惊厥　羚羊角水煎剂腹腔注射，可对抗戊四氮、印防己毒素、电刺激所致小鼠惊厥。羚羊角水煎剂灌胃给药能降低咖啡因所致小鼠惊厥发生率，加快惊厥小鼠恢复正常，降低死亡发生率。羚羊角口服液有明显的抗电惊厥和抗戊四氮引起的小鼠惊厥作用。羚羊角的中枢抑制作用可能与脑内儿茶酚胺减少有关。

4. 解热　羚羊角原粉能显著抑制酵母和内毒素发热模型动物的体温升高，而水提液作用不明显。羚羊角口服液灌胃大鼠可明显对抗啤酒酵母及 2,4- 二硝基苯酚引起的大鼠体温升高。对伤寒、副伤寒甲乙三联菌苗致热家兔，羚羊角水煎液灌服或羚羊角注射液耳静脉给药均可使其体温降低，给药后 2 小时体温开始下降，6 小时恢复正常。

5. 镇痛　用扭体法进行镇痛实验，羚羊角粉均可明显减少小鼠扭体次数。热板法实验表明羚羊角超细粉可显著延长动物痛阈值，作用优于粗粉的等剂量组。羚珠散（羚羊角、珍珠）腹腔注射后 15 分钟即出现镇痛作用，给药 30 分钟镇痛作用达到高峰，60 分钟仍非常显著。

6. 兴奋平滑肌　羚羊角水煎液对离体家兔十二指肠有兴奋作用，对离体豚鼠回肠有兴奋作用，收缩强度随剂量加大而增强。对己烯雌酚处理的子宫、动情周期子宫及妊娠子宫，呈明显兴奋作用。

【现代应用】

1. 高血压　用羚羊角散治疗高血压（肝阳上亢或肝阳化风型），其降压疗效确切，并能改善患者头晕头痛等症状。

2. 急性感染性高热　流行性感冒、扁桃体炎、麻疹、小儿肺炎及其他发热疾病出现高热，用羚羊角水解注射液治疗有退热效果。

3. 高热惊厥　用羚角钩藤汤治疗小儿高热神昏、烦躁谵语、惊痫抽搐，可有效缩短退热时间，减少惊厥的复发。也可选用钩藤饮等。

【不良反应】　羚羊角毒性较低。藏羚羊角水提取液小鼠灌胃 LD_{50} 为 28.7g/kg。羚羊角煎剂或醇提取液大剂量可引起离体蟾蜍心率减慢，振幅减小，最后心跳停止。

天麻钩藤饮　Tianma Gouteng Yin

【组成方剂】　天麻钩藤饮出自胡光慈的《中医内科杂病证治新义》。由天麻 9g、钩藤（后下）12g、石决明（先煎）18g、栀子 9g、黄芩 9g、川牛膝 12g、杜仲 9g、益母草 9g、桑寄生 9g、夜交藤 9g、朱茯神 9g 组成。

【功能主治】　具有平肝息风，清热安神，补益肝肾的功效。主治肝阳上亢、肝风上扰之头痛，眩晕，失眠，舌红苔黄，脉弦者。

【药理作用】

1. 降压　天麻钩藤饮降压作用较强，降压机制与扩张血管有关。本方有钙阻滞剂作用，又可升高血浆 NO 水平，可明显松弛血管平滑肌。本方还能降低肾血管性高血压动物心肌胶原含量，干预心肌纤维化，升高血清中 SOD、GSH-Px 等抗氧化酶系的活性，降低血清 MDA 含量，清除氧自由基，防止血管内皮细胞脂质过氧化，减轻高血压对血管内皮的损害。

2. 镇痛、镇静、抗惊厥　天麻钩藤饮能抑制醋酸所致小鼠的疼痛反应，明显减少小鼠自主活动次数，延长戊巴比妥钠致小鼠睡眠时间，对抗小鼠电惊厥，与戊巴比妥钠等中枢抑制药有明显协同作用，具有较强的镇静、抗惊厥作用。

3. 改善血液流变　天麻钩藤饮加减方可明显降低大鼠全血比黏度、血浆比黏度，抑制血小板聚集，改善血液循环，其作用与阿司匹林相似。

【现代应用】

1. 高血压　天麻钩藤饮加减治疗高血压，对轻度、中度血压升高有明显降压作用。

2. 脑缺血或颈椎病所致的头晕、目眩等　应用本方加减可改善脑血管功能。

3. 其他　天麻钩藤饮加减治疗面神经麻痹、三叉神经痛、梅尼埃病等。

（姚淑琼）

思维导图
平肝息风药

?　**复习思考题**

1. 简述平肝息风药的主要药理作用。
2. 简述天麻对中枢神经系统的作用以及作用机制。
3. 简述钩藤降压作用的有效成分、特点及作用机制。

扫一扫，测一测

1901
PPT课件

1902
知识导览

第十九章 开 窍 药

学习目标

　　1. 理解并掌握开窍药的概念、分类、功效、主治以及与功效相关的药理作用;麝香、石菖蒲、冰片、蟾酥、刺五加、安宫牛黄丸的主要药理作用。
　　2. 熟悉开窍药常用药物麝香、石菖蒲、冰片、蟾酥、刺五加的主要成分、现代应用及不良反应。
　　3. 了解开窍药常用药物麝香、石菖蒲、冰片、蟾酥、刺五加的来源采制及性味功能。

第一节 概 述

　　凡以开窍醒神为主要功效,主治闭窍神昏证,能使昏迷患者神志苏醒的药物,称为开窍药。

　　本类药物多归心经,为芳香类动植物药。具有开窍醒神的功效,主要用于治疗神志昏迷、惊风、癫痫、中风等病出现的昏厥症状。根据功效侧重不同,开窍药可分为凉开药和温开药,前者主要有冰片、樟脑,后者有麝香、苏合香、石菖蒲、蟾酥、安息香等。常用凉开复方有安宫牛黄丸、紫雪丹、至宝丹等,温开复方有冠心苏合丸、麝香保心丸等。

　　脑卒中属于中医"中风""卒中""痛痹"等范畴。病机多为本虚标实。本虚为肝肾阴亏,或精血不足,或心脾气血虚弱。标实以风、火、痰、瘀为重,或因肝风兼夹痰火,或因气滞血瘀,或气虚血瘀,闭阻心窍则神志昏迷,语言謇涩;阻滞经络则肢体偏瘫,痿废不用。对于缺血性脑卒中的治疗,需扩张脑血管,改善脑微循环,降低血液黏稠度,减少血小板聚集,抗凝血。对于出血性脑病的治疗,需止血,脱水降低颅内压,控制血压。两种情况均需降低脑组织新陈代谢,提高脑组织耐缺氧能力,减轻脑细胞损伤。中药护脑治疗有益气补血、滋阴补肾、活血化瘀、化痰祛风、清肝泻火诸法,择善而用,能从多种途径减轻脑细胞损伤。

　　【药理作用】　目前开窍药的药理研究主要集中在对透过血脑屏障、改善脑循环、降低脑缺氧损伤、清除脑氧自由基等方面,归纳起来,具有如下药理作用:

　　1.透过血脑屏障　麝香、冰片给动物灌服后,均能迅速通过血脑屏障,并蓄积在中枢神经系统。冰片还能提高血脑屏障的通透性,并促进其他药物通过血脑屏障。

　　2.改善脑循环　麝香、冰片、石菖蒲等均能扩张脑血管,增加脑血供,抗脑缺血、缺氧。石菖蒲配冰片使脑组织内皮素含量明显下降,降钙素基因肽含量明显升高,有舒张脑血管、改善脑供血作用。

　　3.降低脑缺氧损伤　麝香对脑缺氧性损伤有保护作用,能减轻冷冻所致大鼠实验性脑水肿的脑细胞超微结构损害。石菖蒲能改善脑代谢,降低脑细胞耗氧量,减轻实验性脑细胞超微结构损害,提高脑细胞活力。

　　4.清除脑氧自由基　石菖蒲挥发油及其主要成分 β-细辛醚均能增强大鼠脑皮质神经细胞 *Bcl-2* 基因的表达,从而抑制大鼠神经细胞的凋亡。

　　5.促进脑细胞生长　麝香、冰片具有促进神经细胞增殖的作用。麝香能促进神经胶质细胞的分裂和生长,提示麝香具有神经胶质成熟因子样作用。在培养液中加入冰片,可促进神经胶质细胞的生长和分裂。石菖蒲配合冰片能减轻神经细胞缺血、缺氧损伤,使神经细胞支配面积和神经元细胞数增加。

6.调节中枢神经功能 护脑中药能调节中枢神经系统兴奋-抑制的平衡。麝香对中枢神经系统有兴奋或抑制的双向调节作用,与机体的功能状态和药物剂量有关。冰片、石菖蒲等有良好的中枢抑制、镇静、抗惊厥作用,能拮抗中枢兴奋药戊四氮、苯丙胺的惊厥和运动兴奋。石菖蒲、冰片能延长苯巴比妥钠睡眠持续时间,具有镇静、抗惊厥作用。

【常用药物与方剂】 开窍类常用药物与方剂及其主要药理作用见表19-1。

表 19-1　开窍药常用药物与方剂主要药理作用简表

药物/方剂	传统功效				
	清热活血化瘀	通窍醒脑	清热活血化瘀	通窍醒脑	清热活血消肿
	药理作用				
	调节中枢神经	改善脑循环	降低脑损伤	透过血脑屏障	抗炎
麝香	+	+	+	+	
葛根	+	+	+	+	
银杏叶		+	+	+	
冰片	+	+	+	+	+
石菖蒲	+	+	+	+	
天麻	+	+	+	+	+
安宫牛黄丸	+	+	+	+	+
麝香保心丸	+	+	+	+	+

知识链接

昏迷

昏迷是人对周围环境及自身状态的识别和觉察能力出现严重的意识障碍。其发病原因为脑缺血、缺氧、葡萄糖供给不足、酶代谢异常等,引起脑细胞代谢障碍,导致网状结构功能损害和脑活动功能减退。

第二节　常用药物和方剂

麝香　Shexiang

【来源采制】 本品为麝科动物林麝 *Moschus berezovskii* Flerov、马麝 *Moschus sifanicus* Przewalski 或原麝 *Moschus moschiferus* Linnaeus 成熟雄体香囊中的干燥分泌物。野麝多在冬季至次春猎取,猎获后,割取香囊,阴干,习称"毛壳麝香";剖开香囊,除去囊壳,习称"麝香仁"。家麝直接从其香囊中取出麝香仁,阴干或用干燥器密闭干燥。

【主要成分】 主含麝香酮,还含有麝香醇、麝香吡啶、雄性激素、胆甾醇酯、多肽、氨基酸、脂肪、蛋白质,以及其他含氮化合物如尿素、碳酸铵等,无机元素如钾、钙、钠、镁、铁、氯、磷等。

【性味归经】　味辛,性温;归心、脾经。

【功能主治】　具有开窍醒神,活血通经,消肿止痛的功效。用于热病神昏,中风痰厥,气郁暴厥,中恶昏迷,经闭,癥瘕,难产死胎,胸痹心痛,心腹暴痛,跌仆伤痛,痹痛麻木,痈肿瘰疬,咽喉肿痛。

【药理作用】

1. 抗脑缺氧与损伤　麝香能显著地增强中枢神经系统对缺氧的耐受性,延长缺氧下脑电波的存在时间,减轻脑水肿,对缺氧性脑损伤有保护作用。麝香注射液对大鼠大脑中动脉梗死-再灌注引起的神经元损伤也有明显的保护作用,能抑制脑组织损伤,减轻脑水肿,促进神经功能恢复。

2. 调节中枢神经功能　麝香对中枢神经系统有兴奋或抑制的双向调节作用,其机制与机体的功能状态和药物剂量有关,小剂量兴奋,大剂量抑制。麝香酮灌服能被胃肠道迅速吸收,5分钟即可透过血脑屏障进入中枢神经系统,静脉注射时也能迅速透过血脑屏障。其兴奋呼吸中枢、循环中枢的作用,可使呼吸、心跳加速,有助于昏迷患者的苏醒。麝香与麝香酮均能减少动物的自主活动,小剂量能缩短戊巴比妥钠所致动物睡眠时间,而大剂量时则对阈下剂量的异戊巴比妥有协同作用。

3. 抗血小板聚集与凝血　对细菌内毒素诱发的弥散性血管内凝血,麝香甲醇提取物有抑制血小板聚集及抗凝血酶的作用。麝香酮能影响血小板收缩蛋白功能,使血浆凝块不能正常收缩。这一作用也有利于治疗缺血性中风。

4. 强心、扩张冠状动脉　麝香对离体心脏有兴奋作用。麝香能兴奋心肌的肾上腺素能神经,能使离体蟾蜍心脏收缩幅度增大,收缩力加强,心输出量增加,并能增强异丙肾上腺素对猫心乳头肌的收缩作用。麝香能够扩张冠脉血管,增加冠脉血流量,降低心肌耗氧量,大剂量使心率减慢,有利于缓解心绞痛。

5. 兴奋呼吸　麝香和麝香酮均具有兴奋动物呼吸的作用,使动物呼吸频率和深度增加。人工麝香可用于小儿百日咳的咳嗽及声门痉挛。

6. 抗炎　麝香对炎症早期的血管通透性增加、白细胞游走和肉芽形成三个阶段均有抑制作用。天然麝香口服或提取液腹腔注射分别对角叉菜胶性和右旋糖酐性大鼠足肿胀有显著的抑制作用。麝香抗炎成分为多肽类物质,该成分经胰蛋白酶水解后会失去活性。麝香抗炎的机制可能与兴奋神经-垂体-肾上腺皮质系统有关,切除垂体不影响麝香的抗炎作用,切除肾上腺后抗炎作用则消失,说明麝香的抗炎机制与肾上腺有关,与垂体无关。

7. 兴奋子宫　麝香对大鼠、家兔及豚鼠离体子宫均呈明显兴奋作用。麝香和人工合成麝香酮对离体和在体子宫均有兴奋性作用,使子宫的收缩力增强,频率加快。其中对妊娠子宫的作用较非妊娠子宫敏感,对晚期妊娠子宫的敏感性又大于早期妊娠子宫,并有抗早孕和抗着床作用。

8. 抗肿瘤　麝香对人体食管鳞癌、胃腺癌、结肠癌、膀胱癌的组织匀浆培养液,均显示有抑制作用,浓度大则作用强。

课堂互动

　　早在古代就有使用麝香制造香水的历史,现在的很多香水中也有麝香的成分。但是现在香水中的"麝香"并不是真正天然的麝香,而是指一系列具有麝香气味的化合物,所以并不具有麝香的药理作用。

【现代应用】

1. 中枢性昏迷　用麝香、人工牛黄等组成的牛麝散用于治疗肝性脑病。含有麝香的醒脑静注射液,或含麝香的著名传统急救中成药安宫牛黄丸、至宝丹等,用于治疗流行性脑脊髓膜炎、流行性乙型脑炎等多种原因引起的高热神昏、惊厥。

2．冠心病、心绞痛 将麝香或麝香酮制剂含于舌下，2～5分钟即可发挥作用，但较硝酸甘油慢。或用人工麝香雾剂治疗心绞痛，均有良好效果。

3．支气管哮喘、慢性前列腺炎 麝香内服或者作为敷贴药外用。

4．视神经萎缩、弱视 用含麝香的注射液眼球后注射，或用麝香冲服，可加强视觉中枢的兴奋性，恢复或改善视神经的传导功能。

5．血管性头痛 用麝香酮含片在先兆时含服，或发病时加服；病重时加用麝香酮注射液。

6．咽喉肿痛、外伤 常用含麝香制剂，如六神丸、麝香正骨水、麝香止痛膏等。

【不良反应】 麝香酮较大剂量可使小鼠四肢伏倒，震颤，闭眼，呼吸抑制而死亡；长期毒性实验能使肝脾大，肝功能损伤。

微课 麝香

石菖蒲 Shichangpu

【来源采制】 本品为天南星科植物石菖蒲 *Acorus tatarinowii* Schott 的干燥根茎。秋、冬二季采挖，除去须根及泥沙，晒干。

【主要成分】 含挥发油、无机元素、糖类、氨基酸、脂肪酸等。其中，挥发油是主要的活性成分。挥发油中主要成分为细辛醚及黄樟油素、α-细辛醚、β-细辛醚、欧细辛醚等。

【性味归经】 味辛、苦，性温；归心、胃经。

【功能主治】 具有开窍豁痰，醒神益智，化湿开胃的功效。用于神昏癫痫，健忘失眠，耳鸣耳聋，脘痞不饥，噤口下痢。

【药理作用】

1．对中枢神经系统的作用

（1）镇静催眠：石菖蒲可减少小鼠自发活动，对阈下催眠剂量的戊巴比妥钠产生协同作用，其中挥发油的作用最强。

（2）抗惊厥：石菖蒲对戊四氮、盐酸二甲弗林所致的小鼠惊厥有明显对抗作用，腹腔注射α-细辛醚也可对抗戊四氮和电刺激所致惊厥。

（3）抗抑郁：石菖蒲水提液口服对行为绝望动物模型有明显的抗抑郁作用。

（4）益智：石菖蒲水提液、总挥发油、α-细辛醚对小鼠的学习记忆能力均有促进作用，表现为对记忆获得、记忆巩固及记忆再现障碍均有不同程度的改善作用。

2．解痉 石菖蒲水提液、总挥发油、α-细辛醚可抑制离体胃肠平滑肌的自发性收缩，并对抗药物所致的肠道平滑肌痉挛。

3．其他 腹腔注射石菖蒲挥发油可减慢大鼠心率，拮抗乌头碱、肾上腺素和氯化钡诱发的心律失常。

【现代应用】

1．抗癫痫 石菖蒲水煎液对原发性癫痫和症状性癫痫有一定的疗效，并能协同苯妥英钠的作用。

2．支气管哮喘 石菖蒲挥发油制剂能改善支气管哮喘患者的肺通气功能。α-细辛醚注射液可用于治疗慢性支气管炎及小儿肺炎。

此外，含石菖蒲的复方制剂还可用于治疗老年性痴呆、中风合并痴呆、脑损伤后综合征等。

冰片 Bingpian

【来源采制】 冰片又称合成龙脑，是无色透明或白色半透明的片状松脆结晶；天然冰片为樟

科植物樟 *Cinnamomum camphora*（L.）Presl. 的新鲜枝、叶经提取加工制成。

【主要成分】　天然冰片的主要化学成分为右旋龙脑；艾片主要为左旋龙脑；合成冰片为外消旋体，除龙脑外，尚含有大量的异龙脑。

【性味归经】　味辛、苦，性凉；归心、脾、肺经。

【功能主治】　具有开窍醒神，清热止痛的功效。用于热病神昏、惊厥，中风痰厥，气郁暴厥，中恶昏迷，胸痹心痛，目赤，口疮，咽喉肿痛，耳道流脓。

【药理作用】

1. 提高组织通透性　冰片能提高血脑屏障的通透性，促进药物透过血脑屏障。冰片是小分子脂溶性单萜类物质，易透过血脑屏障，可在中枢神经系统中蓄积并滞留较长时间。冰片可明显促进药物透过皮肤黏膜，可促进双氯芬酸、甲硝唑、水杨酸、氟尿嘧啶、盐酸川芎嗪、醋酸曲安奈德等的透皮吸收，其作用部位主要在角质层。

2. 中枢抑制　龙脑、异龙脑或合成冰片腹腔注射，对戊巴比妥钠所致小鼠中枢抑制具有明显协同作用。

3. 抗炎、抑菌、镇痛　冰片有很好的抗炎作用，并对多种细菌和真菌有效。烧伤创面应用含有冰片的药膏，有较好的镇痛效果，减少渗出和感染。

4. 脑保护　冰片注射液可降低不完全脑缺血小鼠的脑指数及脑梗死体积，延长双侧颈总动脉及迷走神经结扎、氰化钾致小鼠急性脑缺血后的存活时间。

5. 提高机体耐缺氧能力　龙脑、异龙脑腹腔注射，能明显延长缺氧小鼠的存活时间，异龙脑的作用较强。

6. 抗心肌缺血　冰片能使急性心肌梗死麻醉犬的冠状窦血流量增加，心率减慢，心肌耗氧量降低，使心肌营养性血流量增加。

【现代应用】

1. 咽喉肿痛、口腔溃疡　冰硼散用于患处，可消炎和减轻疼痛，并有促进溃疡愈合的作用。

2. 轻度外科感染　冰片、芒硝（1∶10）混匀研末外敷，用于未形成脓肿或表皮未破者。

3. 冠心病、心绞痛　冠心苏合丸可用于缓解冠心病、心绞痛症状。

4. 其他　冰片可用于化脓性中耳炎、宫颈柱状上皮异位等，有一定的效果。

【不良反应】　局部应用时对感觉神经末梢有轻微刺激性，个别患者可见过敏反应。孕妇禁用。

蟾酥　Chansu

【来源采制】　本品为蟾蜍科动物中华大蟾蜍 *Bufo bufo gargarizans* Cantor 或黑眶蟾蜍 *Bufo melanostictus* Schneider 的干燥分泌物。多于夏、秋二季捕捉蟾蜍，洗净，挤取耳后腺和皮肤腺的白色乳状浆液，加工，干燥。

【主要成分】　含有大量的蟾蜍毒素类物质，是蟾蜍浆液、蟾酥的主要有效成分。蟾酥中含蟾蜍二烯内酯，蟾蜍浆液及蟾酥中的苷元等甾族化合物。

【性味归经】　味辛，性温；有毒；归心经。

【功能主治】　具有解毒，止痛，开窍醒神的功效。用于痈疽疔疮，咽喉肿痛，中暑神昏，痧胀腹痛吐泻。

【药理作用】

1. 强心　蟾毒配基类和蟾蜍毒素类化合物均有强心作用。实验证明，蟾毒配基及蟾毒的强心作用主要表现为增大心肌收缩力，增加每搏输出量，减低心率，消除水肿与呼吸道困难。在日本主要作为呼吸兴奋剂用于临床，而在中国以兴奋呼吸、升压药物用于临床。它增强心肌收缩力的作用不是反射性的，而是直接作用于心肌细胞的结果，多认为蟾毒配基能加强心肌收缩力是由于蟾毒配基抑制心肌细胞膜上的 Na^+-K^+-ATP 酶,从而使心肌细胞内的 Na^+ 浓度相对增高,钙离子则通过 Na^+-Ca^{2+} 交换而进入心肌细胞,结果使心肌收缩力加大。

2. 兴奋中枢神经系统 蟾酥在短暂的降压之后引起血压升高,实验证明,短暂降压作用是由于兴奋迷走神经,而升压作用则系直接作用于心肌。脂蟾毒配基、蟾毒灵及华蟾毒精等都具有显著的呼吸兴奋和升压等中枢兴奋作用。脂蟾毒配基对患者的呼吸中枢及血管运动中枢有直接的兴奋作用,还有强心、升高血压作用,且作用迅速持久。临床上用于中毒、溺水、昏迷引起的呼吸衰竭、休克、呼吸困难及气逆等。

3. 升压作用 蟾毒色胺静脉注射能提升血压,局部应用时对血管无收缩作用,说明其作用是通过儿茶酚胺的释放来实现的。另有实验表明,蟾酥与山莨菪碱适当合用,血管阻力基本不变,血压仍然升高,同时可使脉压变大。提示升压作用除血管因素外,还可能与每搏输出量有关。

4. 其他 蟾酥还具有局麻、抗肿瘤、抗炎、镇咳的作用。

【现代应用】 常用于治疗多种恶性肿瘤、心力衰竭、肝炎、带状疱疹、肝腹水、肾病、乳腺增生、子宫肌瘤等疑难杂症。

【不良反应】 过量可致中毒,如胸闷、腹痛、恶心呕吐等消化系统症状。

刺五加 Ciwujia

【来源采制】 本品为五加科植物刺五加 *Acanthopanax senticosus*(Rupr. et Maxim.)Harms 的根及根茎或茎。春、秋二季挖采收,洗净,晒干。生用。

【主要成分】 从刺五加根中分离出多种刺五加苷成分。此外,尚含刺五加多糖、刺五加总黄酮、苦杏仁苷、挥发油,以及锌、硅、锰等 10 多种微量元素等。

【性味归经】 味辛、苦,性温;归脾、肾、心经。

【功能主治】 具有益气健脾,补肾安神的功效。用于脾肺气虚,体虚乏力,食欲不振,肺肾两虚,久咳虚喘,肾虚腰膝酸痛,心脾不足,失眠多梦。

【药理作用】

1. 调节中枢神经系统 刺五加能改善中枢神经系统兴奋过程,也能加强抑制过程,能提高人的脑力劳动效能,增强对温度的变化适应能力,调节多种病理过程使之趋于正常化。

2. 促进学习记忆 刺五加提取物可扩张脑部血管,改善大脑的血流供应。刺五加醇提物对小鼠脑内蛋白质、DNA、RNA 的生物合成有促进作用;记忆的巩固与脑内 RNA 和蛋白质大分子密切相关,因此刺五加可防止脑衰老及增强记忆。

3. 抗衰老、健骨 刺五加具有抗氧化作用,能显著提高大鼠机体 SOD 活性,并显著降低血清、心脏中过氧化脂质的含量。

4. 增强免疫功能 刺五加有全面增强免疫功能的作用,可增强细胞吞噬功能、增强细胞免疫、增强体液免疫、抗白细胞减少、诱生干扰素、升高白细胞。

5. 调节内分泌系统 刺五加能双向调节肾上腺、甲状腺、性腺功能,调节血糖代谢,纠正内分泌功能紊乱。

6. 调节物质代谢 刺五加苷能调节蛋白质、糖、脂肪的代谢,促进肝细胞再生,提高核酸与蛋白质的合成和机体的免疫功能,增强体质。

7. 调节心血管系统 刺五加防止动脉粥样硬化,改善心脏缺血;抗心律失常;调节血压,可使肾上腺素引起的兔高血压降至正常。

【现代应用】

1. 衰老 用刺五加水煎液、刺五加流浸膏能增强体力与智力。

2. 失眠、神经衰弱、精神抑郁症 可用刺五加片、复方刺五加糖浆、刺五加注射液。

3. 脑梗死 刺五加注射液可治疗糖尿病性脑梗死或周围神经病变。

4. 白细胞减少症 刺五加片可治疗放疗、化疗引起白细胞减少。

5. 慢性支气管炎 刺五加颗粒可治疗慢性支气管炎，减少复发。

6. 冠心病、心绞痛、心律失常 用刺五加总黄酮制成的冠心宁胶囊或刺五加片、刺五加注射液等。

刺五加还用于治疗原发性高血压、消化道溃疡、慢性肝炎、雷诺病、低血压、黄褐斑等。

【不良反应】 有临床报道刺五加引起过敏反应，轻度有药疹、瘙痒等，偶见过敏性休克、突发性血压升高伴心力衰竭。

安宫牛黄丸 Angong Niuhuang Wan

【方剂组成】 安宫牛黄丸出自清代吴瑭的《温病条辨》。由牛黄 3g、麝香 7.5g、朱砂 30g、黄连 30g、栀子 30g、冰片 7.5g、犀角 30g（水牛角浓缩粉 200g）、珍珠 15g、雄黄 30g、黄芩 30g、郁金 30g组成。

【功能主治】 具有清热解毒，镇惊开窍的功效。用于热病，邪入心包，高热惊厥，神昏谵语；中风昏迷及脑炎、脑膜炎、中毒性脑病、脑出血、败血症见上述证候者。

【药理作用】

1. 脑保护 安宫牛黄丸对各种原因引起的昏迷均具有较好的复苏作用，这可能与其升高脑神经细胞内钙离子浓度有关。安宫牛黄丸可使亚硝酸钠诱导的小鼠缺氧死亡潜伏期明显延长，表现出一定的抗缺氧作用。

2. 镇静、抗惊厥 安宫牛黄丸混悬液灌服可明显减少小鼠自主活动，对戊巴比妥钠或硫喷妥钠引起的中枢神经系统抑制也具有一定的协同作用。安宫牛黄丸能对抗苯丙胺所致的中枢兴奋作用，对抗戊四氮所致的惊厥。

3. 解热、抗炎 安宫牛黄丸对多种原因引起的发热反应均有解热作用，能抑制急性炎症反应。

【现代应用】 常用于小儿高热惊厥、流行性乙型脑炎、流行性脑脊髓膜炎、脑血管意外等病的治疗。

【不良反应】 少数患者可致过敏反应。安宫牛黄丸组成中含有朱砂、雄黄等重金属，久用应注意体内蓄积问题。

（姚淑琼）

? 复习思考题

1. 简述开窍药的药理作用。
2. 简述麝香对中枢神经系统的作用。
3. 简述麝香抗炎作用成分、作用环节及作用机制。

拓展阅读
安宫牛黄丸

思维导图
开窍药

扫一扫，测一测

第二十章 补虚药

2001
PPT课件

2002
知识导览

学习目标

1. 掌握补虚药药理作用特点,掌握补虚药主要代表药人参、黄芪、当归、熟地黄、淫羊藿等的主要药理作用。
2. 熟悉补虚药的分类。
3. 了解各类代表药的现代临床应用与不良反应。

第一节 概 述

凡能补虚扶弱,增强功能和抗病能力,纠正人体气血阴阳虚衰,消除虚弱证候的药物,称为补虚药,亦称补益药或补养药。

补虚药根据其性味、功效和对气血阴阳作用的不同,可分为补气药、补血药、补阴药和补阳药四类。

以补益脾、肺及其他脏腑气虚为功效,主治气虚证的中药,称为补气药。补气中药性味多甘温或甘平,主归肺、脾、心经。功能益气健脾,补气升阳,补肺固表,益气行血,补气固脱。主要用于治疗各种气虚证,对于脾气虚、中气下陷、肺气虚、气虚血瘀和气脱等证的疗效显著。

能滋补血液,主要治疗血虚证甚至精髓不足证的中药,称为补血药。补血药味甘性温、平,归心、脾、肝、肾经。具有补血养血,补益肝肾,甚至益精填髓的功效。主要用于治疗血虚证,或血虚重、精血不足证等。血虚证见于现代医学各种原因造成的贫血,或慢性消耗性疾病,或衰老症等。

能滋补阴液,主要用于治疗阴虚、阴虚火旺证的中药,称为补阴药。补阴药大多甘寒或酸寒,主归肺、胃、肝、肾经。功能生津益胃,养阴润肺,滋补肝肾之阴。阴虚证多见于现代医学的慢性消耗性疾病,如癌症、肝炎、结核病等后期羸瘦体弱者,内分泌疾病如甲状腺功能亢进症、糖尿病、围绝经期综合征,以及结缔组织疾病、传染性疾病等等,凡以低热、消瘦、干燥为特点者。

能温补肾阳,主要用于治疗肾阳虚证的中药,称为补阳药。补阳药性温或热,味多甘、咸、辛,主归肾经。功能温肾壮阳,主要用于治疗肾阳虚证,也可用于其他脏腑阳虚之证。阳虚证见于久病、重病体质衰弱者,衰老症,生殖功能低下,小儿生长发育不良等。阳虚证患者多伴有内分泌器官组织、细胞退行性变化,壮阳药和配伍扶正中药常常能逆转这种变化。

补益药通过补充替代人体物质,或恢复脏腑功能,或调节气血、阴阳平衡,鼓舞正气,提高综合抗病治病能力。本类药对于养生、防病、治病均有重要意义,尤其对于纠正亚健康状况,可避免进一步发展进入临床疾病状态,具有特殊的价值。

【药理作用】

1. 对机体免疫功能的影响 虚证患者常见机体免疫功能低下,补虚药可增强机体免疫功能,对于防治机体免疫功能低下及肿瘤、感染性疾病等具有重要意义。黄芪、党参、熟地黄、枸杞子等补气药的作用最为明显,可增强非特异性免疫功能,促进巨噬细胞的吞噬作用;还可刺激实验动物免疫器官胸腺、脾脏,使其重量增加,如人参汤可使幼年小鼠的胸腺重量增加;人参还具有增加外周血白细胞数量的作用。在增强细胞免疫功能、促进脾脏淋巴细胞增殖方面，人参能提高淋巴细胞的数量，淫羊藿可提高外周血中 T 细胞的比例，人参、黄芪、当归等多种补虚药均有提高淋巴细胞转化率的作用；黄芪、枸杞子可显著增加小鼠红细胞 C_3b 受体（RBC-C_3b）花环率和红细胞二免疫复合物（RBC-IC）花环形成率。人参、冬虫夏草等有增强体液免疫功能、促进抗体生成的作用，不同程度地提高血清 IgG、IgA、IGM 等抗体水平；麦冬等有延长抗体活性时间的作用，增加脾脏抗体形成细胞数量；淫羊藿多糖注射给药可使小鼠脾脏细胞抗体的生成增加 1 倍以上，淫羊藿水煎液可显著增加小鼠脾脏溶血空斑形成细胞数。另外，某些补虚药如甘草还具有免疫增强和抑制的双向作用。

2. 对中枢神经系统的影响 补虚药能提高脑力工作效率，继而提高学习记忆能力。人参等具有提高脑力工作效率的作用，如人参可调节大脑皮质的兴奋与抑制过程，改善神经活动过程的灵活性。人参、黄芪、党参、何首乌、枸杞子等具有益智作用，可显著提高正常小鼠的学习记忆的能力。人参提取物能对抗东莨菪碱、樟柳碱、戊巴比妥钠所致的小鼠记忆获得障碍，拮抗蛋白质合成抑制剂环己酰亚胺、亚硝酸钠所致的小鼠记忆巩固障碍，改善 40% 乙醇所致的小鼠记忆再现不良。

3. 对物质代谢的影响 补虚药含有大量营养物质（蛋白质、脂肪、糖类、无机盐和微量元素等），可补充营养。人参含有的人参皂苷能促进蛋白质、DNA、RNA 的合成；黄芪能促进血清和肝脏蛋白质的更新；淫羊藿可促进阳虚模型小鼠 DNA、RNA 和蛋白质合成。人参、甘草、当归等具有降血脂作用；人参、地黄、六味地黄丸等具有降血糖、调节微量元素代谢作用。补气药、补阳药、补阴药可使虚证标志物 Zn^{2+}/Cu^{2+} 的值增大；黄芪、枸杞、人参等 Zn^{2+} 含量均较高，也可以产生直接的补充作用。补虚药可提高组织中的 cAMP 浓度而增强细胞活力，如黄芪、党参、甘草灌胃给药可显著升高小鼠血浆和脾组织中 cAMP 的含量，提示补虚药通过影响 cAMP 的含量而对细胞的代谢和功能起着重要的作用。

4. 对内分泌系统的影响 大多数虚证患者的内分泌腺体在组织形态上呈现不同程度的退行性变化。补虚药有增强下丘脑 - 垂体 - 肾上腺皮质轴功能，补气药人参、黄芪、白术、甘草，补血药熟地黄、当归、何首乌，补阴药生地黄、知母，补阳药淫羊藿均能增强下丘脑 - 垂体 - 性腺轴功能。鹿茸、冬虫夏草、淫羊藿、人参等还有兴奋性功能的作用。淫羊藿、鹿茸等能促进骨生长，可用于骨质疏松症的治疗，与肾主骨的理论有一定关联。阴虚证和阳虚证患者的血清 T_3 和 T_4 含量均显著低于正常人，而阴虚证患者又明显低于阳虚证患者。人参具有调节甲状腺轴功能的作用，还能防治小鼠由甲状腺素引起的甲状腺功能亢进症和 6- 甲硫氧嘧啶导致的甲状腺功能减退症。

5. 抗衰老 补虚药能延长实验动物或培养细胞的寿命，改善衰老症状，减缓衰老症状的出现。具有延缓衰老作用的补虚药主要有人参、黄芪、何首乌、枸杞子、淫羊藿。人参、黄芪、何首乌等均有延长果蝇、家蚕、鹌鹑和培养细胞寿命的作用。老年鹌鹑饲喂含何首乌粉的饲料可明显延长生存时间，延长半数鹌鹑死亡时间。人参皂苷可促进高代龄（42 代）人胚肺成纤维细胞增殖。黄芪可延缓人胚肺二倍体细胞的自然衰老过程，使细胞寿命延长。

6. 改善心血管系统的功能 补虚药对心血管功能的影响比较广泛，而且比较复杂。人参、党参、黄芪等均具有强心、升压、抗休克的作用；黄芪、淫羊藿、当归等有扩张血管和降低血压的作用；人参、党参和生脉散显示对血压有双向调节作用；人参、党参、当归、淫羊藿、麦冬等能扩张冠脉，增加冠脉血流量，改善心肌血氧供应，提高心肌抗缺氧能力，具有抗心肌缺血作用；甘草、淫羊藿、冬虫夏草、当归、麦冬具有抗心律失常作用。

7. 对血液和造血系统影响 补虚药具有促进或改善造血功能的作用。人参、党参、黄芪、鹿茸、熟地黄、何首乌、当归等能升高红细胞数和血红蛋白含量；白术可明显促进红系造血祖细胞的生长；当归、白芍、生地黄等升高血小板数；何首乌、黄芪、麦冬、熟地黄均使粒系祖细胞的产生率明显增加；人参、黄芪具有较好的抗血小板聚集的作用，是其实现"益气以活血"功效的药理作用基础。

8.对消化系统的影响　多数补气药及补气方能调节胃肠运动。人参、党参、黄芪、白术、甘草、四君子汤等能缓解消化道平滑肌痉挛或调节平滑肌运动，并有抗溃疡作用。

9.抗肿瘤　人参、黄芪、甘草、白术、党参、当归、枸杞子、冬虫夏草、鹿茸等对实验性动物肿瘤有不同程度的抑制作用。

【常用药物与方剂】　补虚类常用药物与方剂及其主要药理作用见表20-1～表20-4。

表20-1　补气药常用药物与方剂主要药理作用简表

药物/方剂	传统功效					
	益气扶正	益气健脾	益气行血	益气活血	益气补血	益气扶正
	药理作用					
	增强免疫	改善消化	改善心脑血管功能	抗凝血	促进造血	抗应激
黄芪	+		+	+	+	+
人参	+		+	+	+	+
党参	+	+	+	+	+	+
白术	+	+			+	
刺五加	+		+	+		+
灵芝	+		+	+	+	
三七	+		+	+	+	
茯苓	+	+			+	
淫羊藿	+		+	+		
玉屏风散	+					
四君子汤	+	+		+	+	
补中益气汤	+	+	+	+	+	
参附汤	+		+	+		+

表20-2　补阳药常用药物与方剂主要药理作用简表

药物/方剂	传统功效		
	温肾壮阳	温肾壮阳	温肾壮阳
	药理作用		
	兴奋下丘脑-垂体-肾上腺轴	兴奋下丘脑-垂体-性腺轴	兴奋下丘脑-垂体-甲状腺轴
鹿茸		+	
紫河车		+	+
淫羊藿		+	
补骨脂		+	
蛤蚧		+	
冬虫夏草	+	+	
脐带		+	
黄狗肾		+	
刺五加	+	+	+
龟鹿二仙膏		+	
右归丸	+	+	+

表 20-3　补阴药常用药物与方剂主要药理作用简表

药物/方剂	传统功效			
	滋阴生津	滋阴生津	滋阴清热	滋阴养肝
	药理作用			
	促进蛋白质、核酸合成	降低血糖	抑制下丘脑-垂体-甲状腺轴	保肝
知母		+	+	+
生地黄		+	+	+
麦冬		+		
山茱萸		+		
五味子				+
酸枣仁				+
白芍				+
知柏地黄丸		+	+	
参麦饮	+			+
人参白虎汤	+	+	+	

表 20-4　补血药常用药物与方剂主要药理作用简表

药物/方剂	传统功效	
	养血	养血
	药理作用	
	促进造血功能	补充造血物质
当归	+	+
熟地黄	+	+
制首乌	+	+
白芍	+	
三七	+	
当归补血汤	+	+
四物汤	+	+

知识链接

贫血分类

　　贫血是指循环血液在单位体积中的血红蛋白浓度、红细胞计数和/或血细胞比容低于正常。根据病类与发病机制的不同可分为由铁缺乏导致的缺铁性贫血，由叶酸和或维生素 B_{12} 缺乏导致的巨幼红细胞贫血以及骨髓造血功能下降引起的再生障碍性贫血。

第二节　常用药物和方剂

人参　Renshen

【来源采制】 本品为五加科植物人参 *Panax ginseng* C.A.Mey. 的干燥根和根茎。多于秋季采挖，洗净经晒干或烘干。野生者称为"野山参"，野生参经晒干，称"生晒山参"；栽培者称"园参"，栽种 5～6 年后于秋季采挖，洗净晒干，称"生晒参"；鲜根蒸透后烘干或晒干，称"红参"。播种在山林野生状态下自然生长的称"林下山参"，习称"籽海"。

【主要成分】 主要成分为人参皂苷，均为三萜类化合物；人参挥发油主成分为倍半萜烯，是人参特异香气来源。人参中还含有丰富的多糖、单糖、多肽化合物、氨基酸、蛋白质、酶、有机酸、生物碱、脂肪油类、人参醇、植物甾醇、胆碱和维生素类等。

【性味归经】 味甘、微苦，性微温；归脾、肺、心、肾经。

【功能主治】 具有大补元气，复脉固脱，补脾益肺，生津养血，安神益智的功效。用于体虚欲脱，肢冷脉微，脾虚食少，肺虚喘咳，津伤口渴，内热消渴，气血亏虚，久病虚羸，惊悸失眠，阳痿宫冷。

【药理作用】

1. 对心血管系统的作用

（1）强心：人参具有强心作用，能增强心肌收缩力，减慢心率，增加心输出量和冠脉血流量，能改善心脏功能衰竭引起的病理状态，增加重要脏器血流量，改善血液循环。人参制剂对离体蟾蜍心脏及在体兔、猫、犬心脏皆有增强作用。人参皂苷是其强心作用活性成分。

（2）抗心律失常：人参能减弱或消除由三氯甲烷 - 肾上腺素引起的心律不齐，对猫、兔心室颤动时的心肌无力有改善作用。

（3）保护心肌：人参对缺氧、缺糖心肌有良好供能和保护作用，能缩小实验性心肌梗死范围，可增加冠脉血流量，降低心肌耗氧量，改善心肌代谢，增强心肌耐缺氧能力。在缺氧条件下，可使组织中乳酸含量降低，抑制氧自由基的产生和抗脂质过氧化，促进细胞对葡萄糖的摄取，提高糖酵解和有氧氧化能力，增强能量供应。保护心肌活性成分为人参皂苷 Rb_1、Rb_3、Rg_1、Rg_2。

（4）调节血压：人参对外周血液循环有影响，可双向调节血压，其作用与剂量和机体功能状态有关。小剂量可以使麻醉动物血压升高，大剂量使血压下降；在临床使用时，能降低高血压患者血压，又可使低血压或休克患者血压回升。红参粉饲喂正常大鼠和各种高血压大鼠模型（如自发性高血压大鼠、肾性高血压大鼠、去氧皮质酮所致高血压大鼠等），均有显著的降压作用，阿托品可抑制此作用，推测其降压机制可能与血管平滑肌上的 M_3 胆碱受体有关。其扩张血管的有效成分是人参皂苷 Re、Rg_1、Rb_1、Rc 等。

2. 对血液与造血系统作用

（1）促进造血功能：人参对骨髓的造血功能有显著的促进作用，可促进骨髓 DNA、RNA、蛋白质和脂质的合成，促进骨髓细胞有丝分裂，刺激骨髓造血功能。人参煎剂对正常及缺氧鼠的红细胞、血红蛋白均有升高作用。人参可使贫血患者的红细胞、白细胞、血红蛋白和血小板增加。当外周血细胞减少，或骨髓受到抑制时，人参增加外周血细胞数的作用更为明显。其机制可能与增强促红细胞生成素等造血生长因子的活性有关。人参对造血系统功能的促进作用，是其"益气养血"临床用于血虚证的疗效基础。

（2）抗凝血：人参皂苷可降低大鼠全血黏度、血浆黏度，降低血液凝固性，并能抑制血小板聚集，抗血栓形成。这与传统记载人参"益气而活血"用于治疗气虚血瘀证的临床疗效有关。

3.提高免疫功能　人参对免疫功能有明显的促进作用,对正常动物和免疫功能低下动物,均有提高免疫功能的作用,能增强非特异性免疫、细胞免疫和体液免疫。

(1)增强非特异性免疫:人参能显著增加小鼠脾脏、胸腺重量。人参皂苷对小鼠、大鼠及豚鼠单核巨噬细胞系统吞噬功能有明显激活作用,能增强其对血中胶体碳粒、金黄色葡萄球菌、鸡红细胞的吞噬廓清能力。人参皂苷灌胃,对环磷酰胺所致小鼠白细胞减少、巨噬细胞吞噬功能抑制、溶血素形成抑制和迟发型超敏反应均能恢复正常,并可提高小鼠脾脏自然杀伤(NK)细胞活性。

(2)增强细胞免疫:人参皂苷对脂多糖、ConA刺激的小鼠淋巴细胞转化有明显增强作用,对手术引起的小鼠细胞免疫功能抑制,或X线照射引起的大鼠免疫功能下降,均有拮抗作用。

(3)增强体液免疫:老年动物免疫功能低下的主要原因是由于IL-2的合成和分泌减少,以及IL-2受体数减少,从而导致一系列免疫功能低下。人参皂苷能选择性增强老年大鼠脾淋巴细胞增殖能力和IL-2的产生与释放,提示人参是体液免疫增强剂。人参对免疫系统功能的促进作用是其"益气扶正"功效和用于治疗体虚衰弱者的药理作用基础。

4.调节内分泌　人参对下丘脑-垂体-肾上腺皮质系统、性腺系统、甲状腺系统等均有显著影响,人参的强壮作用与其对内分泌系统的影响密切相关。

(1)促肾上腺皮质功能:人参提取物能刺激垂体-肾上腺皮质系统的功能,使肾上腺皮质激素的合成和释放增多,能增强机体对各种非特异性刺激的抵抗力。这一作用使人参皂苷表现出明显的抗应激作用,显著抑制小鼠肾上腺、胸腺、脾、甲状腺等器官在应激反应中的重量变化;长期服用人参,可改善大鼠、小鼠对非特异性刺激的耐受能力,加速在应激反应中病理改变的恢复。

(2)促性腺功能:人参能使性功能增强,对于雄性、雌性都有显著影响。人参具有促性腺激素样作用,能兴奋下丘脑-垂体-性腺轴,使垂体分泌促性腺激素;能加速大鼠性成熟和未成年雌性小鼠动情期的出现,使子宫和卵巢重量增加,黄体激素分泌增多;可使雄性幼年大鼠睾丸和附睾重量增加,输精管直径增大,精子数量增多、活力增强、体外生存时间延长,使去势大鼠出现交尾现象。人参皂苷肌内注射,可明显增强老年雌鼠雌二醇含量。人参皂苷口服2个月,亦明显增加男性老年患者血浆睾酮含量。

(3)对其他内分泌腺的影响:人参还有增强甲状腺功能、促进胰岛素的释放等作用。人参根和茎、叶的抗利尿作用,则与促使肾上腺分泌盐皮质激素有关。人参对内分泌系统的调节作用,也是其"益气扶正"功效和用于治疗体虚衰弱者的药理作用基础。

5.对中枢神经系统作用

(1)益智:促进学习记忆。人参对樟柳碱造成的记忆获得障碍,对戊巴比妥钠造成的记忆获得不良,环乙酰亚胺造成的小鼠记忆巩固缺损,$NaNO_2$造成记忆巩固障碍以及乙醇造成的记忆再现缺损都有明显的改善作用。人参对多种化学药物造成实验动物记忆获得、巩固和再现障碍均有改善作用。人参对需要精细、协调动作和集中精力的工作有良好影响。人参皂苷能显著易化大鼠条件反射的形成。

(2)脑保护:人参具有镇静与安定作用。人参能明显减少小鼠自发活动,亦可拮抗士的宁、可卡因及戊四氮导致的惊厥,并能降低其死亡率。人参能改善人的睡眠和情绪,大剂量可出现镇静。其兴奋中枢神经系统并无任何主观兴奋症状(如情绪波动)和不良的后遗作用(如失眠),即使长期服用亦能随时入睡。人参皂苷对脑缺血再灌注损伤具有保护作用,能增加缺血和再灌注脑的血流量,减少钙积聚,减轻脑水肿;能延长缺血后自主呼吸和脑电活动时间,并促进再灌注时恢复。

6.对消化系统的作用

(1)保肝:人参对肝脏损伤具有良好的保护作用,其对肝脏的解毒、排泄、代谢和免疫功能都有促进效果。人参皂苷能促进肝细胞核酸和蛋白的合成,对中毒性肝炎有保护作用,能抑制肝脏纤维变性,亦可缓解肝硬化。人参可增强肝脏中代谢各种化学物质的酶活性,提高肝脏的解毒功能,从而增强机体对各种化学物质的耐受力,还能加速肝脏对毒性物质的排泄。

（2）抗溃疡:人参可加速伤口的愈合过程,对大鼠实验性胃溃疡也有一定的治疗及预防作用。

7.调节物质代谢　人参是机体物质代谢的调节剂。

（1）降血糖:人参不仅可改善糖尿病的症状,亦可使血糖水平下降。它对肾上腺素或高渗葡萄糖所致高血糖均有降低作用,对四氧嘧啶糖尿病动物有降血糖和尿糖的作用。人参能增强组织呼吸,促进糖类酵解,提高能量代谢,与胰岛素合用可减少胰岛素用量。

（2）促进蛋白质及核酸合成:人参总皂苷能促进蛋白质、DNA、RNA 的生物合成,增加细胞质核糖体,提高血清蛋白合成率、白蛋白及丙种球蛋白含量,促进骨髓细胞的分裂。人参皂苷促进动物生长体重增加的机制与促进蛋白质和 RNA 合成作用有关。

（3）调节脂类及胆固醇代谢:人参能刺激胆固醇和脂质的合成,同时又能加速胆固醇随胆汁经肠道排出。因此,人参并不增加血和脏器组织中胆固醇的浓度,长期服用人参能降低血胆固醇浓度。人参粉口服使高脂饮食大鼠血和肝中总胆固醇、甘油三酯含量下降,高密度脂蛋白和磷脂水平升高,肝脏脂肪浸润程度减轻。高密度脂蛋白可预防动脉粥样硬化,低密度脂蛋白则能促进动脉粥样硬化的发生。这些药理实验证实人参对高脂血症、动脉粥样硬化症有较好的防治作用。

8.其他

（1）抗肿瘤:人参醚提取物具有抑制体外培养的艾氏腹水癌肿瘤细胞增殖作用,而且还直接抑制腹水型癌细胞 DNA 和 RNA 的合成。人参皂苷具有确切的抗肿瘤作用。尤其是人参皂苷 Rg_3 能选择性抑制肿瘤细胞的浸润和转移,诱导肿瘤细胞凋亡。人参皂苷 Rh_2 亦可以诱导细胞分化或凋亡,抑制多种瘤细胞的增殖与生长。人参的抗肿瘤作用体现了其"益气扶正而祛邪"的传统功效与主治的科学性。

（2）抗辐射:人参具有抗辐射作用。人参提取物对 X 线照射所引起的血小板减少、骨髓多功能造血干细胞功能抑制、大便潜血及动物死亡等放射反应均有缓解效果。人参水溶性非皂苷成分可以恢复由 ^{60}Co 引起的小鼠骨髓造血功能抑制。人参三醇和人参二醇对 X 线照射引起的大鼠血浆睾酮含量降低有对抗作用,且能保护神经内分泌功能。临床上应用人参制剂改善放疗或化疗对患者造成的不适反应就是基于此作用,这是人参"益气扶正"功效的体现。

（3）抗休克:人参对过敏性休克、烫伤性休克及失血性休克有较好的抗休克作用。静脉注射参麦注射液对黏质沙雷菌内毒素所致休克犬可显著升高血压,增强心肌收缩力。给大量失血或窒息而处于垂危状态的狗立即注射人参制剂,可使降至很低的血压稳固回升,延长动物存活时间。静脉注射人参流浸膏,可使呼吸已经停止、血压继续下降且反射完全消失的猫从濒死状态复苏。人参抗休克与对心血管系统的药理作用是其"大补元气,固脱"的临床疗效基础。

（4）抗应激:人参可增强机体对各种理化、生物因素等有害刺激的防御能力,加强机体的适应性,维持内环境稳定,有明显的抗疲劳、抗缺氧、抗低温和抗噪声等多种抗应激作用,此作用为非特异性抵抗,即"适应原"样作用。人参抗应激的主要机制是增强丘脑 - 垂体 - 肾上腺皮质系统功能。在应激反应中,肾上腺皮质系统激素的分泌,在多种神经 - 体液调节因素中占有重要地位。人参皂苷可预防应激状态肝脏中 RNA 聚合酶活力的降低,这可能是人参皂苷可使应激状态下 RNA 合成正常化的原因,也是人参皂苷抗疲劳的生物化学机制之一。人参的强心、抗休克、抗应激的作用,是人参作为"益气固脱、回阳救逆之要药"的药理作用基础。

（5）抗疲劳:人参对中枢神经系统功能疲劳和体力疲劳均有对抗作用。人参能使中枢神经系统的兴奋和抑制两种过程得到平衡,纠正紧张造成的神经系统功能紊乱症状,提高脑力工作效率持久性,缓解大脑疲劳,使机体记忆力和分辨力加强。人参提取物能显著延长小鼠游泳时间,显示出抗疲劳作用。该作用主要是由于改善了机体参与运动的组织代谢,也与其增强垂体 - 肾上腺皮质功能有关。人参具有明显延长实验动物的寿命和细胞寿命作用。对神经系统、内分泌系统和免疫功能的衰老都有较好的对抗作用,可延缓线粒体和其他细胞器的衰老退化变化,延长老化细胞的生命,对衰老机体代谢的一系列退行性改变,如蛋白质合成能力下降、血胆固醇和甘油三酯含量升高等有显著的抑制作用。人参对老年动物脑中单胺氧化酶(MAO-B)活性有抑制作用,使大脑皮质去甲肾上腺素(NA)水平接近青年动物水平,人参皂苷 Rb_1、Rg_1 是已知的抗衰老成分。人参皂苷能显著延长动物寿命,对培养的高代龄和低代龄细胞均能显著促进增殖,使衰老不分裂细胞转化为分裂细胞。其抗衰老作用机制与抑制脑内单胺氧化酶活性,抑制衰老细胞膜流动性增高,以及对抗免疫系统衰老等有关。人参的抗疲劳作用是人参综合调节机体各系统的结果,是其"益气补虚"用于治疗体虚衰弱者的临床疗效药理作用基础。

(6)抗氧化:人参能明显减少老年动物心肌、脑、肝组织脂褐素含量和增龄色素的堆积,显著降低血清过氧化脂质以及提高超氧化物歧化酶(SOD)的活性,延缓细胞壁 SOD 活性的降低。提高 SOD 和过氧化氢酶活性,清除自由基,保护生物膜。

【现代应用】

1. 休克　参麦注射液用于体质虚弱患者、放疗化疗患者、手术患者的支持性常规用药。10～30g 人参煎服或人参注射液肌内或静脉注射,可用于心源性休克的急救。参附青注射液治疗感染性休克疗效较好。

2. 心脏疾病　人参广泛用于心肌营养不良、冠状动脉硬化、心绞痛、甲状腺功能亢进性心脏病、风湿性心脏病、高血压心脏病、心律失常等各种心脏疾病。人参注射液能显著改善冠心病心气虚证患者心绞痛,参麦注射液也可用于治疗冠心病、心绞痛等心血管疾病,也可依据临床具体疾病种类和中医辨证论治选用口服参附汤、炙甘草汤。

3. 贫血　人参对贫血、白细胞减少、血小板减少、血红蛋白低下等造血系统功能障碍疾病有较好的疗效,可单用。

4. 糖尿病　人参、人参白虎汤为治疗糖尿病的常用药物与方剂,改善症状和降低血糖临床疗效较好。

5. 慢性消耗性疾病　人参对于慢性阻塞性肺疾病、慢性肝炎、肿瘤,以及衰老、阳痿、神经衰弱等慢性消耗性衰弱性疾病,均有较好的疗效。

【不良反应】　治疗量下人参毒性很小。内服 3% 人参酊剂 100ml 有中枢兴奋作用,产生轻度不安和精神兴奋;内服 200ml 可出现中毒现象。人参的不良反应多为全身玫瑰疹、瘙痒等皮肤症状,以及恶心、呕吐、眩晕、头痛、体温升高及出血等消化系统和全身性损害。大量服用人参和含人参制剂,可出现腹泻、皮疹、失眠、神经过敏、血压升高、忧郁、性欲亢进或减退、头痛、心悸等表现,即"人参滥用综合征"。

党参　Dangshen

【来源采制】　本品为桔梗科植物党参 *Codonopsis pilosula* (Franch.) Nannf.、素花党参 *Codonopsis pilosula* Nannf. var. *modesta* (Nannf.) L.T. Shen 或川党参 *Codonopsis tangshen* Oliv. 的干燥根。秋季采挖,洗净,晒干。生用。

【主要成分】　主要含有党参苷、党参碱、挥发油、黄酮类、甾类,还含有糖类如葡萄糖、菊糖、党参多糖,以及脂肪、氨基酸、微量元素等物质。

【性味归经】　味甘,性平;归脾、肺经。

【功能主治】　具有健脾益肺,养血生津的功效。用于脾肺气虚,食少倦怠,咳嗽虚喘,气血不足,面色萎黄,心悸气短,津伤口渴,内热消渴。

【药理作用】

1. 对消化系统的影响

(1)调整胃肠运动:党参对胃肠道运动有双向调节作用。党参水煎醇沉液对应激状态下大鼠的胃电节律紊乱有纠正作用,能对抗应激引起的胃运动增加和胃排空加快,又可引起家兔离体小肠紧张性升高,收缩幅度减小。党参制剂静脉注射可抑制新斯的明引起的胃蠕动增强,说明其机制可能与乙酰胆碱及受体有关。党参对豚鼠离体回肠段有抑制和兴奋两种作用,这种双向调节与其"补脾气"功效有关。

(2)抗胃溃疡:党参有明显的抗实验性胃溃疡和胃黏膜损伤作用。党参多糖可显著降低大鼠胃液、胃酸分泌和胃蛋白酶活性,抑制阿司匹林等非甾体抗炎药所致的胃黏膜前列腺素 E_2 含量下降,对应激型、吲哚美辛型、醋酸型和幽门结扎型 4 种大鼠胃溃疡模型均有明显的抗溃疡作用。党参正丁醇提取物对应激性溃疡作用最佳,而石油醚提取物作用最差。这与党参"益气补脾和胃"的传统功效一致。

2.增强免疫 党参对机体的免疫功能有调节作用,但对正常机体免疫功能作用不明显。党参及其多糖能使巨噬细胞的数量增加,细胞体积增大,吞噬功能增强,细胞内的 DNA、RNA、糖类、ACP 酶、ATP 酶、酸性酶及琥珀酸脱氢酶活性显著增强。党参醇沉物能明显增强免疫抑制小鼠巨噬细胞吞噬活力,促进胸腺细胞 E 花环的形成,促进脾脏淋巴细胞 DNA 的合成和淋巴细胞的转化,增强抗体产生细胞的功能,提高抗体滴度。能恢复眼镜蛇蛇毒因子处理后的补体下降、吞噬率下降。党参多糖类是其增强免疫的活性成分,菊糖是免疫佐剂。

3.对血液与造血系统影响

(1)促进造血功能:党参醇、水煎液口服或皮下注射时可使家兔红细胞数及血红蛋白含量显著增加,白细胞数量下降,但是对于网织红细胞和淋巴细胞的影响不明显。切除动物脾脏后效力明显降低,表明党参是通过影响脾脏促进红细胞生成。党参多糖可改善环磷酰胺(CTX)所致小鼠贫血,增加外周血红细胞(RBC)、血红蛋白(Hb)、血细胞比容(HCT)、促红细胞生成素(EPO)水平,使外周血幼稚红细胞逐步向成熟红细胞转化。

(2)改善血液流变性:党参提取液可抑制 ADP 诱导的家兔血小板凝集。党参注射液可明显降低大鼠全血比黏度及血浆比黏度,抑制体内外血栓形成,并可降低高脂血症家兔血清低密度脂蛋白、甘油三酯和胆固醇含量。党参口服液可使冠心病患者的血小板凝聚大大降低,提高其对冠心病的疗效。

4.抗应激 党参可提高机体对有害刺激的抵抗能力。如党参注射液提高小鼠抗高温和低温的能力;水煎剂提高 γ 射线照射小鼠的存活率;党参多糖延长小鼠游泳时间,抗疲劳,提高耐缺氧能力,增加动物体重等。党参提取物和总糖苷能防止或治疗大鼠因松节油刺激作用引起的白细胞增多,其机制主要与兴奋垂体 - 肾上腺皮质轴有关。

5.对循环系统的作用

(1)强心、抗心肌缺血:党参能改善循环系统功能。党参可增强心肌收缩力,增加心输出量,对心率无明显影响。党参注射液静脉注射还可对抗垂体后叶素引起的大鼠急性心肌缺血,对异丙肾上腺素引起的心肌缺血也有保护作用。党参能较好地改善心肌的舒张功能,增加心肌的顺应性,使冠状动脉灌注阻力减小,左心室心肌血流供应增多,从而改善心肌缺血。党参可明显增加小鼠心肌糖原、琥珀酸脱氢酶和乳酸脱氢酶的含量,并具有抗常压缺氧、组织细胞缺氧、微循环缺氧的作用。

(2)调节血压、抗休克:党参对血压有双向调节作用。党参对家兔晚期失血性休克有明显的升压效应,静脉滴注党参注射液后动脉血压迅速回升,实验动物生存时间延长。而党参浸膏、水提物、醇提物均可使麻醉猫、犬血压显著下降,静脉重复给药不产生快速耐受性,降压作用主要是由于外周血管扩张所致。

6.对中枢神经系统作用

(1)镇静、催眠、抗惊厥:党参对脑电图有一定影响,脂溶性和水溶性皂苷经脑室给药,均能引起清醒家兔脑电图出现高幅慢波的变化,而静脉给药只有脂溶性部分有此作用。其不同制剂

动画 党参对消化系统的影响

微课 党参对心脏的保护作用

对小鼠自发活动有抑制作用，能协同乙醚、异戊巴比妥钠延长小鼠睡眠时间，并能增加异戊巴比妥钠阈下催眠剂量引起的睡眠小鼠数量。党参水提物和醇提物可协同低浓度氯丙嗪的镇静作用。

（2）益智：党参煎剂、乙醇提取物对动物学习记忆有改善作用。党参煎剂可以增进和改善大鼠学习记忆过程，并能改善樟柳碱、东莨菪碱引起的记忆获得障碍，改善亚硝酸钠引起的小鼠记忆巩固障碍和40%乙醇溶液引起的小鼠记忆再现缺损。改善学习记忆的有效成分为党参总碱。

7.抗菌、抗炎　体外试验显示，脑膜炎球菌对党参煎剂中度敏感，白喉杆菌、卡他双球菌、副大肠杆菌、大肠埃希菌及人型结核菌轻度敏感。研究表明，党参在高浓度时（1:10）对金黄色葡萄球菌的生长起抑制作用，但对大肠埃希菌起促进作用；中等程度和低浓度时对金黄色葡萄球菌和大肠埃希菌均起促进作用。给大鼠灌服潞党参提取物可明显抑制角叉菜胶引起的大鼠足趾肿胀。

【现代应用】

1.胃肠疾病　党参用于消化性溃疡、慢性胃炎、慢性结肠炎、胃下垂、消化吸收功能低下、小儿单纯性消化不良以及胃肠手术后，方如四君子汤、六君子汤、补中益气汤。临床用六君子汤治疗妊娠呕吐，香砂六味汤治疗胃溃疡、慢性萎缩性胃炎，均获得了满意疗效。

2.慢性乙型肝炎　以党参为主药的复方治疗慢性乙型肝炎疗效显著。党参为主药，与白术、薏苡仁、茯苓、鸡内金、山药、石斛、麦冬、炙甘草配伍拟健脾方，联合干扰素治疗脾虚型慢性乙型肝炎，显著优于干扰素对照组。

3.造血系统疾病　党参煎剂可用于治疗失血性贫血、白血病减少症、血小板减少症，化疗、放疗所致的造血功能障碍，以及功能失调性子宫出血等原因引起的贫血。与黄芪、甘草配合，用于治疗血小板减少性紫癜，对白血病及血小板减少症也有一定疗效。

4.冠心病　党参、黄芪、黄精作益气液静脉滴注，可改善冠心病患者的心绞痛症状，对于左心室功能不全的患者，可增加心室收缩力及左心室排出量。

5.急性高原反应　党参片可减轻高原反应急性期症状，稳定机体内环境，改善血液循环系统，加快对低氧分压环境的适应性。

拓展阅读
党参益智

黄芪　Huangqi

【来源采制】　本品为豆科植物蒙古黄芪 *Astragalus membranaceus*（Fisch.）Bge. var. *mongholicus*（Bge.）Hsiao 或膜荚黄芪 *Astragalus membranaceus*（Fisch.）Bge. 的干燥根。春、秋二季采挖，除去须根和根头，晒干。生用或蜜炙用。

【主要成分】　黄芪多糖为本品主要成分。还含25种氨基酸、蛋白质、胆碱、甜菜碱、叶酸、维生素P、γ-氨基丁酸、淀粉酶、生物碱，微量元素硒、硅、钴、钼及铁、钙、磷、镁等元素。

【性味归经】　味甘，性微温；归肺、脾经。

【功能主治】　具有补气升阳，固表止汗，利水消肿，行滞通痹，托毒排脓，敛疮生肌的功效。用于气虚乏力，食少便溏，中气下陷，久泻脱肛，便血崩漏，表虚自汗，气虚水肿，内热消渴，血虚萎黄，半身不遂，痹痛麻木，痈疽难溃，久溃不敛。

【药理作用】

1.促进和调节免疫功能　黄芪是作用全面、疗效突出的免疫调节药，对于非特异性免疫和特异性免疫、细胞免疫和体液免疫均有显著的影响。不仅能提高T淋巴细胞、B淋巴细胞、免疫球蛋白、白细胞、巨噬细胞、自然杀伤细胞的活性，促进干扰素等免疫物质的产生，而且能双向纠正免疫系统的比例失调和功能紊乱，恢复免疫系统的稳态。黄芪不干扰正常的免疫功能。黄芪对免疫系统的促进和调节作用，是其临床广泛用于正气不足、体质虚弱，能"益卫固表""托毒""扶正祛邪"功效的重要药理作用基础。黄芪的多种成分如黄芪多糖、氨基酸、蛋白质、生物碱、苷类等均为免疫活性物质。

2. 促进机体代谢 黄芪水煎剂小鼠给药可使其体重增加,发育良好,空腹游泳时间延长,运动耐力提高。黄芪多糖可明显增加小鼠脾脏与肝脏细胞 RNA、DNA 和蛋白质含量。黄芪皂苷甲可促进小鼠再生肝细胞 DNA 的合成。黄芪在细胞培养中,可使活细胞数明显增多,细胞生长旺盛,寿命延长。黄芪煎剂可使小鼠血浆内 cAMP 升高,cGMP 降低,通过细胞内 cAMP 及 cGMP 的调整作用,影响细胞的生理代谢。黄芪煎剂给小鼠灌胃,能显著增加血清和肝脏 ^{3}H- 亮氨酸蛋白质的掺入速率,而对蛋白质含量无影响,提示黄芪可以促进血清和肝脏蛋白质的重新合成。黄芪对蛋白质代谢的促进作用是黄芪"扶正补虚""益气生肌"功效药理作用基础的另一个重要方面。

3. 对心血管系统的作用

(1)强心:黄芪能使心脏收缩振幅增大,心输出量增加,尤其对因中毒或疲劳而衰竭的心脏更为明显。其作用机制可能是黄芪抑制了心肌细胞内磷酸二酯酶(PDE)的活性,使 cAMP 浓度增高,继而增加心肌细胞内钙浓度所致。

(2)降血压:黄芪煎剂、水浸剂、醇浸剂、皮下或静脉注射均可使多种动物血压下降。静脉注射其降压作用迅速且短暂,灌胃的降压作用维持较久。黄芪降压成分是 γ- 氨基丁酸及黄芪皂苷甲。其降压机制主要是直接扩张外周血管。黄芪具有明显扩张外周血管、冠状血管、脑血管和肠血管的作用。对肾血管亦有扩张作用。大剂量给药时,可反射性引起肾血管收缩。

(3)改善微循环:黄芪可改善微循环血流,增强毛细血管抵抗力,防止理化因素所致毛细血管脆性和通透性增加。黄芪具有益气助阳活血之功,临床上用于治疗阳气虚衰、畏寒肢冷、中风、半身不遂、肢体麻木等病证,与其强心、降压、扩血管、改善微循环等药理作用有关。

4. 对血液与造血系统作用

(1)抗凝血:黄芪具有抗血小板聚集和促进其解聚的作用。其机制是通过抑制血小板钙调蛋白而抑制磷酸二酯酶的活性,从而增加血小板内 cAMP 含量,发挥抑制血小板作用。黄芪抑制血小板集聚和解聚作用,以及扩张血管、改善微循环等作用是其"益气活血"功效的药理作用基础。

(2)促进造血功能:在中医学传统理论中气血相生的指导下,使用黄芪益气以助生血,临床收到满意效果。现代药理研究发现,黄芪可直接提高骨髓造血功能,促进血细胞的生成、发育和成熟,使红细胞、白细胞、网织红细胞和巨核细胞数量低下的动物恢复正常。黄芪的造血作用的产生,是通过抑制磷酸二酯酶活性,使细胞内 cAMP 含量增加,从而激活了磷酸化酶,促进骨髓造血干细胞的增殖分化,生长旺盛。黄芪多糖是其造血活性成分。

5. 对泌尿系统作用

(1)利尿:传统用黄芪益气利尿消肿,主治气虚水肿。实验证明黄芪煎剂或浸膏对人与动物均有明显利尿作用。黄芪对血清性肾炎的发病有预防作用,可降低尿中蛋白量,延迟尿蛋白与高胆固醇血症的发生。

(2)改善肾功能:黄芪可明显改善肾衰动物的肾功能和肾脏局部血流动力学异常,改善肾实质细胞代谢,使血肌酐下降。

6. 调节内分泌 黄芪可使血浆皮质醇的含量增高,肾上腺重量增加。黄芪的抗应激作用与增强肾上腺皮质的分泌能力有关。黄芪有促雌激素样作用,可延长小鼠动情期。黄芪有改善物质代谢作用,对胰岛素性低血糖动物有升高血糖的趋势,降低糖尿病动物血糖和糖化血红蛋白水平。

7. 抗病原微生物 黄芪能抗病毒,并对多种细菌有抑制作用,这是黄芪"扶正祛邪,益卫固表"功效的药理作用基础之一。黄芪所含的生物碱、黄酮、苷类均有直接抑杀病毒的作用。黄芪还可通过增强机体对病毒的杀灭能力,如促进机体在病毒刺激下诱生干扰素,以及提高自然杀伤细胞(NK 细胞)的活性等,间接发挥抗病毒作用。黄芪水煎剂口服或滴鼻可保护小鼠免受Ⅰ型副流感病毒的感染。黄芪还对肺炎双球菌、溶血性链球菌及多种葡萄球菌、志贺菌属、白喉杆菌、炭疽杆菌等有抗菌作用。

8．其他药理作用

（1）抗衰老：黄芪能延长家蚕和果蝇的平均寿命，增加人胚肺二倍体细胞和乳鼠肾细胞体外培养传代数，并使每代细胞的存活时间延长，减缓培养细胞的衰老过程。黄芪能明显降低中老年小鼠脑中单胺氧化酶 -B 的活性，减轻由于衰老引起的该酶活性增高，提高中枢儿茶酚胺水平。

（2）抗氧化：黄芪能减少自由基生成，增加自由基清除，黄芪多糖和黄芪总黄酮可升高衰老大鼠下降的超氧化物歧化酶水平，降低血浆中过氧化脂质含量，减少脂褐素形成，并清除细胞中已形成的脂褐素。可对抗自由基增高引起的多种老年病如肿瘤、心脑血管疾病，对延缓衰老有重要临床价值。

（3）保肝作用：黄芪对小白鼠急性 CCl_4 中毒性肝炎具有保护肝脏的作用，可防止肝糖原减少。

（4）降低胃液及胃酸的分泌量：黄芪能预防大鼠幽门结扎法溃疡的发生，有抗溃疡病的作用，并可协同西咪替丁对胃黏膜产生保护作用。

（5）抗炎：黄芪皂苷有抗炎作用，对兔红细胞膜有稳定作用，能明显对抗组胺和 5-HT 引起的大鼠毛细血管通透性增加，并能减轻角叉菜胶引起的大鼠足肿胀。

【现代应用】

1．呼吸系统和免疫性疾病　黄芪或以黄芪为主的复方制剂广泛用于多种呼吸系统和免疫功能低下或免疫系统紊乱性疾病，如反复上呼吸道感染、慢性支气管炎、支气管哮喘、慢性肾炎、慢性肝炎、结核、肿瘤、白细胞减少、过敏性鼻炎、过敏性紫癜、系统性红斑狼疮、器官移植抗排异反应等。

2．心脑血管病　黄芪与冠心Ⅱ号方合用，可增强活血化瘀作用，对不论有无气虚的冠心病、急性心肌梗死，均可提高疗效。用黄芪加附子组成的芪附汤对充血性心力衰竭有较强的强心、利尿效果。

3．肾炎　用黄芪配益母草治疗肾炎水肿，可消肿并能不同程度地减少尿蛋白。大剂量（每日达 100g）黄芪用于治疗慢性肾炎取得较好效果。黄芪注射液亦可改善慢性肾炎患者的肾功能，降低尿蛋白，调节细胞免疫与体液免疫。对原因不明的水肿，以生黄芪配车前子、汉防己为佳，方如防己黄芪汤。

4．病毒性疾病　黄芪或玉屏风散可减少病毒性感冒患者的发病次数。黄芪对于病毒性心肌炎亦有较好效果。配合麻疹疫苗使用，可促进乙型肝炎患者 HBsAg 转阴和 HBeAg 转阴。

5．消化系统疾病　以黄芪为主的复方用于治疗消化性溃疡、慢性胃炎、慢性结肠炎、小儿肠吸收功能障碍，方如黄芪建中汤。

6．衰老　黄芪用于各种滋补剂中，能改善年迈体衰者的衰弱症状。宜与女贞子、人参、党参、当归、鹿茸、制首乌、枸杞子、刺五加、淫羊藿等具有抗衰老作用的药物同用。

【不良反应】　治疗量毒性很低，很少发生不良反应。使用剂量过大时可引起中毒，出现玫瑰疹等皮肤症状，以及恶心呕吐、大小便失禁等消化道损伤症状；严重者出现发热、血压升高、双侧瞳孔不等大、呼吸急促、抽搐、神昏、烦躁不安，甚至死亡等全身表现。

甘草　Gancao

【来源采制】　本品为豆科植物甘草 *Glycyrrhiza uralensis* Fisch.、胀果甘草 *Glycyrrhiza inflata* Bat. 或光果甘草 *Glycyrrhiza glabra* L. 的干燥根及根茎。于春、秋二季采挖，除去须根，晒干。生用或蜜炙用。

【主要成分】　主要成分为甘草酸，黄酮类。此外，甘草尚含甘草西定、异甘草醇、类雌激素物质、甘草利酮、阿魏酸、多种氨基酸、糖类、微量元素等。

【性味归经】　味甘，性平；归心、肺、脾、胃经。

【功能主治】 具有补脾益气,清热解毒,祛痰止咳,缓急止痛,调和诸药的功效。用于脾胃虚弱,倦怠乏力,心悸气短,咳嗽痰多,脘腹、四肢挛急疼痛,痈肿疮毒,缓解药物毒性、烈性。

【药理作用】

1. 解毒 甘草对毒蝇蕈中毒、药物中毒(敌敌畏、毒鼠强、顺铂、巴比妥、士的宁等)均有一定的解毒作用,能降低毒性及死亡率,缓解中毒症状。甘草有类似阿托品样作用,可以通过抗乙酰胆碱而产生解毒作用;炙甘草能使附子对心肌的毒性降低,其作用的有效成分是甘草酸。甘草酸对毒物还可以产生吸附作用,其解毒强弱与甘草酸的吸附率成正比。甘草酸、甘草次酸及甘草浸膏有肾上腺皮质激素样作用,可提高机体对毒物的耐受力。甘草生物碱可以沉淀毒物,减少毒物吸收。

2. 止咳、祛痰 甘草浸膏口服可覆盖保护咽部黏膜,缓和炎症的刺激,达到止咳作用。甘草次酸、胆碱盐对豚鼠电刺激神经性咳嗽有明显的镇咳作用。甘草还能促进支气管和咽部黏膜分泌,使痰容易咳出。

3. 肾上腺皮质激素样作用 甘草能促进水钠潴留,排钾增加,呈现盐皮质激素样作用;又能使大鼠肾上腺重量增加,胸腺萎缩,尿中游离型 17- 羟皮质酮增加,降低血嗜酸性粒细胞和淋巴细胞数,显示糖皮质激素样作用;甘草酸与甘草次酸有促肾上腺皮质激素样作用,18β-H 型甘草次酸具有直接皮质激素样生物活性,并可促进皮质激素的合成;复方甘草酸治疗原发性干燥综合征有效。

4. 抗炎 甘草中的异甘草素和甘草素对透明质酸酶的活性和由免疫刺激所诱导的肥大细胞的组胺释放都有抑制作用。甘草酸选择性抑制环氧合酶、脂氧酶,减少花生四烯酸代谢产物前列腺素、白三烯等炎性介质的产生而具有抗炎作用。甘草酸对肝脏内的甾体激素代谢酶有强亲和力,抑制泼尼松和醛固酮在肝内的灭活,从而减缓了皮质激素的代谢速度,间接发挥作用。甘草次酸对大鼠的棉球肉芽肿、甲醛性水肿、结核菌素反应、皮下肉芽囊肿性炎症、角叉菜胶水肿均有抑制作用。甘草酸铵、甘草次酸钠能有效地影响皮下肉芽囊肿性炎症的渗出期及增生期,其抗炎强度弱于或接近于可的松。

5. 调节免疫 甘草酸具有 T 细胞活化调节作用,γ 干扰素诱生作用,能促进 NK 细胞活化,促进胸腺外 T 细胞分化等作用。另外,由于甘草酸同时具有类固醇样作用,因此,它具有双向免疫调节作用。

6. 抗病原微生物 甘草黄酮类可抑制金黄色葡萄球菌、酵母菌、链球菌及真菌等。甘草查耳酮 A 还可以抑制杜氏利什曼原虫和硕大利什曼原虫的体前鞭毛和无鞭毛的生长。在体外研究中发现,甘草酸对肝炎病毒、人类免疫缺陷病毒、单纯疱疹病毒等有明显的抑制作用。

7. 对消化系统作用

(1)抗溃疡:甘草浸膏、甘草提取物对大鼠结扎幽门或组胺所致的实验性溃疡均有明显的抑制作用。甘草浸膏灌胃后能直接吸附胃酸;十二指肠直接给药对急性或慢性胃瘘及幽门结扎的大鼠,能抑制其基础胃酸分泌量。甘草抗消化性溃疡的作用机制有抑制胃液、胃酸分泌;增加胃黏膜细胞的己糖胺成分,保护胃黏膜;促进消化道上皮细胞再生等。

(2)保肝:甘草酸对慢性肝炎有显著的降酶效果,其作用机制可能是通过抑制磷脂酶 A_2 对肝细胞膜有直接保护作用。甘草酸还有抗肝炎病毒、改善肝功能的作用。

(3)缓解胃肠平滑肌痉挛:甘草解痉作用的主要有效成分是黄酮类化合物,如甘草素、异甘草素对乙酰胆碱、氯化钡、组胺引起的肠管痉挛性收缩有明显解痉作用,与芍药苷合用有明显的协同作用。

8. 抗心律失常 炙甘草提取液、甘草总黄酮等对多种因素诱发的动物心室颤动等心律失常有抑制作用,可延长其潜伏期,减少其发生率。

9. 抗肿瘤 体内外抗肿瘤药理模型的研究中,甘草酸对不同肿瘤细胞株均显示了较强的细胞毒作用。甘草酸和甘草次酸均能防止化学致癌物质引起的肝脏病变,预防肝癌的发生。

【现代应用】

1. 解毒　甘草可以解各种食物中毒、药物中毒、化学物质中毒。

2. 消化性溃疡　甘草流浸膏、生胃酮钠（甘草次酸琥珀酸半酯二钠盐）及甘草锌对胃、十二指肠溃疡疗效较好。

3. 咳嗽　甘草浸膏、甘草流浸膏等可用于治疗感冒、支气管炎等引起的咳嗽。

4. 肝脏疾病　以甘草酸为主要成分的药物，用于急性或慢性肝炎、肝硬化、肝癌具有明显的疗效。

5. 抗心律失常　炙甘草提取液、甘草总黄酮用于心室颤动等心律失常疗效好。

6. 皮肤病　甘草霜剂、复方甘草酸苷外用于皮炎、湿疹、紫癜等。

【不良反应】　甘草具有很强的肾上腺皮质激素样作用。长期大量服用甘草可引起水肿、高血压、低血钾、假醛固酮症，以及头痛、眩晕、心悸、心源性喘息等副作用。

白术　Baizhu

【来源采制】　本品为菊科植物白术 *Atractylodes macrocephala* Koidz. 的干燥根茎。冬季下部叶枯黄、上部叶变脆时采挖，除去泥沙，烘干或晒干，再除去须根。生用或土炒、麸炒用。

【主要成分】　主要含挥发油和白术多糖，还含有果糖、氨基酸等。

【性味归经】　味苦、甘，性温；归脾、胃经。

【功能主治】　具有健脾益气，燥湿利水，止汗，安胎的功效。用于脾虚食少，腹胀泄泻，痰饮眩悸，水肿，自汗，胎动不安。

【药理作用】

1. 对胃肠功能的影响

（1）兴奋胃肠平滑肌：用蓝色葡聚糖2000（BD2000）作为小鼠胃肠内标记物，以白术煎剂灌胃给药15分钟后取材，发现该色素于胃内的残留率明显低于对照组，小肠内的推进距离则明显高于对照组，证实白术煎剂有明显促进小鼠胃排空及小肠推进功能的作用。通过白术对动物小肠运动的作用机制的研究，发现浓度为 0.1μmol/L 的白术水煎剂可轻度抑制离体豚鼠回肠的收缩；较高浓度的白术水煎剂则能显著加强豚鼠离体回肠的收缩，并呈量效关系。白术煎剂对小鼠胃肠推进炭末胶体液有明显加强作用；阿托品能明显抑制白术的兴奋作用；酚妥拉明可部分拮抗白术的兴奋效应；普萘洛尔对白术的兴奋效应影响不大。大剂量白术水煎剂能促进动物的胃肠运动，随剂量加大而作用加强，这种效应主要通过 M 胆碱能受体介导。

（2）抗溃疡：白术丙酮提取物经十二指肠给药对幽门结扎大鼠胃液分泌量有抑制作用，升高胃液 pH，降低胃液酸度，减少胃酸及胃蛋白酶的排出量，对胃蛋白酶活性有抑制倾向；经口灌胃给药对盐酸 - 乙醇所致大鼠胃黏膜损伤程度有明显的减轻作用，抑制大鼠胃排空，并对小肠输送功能有促进作用。

2. 对免疫功能的影响　白术多糖（PAM）在一定的浓度范围内能单独激活或协同 ConA/PHA 促进正常小鼠淋巴细胞转化并能明显提高 IL-2 分泌的水平，PAM 对氢化可的松造成的免疫抑制小鼠淋巴细胞的增殖功能有恢复作用。白术多糖对淋巴细胞的调节与 β 肾上腺素受体激动剂异丙肾上腺素相关。白术、薏苡仁、黄芪、女贞子联合应用对小鼠的玫瑰花结形成率、淋巴细胞转化率、巨噬细胞吞噬率和抗体溶血素均有明显增加，临床对免疫功能低下的儿童使用后玫瑰花结形成率、淋巴细胞转化率亦有明显增加。

3. 对泌尿系统作用

（1）利尿：白术水煎剂和流浸膏灌胃或静脉注射对大鼠、家兔、犬具有明显而持久的利尿作用。对不麻醉的狗静脉注射煎剂，尿量可增加 9 倍以上，并可持续 5 小时以上；灌胃给药，尿量可增加 2～3 倍,并可持续 6～7 小时以上。

(2)延缓肾脏衰老作用:50% 白术煎剂灌胃给药 6 周,对老年小鼠(18 月龄以上,体重 45g 以上)肾脏结构(包括肾小体数量、大小,硬化肾小体比例,肾小囊腔宽,滤过屏障基膜厚度及足细胞裂孔隙宽)有明显改善,与幼年小鼠(3 月龄,体重 15～20g)肾脏结构相近,表明白术有延缓老年小鼠肾脏衰老作用。

4.安胎 白术醇提取物与石油醚提取物对未孕小鼠离体子宫的自发性收缩及对催产素、益母草引起的子宫兴奋性收缩均呈显著抑制作用,并随药物浓度增加而抑制作用增强,存在量效关系。白术醇提取物还能完全拮抗催产素对豚鼠在体怀孕子宫的紧张性收缩,白术水提取物对离体子宫的抑制作用较弱。实验结果提示白术对子宫平滑肌具有直接作用,且安胎主要成分可能是脂溶性的。

5.抗诱变 白术可明显提高人外周血淋巴细胞姐妹染色单体互换(SCE)值,具有明显抗诱变效应。

【现代应用】

1.肝硬化腹水 用白术 30～60g。治迁延性肝炎用白术 30g;治原发性肝癌用 60～100g。苔腻或薄,有脾虚湿阻证者用焦白术;舌红少津或光剥,是真阴亏损之证,宜用生白术。并随证加减配用相应药物,收到较好疗效。

2.小儿流涎症 生白术 10g,切碎放小碗中,加适量水,蒸汁,或再加食糖少许,分次灌服,治婴幼儿流涎效良。

3.梅尼埃病 炒白术、泽泻、炒薏苡仁各 30g,水煎,每日 1 剂,分 3 次服,防治梅尼埃患者每获良效。

当归 Danggui

【来源采制】 本品为伞形科植物当归 *Angelica sinensis* (Oliv.) Diels 的干燥根。秋末采挖,除去须根和泥沙,待水分稍蒸发后,捆成小把,上棚,用烟火慢慢熏干。以外皮色黄棕、肉质饱满、断面色白者为佳。切片生用或经酒拌后炒用。

【主要成分】 主要含挥发油和水溶性成分。另含蔗糖和多种氨基酸、倍半萜类化合物、维生素及无机元素。

【性味归经】 味甘、辛,性温;归肝、心、脾经。

【功能主治】 具有补血活血,调经止痛,润肠通便的功效。用于血虚萎黄,眩晕心悸,月经不调,经闭痛经,虚寒腹痛,风湿痹痛,跌仆损伤,痈疽疮疡,肠燥便秘。酒当归活血通经。用于经闭痛经,风湿痹痛,跌仆损伤。

【药理作用】

1.对血液与造血系统作用

(1)促进造血功能:当归能促进外周血红细胞、白细胞、血红蛋白等含量增加;对化学药物、放射线照射引起的骨髓造血功能抑制,其作用更为显著。当归多糖是促进造血功能的主要有效成分,从基因水平和蛋白质水平上促进造血调控因子的合成和分泌,进而促进髓系多向性造血祖细胞、晚期红系祖细胞、粒单系造血祖细胞的增殖分化。当归多糖对恢复由 ^{60}Co、苯肼所致骨髓抑制的贫血小鼠红细胞、血红蛋白、白细胞和股骨有核细胞数有显著促进作用。当归水浸液给小鼠口服能显著促进血红蛋白和红细胞的生成。对小鼠造血干细胞、小鼠与人髓系造血祖细胞的增殖分化均有显著促进作用。

(2)防治血栓形成:临床急性脑血栓患者经当归治疗后,血液流变性明显改善,血液黏滞性降低,血浆纤维蛋白原含量降低,凝血酶原时间延长,红细胞及血小板电泳时间缩短。当归挥发油成分正丁烯基苯酚和藁本内酯有抑制血小板聚集的作用。阿魏酸钠能明显抑制血小板聚集。当归水煎液、水提醇沉组分、阿魏酸钠静脉注射或口服均能抑制由胶原、二磷酸腺苷诱导的血小板聚集作用,是当归对血栓 - 栓塞性疾病有治疗作用的药理学基础。

2. 增强免疫功能　当归及其成分当归多糖、阿魏酸钠均有增强机体非特异性免疫和特异性免疫功能。

（1）增强非特异性免疫功能：当归多糖、当归水浸液能明显提高机体腹腔巨噬细胞吞噬能力。对正常小鼠和免疫抑制小鼠巨噬细胞吞噬功能均有增强作用。当归、当归多糖及阿魏酸钠静脉注射也可明显提高单核细胞对染料的廓清率。

（2）增强特异性免疫功能：当归对正常人淋巴细胞转化和小鼠 T 淋巴细胞增殖有促进作用。当归多糖能增加抗 T 细胞依赖性抗原的溶血空斑形成细胞（PFC）数,以及抗 T 细胞非依赖性抗原的 PFC 数量。当归多糖和当归内酯可明显促进体外培养的小鼠脾细胞增殖,并明显促进鼠胸腺细胞对抗原的应答。当归多糖腹腔注射能显著增加 IgM 及 PFC,而皮下注射或静脉注射对抗体的产生无明显增强作用。当归多糖可提高 E 花环形成率及酸性 α- 萘酚醋酸酯酶染色阳性率。小鼠灌服当归水煎液可明显提高绵羊红细胞（SRBC）抗体溶血素产生和血清中抗体效价。

（3）增强其他免疫作用：当归有良好的干扰素诱导活性,能促进小鼠 IL-2 的产生,并显著增加红细胞的免疫黏附作用。当归多糖可以促进巨噬细胞释放 NO、TNF-α 及活性氧（ROS）等细胞效应因子。

3. 抗氧化及衰老　当归可改善 D- 半乳糖诱导的亚急性衰老小鼠,明显提高小鼠大脑皮质中 SOD 活性、Ca^{2+}-ATP 酶活性,降低脂褐素含量,其抗氧化及抗衰老作用具有量效关系。

4. 对心血管系统作用

（1）调血脂、抗动脉硬化：阿魏酸具有抑制肝脏合成胆固醇的作用,可竞争性抑制肝细胞中合成胆固醇的限速酶甲羟戊酸 -5- 焦磷酸脱羟酶活性,产生"他汀类"作用,使肝脏内胆固醇合成减少,进而使血浆胆固醇含量下降。当归能通过抗氧化和自由基清除,以及防治血栓 3 种途径发挥其抗动脉粥样硬化的作用。

（2）保护心肌：当归中的有机酸具有抗心肌缺血作用。当归、当归水提物、阿魏酸能使实验动物冠脉血流量明显增加,缓解垂体后叶素引起的心肌缺血。静脉注射当归注射液可使心肌梗死面积缩小,缺血性心电图得到改善。当归降低心肌耗氧量,对缺血再灌注引起的心肌损伤有保护作用。

（3）抗心律失常：当归有抗心律失常作用,当归煎剂和流浸膏对离体心脏有抑制作用,能延长离体兔心动作电位不应期。静脉注射当归注射液对肾上腺素引起的快速型心律失常和乙酰胆碱诱发的缓慢型心律失常均有一定对抗作用。腹腔注射当归注射液对大鼠心肌缺血再灌注时的心律失常有明显的保护作用。当归乙醚提取物有奎尼丁样作用,对人工心房纤维颤动有治疗作用。

（4）扩张血管、降门脉压：当归液静脉注射对麻醉犬冠状血管、脑血管、肺血管及外周血管均有扩张作用,同时使外周血流量增加,血管阻力降低。当归挥发油是其血管平滑肌解痉作用的主要活性成分,其中藁本内酯活性最强。当归能降低门脉压,可使肝硬化患者门脉血流动力学发生显著改善,肝静脉嵌塞压及肝静脉压力梯度显著下降,门静脉和脾静脉血流量显著减少,并具有起效快、持续时间长、降压幅度大的特点。

5. 调节子宫平滑肌　当归对动物子宫平滑肌可产生兴奋和抑制两种作用：当归挥发油及阿魏酸具有抑制子宫平滑肌收缩作用;水溶性及醇溶性的非挥发油成分具有兴奋子宫平滑肌作用。对于在体子宫,不论当归挥发油还是非挥发性成分静脉注射,均产生兴奋作用。当归挥发油对离体子宫的抑制作用出现迅速而持久,使子宫节律性收缩减少,高浓度时可使子宫收缩完全停止;当归醇浸膏引起子宫平滑肌兴奋,大剂量时会引发子宫强直性收缩。

当归对子宫的作用与子宫所处状态有关。当归水煎液可使未加压的子宫收缩力轻度抑制；而当子宫加压时（类似妊娠子宫），相同剂量的当归水煎液可使子宫收缩由无节律变为有节律，收缩力加强，收缩频率减慢。子宫平滑肌痉挛性收缩是痛经产生的主要病理学基础，当归对子宫平滑肌的抑制作用可能是其治疗痛经的药理作用基础。对于崩漏、产后恶露不尽等伴有子宫收缩不全的病理状态，当归可因其兴奋子宫作用而使之得到改善。此外，当归腹腔注射能促进卵泡细胞的增殖和分化，此作用与调经功能有关。

6. 抗肿瘤、抗辐射、抗组织损伤 当归多糖对动物移植性肿瘤有一定的抑制作用，如对艾氏腹水瘤、Lewis 肺癌、腹水型肝癌等均有抑制生长作用，能延长荷瘤小鼠的生存期。当归多糖可对抗小鼠因 ^{60}Co 照射引起的骨髓造血功能损伤和免疫功能降低。当归可使受辐射的卵巢功能提前进入恢复期，避免卵泡细胞和卵母细胞损伤。当归对神经损伤、肌肉萎缩及关节软骨损伤均有一定的保护作用。

7. 保肝、利胆 当归有保护肝细胞和促进肝功能恢复的作用。当归对小鼠急性 CCl_4 中毒性肝损伤有保护作用，可使炎症反应明显减轻，血清氨基转移酶下降。当归能改善多项组织化学性肝损伤，增强肝糖原、葡萄糖 -6- 磷酸酶、5'- 核苷酸酶、三磷酸腺苷酶及琥珀酸脱氢酶的活性，而有助于肝细胞功能的恢复。当归煎剂有保护肝脏和防止肝糖原降低的作用。小鼠喂食含 5% 当归粉末饲料后，可使肝脏耗氧量增加。当归水提物、挥发油或阿魏酸钠对大鼠胆汁分泌有明显促进作用，能增加胆汁中固体物及胆酸的排泄量。体外试验表明当归能促进肝细胞蛋白质、DNA 及 RNA 的合成。

8. 保护神经系统 当归注射液可加速全脑缺血后海马区神经再塑和结构重建。当归注射液能够减弱缺氧对在体神经干细胞的刺激，发挥对神经干细胞的保护作用。当归萃取液对因缺氧、缺血所致的神经元 N- 甲基 -D- 天冬氨酸受体（NMDA 受体）功能异常增高呈现抑制作用而保护神经元。

9. 抗炎 当归注射剂可明显抑制血吸虫虫卵诱发的肉芽性炎症反应。当归对急性渗出性炎症有较显著的抑制作用，对小鼠腹腔毛细血管通透性增高，二甲苯所致小鼠耳肿胀率，角叉菜胶、甲醛或蛋清所致小鼠足肿胀均有明显抑制作用。当归抗炎作用机制包括降低毛细血管通透性、抑制前列腺素 E_2（PGE_2）合成以及 5-HT 释放等几方面。

10. 平喘 藁本内酯及正丁烯夫内酯可松弛支气管平滑肌，对抗组胺、乙酰胆碱引起的支气管痉挛，有显著平喘作用。

【现代应用】

1. 血液疾病 当归是治疗失血性贫血、骨髓造血功能障碍、血小板减少症、白细胞减少、红细胞减少、血红蛋白减少等各种血液疾病的首选药物。常配伍黄芪、熟地黄、制首乌、紫河车、人参、三七等益气或养血药。

2. 心律失常 以当归注射液静脉推注或静脉滴注，或口服当归糖浆，治疗心律失常，对冠心病引发室性期前收缩疗效最好，对病态窦房结综合征及心房颤动也有一定疗效，但对房室及室内传导异常无效。

3. 血栓闭塞性脉管炎 可用当归注射液静脉注射治疗。

4. 肝脏疾病 当归丸用于慢性迁延性肝炎、慢性活动性肝炎、肝硬化。当归粉治疗上消化道出血 50 例，有效率 88%。

5. 妇科病 当归芍药散用于治疗产后恶露不尽、阴道出血不止。治疗痛经、月经不调、不孕，可当归单用，或配伍川芎的佛手散，或者用四物汤、桃红四物汤等。

6. 疼痛 当归注射液穴位注射，治疗偏头痛、头痛、腰腿痛、腰肌劳损、肌肉风湿、四肢关节扭伤、关节炎及各种神经痛有较好效果。当归注射液用于胸外科手术后止痛，也用于人工流产术前肌内注射。

7. 皮肤病 当归粉冲服,治疗儿童带状疱疹。0.5%当归注射液耳穴注射,治疗湿疹、荨麻疹。2%当归注射液及2%普鲁卡因各4ml混合注入穴位,治疗牛皮癣。复方当归注射液肌内注射,治疗多形红斑。

熟地黄 Shudihuang

【来源采制】 本品为玄参科植物地黄 *Rehmannia glutinosa* Libosch. 的新鲜或干燥块根的炮制加工品。秋季采挖,除去芦头、须根及泥沙,为鲜地黄;将地黄缓缓烘焙至约八成干,为生地黄;生地黄熏蒸或酒炖后干燥,为熟地黄。

【主要成分】 含环烯醚萜苷类,如梓醇。含多种氨基酸、地黄低聚糖、甘露醇、地黄素、β-谷甾醇、菜油甾醇及微量元素。

【性味归经】 味甘,性微温;归肝、肾经。

【功能主治】 具有补血滋阴,益精填髓的功效。用于血虚萎黄,心悸怔忡,月经不调,崩漏下血,肝肾阴虚,腰膝酸软,骨蒸潮热,盗汗遗精,内热消渴,眩晕,耳鸣,须发早白。

【药理作用】

1. 促进造血和凝血 熟地黄水煎剂对骨髓造血系统有促进作用,可升高外周白细胞数,对失血性贫血小鼠可促进红细胞、血红蛋白的恢复,加快多功能造血干细胞、骨髓红系造血祖细胞的增殖、分化作用。醇提液对小鼠粒系祖细胞的生长有促进作用。地黄多糖可促进正常小鼠骨髓造血干细胞的增殖,并能促进粒单系祖细胞和早期、晚期红系祖细胞的增殖和分化。熟地黄能显著抑制肝脏出血性坏死及单纯性坏死,能缩短凝血酶时间,有促进凝血的作用。生地、生地炭、熟地、熟地炭均有止血作用,且无显著性差异。

2. 增强免疫 熟地黄制剂、提取物及其成分对机体的免疫功能均有增强作用。熟地黄对猕猴细胞免疫功能和红细胞膜稳定性均有明显增强作用。熟地黄醚溶性物质同氢化可的松作用相似,均可引起小鼠外周血液中T淋巴细胞的减少。地黄提取液还能增强病毒诱生人白细胞干扰素的作用。熟地黄醇提取物给小鼠灌服,对受角叉菜胶抑制的巨噬细胞功能有明显的保护作用。地黄多糖在体内外试验中,能明显提高正常小鼠T淋巴细胞的增殖反应能力,促进IL-2的分泌,显示了明显的免疫调节活性。

3. 抗氧化、抗衰老 熟地黄能增强老龄动物细胞免疫功能和恢复老龄动物IL-2的表达能力,具抗衰老作用。给小鼠灌服熟地黄水煎液,可明显增强血清中谷胱甘肽过氧化物酶的活性,抑制脂质过氧化作用,降低过氧化脂质含量。灌服熟地黄三氯甲烷、乙醇或水提液,可提高衰老模型小鼠脑组织超氧化物歧化酶活性;熟地黄三氯甲烷提取液还能降低脑内MDA含量,有延缓大脑衰老的作用。熟地黄水提液还能显著提高小鼠红细胞 Na^+-K^+-ATP 酶活性和降低心肌 LPO 含量,提高 GSH-Px 的活性。熟地黄梓醇能明显促进大鼠脑缺血灶周围皮质神经元轴突芽生和树突分叉,增加树突棘密度。

4. 降低血压 酒制熟地黄及蒸制熟地黄均有显著的降压作用,可使收缩压和舒张压显著下降。分别给犬酒熟地和蒸熟地煎剂,降压强度无显著差异。熟地黄水提液对于急性实验性高血压有明显降压作用,能改善高血压引起的左心室高压、心肌劳损、心肌供血不足,缓解血压升高引起的头晕、头痛、失眠、手足麻木、心悸等临床症状。其降低血压的机制可能与利尿而减少回心血量,抑制心脏,减慢心率,减少心输出量有关。

5. 调血脂 服用蒸熟地可使血中胆固醇、甘油三酯含量下降。熟地黄的降脂作用以降胆固醇为主。其作用强度与氯贝丁酯、考来烯胺相似。而酒熟地则无此作用。

6. 降低血糖 静脉注射熟地黄水提醇沉组分,对正常及链脲佐菌素诱导的高血糖小鼠均有显著降血糖作用。该组分能刺激胰岛素分泌,并降低正常大鼠肝脏的糖原含量。熟地多糖能提高阴虚小鼠肝脏糖原的含量。熟地黄复方可以治疗 2 型糖尿病,能显著改善糖尿病临床症状,改善血脂、血液流变学指标,调节血清胰岛素异常。地黄低聚糖可明显降低四氧嘧啶型糖尿病大鼠高血糖水平,增加肝糖原含量,降低肝葡萄糖 -6- 磷酸酶活性,同时对生理性高血糖状态也有一定的调节作用。

7. 抗甲状腺功能亢进　熟地黄水煎剂灌胃可使甲状腺功能亢进型阴虚模型大鼠血浆中 T_3、T_4 浓度改变,使 T_3 降低,T_4 升高,并使血浆中醛固酮含量升高,使 24 小时饮水量及尿量明显减少,降低高代谢状态使体重减轻得到缓解。提示熟地黄不仅能改善阴虚症状,并能调节异常的甲状腺激素状态。

8. 促肾上腺皮质功能　熟地黄能兴奋垂体 - 肾上腺皮质功能,促进肾上腺皮质激素的合成,可对抗地塞米松对垂体 - 肾上腺系统的抑制作用,拮抗外源性可的松所造成的肾上腺皮质萎缩及功能低下。熟地黄提高机体适应性作用,与其兴奋垂体 - 肾上腺皮质功能有关。

9. 抗溃疡病　熟地黄水煎液十二指肠给药,能降低大鼠幽门结扎型胃溃疡的发生率和溃疡指数,抑制胃液量、总酸度及总酸排出量,呈一定的量效关系。

10. 其他　熟地黄浸膏液对麻醉犬有利尿作用,水提物具有抑制上皮细胞有丝分裂和增生的作用,熟地黄还具有抗炎、镇静作用。

【现代应用】

1. 高血压　酒制熟地黄及蒸制熟地黄治疗高血压。

2. 糖尿病　用地黄注射液静脉滴注或黄连地黄汤可治疗 2 型糖尿病。

3. 减轻放疗毒副反应　扶正膏(黄芪、地黄等组成)可减少放疗反应,并能升高白细胞。

4. 衰老　熟地黄还用于治疗退行性脊柱炎、骨质疏松、老年斑,以及白发、脱发、牙齿松动、阳痿、视力减退等。

5. 银屑病　熟地黄注射液肌内注射。

何首乌　Heshouwu

【来源采制】　本品为蓼科植物何首乌 *Polygonum multiflorum* Thunb. 的干燥块根。秋、冬二季叶枯萎时采挖,削去两端,洗净,个大的切成块,干燥。以体重质坚实,粉性足者为佳。去两端,洗净,切片,干燥,用黑豆汁拌匀,蒸至呈棕褐色,晒干,为制何首乌。

【主要成分】　主要含有磷脂类、蒽醌类、葡萄糖苷类。还含有 β- 谷甾醇、胡萝卜素、没食子酸及多种微量元素等。

【性味归经】　味苦、甘、涩,性微温;归肝、心、肾经。

【功能主治】　具有解毒,消痈,截疟,润肠通便的功效。用于疮痈,瘰疬,风疹瘙痒,久疟体虚,肠燥便秘。

【药理作用】

1. 抗氧化、抗衰老　体内试验发现何首乌提取物能明显抑制大鼠喂食过氧化玉米油而导致肝脏脂质过氧化物进一步产生和积累,防止组织细胞受损。制首乌水提液可增强老年小鼠脑和肝脏 SOD 活性,改善脂质代谢以延缓衰老。饲喂制首乌提取液,可延长果蝇二倍体细胞的生长周期,明显延长果蝇的寿命。何首乌水煎液能降低老年小鼠脑内单胺氧化酶活性,提高脑组织中 5-HT、NA 和 DA 含量,长期服用能改善老年大鼠纹状体多巴胺能神经系统功能。体外试验,制首乌提取物明显抑制乙醇脱氢酶(ADH)及烟酰胺腺嘌呤二核苷酸磷酸(NADPH)升高。二苯乙烯苷是何首乌中主要的生物活性成分,能明显提高学习记忆能力,降低脑皮质 IL-6 的含量,具有神经保护作用。

2. 调节内分泌系统　制首乌水煎液灌胃,可使小鼠肾上腺重量明显增加。何首乌还有类似肾上腺皮质功能的作用。制首乌能促进饥饿小鼠的肝糖原积累，使肝糖原明显增加，对家兔的血糖影响呈一定的时相性，服药 1 小时后先升高，6 小时后逐渐下降至正常水平。

3. 调节免疫　制首乌具有提高机体细胞免疫与体液免疫功能。何首乌水煎醇提物对小鼠 T 淋巴细胞及 B 淋巴细胞免疫功能均有增强作用，对前者作用更为明显。正常小鼠腹腔注射何首乌提取物可提高由 ConA 诱导的胸腺和脾脏的 T 淋巴细胞增殖反应；皮下注射可显著增加正常小鼠脾脏抗体形成数。

4. 补充微量元素　制首乌含有的卵磷脂在维持细胞的结构完整和功能方面有重要意义。老年人头发的钙含量下降，人灰白发中锰、钙含量较黑发低。何首乌含有丰富的锰、钙、铁、锌、铜、镍等元素，这与何首乌"乌须发"功能有一定联系。

5. 促进造血　制首乌提取物腹腔注射，可使小鼠骨髓造血干细胞数、粒 - 单系祖细胞及红系祖细胞数增加，还可提高外周血网织红细胞比例。

6. 对循环系统作用

（1）改善心血管功能：制首乌还可减慢心率、增加冠脉血流量、抗心肌缺血、扩张血管、缓解痉挛，使脑和头发等组织获得足够营养，使精力充沛、须发乌黑。

（2）降低血脂、抗动脉硬化：制首乌灌胃能显著降低高脂血症大鼠的血清总胆固醇及甘油三酯含量。制首乌醇提物给动脉粥样硬化模型鹌鹑灌胃，可显著升高血浆高密度脂蛋白胆固醇 / 总胆固醇（HDL-C/TC）的值，有抑制动脉粥样硬化病变的作用。

7. 对消化系统作用

（1）保肝：生首乌、制首乌和清蒸首乌水煎液均能对抗醋酸可的松引起的肝细胞脂肪蓄积；可降低 CCl_4 所致的肝脏肿大，使肝重降低。二苯烯化合物能抗过氧化玉米油所致的肝损伤和脂肪肝，降低血清谷丙转氨酶和谷草转氨酶水平。

（2）润肠通便：生首乌有较强的润肠通便作用，可促进实验动物肠管运动，导致排便次数增多，甚至出现腹泻现象。其有效成分为大黄酚。

【现代应用】

1. 衰老症　老人脱发、白发早衰，耳聋耳鸣，血管性痴呆等，可用何首乌丸，或何首乌片口服，或用七宝美髯丹，或以制首乌为主配伍枸杞子、菟丝子、杜仲、黄芪、当归、熟地黄、淫羊藿、巴戟天等防治衰老。

2. 高脂血症　何首乌片口服可调节血脂。

3. 老年人便秘　临床可辨证用生首乌配伍生地黄、当归、玄参、火麻仁、郁李仁、麦冬，或加入玉女煎使用。

4. 失眠　何首乌注射液肌内注射或首乌片口服治疗失眠。

【不良反应】　何首乌的不良反应多与用药剂量有关，使用量过大或用药时间过长时容易发生。主要引起肝损伤，表现为肝细胞损伤型，多为轻、中度黄疸。病情较轻，呈可逆性，发现症状，及时停药并进行保肝治疗，一般均可治愈。

▍白芍　*Baishao*　▍

【来源采制】　本品为毛茛科植物芍药 *Paeonia lactiflora* Pall. 的干燥根。夏、秋二季采挖，洗净，除去头尾和细根，置沸水中煮后除去外皮或去皮后再煮，晒干。生用或炒用、酒炒用。

【主要成分】　根含较多芍药苷，另含少量羟基芍药苷、芍药内酯苷、苯甲酰芍药苷及苯甲酸、鞣质、β- 谷甾醇、挥发油等。

【性味归经】　味苦、酸，性微寒；归肝、脾经。

【功能主治】　具有养血调经，敛阴止汗，柔肝止痛，平抑肝阳的功效。用于血虚萎黄，月经不调，自汗，盗汗，胁痛，腹痛，四肢挛痛，头痛眩晕。

【药理作用】

1. 镇静、抗惊厥 白芍具有显著的镇静、抗惊厥作用，是其平抑肝阳功效的药理作用基础之一。芍药注射液能抑制小鼠的自发活动，增强环己巴比妥钠的催眠作用。芍药苷大鼠脑室内注射可产生镇静作用。白芍总苷腹腔注射能对抗小鼠电惊厥，并能对抗士的宁引起的小鼠和大鼠惊厥，但对戊四氮所致小鼠的惊厥无影响。

2. 止痛 白芍总苷肌内注射，呈剂量依赖性地抑制小鼠热板痛反应。白芍总苷能加强吗啡、可乐定的镇痛效果，但纳洛酮对白芍总苷的镇痛作用无明显影响，提示白芍总苷的镇痛作用与阿片受体无关。

3. 调节子宫平滑肌 芍药苷对大鼠子宫平滑肌自发性收缩及催产素引起的收缩均有抑制作用，对小鼠离体子宫，低浓度呈兴奋作用，高浓度呈抑制作用。

4. 对消化系统作用

（1）保肝：白芍对化学性肝损伤有明显保护作用，能减轻肝细胞变性坏死程度。白芍水提液、白芍总苷对 CCl_4 或 D- 半乳糖胺引起的大鼠肝细胞损伤有显著的保护作用，对抗损伤剂引起的血清 GPT 升高、血清白蛋白下降及肝糖原含量降低。白芍醇提取物对黄曲霉毒素 B_1（AFB_1）引起的轻度大鼠急性肝损伤有预防或逆转作用，使血清乳酸脱氢酶（LDH）及其同工酶（LDH_5）的活性降低。

（2）缓解胃肠平滑肌痉挛：芍药苷对豚鼠离体小肠自发收缩活动有抑制作用，能降低肠管张力。芍药或芍药苷能对抗氯化钡引起的肠管收缩，对乙酰胆碱引起的肠管收缩无明显影响。

5. 增强免疫 白芍对免疫反应的多个环节都有调节作用。白芍总苷能拮抗环磷酰胺引起的 Ts 细胞数量减少，T_H/Ts 增高。白芍水煎液及白芍总苷在体内和体外均可明显提高腹腔巨噬细胞的吞噬功能，可促进脾细胞抗体的生成，对抗环磷酰胺引起的抗体生成减少，但对正常小鼠抗体生成及地塞米松引起的抗体生成抑制，无明显影响。

6. 抗心肌缺血 白芍水提物对实验性心肌缺血有保护作用，能延长异丙肾上腺素引起心肌缺血小鼠的存活时间，改善垂体后叶素所致心肌缺血心电图，增加小鼠心肌对 ^{86}Rb 的摄取率，增加心肌血流量。

7. 抗血栓 白芍总苷能抑制大鼠血小板聚集。白芍提取物有抗血栓作用，减轻血小板血栓的湿重，对抗 ADP 及花生四烯酸诱导的血小板聚集。

8. 抗应激 白芍对大鼠应激性胃溃疡及幽门结扎引起的胃溃疡均有保护作用，且能提高机体对缺氧、高温应激的抵抗能力，使动物存活时间明显延长。

9. 抗炎 白芍总苷对急性渗出性炎症及增生性炎症均有对抗作用。白芍提取物能抑制蛋清所致大鼠急性足肿胀和棉球肉芽肿。白芍总苷灌胃能抑制佐剂性关节炎大鼠滑膜白介素 -1（IL-1）、肿瘤坏死因子 -α（TNF-α）及前列腺素 E_2（PGE_2）的过度分泌，使功能恢复正常。

10. 抗菌、抗病毒 白芍煎剂体外对志贺菌属有抑制作用，对葡萄球菌、铜绿假单胞菌等也有一定抑制作用。白芍浸剂对某些致病性真菌也有抑制作用。白芍总苷有直接抗病毒作用。

【现代应用】

1. 肌肉痉挛 白芍对肌肉性痉挛综合征及面肌抽搐有一定疗效。

2. 偏头痛 白芍与川芎、甘草等合用，治疗偏头痛。

3. 眩晕 白芍可用于治疗眩晕症，可配伍天麻、半夏、白术、防风、钩藤等，或加入半夏白术天麻汤使用。

4. 乙型病毒性肝炎 白芍总苷治疗乙型肝炎，可使 HBV 标志物转阴，使乙型肝炎病毒复制指标阴转。

5. 类风湿性关节炎 白芍总苷连续服用 4 周，可缓解风湿病患者病情。

枸杞子 Gouqizi

【来源采制】 本品为茄科植物宁夏枸杞 *Lycium barbarum* L. 的干燥成熟果实。夏、秋二季果实呈红色时采收，热风烘干，除去果梗，或晾至皮皱后，晒干，除去果梗。

【主要成分】 主要含枸杞多糖、甜菜碱、类胡萝卜素及类胡萝卜素酯、维生素 C、莨菪亭，以及多种氨基酸、多种微量元素成分。此外，还含有玉蜀黍黄素、玉蜀黍黄素二棕榈酸、环肽、枸杞素及脑苷脂类等。

【性味归经】 味甘，性平；归肝、肾经。

【功能主治】 具有滋补肝肾，益精明目的功效。用于虚劳精亏，腰膝酸痛，眩晕耳鸣，阳痿遗精，内热消渴，血虚萎黄，目昏不明。

【药理作用】

1. 保护生精细胞 枸杞多糖可使实验损伤的小鼠睾丸曲精小管壁复层上皮恢复，而对照组曲精小管结构破坏严重，表明枸杞多糖对生精细胞具有一定的保护作用。

2. 增强免疫功能 枸杞子能增强非特异性免疫、细胞免疫和体液免疫。枸杞子可升高小鼠血清 IgG、IgM 及补体 C4 含量。枸杞子及其活性成分枸杞多糖等明显增加小鼠外周血 T 淋巴细胞数。枸杞子水提物、醇提取物能提高巨噬细胞的吞噬功能。枸杞多糖可抑制小鼠胸腺细胞凋亡模型的 DNA 片段化，还可阻止胸腺细胞内 Ca^{2+} 升高，可抑制地塞米松诱导的小鼠胸腺细胞凋亡。

3. 抗衰老 富硒枸杞具有较高的营养价值，与普通枸杞子相比有较强的抗脂质过氧化能力，是一种良好的抗氧化剂，能延缓衰老。大鼠血浆 SOD 活力随月龄增加而降低，LPO 含量则随月龄增加而升高；枸杞煎剂灌胃老年大鼠，可使大鼠降低的血浆 SOD 活力显著升高，增高的血浆 LPO 含量显著下降。枸杞还有提高衰老细胞 DNA 修复合成能力的作用，从而延缓衰老。大鼠血浆 T_3、T_4、皮质醇含量随月龄增加而降低，枸杞可以使之升高。枸杞子抗衰老作用与其抗氧化、提高机体免疫功能及提高 DNA 修复能力等作用有关。

4. 益智 枸杞乙醇提取物对 D- 半乳糖所致衰老小鼠学习记忆力下降有明显提高作用，并可减少心、肝、脑组织脂褐质浓度，提高红细胞、SOD 活力，表明枸杞改善记忆的作用与促进体内自由基的消除有关。

5. 保肝 枸杞多糖、甜菜碱等成分具有保肝作用。甜菜碱保肝的作用机制是因为甜菜碱在体内及肝内起到甲基供应体的作用。枸杞子水浸液对 CCl_4 导致的小鼠肝脏损伤有保护作用，降低氨基转移酶活性，抑制脂肪在肝细胞内沉积，并有促进肝细胞再生作用。

6. 降血脂 枸杞及枸杞多糖可显著降低实验性高脂血症家兔血清 TC 及 TG 含量。不同剂量枸杞子水煎液均能降低其血中 TC、TG、LDL-C 以及降低肝内 TC、TG 水平，呈明显的量效关系。其降脂机制可能与影响外源性脂类及肝内脂类代谢有关。

7. 降血糖 枸杞及其制剂对正常小鼠血糖无影响。枸杞多糖 -X 组分对实验性四氧嘧啶糖尿病模型家兔有明显的降血糖作用，使糖耐量曲线明显下移。枸杞多糖对糖尿病大鼠有显著的降糖效果，剂量越高，降糖效果越好，高剂量甚至与格列苯脲的降糖效果相近。枸杞多糖可以降低 2 型糖尿病患者的空腹血糖水平。枸杞多糖的降血糖机制与促进胰岛 B 细胞增殖、增加葡萄糖吸收、激活胰岛素抵抗、减轻氧化应激、改善葡萄糖代谢等有关。

8. 降血压 枸杞多糖可降低"二肾一夹法"导致的肾性高血压大鼠收缩压与舒张压，可降低模型大鼠增强的血管收缩反应，增加内皮依赖性舒张。

9. 抗肿瘤 枸杞子对实体肿瘤细胞的生长可产生显著的抑制作用。枸杞多糖能延长腹水型荷瘤（U_{14} 小鼠宫颈癌、S_{180} 纤维肉瘤）小鼠的生存时间，显著抑制实体型肿瘤的生长。枸杞多糖还能显著抑制人胃腺癌 MGC-803 细胞、人宫颈瘤 Hela 细胞和人肝癌 SMMC-7721 细胞的生长和增殖,抑制肿瘤细胞克隆的形成。枸杞多糖与环磷酰胺合用有明显的协同作用,可提高抑瘤率,增强疗效,拮抗其白细胞减少的不良反应。枸杞叶总黄酮可明显抑制人肝癌 HepG2 细胞的增殖,诱导细胞凋亡。

【现代应用】

1. 抗肿瘤 枸杞多糖口服辅助肿瘤治疗,可明显减少化疗放疗的副作用,提高生存质量。

2. 糖尿病 口服枸杞子用于降低血糖。

3. 高脂血症 用枸杞子、枸杞果液或其提取物。

4. 男性不育,精液异常不能生育 每晚嚼食枸杞子,可使部分患者精液转为正常。

麦冬 Maidong

【来源采制】 本品为百合科植物麦冬 *Ophiopogon japonicus* (L.f) Ker-Gawl. 的干燥块根。夏季采挖,洗净,反复暴晒、堆置,至七八成干,除去须根,干燥。生用。

【主要成分】 含多种甾体皂苷,包括麦门冬皂苷 A、B、C、D 等,其中以麦门冬皂苷 A 的含量最高。还含有 β- 谷甾醇、豆甾醇、高异黄酮类化合物、麦冬多糖、β- 谷甾醇 -β- 葡萄糖苷、氨基酸、维生素等。

【性味归经】 味甘、微苦,性微寒;归心、肺、胃经。

【功能主治】 具有养阴生津,润肺清心的功效。用于肺燥干咳,阴虚劳嗽,喉痹咽痛,津伤口渴,内热消渴,心烦失眠,肠燥便秘。

【药理作用】

1. 镇静、催眠、抗惊厥 麦冬煎剂及乙酸乙酯、正丁醇粗提物均具有镇静作用。麦冬与中枢抑制药有明显协同作用,麦冬煎剂对阈下催眠剂量的戊巴比妥钠有协同作用,增强其催眠效果,亦能加强氯丙嗪的镇静效应,可拮抗咖啡因引起的小鼠中枢神经系统兴奋作用,可延长二甲弗林引起的抽搐、强直性惊厥的动物存活时间,但不能使动物免于死亡。麦冬总皂苷及总多糖对阈下催眠剂量的戊巴比妥钠作用无明显影响。

2. 对心血管系统作用

(1) 强心、抗心律失常:麦冬可明显加强离体蟾蜍心脏的心肌收缩力,增加心输出量。小剂量麦冬总皂苷及总氨基酸均可使离体豚鼠心肌收缩力增强,冠脉血流量增加;大剂量则表现出负性肌力作用,抑制心肌收缩力,减少冠脉血流量。麦冬对氯化钡、乌头碱、肾上腺素、垂体后叶素等所致的心律失常均有改善作用。麦冬注射液可有效地预防或对抗由乌头碱、氯化钡所诱发的心律失常。结扎犬冠状动脉造成心律失常模型,采用麦冬注射液进行治疗,用药 24 小时后的室性心律失常发生率显著降低,电生理异常得到改善。

(2) 抗心肌缺血:麦冬可提高小鼠缺血心肌对低氧的耐受力,改善心肌营养性血流量。对异丙基肾上腺素所致大鼠心肌缺血和结扎冠脉所致心肌梗死大鼠、犬,山麦冬总皂苷、麦冬提取物、麦冬总皂苷及总多糖可显著增加心肌营养血流量,改善心肌缺血状态,缩小心肌梗死面积;能保护长时间游泳后造成小鼠的心肌细胞缺氧性损伤,对心肌亚微结构变化有显著改善作用。麦冬抗心肌缺血的机制可能与防止心肌细胞脂质过氧化及改善脂肪酸代谢有关,并呈一定的量效关系。

3. 抗休克 麦冬注射液可以改善失血性休克大鼠的左心室功能,能逆转失血大鼠心脏功能的抑制,改善循环而使血压回升,从而发挥抗休克作用。

4. 抗缺氧 麦冬煎剂及水提物、麦冬总氨基酸及糖类化合物均有较好的耐缺氧作用。麦冬总皂苷可极显著延长缺氧小鼠的存活时间。麦冬多糖可显著降低颈总动脉结扎所致脑缺血模型大鼠脑内乳酸含量,从而逆转缺血后酸中毒造成的各种损害。

5.预防血栓形成　麦冬能有效地减少自由基,增加 SOD 活性,稳定细胞膜,促进血管内皮细胞能量代谢,调节血管内皮细胞的分泌功能。麦冬提取液可显著降低大鼠血小板的聚集率,降低血黏度,从而预防中风。

6.增强免疫　麦冬可明显增强动物的体液免疫和细胞免疫功能。麦冬多糖可极显著地增加小鼠的脾脏重量,显著增强小鼠的炭粒廓清率,对小鼠血清溶血素的形成有明显促进作用,对家兔血红细胞具有凝集素样作用。麦冬可显著对抗由环磷酰胺引起的白细胞下降。麦冬须有促进抗体生成、延缓抗体消退和提高细胞免疫的作用,可明显提高接种 S_{180} 和 EAC 腹水癌细胞小鼠的白细胞和 T 细胞数量。

7.抗衰老　麦冬水煎液灌胃可对抗 *D-* 半乳糖引起的大鼠脑组织 SOD、肝组织谷胱甘肽过氧化物酶(GSH-Px)活性的显著降低及肝组织 MDA 含量的显著升高,提示麦冬能降低机体自由基反应而发挥抗衰老作用。

8.抗肿瘤及抗辐射　动物实验表明,麦冬皂苷 C 腹腔注射对艾氏腹水癌有抑癌活性,腹腔或皮下注射对 S_{180} 肉瘤有抑瘤活性,能提高因 $^{60}Co\ \gamma$ 射线照射而引发的白细胞下降,具有抗辐射作用。

9.降血糖　麦冬多糖对四氧嘧啶型糖尿病兔有降糖作用,可使肝糖原含量明显增加。对正常小鼠血糖浓度也有明显的降低作用,也能拮抗肾上腺素的升血糖作用,但对胰岛素浓度没有明显影响。

【现代应用】

1.失眠　临床处方可辨证选择配伍五味子、远志、酸枣仁、茯苓、川芎、丹参、刺五加、天麻、白芍、柴胡等,或用参麦饮,或加入酸枣仁汤。

2.心血管系统疾病　参麦注射液、麦冬煎剂、麦冬注射液治疗冠心病、心绞痛、心肌梗死、心律失常、房室传导阻滞、心力衰竭、休克有较好疗效。可以麦冬为主药治疗原发性低血压。

3.糖尿病　麦冬多糖胶囊治疗 2 型糖尿病患者,可降低空腹血糖和餐后血糖。

4.呼吸系统疾病　麦门冬汤可用于治疗老年慢性呼吸系统疾病见咳痰困难、慢性咽炎、咯血、喘息、肺不张、久咳不愈等属肺阴虚证者。

5.肿瘤　参麦注射液治疗晚期癌症患者,可明显提高癌症患者的免疫功能。

6.干燥综合征　用麦冬汤治疗,对病发初期患者效果更好。

生地黄　Shengdihuang

【来源采制】　本品为玄参科植物地黄 *Rehmannia glutinosa* Libosch. 的新鲜或干燥块根。秋季采挖,除去芦头、须根及泥沙,鲜用;或将地黄缓缓烘至约八成干。前者称"鲜地黄",后者称"生地黄"。

【主要成分】　主要含环烯醚萜类、单萜、苷类、糖类,苷类成分包括梓醇、桃叶珊瑚苷、地黄苷 A、地黄苷 B、地黄苷 C、地黄苷 D、益母草苷等,糖类如木苏糖、棉子糖、葡萄糖、蔗糖、果糖等,以及氨基酸、微量元素、有机酸等成分。

【性味归经】　味甘,性寒;入心、肝、肾经。

【功能主治】　具有清热凉血,养阴生津的功效。用于热入营血,温毒发斑,吐血衄血,热病伤阴,舌绛烦渴,津伤便秘,阴虚发热,骨蒸劳热,内热消渴。

【药理作用】

1.对肾上腺素能和胆碱能受体功能的影响　阴虚患者常有 β 肾上腺素受体 -cAMP 系统功能偏亢,M 胆碱受体 -cGMP 系统功能偏衰的现象。生地黄水煎液能明显改善甲状腺功能亢进辨证属阴虚患者交感肾上腺素能神经兴奋症状，使血浆 cAMP 含量趋向正常。生地黄水煎液对大剂量甲状腺素所造成的甲状腺功能亢进"阴虚证"动物有明显的影响，能调节细胞膜 β 肾上腺素受体的最大结合容量，使该模型动物脑、肾内 β 肾上腺素受体的结合位点数降低，又能使脑内 M-胆碱能受体的结合位点数增加。

2. 对脑垂体 - 肾上腺皮质系统的影响　生地黄水浸剂灌胃小鼠、家兔，均可拮抗连续服用地塞米松对脑垂体 - 肾上腺皮质系统的抑制作用，使血浆皮质酮浓度升高，防止肾上腺皮质萎缩，并能调节 cAMP 系统的反应性。生地黄和地塞米松合用，对家兔垂体和肾上腺皮质形态学未见明显改变，提示生地黄能减轻糖皮质激素对家兔垂体 - 肾上腺皮质系统功能和形态的影响。

3. 降血糖　生地黄不仅对家兔正常血糖水平有降低作用，而且对肾上腺素、氯化铵引起的高血糖也有抑制作用。其醇浸膏溶液，甲、乙醇提取物，水浸出物，水提取物等均有不同的抑制效果。地黄苷 D 给自发性糖尿病小鼠灌胃，有降血糖作用。经地黄苷 D 治疗的四氧嘧啶糖尿病模型小鼠，血糖呈现降低趋势。地黄寡糖也可明显降低四氧嘧啶糖尿病模型大鼠血糖水平，增加血清胰岛素及肝糖原含量，并可预防葡萄糖和肾上腺素引起的高血糖。

4. 促进造血与止血　生地黄具有刺激骨髓，增加红细胞、血红蛋白及血小板作用，可促进血虚模型动物红细胞、血红蛋白的恢复，加快骨髓造血细胞 CFU-S、CFU-E 的增殖、分化。地黄寡糖具有促进 $SAMP_8$ 小鼠骨髓粒巨噬系祖细胞、早期和晚期红系祖细胞增殖作用。其显著促进造血作用是其传统补血功效的体现。生地黄煎剂给小鼠灌胃，具有一定的止血作用。

5. 增强免疫　生地黄能促进网状内皮系统的吞噬功能，其水提物能使外周 T 淋巴细胞显著增加，其醇提物能促进溶血素抗体的形成。生地黄对 ConA 诱导的淋巴细胞 DNA 合成和蛋白质合成以及 IL-2 的产生都有明显的增强作用，多糖类为其有效成分。地黄低聚糖可增强正常小鼠空斑形成细胞（PFC）反应，也可提高环磷酰胺抑制小鼠及荷瘤小鼠的 PFC，促进荷瘤小鼠的脾淋巴细胞增殖反应及 ConA 诱导的增殖反应，表明其可增强体液及细胞免疫功能。

6. 抗肿瘤　地黄多糖无直接细胞毒作用，在体外对 S_{180}、HL_{60} 瘤细胞生长无明显影响，但体内给药对多种小鼠移植瘤有明显的抑制生长作用，可能与地黄调节机体免疫功能有关。地黄多糖能提高 S_{180} 荷瘤小鼠的脾脏 T 淋巴细胞的增殖能力，并可较长时间维持在较高水平，能部分阻碍瘤株对脾脏 NK 细胞活力的抑制作用，改善由于肿瘤生长引起的 IL-2 分泌能力的下降。

7. 抗衰老　生地黄具有抗氧化损伤作用。生地黄水煎液于体外能抑制大鼠肝脏过氧化脂质的生成，清除超氧自由基和羟自由基，减轻自由基对机体组织的破坏，从而起到延缓组织老化、抗衰老的作用。

8. 镇静　地黄对中枢神经系统有明显的抑制作用，产生镇静效应。怀地黄水提液可抑制小鼠的自主活动，加强阈下催眠剂量的戊巴比妥钠和硫喷妥钠催眠效果，同时能对抗安钠咖的兴奋作用，但不能对抗硝酸士的宁和戊四氮所致的惊厥作用。对高血压患者失眠症状有明显改善。

【现代应用】

1. 糖尿病　知柏地黄丸为治疗糖尿病的常用处方。此外，生地黄、熟地黄、玄参等组方可用于治疗 1 型糖尿病，玄石地黄汤用于治疗 2 型糖尿病。

2. 胃出血　地黄煎剂治疗轻度胃出血疗效与法莫替丁比较有显著性差异，显示地黄煎剂对胃出血有良好的止血效果。

3. 功能失调性子宫出血　临床报道以六味地黄丸合二至丸为基本方，治疗功能失调性子宫出血阴虚证，取得较好疗效。

4. 血小板减少性紫癜　临床处方可根据具体辨证选择配伍当归、黄芪、人参、党参、制首乌、熟地黄、白芍、淫羊藿、刺五加等，或者加入八珍汤、当归补血汤使用。

5. 免疫性疾病　生地黄煎剂治疗风湿性关节炎、类风湿性关节炎可明显减轻症状。地黄对过敏性支气管哮喘、荨麻疹等疾病的一般症状也有改善效应。此外，还配合免疫抑制剂用于红斑性狼疮、慢性肾炎等免疫性疾病的治疗,可以减轻免疫抑制剂的毒副作用,增强其疗效,缓解临床症状。

淫羊藿 Yinyanghuo

【来源采制】 本品为小檗科植物淫羊藿 *Epimedium brevicornu* Maxim.、箭叶淫羊藿 *Epimedium sagittatum*(Sieb. et Zucc.)Maxim.、柔毛淫羊藿 *Epimedium pubescens* Maxim. 或朝鲜淫羊藿 *Epimedium koreanum* Nakai 的干燥叶。夏、秋季茎叶茂盛时采收,晒干或阴干。生用或用羊脂熔化后拌炒用。

【主要成分】 各种淫羊藿均以黄酮为主要成分,还含有异槲皮素、木脂素、木兰素、金丝桃苷和多糖等。

【性味归经】 味辛、甘,性温;归肝、肾经。

【功能主治】 具有补肾阳,强筋骨,祛风湿的功效。用于肾阳虚衰,阳痿遗精,筋骨痿软,风湿痹痛,麻木拘挛。

【药理作用】

1. 性激素样作用 淫羊藿为常用的补肾壮阳中药,具有雄性激素样作用。淫羊藿多糖能影响脑垂体内分泌功能,提高性激素水平。其雄性激素样作用是通过使精液分泌亢进,精囊充满后刺激感觉神经,间接兴奋性欲而促进性功能。淫羊藿能使小鼠附睾及精囊腺增重,升高血浆睾酮的含量,增加睾丸和肛提肌的重量。淫羊藿苷能显著改善勃起功能障碍大鼠的勃起功能。淫羊藿苷体外试验能明显促进大鼠间质细胞睾酮的基础分泌。淫羊藿能明显改善氢化可的松所致"阳虚证"动物模型睾酮的水平低下,改善雄性动物性腺的损害,显著增加大鼠前列腺、贮精囊、肛提肌、海绵球肌、肾上腺及胸腺的重量。提示淫羊藿对垂体 - 性腺系统的功能具有促进作用。淫羊藿煎剂还能使雌性大鼠垂体前叶、卵巢、子宫重量增加,提高血清雌二醇的水平。淫羊藿性激素样作用的药效物质主要是淫羊藿苷、淫羊藿多糖和水煎液。

2. 增强免疫功能 淫羊藿能增强机体非特异性免疫功能和细胞免疫功能,调节体液免疫功能,可以提高小鼠腹腔巨噬细胞的吞噬功能,对免疫功能低下模型小鼠巨噬细胞的吞噬功能有明显增强作用。淫羊藿多糖能促进小鼠 T 细胞和 B 细胞增殖,提高抗体生成水平,能明显提高老年大鼠自然杀伤细胞(NK 细胞)活性,可促进胸腺释放成熟细胞。淫羊藿苷并可提高 LAK 细胞杀伤活性。淫羊藿多糖和淫羊藿苷对胸腺都有免疫激活作用,可使小鼠胸腺和脾脏细胞产生白介素 -2(IL-2)的能力显著提高,有诱生干扰素(INF)的作用。淫羊藿水煎液可使脾细胞介导的红细胞溶血素和血凝抗体滴度增加,还可使免疫功能低下小鼠脾脏淋巴细胞数、脾脏溶血空斑形成细胞反应恢复到正常水平。增强免疫功能的有效成分主要为淫羊藿多糖、淫羊藿苷、淫羊藿总黄酮。

3. 促进骨骼生长 淫羊藿有促进骨骼生长,阻止钙质流失,促进骨细胞活力的作用,能使钙化骨形成增加。淫羊藿水煎液具有促进骨髓细胞 DNA 合成的作用,对于长期应用糖皮质激素所致的骨质疏松症有拮抗作用。淫羊藿总黄酮对维 A 酸造成的大鼠骨质疏松症有明显的防治作用。

4. 促进核酸代谢 研究证明,"阳虚"的本质之一是核酸代谢低下。淫羊藿煎剂可对抗影响核酸代谢的羟基脲所致"阳虚证动物"的肝、脾 DNA 合成降低,改善阳虚症状,减少动物死亡率,证明其有促进核酸代谢和蛋白质合成的作用。淫羊藿多糖在体外能明显提高小鼠的骨髓细胞增殖和 DNA 合成率。

5. 对血液与造血系统影响

(1)促进造血:淫羊藿苷可促进小鼠脾淋巴细胞产生集落刺激因子(CSF)样活性,还可协同诱生 IL-2、IL-3、IL-6。CSF 是促进人体或动物骨髓细胞增殖、分化、成熟及存活的一类糖蛋白,可促进机体造血并刺激诱导成熟细胞的功能,对机体造血功能具有重要作用。IL-3 可作用于骨髓多能干细胞促进多种血细胞的分化增殖,IL-6 协同 IL-3 支持多能干细胞的增殖,因而淫羊藿可促进造血功能,改善造血系统障碍,对白血病的治疗具有一定的效果。

(2)改善血液流变性、抗血栓形成:淫羊藿可降低红细胞聚集性,降低全血黏度,抑制家兔体外血栓形成。淫羊藿总黄酮体外给药可显著抑制血小板聚集反应,可延长凝血酶原时间。健康人口服淫羊藿煎剂后,血细胞比容明显减少,红细胞电泳时间缩短,红细胞沉降率升高,从而使全血比黏度明显降低。

6. 对心血管系统作用

(1)抗心肌缺血、抗心律失常:淫羊藿注射剂、淫羊藿中提取的非氨基酸部分、淫羊藿水溶液等多种制剂及淫羊藿苷均可使多种动物的冠脉血流量增加,并对垂体后叶素所致大鼠急性心肌缺血有保护作用,能抑制心肌收缩力,降低耗氧量,明显改善缺血心电图。淫羊藿提取物可部分对抗毒毛花苷 K 及肾上腺素诱导的豚鼠实验性心律失常,并缩短其持续时间,但不能完全对抗;若预先给药,可使室性期前收缩及室性心动过速明显减慢。

(2)扩张血管:淫羊藿可改善脑缺血、缺氧。淫羊藿苷、淫羊藿总黄酮能直接扩张脑血管,显著增加兔和狗脑血流量,降低脑血管阻力,同时血压略有降低。淫羊藿煎剂对家兔、大鼠及猫均有降压作用。给肾性高血压大鼠灌服淫羊藿甲醇提取物,出现明显的血压下降。其降压作用机制主要与淫羊藿扩张外周血管,降低外周阻力有关。

(3)强心:淫羊藿煎剂可使离体和在体蟾蜍心脏心肌收缩力增强,恢复戊巴比妥钠造成的人工心衰模型心肌张力下降,使心输出量增加。

7. 抗肿瘤 淫羊藿苷能诱导肿瘤细胞的凋亡,对于培养的鼻咽癌 KB 细胞、人慢性粒细胞白血病 K562 细胞、人急性早幼粒白血病细胞具有显著抑制作用;能诱导人急性早幼粒白血病细胞沿粒系方向分化;能协同诱生 IL-2、IL-3、IL-6 和增强抗癌效应细胞(NK、LAK 细胞)活性。淫羊藿总黄酮对荷瘤小鼠低下的细胞免疫功能和红细胞免疫功能具有一定的恢复作用,在一定程度上可抑制肿瘤细胞的生长。

8. 抗衰老 淫羊藿多糖能明显提高动物血液及其肝脏组织中超氧化物歧化酶(SOD)、过氧化氢酶(CAT)、谷胱甘肽过氧化物酶(GSH-Px)的活性以及总抗氧化能力(T-AOC);并能明显降低老龄动物血清及肝组织中 LPO、MDA 的含量,使老龄动物心肌中脂褐质含量降低,从而具有抗氧化、延缓衰老的作用。淫羊藿多糖、淫羊藿总黄酮能抑制 D- 半乳糖所致的亚急性衰老小鼠 T 淋巴细胞和 B 淋巴细胞增殖能力下降,可升高老龄雄性大鼠下丘脑中单胺类神经递质水平,延缓脑组织衰老,抑制老龄小鼠脑及血中胆碱酯酶活性,增加脑神经递质乙酰胆碱的含量,提高老龄大、小鼠的学习记忆能力。淫羊藿水提液(非多糖)亦含有抗氧化成分。

9. 抑菌、抗病毒、抗炎 体外试验证实,淫羊藿能明显抑制金黄色葡萄球菌和白色葡萄球菌,并对组织内培养的脊髓灰质炎病毒、E-CHO 病毒和柯萨奇病毒有抑制作用。淫羊藿甲醇提取物皮下注射能显著抑制大鼠蛋清性足肿胀,对家兔灌胃后能对抗组胺所致的毛细管通透性增高作用。

10. 降血脂、降血糖 淫羊藿水煎液对实验性高脂血症家兔,有降低 β- 脂蛋白、胆固醇和甘油三酯含量的作用。大鼠灌胃淫羊藿提取液对实验性高血糖有明显的降血糖作用。

【现代应用】

1. 心理性勃起功能障碍 淫羊藿与人参、黄芪、阿胶、仙茅等配伍,用于治疗心理性勃起功能障碍。

2. 骨质疏松症 淫羊藿与十大功劳叶、补骨脂等中药组方制成治疗补骨丹胶囊,治疗绝经后骨质疏松,可有效防止骨流失,使骨矿含量增加,骨密度明显恢复;含淫羊藿的复方制剂治疗老年类风湿性关节炎所致的骨质疏松,可使骨密度测定量明显升高。

3. 慢性支气管炎　用单味淫羊藿丸治疗慢性支气管炎，或用淫羊藿、胡桃肉、法半夏等组方治疗久咳虚喘患者。

4. 冠心病　用淫羊藿浸膏片治疗心绞痛、冠心病均有良好疗效。

5. 心动过缓　淫羊藿、黄芪为主辨证治疗病态窦房结综合征、窦性心动过缓、房室传导阻滞等缓慢性心律失常，疗效满意。

6. 老年血管性痴呆　临床处方可辨证选择配伍刺五加、人参、五味子、黄芪、党参、川芎、三七、远志、石菖蒲、银杏叶等，或加入当归补血汤、四君子汤使用。

7. 小儿麻痹症　淫羊藿、桑寄生制成注射液，急性期以肌内注射为主，配合穴位注射，恢复期及后遗症期以穴位注射为主，配合肌内注射，治疗各期小儿麻痹症对急性期及刚进入恢复期的病例疗效显著，恢复较快，对后遗症期也有一定效果。

8. 神经衰弱　临床有浸膏片、总黄酮片、单体淫羊藿苷片 3 种制剂治疗神经衰弱，或用淫羊藿煎剂离子透入法治疗神经衰弱。

冬虫夏草　Dongchongxiacao

【来源采制】　本品为麦角菌科真菌冬虫夏草菌 *Cordyceps sinensis*（BerK.）Sacc. 寄生在蝙蝠蛾科昆虫幼虫上的子座和幼虫尸体的干燥复合体。夏初子座出土、孢子未发散时挖取，晒至六七成干，除去似纤维状的附着物及杂质，晒干或低温干燥。生用。

【主要成分】　含粗蛋白，其中多为人体必需氨基酸，还含脂肪酸，包括饱和脂肪酸。又含虫草酸、维生素、烟酸、烟酰胺、麦角甾醇、尿嘧啶、腺嘌呤、腺嘌呤核苷及多种微量元素等。

【性味归经】　味甘，性平；归肺、肾经。

【功能主治】　具有补肾益肺，止血化痰的功效。用于肾虚精亏，阳痿遗精，腰膝酸痛，久咳虚喘，劳嗽咯血。

【药理作用】

1. 肾保护作用

（1）减轻肾小管损害：冬虫夏草对于肾小管及肾功能有显著的保护作用。冬虫夏草能稳定肾小管上皮细胞溶酶体膜，防止溶酶体破裂；促进肾小管内皮细胞生长因子的合成释放，减少肾小管组织破坏并加快其修复；降低乳酸脱氢酶活性，保护细胞膜 Na^+-K^+-ATP 酶功能，维持正常肾功能。冬虫夏草煎剂可明显减轻由庆大霉素和卡那霉素所造成的大鼠急性肾小管损伤程度，并可促进实验大鼠的肾功能损伤恢复。冬虫夏草对慢性肾毒性也有明显的保护作用，能减轻肾小管细胞损伤并促进其病变修复，对肾血流动力亦有一定的改善作用。

（2）促进肾功能修复：冬虫夏草能改善细胞内线粒体呼吸功能，使其增加能量以维持细胞内外正常的离子梯度，加速病损细胞的修复；还能延缓慢性肾衰竭（CRF）大鼠的肾功能减退，减轻蛋白尿，纠正氨基酸、蛋白质和脂质代谢紊乱，抑制残余肾组织的肾小球硬化和肾小管 - 间质损伤的发展。冬虫夏草制剂能明显降低糖尿病大鼠尿蛋白、尿 NAG、血胆固醇、血甘油三酯、血肌酐含量，抑制肾脏肥大，延缓肾小球基底膜增厚及足突融合，对糖尿病肾病具有保护作用。冬虫夏草可减轻实验性缺血性急性肾衰竭大鼠皮质线粒体钙离子内流和 ATP 酶的活性，从而改善肾功能。冬虫夏草煎剂对肾切除导致慢性肾功能不全的大鼠可降低死亡率，改善贫血状况，降低血中尿素氮及肌酐水平。

2. 增强免疫　冬虫夏草具有提高动物单核巨噬细胞系统吞噬功能的作用，能提高老年小鼠 RBC-C_3bR 花环率，降低 RBC-ICR 花环率，增加 IL-1、IL-2 的含量，具有免疫功能正向调节作用。

3. 对循环系统作用

（1）抗心律失常：冬虫夏草醇提物能明显对抗乌头碱引起的麻醉大鼠的心律失常，明显提高豚鼠心脏对哇巴因中毒的耐受量,对氯化钡诱发的室性心动过速亦有一定的治疗作用。其水提物能纠正氯化铯引起的各种室性心律失常。

(2)降压、调血脂:冬虫夏草能明显降低肾性高血压大鼠的血压,并逆转肾性高血压所产生的心肌肥大。冬虫夏草浸膏皮下注射,可降低正常小鼠血清胆固醇,抑制 Triton-WR1339 引起的 TC 及 TG 升高。

(3)保护心肌:冬虫夏草水提液明显地减轻缺氧再给氧时心肌细胞内脂质过氧化作用,且呈良好量效关系。

4. 抗肿瘤作用 冬虫夏草对 Hela 细胞的生长有显著抑制作用,对小鼠淋巴瘤有明显抑制作用,对小鼠 Lewis 肺癌的原发灶生长和自发肺转移均有显著抑制作用。冬虫夏草醇提液对人和小鼠 NK 细胞活性具有增强作用,并能显著增强小鼠脾脏 NK 细胞活性,,抑制小鼠肺肿瘤克隆的形成。

5. 抗衰老、抗疲劳、抗应激 小鼠灌胃冬虫夏草有明显抗疲劳、耐高温作用。小鼠腹腔注射有增加常压耐缺氧作用。小鼠每日灌胃虫草混悬液,连续 14 日,使负重游泳时间和常压耐氧时间均显著延长,LDH 活性增高,糖原储备增加,肌红蛋白和乳酸脱氢酶含量降低明显。

6. 抗肝纤化 冬虫夏草对大鼠肝星状细胞生长具有较强的抑制作用,可明显抑制大鼠肝星状 NF-κB 的活性和下调 TNF-α 蛋白和 mRNA 表达。小剂量虫草多糖脂质体治疗 CCl_4 所致雄性大鼠肝纤维化,能使大鼠肝组织中胶原酶 mRNA 含量显著增加。冬虫夏草通过增加肝组织胶原酶 mRNA 的表达,促使 I、III 型胶原降解,可能是其抗纤维化的主要机制之一。

7. 镇静、催眠 冬虫夏草能明显延长小鼠戊巴比妥钠的睡眠时间,能显著对抗戊四氮所致小鼠惊厥。

8. 雄激素样作用 给去势雄性大鼠灌胃冬虫夏草提取物,可使精囊明显增重,显示雄激素样作用,调节恢复性功能。

【现代应用】

1. 慢性肾炎及肾衰竭 冬虫夏草煎汤连渣服或碾粉服用,治疗慢性肾炎及肾衰竭有效。

2. 慢性气管炎、支气管哮喘 冬虫夏草焙干碾粉开水冲服,用于治疗慢性气管炎、支气管哮喘。

3. 心血管系统疾病 冬虫夏草可用于治疗冠心病、高血压、心律失常等。

4. 慢性乙型病毒性肝炎 冬虫夏草胶囊治疗乙型肝炎、肝硬化,可改善肝功能。

5. 阳痿、遗精 冬虫夏草炖肉或炖鸡服用,治疗阳痿、遗精有效。

思政元素 冬虫夏草的前世今生

鹿茸 Lurong

【来源采制】 本品为鹿科动物梅花鹿 *Cervus nippon* Temminck 或马鹿 *Cervus elaphus* Linnaeus 的雄鹿未骨化密生茸毛的幼角。前者习称"花鹿茸",后者习称"马鹿茸"。夏、秋二季锯取鹿茸,经加工后,阴干或烘干。

【主要成分】 鹿茸中含有多种游离氨基酸。鹿茸尖部含多胺类物质如亚精胺、精胺及腐胺。此外,鹿茸中还含有硫酸软骨素 A 等多糖类物质、神经节苷脂、雌酮及雌二醇、生物活性肽类化合物等。

【性味归经】 味甘、咸,性温;归肾、肝经。

【功能主治】 具有壮肾阳,益精血,强筋骨,调冲任,托疮毒的功效。用于肾阳不足,精血亏虚,阳痿滑精,宫冷不孕,羸瘦,神疲,畏寒,眩晕,耳鸣,耳聋,腰脊冷痛,筋骨痿软,崩漏带下,阴疽不敛。

【药理作用】

1. 性激素样作用 鹿茸对雄性和雌性动物分别表现出雄激素和雌激素样作用。鹿茸可活化核苷酸还原酶的催化反应,使脱氧核苷酸的含量增加,并兴奋垂体-性腺轴,使雄性激素和生长素分泌增加。鹿茸可增加肾阳虚模型小鼠血浆中睾酮含量,而且使血浆黄体生成素浓度增加。鹿茸提取物也可显著增加未成年雄性大鼠、小鼠的睾丸、前列腺、贮精囊等性腺重量。未成年雌性小鼠皮下注射鹿茸精可促进子宫发育和使卵巢增重。鹿茸中所含的雌二醇含量较高,为鹿茸治疗妇女宫冷不孕提供了科学依据。

2．增强免疫功能 鹿茸对非特异性免疫和特异性免疫功能均有促进作用。鹿茸多糖有促进和调节体液免疫功能,并可增强吞噬细胞的吞噬功能。鹿茸提取物可增加正常小鼠和甲氨蝶呤引发免疫功能低下小鼠脾细胞中玫瑰花结细胞的数量,可增强迟发型超敏反应,说明其可增强细胞免疫功能。鹿茸对红细胞凝集素和红细胞溶血素的影响高于生理盐水对照组,提示鹿茸对体液免疫功能也有促进作用。

3．促进蛋白质和核酸合成 鹿茸可促进体内蛋白质和核酸的合成,加速未成年小鼠生长发育;长期灌服鹿茸提取物的小鼠,其肝脏内蛋白质含量明显增加,在老年小鼠更为显著。这一作用的有效成分主要是多胺类物质,如腐胺、亚精胺等。

4．促进造血 鹿茸能促进血细胞的增殖、发育和成熟,使正常家兔的红细胞、血红蛋白和网织红细胞增加。鹿茸对实验性贫血动物可促进骨髓造血功能,使红细胞生成加速。

5．抗衰老 在衰老过程中,机体内的单胺氧化酶(MAO)的活性升高,脂质过氧化作用加剧。而鹿茸中的次黄嘌呤、尿嘧啶和磷脂类等物质具有抑制MAO活性的功能,能显著增加动物脑内5-HT和多巴胺(DA)的含量。鹿茸还能通过增强超氧化物歧化酶(SOD)的活性和抑制脂质过氧化反应,提高机体的抗氧化能力。

6．强壮和抗应激 鹿茸为良好的全身强壮剂,能改善睡眠和食欲,消除疲劳,提高机体工作效率,对身体虚弱、久病患者有良好复壮作用。鹿茸含有多种活性成分,可促进全身细胞新陈代谢。鹿茸提取物对饥饿无力小鼠有显著抗疲劳作用,能提高小鼠耐高低温、耐缺氧能力。

7．促进骨增殖 鹿茸中至少含有4种参与局部调节骨生长的活性因子。鹿茸多肽通过促进骨、软骨细胞增殖及促进骨痂内骨胶原的积累和钙盐沉积而加速骨折愈合。在体动物实验显示鹿茸具有促进骨髓生长及骨折愈合的作用;离体实验显示其可增强鸡胚头盖骨细胞、兔肋软骨细胞增殖,提高 ^{3}H-TdR 掺入率。

8．抗胃溃疡 鹿茸多糖灌胃对醋酸型、应激型和幽门结扎型胃溃疡皆有明显的抗溃疡作用,但对吲哚美辛型溃疡无效。鹿茸多糖对五肽胃泌素引起的胃酸增多有明显抑制作用,但对组胺和毛果芸香碱所致者无效。

【现代应用】

1．性功能减退、不孕症 鹿茸单用,或鹿茸精穴位注射,或与其他中药配伍,治疗男子性功能减退或阳痿、遗精、尿频,效果良好。以鹿茸为主药的至宝三鞭丸,或鹿茸、鹿胎,或鹿角霜与他药配伍,治疗女性性功能低下、不孕症,均取得较好的疗效。

2．骨发育不全、骨折 用于小儿发育不良、筋骨痿软、行迟齿迟、囟门不合等症,老年骨质疏松症以及骨性关节病的治疗,单用或者配伍其他中药应用。

3．血液系统疾病 取鹿茸内骨髓,用白酒浸渍,制成20%的鹿茸血酒,对血小板减少症、白细胞减少症、再生障碍性贫血等引起的症状和血象均有改善。

4．冠心病、心绞痛 以鹿茸与龟甲、人参、红花等配制成的冠脉再通丹胶囊治疗冠心病、心绞痛取得较好疗效。

【不良反应】 鹿茸的不良反应主要表现为消化道症状,如上腹部不适、疼痛、恶心、面色苍白、冷汗、昏倒,严重者出现消化道出血。鹿茸为壮阳中药,有雄激素样作用,长期或大剂量服用可引起内分泌失调。孕妇不宜服用。

四君子汤　Sijunzi Tang

【方剂组成】　本方来源于《太平惠民和剂局方》。由人参 20g、白术 20g、茯苓 20g、甘草 10g 组成。

【功能主治】　具有益气健脾的功效。用于脾胃气虚，胃纳不佳，食少便溏。

【药理作用】

1. 调节胃肠运动　四君子汤水煎液灌胃给药对正常实验动物的胃肠推进性蠕动有影响，可以抑制大鼠胃肠推进性蠕动，先用利血平或新斯的明处理胃肠平滑肌后，其抑制作用尤为明显。但肌内注射阿托品对四君子汤的大鼠胃肠推进运动无明显的影响。体外试验表明，该方对离体家兔十二指肠自发活动有明显抑制作用，可拮抗乙酰胆碱引起的离体小肠强直性收缩，对氯化钡的拮抗作用较弱，对组胺的抑制作用显著，也能部分解除肾上腺素抑制的肠管蠕动，明显减少脾虚模型豚鼠在体胃肠肌电快波出现率，明显降低回肠的快波频率和振幅。该方对 ^{60}CO γ 线照射引起的大鼠小肠移行肌电复合波（MMC）的缺乏有促进作用，并可使大鼠腹泻次数明显减少。四君子汤可明显提高大鼠的血浆和小肠上段胃动素（MOT）含量，降低其大肠中 PGE_2 的含量，提示本方益气健脾作用与其调整胃肠激素失衡有关。

2. 抗胃溃疡　四君子汤加黄芪水煎剂灌胃给药，对幽门结扎性溃疡、应激性溃疡、吲哚美辛型溃疡模型大鼠有良好保护作用，与对照组相比其溃疡指数明显下降。四君子汤能减少胃液分泌，对乙酸法慢性胃溃疡模型，可通过显著降低胃酸、胃蛋白酶的分泌量产生明显促进溃疡愈合作用。加味四君子汤还能增加正常大鼠幽门结扎法溃疡和乙酸慢性溃疡大鼠胃壁黏液层蛋白含量。

3. 促进消化、吸收　四君子汤提取液灌胃对幽门结扎小鼠 4 小时内的胃液分泌量、胃酸 pH 无明显的影响，但能提高胃蛋白酶活性；对脾虚模型动物，小鼠能增加胃主细胞内酶原颗粒的含量，大鼠则升高血清 D- 木糖的含量，促进上皮细胞微绒毛生长，从而改善消化吸收功能。大黄致脾虚和以饥饿造成的气虚大鼠的肠上皮细胞 Na^+ 泵的转运受到阻滞，灌服四君子汤有促进受抑制的小肠葡萄糖转运电位（PD）恢复的作用。提示脾虚或气虚时，四君子汤则有恢复小肠黏膜上皮细胞葡萄糖转运系统功能的作用。

4. 免疫系统作用

（1）增强非特异性免疫：四君子汤对营养不足所致的胸腺功能减退幼鼠可促进胸腺组织中 DNA 和 RNA 的生物合成，使胸腺恢复正常结构，表现为皮质厚度、皮髓厚度比、单位面积细胞数及皮质细胞平均直径均有所增加，恢复所需的时间明显加快，说明四君子汤对萎缩胸腺有促进恢复作用。实验表明该方有明显提高小鼠腹腔巨噬细胞功能的作用，亦能使大黄所致的"脾虚"模型小鼠腹腔巨噬细胞吞噬活力恢复。四君子汤水提液在体外不同程度地抑制人外周血中性粒细胞的黏附，还可增加血清总补体活性及血清溶菌酶含量。

（2）增强特异性免疫

1）增强体液免疫：脾细胞溶血空斑试验显示，四君子汤对小鼠抗体形成有刺激作用。四君子汤对正常小鼠血清抗绵羊红细胞（SRBC）抗体产生水平影响不大；SRBC 免疫小鼠并加用环磷酰胺后，小鼠血清 IgM 抗体大幅度下降，本方能显著提高抗体水平，但仍不能使其达到正常。去甘草的煎剂也能使银屑病及囊性痤疮患者血清 IgG 含量升高，对 IgM 及 IgA 没有影响。

2）增强细胞免疫：四君子汤水煎剂能明显刺激淋巴细胞转化，并能提高活性花环形成率。用四君子汤加黄芪灌服小鼠，可促进脾细胞 IL-2 的生成，对 LAK 细胞、NK 细胞都有活化作用。连续 6 日给小鼠灌服 100% 四君子汤煎剂能纠正免疫抑制剂地塞米松或环磷酰胺的免疫抑制作用，表现在免疫抑制小鼠的巨噬细胞吞噬率、淋巴细胞转化率、外周血酸性非特异性酯酶阳性（$ANAE^+$）淋巴细胞比率以及血清特异性抗体水平均有明显恢复。四君子汤对正常小鼠 NK 细胞活性影响不大,但能增强细胞介导的抗体依赖性细胞毒性作用(antibody-dependent cell-mediated cytotoxicity,ADCC)活性,而当 NK 细胞及 K 细胞活性被环磷酰胺所抑制时,四君子汤能显著恢复这两类细胞的细胞活性,尤其对后者作用更明显。

5. 对血液系统的影响　四君子汤加黄芪灌胃给药可防治环磷酰胺造成小鼠血小板减少和脾虚兼血小板减少症,能明显提高血小板数,缩短出血时间及保护肝脏的作用;四君子汤可克服 SCM 中抑制物质(或因子)的抑制作用,而促使集落刺激因子(colony stimulating factor,CSF)分泌,提高循环 CSF 水平,进而刺激骨髓造血功能,刺激粒 / 单巨噬细胞系及多向性骨髓祖细胞增殖,加速血细胞生成,成熟或释放。四君子汤加黄芪、木香、陈皮能明显改善大鼠的胃壁微循环和系膜微循环。本方还有明显对抗家兔血小板凝集作用。

6. 抗肿瘤与抗突变　本方煎剂灌胃给药,对 S_{180} 荷瘤小鼠有明显的抑制作用,可延长腹水型 S_{180}(A)小鼠的存活时间。采用盖玻片培养法试验表明,四君子汤的水煎醇提物,对 Eca-109 食管癌细胞及肺鳞癌细胞均有抑制分裂的作用,机制可能与通过细胞内 cAMP 含量增加以抑制癌细胞 DNA 的合成有关。四君子汤对胃癌细胞有一定的杀伤作用。

7. 促进代谢　本方煎剂可提高小鼠肝糖原的含量,四君子汤加黄芪对大黄所致"脾虚"动物模型有护肝作用,提高肝脏合成 RNA 的能力,并使实验动物进食量加大,体重增长快,肌糖原含量、肌脂类、琥珀酸脱氢酶(SDH)及 ATP 含量增高。四君子汤还具延缓衰老作用,增强垂体 - 肾上腺皮质系统功能,抗诱变效应,改善脑组织等功效。

【现代应用】

1. 慢性胃炎　本方加枳壳、鸡内金、黄芪为基本方,随证加减,适用于慢性胃炎伴有乏力、纳差的患者。用本方合丁香柿蒂汤,治疗胆汁反流性胃炎。

2. 消化性溃疡　以四君子汤加减治疗脾胃气虚型胃脘痛。以四君子汤为主方治疗胃及十二指肠溃疡患者,中医辨证属脾虚者,可加黄芪、香附、煅瓦楞子、陈皮;脾虚肝郁者,加白芍、川楝子、佛手、木贼等。以四君子汤为主加味还能治疗胃下垂。

3. 结肠炎　以本方为主加减治疗慢性溃疡性结肠炎和肠道易激综合征。

4. 慢性肝炎　用本方加黄芪为基础方,随证加姜半夏、陈皮、砂仁等,临床效果甚佳。

5. 其他　本方加丹参、陈皮、赤芍、麦冬等治疗冠心病。以四君子汤合芍药甘草汤、半夏泻心汤化裁,治疗脾虚不摄型和脾虚寒热夹杂型上消化道出血。以本方加黄芪、桂枝为基本方,治疗慢性低热。用此方加山萸肉、生蒲黄,治疗各种心律失常有较好疗效,且无副作用。用本方加黄芪、附子,治疗经前期紧张综合征,还可治妊娠恶阻、崩漏、胎动不安、缺乳、子宫脱垂及小儿感染后造成的脾虚综合征。

六味地黄丸　Liuwei Dihuang Wan

【方剂组成】　本方出自《小儿药证直诀》。由熟地黄 160g、酒萸肉 80g、干山药 80、泽泻 60g、茯苓 60g、牡丹皮 60g 组成。

【功能主治】　具有滋阴补肾的功效。用于肾阴亏虚,头晕耳鸣,腰膝酸软,骨蒸潮热,盗汗遗精,消渴等。

【药理作用】

1. 延缓衰老　肾虚是衰老的主要原因,六味地黄丸能延长家蝇的存活时间,其延缓衰老的作用环节可能包括以下几个方面。

(1)改善自由基代谢:老年小鼠灌胃六味地黄汤 4 周,肝脏 LPO 含量明显降低,红细胞 CAT 活性、红细胞 SOD 活性升高。六味地黄丸能延长家蝇的生存时间,同时对家蝇 SOD、脂褐素及蛋白质含量也有一定的改善作用。六味地黄汤连续给药 3 日,可抑制小鼠水浸应激和异丙肾上腺素所致腹腔巨噬细胞活性自由基产生亢进。说明该方在促进机体免疫功能的同时也可降低产生亢进的活性自由基。

（2）调整免疫功能：免疫功能低下是衰老的重要标志之一，六味地黄汤灌胃老龄小鼠（24月龄）连续2周，能明显提高老龄小鼠外周血淋巴细胞酸性酯酶（ANAE）阳性百分率和脾脏体外抗体形成细胞（PFC）数量，提高老年小鼠T淋巴细胞、B淋巴细胞转化功能，增加巨噬细胞Fc及C_3b受体的活性。本方对小鼠迟发型超敏反应有明显的抑制作用。

（3）对老年小鼠肾脏的保护作用：六味地黄汤连续给药4周，能显著改善老年小鼠肾功能改变与肾小球系膜基质弥漫性增生、肾小球肾小囊扩张、毛细血管丛缩小、肾小球硬化、肾小球毛细血管基底膜增厚等病变，使肾小球局灶性间质性炎症。

（4）延缓老年小鼠皮肤衰老：灌胃六味地黄汤后，小鼠皮肤表皮相对增厚，真皮乳头增高，但网织层纤维变化不明显。六味地黄汤能使小鼠皮肤表皮DNA含量及真皮中多糖、蛋白质、胶原纤维、弹性纤维的含量均有不同程度的增加，改善了老化表皮细胞的再生能力，对抗了真皮组织的萎缩过程。

2. 促进性器官及其功能　六味地黄丸对性器官的生长发育有一定的促进作用，幼年大鼠连续服药14日，雌鼠的卵巢及子宫重量与体重之比，与对照组相比分别增加43.6%和21.2%；雄鼠的睾丸、附睾及前列腺与体重之比，较对照组分别增加10.7%、12.9%及27.8%，附睾精子数量比对照组增加25.9%。成年雄兔用药后交配次数明显增加。

3. 保肝　六味地黄丸对CCl_4引起的小鼠肝损伤有明显保护作用，连续灌胃7日，能降低小鼠谷丙转氨酶（sGPT）水平。对硫代乙酰胺诱导的小鼠sGPT升高，连续给药7日也有明显的降低作用。

4. 降血压　大鼠十二指肠注射六味地黄丸水煎剂，15分钟后血压明显下降；低剂量组在给药后35分钟，血压降至给药前的74%；高剂量组在给药后75分钟，血压降至给药前的65%。

5. 抗心律失常　六味地黄丸提取物对三氯甲烷诱发的小鼠心室纤颤及乌头碱诱发的大鼠室性心律失常均有较明显的对抗作用。对哇巴因、异丙肾上腺素等药物诱发的多种心律失常也有效。给大鼠灌胃六味地黄汤连续5日后制备离体心脏灌流标本，以低灌-再灌注诱发心律失常，该方可使室颤发生率降低50%，室颤持续时间缩短73%，抗心律失常作用显著。六味地黄丸抗心律失常作用可能与其抗氧自由基作用有关。

6. 调血脂与抗动脉粥样硬化　实验性高脂血症家兔，连续灌服六味地黄丸6周，能明显降低血清胆固醇及甘油三酯含量，减轻肝脏的脂肪沉积。本方对实验性高脂血症大鼠，能明显增加其血浆高密度脂蛋白胆固醇（HLD-C）含量，提高HLD-C/TC的值，可加速动脉壁胆固醇的转移，有利于动脉粥样硬化的防治。高脂饲料喂养的小鼠，长期服用六味地黄丸提取物，可使肝脏甘油三酯（TG）含量显著降低，总胆固醇含量也有降低的倾向，心脏及主动脉各项脂质水平有一定程度的降低。六味地黄丸对正常大鼠血清胆固醇及甘油三酯的含量无明显影响。

7. 降血糖　糖尿病模型大鼠灌胃六味地黄丸3日，可使血糖明显降低，对肾上腺素诱发的血糖升高也有对抗作用。动物胰腺全部切除后，六味地黄丸仍有降糖作用，提示该方降糖作用不是完全通过刺激胰腺β细胞分泌胰岛素而产生的。

8. 抗疲劳、抗应激　六味地黄丸具有抗疲劳作用，雄性小鼠灌胃六味地黄丸2周，持续游泳的时间显著延长；本方还具有抗缺氧作用，可显著延长小鼠在低压缺氧状态下的存活时间；对异丙肾上腺素引起的缺氧也有明显的对抗作用，使动物存活时间延长。对低温引起的应激反应，六味地黄丸也有对抗作用，用药后可使小鼠低温死亡率降低。本方对高温刺激的对抗作用不明显。六味地黄丸抗应激作用可能与其促进肾上腺皮质功能有关。

9. 抗肿瘤　六味地黄丸对某些动物移植性肿瘤有抑制作用。以N-亚硝基氨酸乙酯诱发小鼠前胃鳞癌，如提前7日给六味地黄汤，连续观察200日，可明显降低胃癌的发生率。六味地黄丸对小鼠移植性子宫颈癌 U_{14} 也有抑制作用，能显著延长小鼠半数死亡时间，但对瘤体的大小无明显影响。本方连续给药可对抗氨基甲酸乙酯诱发的小鼠肺腺瘤，减少平均肺腺瘤发生率。对小鼠静脉注射宫颈癌 U_{14} 腹水型瘤细胞所致的肺转移瘤的生长，本方未有明显抑制作用。另外，六味地黄丸还能降低小鼠自发肿瘤的发生率以及自发突变率。

10. 其他作用　六味地黄丸能使实验性佝偻病模型雏鸡的钙磷代谢水平维持正常；降低肾阴虚患者血液中 cAMP、Zn^{2+}、Cu^{2+} 含量，改善肾阴虚症状；对抗氨基糖苷类引起的动物耳毒性等。

【现代应用】

1. 糖尿病　六味地黄丸治疗成年轻、中型糖尿病 20 例，用药 3～6 个月，获临床控制者 12 例，有明显治疗效果者 8 例。另据报道，本方与胰岛素合用，或者加减其他中药，治疗不同类型的糖尿病患者均取得满意疗效。

2. 心血管系统疾病　该方合用白芍、首乌治疗冠心病缓解期患者 48 例，对改善腰膝酸软、耳鸣等症状有效。另据个案报道，六味地黄丸对室性期前收缩、高血压等也有一定疗效。

3. 防治肿瘤　六味地黄口服液，可明显减轻放、化疗引起的不良反应，减轻白细胞下降，并提高机体的免疫功能。晚期胃癌患者 35 例，仅以六味地黄汤加减治疗 1～2 年，大多数患者症状缓解，食欲增加，一般情况改善。

4. 促进骨折愈合　30 例骨折患者服用六味地黄丸 2～3 周后，一般情况明显改善，3～5 周后骨折基本愈合，病程比常规治疗平均缩短 2～3 周。

（李　宁）

2008
扫一扫，测一测

? 复习思考题

1. 本章中的补益药里有哪些具有保肝作用？
2. 本章中有哪些药物有抗消化性溃疡作用？
3. 本章中有哪几味中药有肾保护的药理作用？

第二十一章 收 涩 药

PPT 课件

知识导览

学习目标

1. 理解并掌握收涩药的概念、分类及收涩药与功效有关的药理作用;掌握五味子的主要药理作用。
2. 熟悉收涩药的常用中药和方剂。
3. 了解收涩药常用药物的主要成分、现代应用及不良反应。

第一节 概 述

凡以收敛固涩为主要功效的药物,称为收涩药,又称固涩药。

收涩药大多味酸涩,性温或平,主入肺、脾、肾、大肠经,具有固表止汗、敛肺止咳、涩肠止泻、固精缩尿、收敛止血、止带等功效。主要用于气、血、精、津滑脱散失之证,如自汗、盗汗、久咳虚喘、久泻脱肛、遗精、滑精、遗尿、尿频、崩带不止等病证。收涩药可分为固表止汗药、敛肺涩肠药、固精缩尿止带药三类。气、血、精、津是营养人体的重要物质,气是维持人体生命活动的重要物质,血、精、津均是由气所化生的。气、血、精、津既能不断被消耗,又能不断得到补充,维持相对平衡,保证人体功能正常。气、血、精、津一旦消耗过度,正气虚亏,则易导致滑脱不禁,甚至危及生命。古人认为收涩药味酸涩,有固脱和收敛耗散的作用,治疗滑脱病证。

收涩药的应用只是治病之标,能及时敛其耗散,防止滑脱不禁而导致正气虚衰。但滑脱证候的根本原因是正气虚弱,因此临床应用本类药物须与相应的补益药配伍。

【药理作用】

1. 收敛作用 该类药中植物类药物多含鞣质、有机酸,如五倍子、诃子、石榴皮中的鞣质含量分别高达 84.3%、35.5%、50.2%,矿物类药物如明矾、赤石脂中含无机盐。这些成分均有收敛作用,与创面、黏膜、溃疡面等部位接触后,可凝固表层蛋白质,形成较为致密的保护层,减轻创面刺激。鞣质还可使血液中的蛋白质凝固,堵塞小血管,有助于局部止血;鞣质与腺细胞结合,可减少分泌和渗出,有助于创面愈合。

2. 止泻作用 本类药物中的诃子、乌梅、罂粟壳、金樱子、五倍子、赤石脂、禹余粮等均具有止泻作用,可通过作用于不同环节而止泻。现代化学研究表明,酸味药主要含有机酸和鞣质,涩味药主要含鞣质。鞣质可与蛋白质结合生成不溶于水的沉淀。研究表明,当鞣质与胃肠黏膜、胃溃疡面等部位接触后,能使表层蛋白沉淀和凝固,从而形成一种保护层,使对黏膜、创面的刺激减轻,并能促进创面愈合,因而具有止泻作用。如五倍子、石榴皮、乌梅、诃子等含有大量鞣质,鞣质的收敛作用使肠黏膜的蛋白质沉淀凝固而在肠黏膜表面形成保护层,对肠内有害物质的刺激不敏感而出现止泻作用;还可促进溃疡愈合从而制止腹泻。罂粟壳可使胃肠道及其括约肌张力提高,消化液分泌减少,便意迟钝,从而有止泻作用。赤石脂、禹余粮在肠道内能吸附肠毒素、细菌及其代谢产物,减轻其对肠黏膜的刺激而止泻。乌梅、五倍子、石榴皮等对多种肠道致病菌有抑制作用,对肠道感染疾病能消除病因,缓解症状而止泻。

3．镇咳作用 收涩药中的五倍子、五味子、罂粟壳、诃子等都有敛肺、止咳功效，临床用于肺虚久咳。研究表明，五味子及其乙醚提取物无论灌胃给药还是腹腔注射，均可明显减少由氨水刺激而引起的咳嗽次数。小鼠酚红试验表明，五味子有祛痰作用。

4．抗菌作用 乌梅、五倍子、诃子、山茱萸、石榴皮、金樱子等收涩药均有抗菌作用。诃子水煎液（100%）除对各种志贺菌属有效外，对铜绿假单胞菌、白喉杆菌、金黄色葡萄球菌、大肠埃希菌、肺炎球菌、溶血性链球菌、变形杆菌、鼠伤寒杆菌亦有作用。诃子用盐酸提取的乙醇提取物还具有抗真菌作用。乌梅制剂在体外对多种杆菌均有抑制作用。诃子、五倍子、乌梅、金樱子、石榴皮、山茱萸等收涩药对真菌有抑制作用。

收涩药因其所含的化学成分较多，药理作用也较广泛，除收敛作用外，还有抗菌、抗炎、降血压、保护肝细胞、降低氨基转移酶、兴奋或抑制子宫平滑肌、镇咳祛痰、抗疟、抑杀阴道滴虫、血吸虫及肠道寄生虫等作用。

【常用药物与方剂】 收涩类常用药物及其主要药理作用见表21-1。

表21-1 收涩药常用药物主要药理作用简表

药物	传统功效					
	收敛	止泻			止血	止汗
	药理作用					
	收敛	止泻	抗菌		止血	止汗
五味子	+		+			
山茱萸	+		+			
乌梅	+		+			
石榴皮	+		+		+	
肉豆蔻	+		+		+	
诃子	+	+	+			
金樱子	+	+	+			+
罂粟壳	+	+				
五倍子	+		+		+	
海螵蛸	+				+	
赤石脂	+	+			+	
禹余粮	+	+				

知识链接

溃疡性结肠炎

溃疡性结肠炎（ulcerative colitis, UC）是一种原因不明的慢性结肠炎，病变主要限于结肠的黏膜，表现为炎症或溃疡，多累及直肠和远端结肠，但可向近端扩展，以至遍及整个结肠。其临床特点为持续性或反复作黏液血便、腹痛伴有不同程度的全身症状，但不应忽视少数只有便秘或无血便的患者。既往史及体检中要注意关节、眼、口腔、肝、脾等肠道外表现。虽然切除全部病变的结、直肠可完全治愈此病，但付出的代价将是有可能从此终身腹部回肠造口。

第二节 常用药物

五味子 Wuweizi

【来源采制】 本品为木兰科植物五味子 *Schisandra chinensis*(Turtz.)Baill. 的干燥成熟果实。习称"北五味子"。秋季果实成熟时采摘，晒干或蒸后晒干，除去果梗和杂质。生用，或经醋拌或蜜拌蒸晒干用。

【主要成分】 主要成分是联苯环辛烯型木脂素，五味子酚，戈米辛 D、E、F、G 等。果实中还含多种挥发油、有机酸、氨基酸、维生素 C、维生素 E 和少量糖类。

【性味归经】 味酸、甘，性温；归肺、心、肾经。

【功能主治】 具有收敛固涩，益气生津，补肾宁心的功效。用于久嗽虚喘，梦遗滑精，遗尿尿频，久泻不止，自汗盗汗，津伤口渴，内热消渴，心悸失眠。

【药理作用】

1. 保肝 五味子及其醇提物对化学毒物(CCl_4、硫代乙酰胺等)或 D- 半乳糖胺、对乙酰氨基酚所致大、小鼠肝损伤有明显的保护作用，能降低 GPT 活性，减轻肝细胞坏死，防止脂肪样变，抗肝纤维化。其中以五味子乙素、五味子丙素、五味子醇乙、五味子酯乙的降酶作用较强。根据五味子丙素的基本结构合成的联苯双酯临床用来治疗肝炎，具有明显的降酶、改善肝功能作用。保肝作用机制有：①五味子多种成分能明显诱导动物肝微粒体细胞色素 P_{450} 活性，促进肝药酶的合成和增强其活性，从而增强肝脏解毒功能。②促进肝细胞内蛋白质与糖原的合成代谢，加速线粒体和肝细胞的修复、再生。③提高机体对氧自由基损伤的抵抗能力。五味子酚具有很强的抗氧化活性，可抑制 Fe- 半胱氨酸及还原型烟酰胺腺嘌呤二核苷酸磷酸(NADPH)-Vitc 引起的肝脏微粒体脂质过氧化，减少肝细胞丙二醛的生成。④五味子酚、五味子乙素等可抑制由于脂质过氧化损伤导致的肝细胞膜破裂及线粒体肿胀，稳定生物膜，维持其正常功能。⑤促进肾上腺皮质功能，减轻肝细胞的炎症反应。

2. 调节免疫 五味子由于不同制剂、不同成分而对免疫功能具有双向调节作用：①五味子油乳剂能促进细胞免疫，增加淋巴母细胞生成，促进脾免疫功能；五味子粗多糖可提高机体非特异性免疫，升高外周血白细胞。②五味子醇对免疫功能有抑制作用，抑制小鼠抗体分泌细胞及特异性玫瑰花环形成细胞，能对抗以细胞免疫为主的免疫排斥反应，延长小鼠同种异体移植心脏的存活时间。

3. 调节中枢神经系统 五味子对神经系统功能具有调节作用：①五味子素对神经系统各级中枢都有兴奋作用，使脊髓反射加强，反射潜伏期缩短，可直接作用于神经组织，而与皮肤感受器和肌肉无关；②五味子醇提物(五味子醇甲、挥发油等)具有明显镇静作用，能明显延长小鼠巴比妥钠睡眠时间，促进动物进入睡眠，减少自主活动，并能协同氯丙嗪抑制动物自主活动，对抗苯丙胺的中枢兴奋作用；③五味子醇提物能降低或对抗烟碱、咖啡因等所致的强直性惊厥，并能增强利血平抗惊厥作用；④加强条件反射的兴奋与抑制过程的平衡，调节大脑皮质功能，从而使注意力集中，提高学习工作效率，增强耐力，具有抗疲劳作用。

4. 减慢心率、保护心肌 五味子水提取物能抑制在体兔及蛙心的收缩性，减慢心率，降低心肌耗氧量。其作用机制为五味子 β 受体阻滞作用，通过阻断心肌细胞 $β_1$ 受体，减弱心肌收缩力，心率减慢。五味子还可提高心肌细胞内 RNA 及代谢酶活性，调节心肌细胞的能量代谢，改善心肌营养和功能，保护心肌。

5. 降低血压 五味子有血管舒张作用。五味子素、五味子丙素、去氧五味子素等能增加豚鼠离体心脏及麻醉犬的冠脉血流量,并能抑制由 $PGF_{2\alpha}$、$CaCl_2$、NE 等引起的离体肠系膜动脉血管收缩,舒张血管平滑肌。五味子水、稀醇和醇浸出液静脉注射,对犬、猫、兔有降压作用。

6.抗衰老 五味子酚、五味子乙素有抗氧化作用,能清除活性氧自由基,抑制过氧化脂质的形成。五味子提取液能显著提高血液及大脑皮质的 SOD 活性,对于兔脑缺氧-复氧性损伤模型,能有效阻滞脂质过氧化。老龄大鼠连续灌胃五味子水提液 2 个月,可明显抑制脑和肝内单胺氧化酶(MAO-B),显著增强 SOD 活性,降低丙二醛含量,还能增加脑和肝的蛋白含量,显著降低血清胆固醇含量。五味子水提液还能促进老龄化兔生殖细胞的增殖和增强排卵功能,显示具有一定的延缓衰老作用。

7.兴奋呼吸、祛痰、镇咳 五味子素及煎剂对正常兔、麻醉兔和犬均有明显的呼吸兴奋作用,使呼吸加深、加快,并能对抗吗啡的呼吸抑制作用。五味子乙醇提取物能减少小鼠气管腺中的中性黏多糖和酸性黏多糖,增强小鼠慢性支气管炎支气管上皮细胞功能等,起到镇咳、祛痰作用。这与五味子收敛耗散肺气、止嗽平喘的功效一致。

8.抗溃疡 五味子素、五味子甲素有抑制大鼠应急性溃疡作用,可抑制胃液分泌,减少溃疡指数和发生率。

9.抗菌 五味子对金黄色葡萄球菌、肺炎球菌、伤寒杆菌和铜绿假单胞菌等有明显抗菌作用。

10.兴奋子宫 五味子也有兴奋子宫平滑肌、加强节律收缩的作用,可增强产妇分娩能力。

【现代应用】

1.肝炎 五味子制剂及联苯双酯对各种急性肝炎、慢性肝炎均有显著疗效,降低血清氨基转移酶的近期疗效较好,但停药过早有反跳现象。

2.神经症 五味子汤、五味子酊剂治疗失眠。

3.腹泻 用山药五味子粉冲服,疗效显著。

4.哮喘 五味子配伍地龙、鱼腥草、麻黄等煎服可治疗哮喘。

5.内耳眩晕 五味子配伍山药、酸枣仁、天麻、半夏、茯苓、紫苏叶等,或加入半夏白术天麻汤使用。

6.自汗、盗汗 用五味子配伍五倍子、酸枣仁、麻黄根等,或用参麦饮。

【不良反应】 临床应用五味子糖浆有过敏反应的报道,患者出现瘙痒、皮肤潮红、面部和全身出现荨麻疹;亦可出现神经系统症状,如头痛、头晕、感觉迟钝等,应引起注意。

拓展阅读 五味子泡水的害处

山茱萸 Shanzhuyu

【来源采制】 本品为山茱萸科植物山茱萸 *Cornus officinalis* Sieb. et Zucc. 的干燥成熟果肉。秋末冬初果皮变红时采收果实,用文火烘或置沸水中略烫后,及时除去果核,干燥。

【主要成分】 主要含山茱萸苷、莫诺苷、獐芽菜苷、马钱子苷以及熊果酸、环烯醚萜类、葡萄糖、果糖和蔗糖以及挥发性成分。尚含有鞣质、没食子酸、苹果酸、酒石酸及维生素 A。

【性味归经】 味酸、涩,微温;归肝、肾经。

【功能主治】 具有补益肝肾,收涩固脱的功效。用于腰膝酸软,阳痿遗精,遗尿尿频,崩漏带下,大汗虚脱,内热消渴。

【药理作用】

1.对血糖的作用 山茱萸有抗糖尿病的作用,山茱萸醇提取物对四氧嘧啶和肾上腺素性糖尿病大鼠有明显的降血糖作用,对链脲佐菌素(STZ)所形成的糖尿病大鼠亦有类似作用,但对正常大鼠血糖无明显影响。提示山茱萸对 1 型糖尿病患者有一定的治疗作用。实验表明,山茱萸粉剂、乙醚提取物及进一步分离的乌苏酸均能明显地降低血糖、尿糖、饮水量和排尿量,说明乌苏酸是山茱萸抗糖尿病的活性成分。有报告指出,用大鼠附睾脂肪组织实验发现山茱萸有胰岛素样作用。山茱萸鞣酸能抑制脂质过氧化,阻止脂肪分解,亦能抑制肾上腺素和肾上腺皮质激素促进脂肪分解的作用。

2.抗菌作用 体外试验表明,山茱萸果实煎剂能抑制金黄色葡萄球菌的生长,但对大肠埃希菌则无效。煎剂对志贺菌属有抑制作用。亦有人从山茱萸鲜果肉中得到一种黑红色液体,实验表明其对伤寒杆菌、志贺菌属有抑制作用。山茱萸水浸剂在试管内对堇色毛癣菌、同心性毛癣菌、许兰毛癣菌、铁锈色癣菌、腹股沟表皮癣菌、红色表皮癣菌、星形奴卡菌等皮肤真菌均有不同程度的抑制作用。

3.对失血性休克、心功能及血液动力学的作用 有报道指出,山茱萸注射液静脉注射,有迅速明显升高血压的作用,对临床失血性休克的抢救有肯定意义。山茱萸注射液给失血性休克家兔颈部浅静脉滴注或耳静脉注入,能使血压迅速回升,回升的幅度及血压心搏波振幅平均增值均明显高于对照组。山茱萸注射液用于失血性休克大鼠及家兔,在足量补液的情况下,其生存时间均被延长,当补回全部失血量时作用尤其明显,大鼠血压下降时间大为延长。山茱萸注射液给猫静脉滴注,能增强其心肌收缩性,提高心脏效率,扩张外周血管,明显增强心脏泵血功能,使血压升高。此为山茱萸抗休克提供了更多的实验依据。

4.抑制血小板聚集的作用 山茱萸注射液体外给药,能明显抑制阈浓度 ADP 钠盐、胶原或花生四烯酸诱导的兔血小板聚集,抑制作用随其用量加大而增强,剂量与效应相关;静脉给药亦表明其能抑制 ADP 诱导的兔血小板聚集,说明整体与离体试验结果一致。此外,山萸肉注射液还能抑制鼠颈总动脉 - 颈外静脉旁路循环的血栓生成;抑制血小板聚集、抗血栓形成,对缓解 DIC 形成有一定意义,有利于对休克的治疗。这亦是山茱萸治疗休克的机制之一。

此外,山茱萸在体外有杀死腹水癌细胞的作用。

【现代应用】

1.用于肝肾不足,头晕目眩,耳鸣,腰酸等症 山茱萸功能补肝益肾,凡肝肾不足所致的眩晕、腰酸等症,常与熟地黄、枸杞子、菟丝子、杜仲等配伍同用。

2.用于遗精,遗尿,小便频数,虚汗不止等症 山茱萸酸涩收敛,能益肾固精,对肾阳不足引起的遗精、尿频均可应用;对于虚汗不止,本品又有敛汗作用,可与龙骨、牡蛎等同用。

此外,本品又能固经止血,可用治妇女体虚、月经过多等症,可与熟地黄、当归、白芍等配伍应用。

【不良反应】 山茱萸冷冻干燥提取物在 250～300mg/kg 对实验小鼠有致命性,这种致命物质与蛋白质有关。

(丁树根 王 雪)

? 复习思考题

1.收涩药与功效相关的主要药理作用有哪些?其对应的常用药物有哪些?
2.常用收涩中药有哪些?
3.五味子的主要成分是什么,其主要的药理作用有哪些?
4.简述五味子的保肝作用机制。
5.山茱萸的主要成分是什么?其主要药理作用有哪些?

第二十二章 驱 虫 药

（左侧边栏）
PPT课件
知识导览

学习目标

1. 理解并掌握驱虫药的概念、分类及驱虫药与功效有关的药理作用；掌握使君子的主要药理作用。
2. 熟悉驱虫药苦楝皮、槟榔、南瓜子的主要药理作用。
3. 了解驱虫药常用药物的主要成分、现代应用及不良反应。

第一节 概 述

凡以驱除或抑杀人体寄生虫为主要作用的药物，称为驱虫药。

该类药物味苦，部分药有毒，主归脾、胃、大肠经。临床主要用于治疗肠道寄生虫病，如蛔虫病、蛲虫病、绦虫病、钩虫病、姜片虫病等。对肠外寄生虫感染如阴道滴虫、血吸虫、阿米巴原虫、疟原虫等也有驱杀作用。肠内寄生虫常可致腹痛、腹泻、厌食或善饥多食，久则可见面黄肌瘦、浮肿等症状。应及时服用驱虫药治疗。各种驱虫药对不同寄生虫作用有差异，如驱蛔虫常用使君子、苦楝皮、川楝子；驱绦虫常用槟榔、南瓜子、雷丸、鹤草芽等。

本类药多具毒性，在毒杀、驱除寄生虫的同时也会损伤机体，故应注意用量、用法。孕妇、体虚者慎用。对某些具有毒性的驱虫药，不能过量，以免中毒。

【药理作用】

不同的驱虫药驱虫作用环节各有不同，可以分为以下类型：

1. 麻痹虫体 使君子所含有效成分使君子酸钾可使蛔虫头麻痹；槟榔所含槟榔碱可麻痹绦虫神经系统，使虫体瘫痪、弛缓伸长，而将全虫驱出；南瓜子氨酸对绦虫的关节、未成熟节段和成熟节段均有麻痹作用，常见整条绦虫排出。

2. 兴奋虫体 苦楝皮有效成分川楝素可兴奋蛔虫头部神经环，导致肌肉痉挛性收缩，使之不能附着于肠壁而随粪便排出。

3. 杀死虫体 部分驱虫药高浓度时可直接杀灭虫体。苦楝皮、槟榔煎剂高浓度时杀死钩虫；鹤草芽中的鹤草酚可迅速穿透绦虫体壁，使虫体痉挛致死。

4. 抑制虫体细胞代谢 鹤草芽可抑制虫体的糖原分解，对虫体细胞的无氧和有氧氧化代谢均有显著而持久的抑制作用，从而切断维持生命的能量供给而杀虫。

综上所述，应用驱虫药，首先需要明确诊断，然后根据肠寄生虫种类选用相应的药物治疗。虫积腹痛剧烈时，宜暂缓驱虫，待疼痛缓解后再行驱虫较为安全。服用驱虫药一般宜配泻下药，促使麻痹虫体迅速排出，以免虫体在被驱出身体之前复苏。同时还需根据患者体质强弱、病情缓急、兼症不同等予以适当配伍。若有积滞者，可配伍消导药同用；脾胃虚弱者，可配合健脾药同用。

【常用药物与方剂】 常用驱虫药物及其主要药理作用见表22-1。

表 22-1　驱虫药主要药理作用总括表

药物	驱杀虫类									
	蛔虫	钩虫	绦虫	蛲虫	鞭虫	姜片虫	滴虫	血吸虫	疟原虫	血丝虫
使君子	+		+	+			+			
苦楝皮	+		+	+			+	+		
川楝子	+						+			
槟榔	+	+	+			+		+		
南瓜子			+					+		
雷丸	+	+	+				+			+
鹤草芽		+		+			+	+	+	
鹤虱			+	+						
榧子	+	+	+	+		+				+

知识链接

肠寄生虫病

　　主要有蛔虫、钩虫、线虫、蛲虫等,患肠寄生虫病的患者,大都在粪便中可检查出虫卵(除钩虫由皮肤接触感染外);有的可能没有明显症状,有的可以出现绕脐腹痛,时作时止,形体消瘦,不思饮食,或多食易饿,或嗜食异物等症。钩虫病还可能有面色萎黄、全身浮肿等;蛲虫病主要出现肛门瘙痒。

拓展阅读
蛔虫病

第二节　常用药物

使君子　Shijunzi

【来源采制】　本品为使君子科植物使君子 *Quisqualis indica* L. 的干燥成熟果实。秋季果皮变紫黑时采收,除去杂质,干燥。

【主要成分】　种子含使君子酸钾,为主要驱蛔成分。尚含蔗糖、葡萄糖、果糖、戊聚糖、苹果酸、柠檬酸、琥珀酸和少量生物碱(葫芦巴碱)、吡啶及其同类物。

【性味归经】　味甘,性温;归脾;胃经。

【功能主治】　具有杀虫消积的功效。用于蛔虫病,蛲虫病,虫积腹痛,小儿疳积。

【药理作用】

　　1. 抗寄生虫作用　实验证明,使君子酸钾对整体猪蛔有较强的抑制作用,但不能使之死亡。使君子酸钾的驱蛔能力与新鲜使君子仁的效力相近。使君子固定油与蓖麻油混合剂对动物与人排虫率高,且无显著副作用。体外试验中,使君子对蚯蚓、蚂蟥亦有较强的驱除作用。使君子粉对自然感染鼠蛲虫的小白鼠有一定程度的驱蛲作用;与百部粉剂合用,效力较单用为好,且对幼虫亦稍有作用。

　　2. 抑真菌作用　使君子水浸剂(1:3)在试管内对堇色毛癣菌、同心性毛癣菌、许兰毛癣菌、奥杜盎小芽胞癣菌、铁锈色小芽胞癣菌、腹股沟表皮癣菌、星形奴卡菌等皮肤真菌,均有不同程度的抑制作用。

【现代应用】

1. 治疗蛔虫病 使君子用于驱蛔，近代作了较多观察，但结果不尽一致。据报道，服药后的排虫率为30%～86%，大便复查虫卵阴转率一般在30%～40%，但亦有低至15.4%的。有人认为服药后多数患者蛔虫不能1次驱净，有重复用药的必要；但也有人指出，反复用药并无多大裨益。

2. 治疗蛲虫病 将使君子仁炒熟，于饭前半小时嚼食。

3. 治疗肠道滴虫病 将使君子炒黄，成人嚼服，儿童研末服。

【不良反应】 使君子毒性不大，粗制品（26.6g/kg）给犬口服，除产生呕吐、呃逆外，并无其他中毒症状；使君子树胶于0.83g/kg时亦产生同样作用。使君子水浸膏小鼠皮下注射先呈抑制，继而痉挛，最后因呼吸抑制致死，最小致死量为20g/kg。水浸膏皮下注射于小鼠，数分钟后即呈抑制状态，呼吸缓慢不整，1～2小时后全身发生轻度惊厥，随即呼吸停止。最小致死量约为20g/kg。使君子油（50～100mg）/10g给小鼠或家兔口服，未见中毒现象。

苦楝皮 Kulianpi

【来源采制】 本品为楝科植物川楝 *Melia toosendan* Sieb. et Zucc. 或楝 *Melia azedarach* L. 的干燥树皮和根皮。春、秋二季剥取，晒干，或除去粗皮，晒干。

【主要成分】 含有苦楝素及川楝素、苦楝酮、苦楝内酯、苦楝萜酮内酯、苦洛内酯、山柰酚、苦楝子三醇及鞣质。另外，含β-谷甾醇、正三十烷及水溶性成分。

【性味归经】 味苦，性寒；有毒；归肝、脾、胃经。

【功能主治】 具有杀虫，疗癣的功效。用于蛔虫病，蛲虫病，虫积腹痛；外治疥癣瘙痒。

【药理作用】

1. 具有驱虫作用 川楝、苦楝的根皮或干皮中所含的苦楝素，有驱蛔作用。苦楝皮的乙醇提取物在体外对猪蛔，特别对其头部具有麻痹作用。

2. 抗菌作用 苦楝皮中含有多种有效的抗菌成分，能够有效抑制革兰氏阳性菌和阴性菌。苦楝皮的抗菌作用极强，特别是对金黄色葡萄球菌有明显的杀菌作用。

3. 消炎作用 苦楝皮中的化学成分萘芥素能够有效地抑制炎症反应，减轻疼痛和红肿等症状。

4. 抗病毒作用 苦楝皮中含有的成分能够有效地抑制病毒的生长和繁殖，特别是对肝炎病毒和流感病毒等病毒有显著的抑制作用。

5. 降血压作用 苦楝皮中的一些化学成分能够扩张血管，促进血液循环，从而起到降低血压的作用。苦楝皮的降血压作用主要是通过诱导一些生理反应来实现的。

6. 对呼吸中枢的影响 大剂量的川楝素（每只大鼠，静脉或肌内注射2mg）能引起大鼠呼吸衰竭。这主要是由于该成分对中枢的抑制作用。

7. 对神经肌肉传递功能的影响 川楝素能够不可逆地阻遏间接刺激引起的大鼠肌肉收缩，但不影响神经的兴奋传导，也不降低肌肉对直接刺激的反应；川楝素是选择性地作用于突触前的神经肌肉传递阻断剂。

8. 抗肉毒中毒 川楝素对肉毒中毒动物具有治疗作用。对致死量A型肉毒中毒的小鼠，中毒后6小时给予川楝素，有明显治疗作用；对致死量A型肉毒中毒的猴子，中毒后24小时给予川楝素，可治愈半数以上动物；对B型肉毒中毒的小鼠，川楝素也有保护作用。此外，川楝素能明显增强抗毒血清对肉毒中毒小鼠和家兔的治疗作用。

【现代应用】

1. 驱虫 苦楝皮4.5～9g，煎服或入丸散；外用适量，煎水洗或研末调敷患处。

2. 风湿病、关节炎 苦楝皮广泛用于治疗风湿病、关节炎和外伤等多种炎症性疾病。

3. 疥癣、湿疮　苦楝皮可以用于治疗疥癣、湿疮。

【不良反应】　苦楝皮有一定的毒性，服药中毒后可有头痛、头晕、恶心、呕吐、腹痛等症状。严重中毒，可出现内脏出血、中毒性肝炎、精神失常、呼吸中枢麻痹，甚至休克、昏迷、死亡。

槟榔　Binglang

【来源采制】　本品为棕榈科植物槟榔 *Areca catechu* L. 的干燥成熟种子。春末至秋初采收成熟果实，用水煮后，干燥，除去果皮，取出种子，干燥。

【主要成分】　主要含槟榔碱、槟榔次碱、去甲基槟榔碱、月桂酸、肉豆蔻酸、棕榈酸、亚油酸等。尚含鞣质及槟榔红色素。

【性味归经】　味苦、辛，性温；归胃、大肠经。

【功能主治】　具有杀虫，消积，行气，利水，截疟的功效。用于绦虫病，蛔虫病，姜片虫病，虫积腹痛，积滞泻痢，里急后重，水肿脚气，疟疾。

【药理作用】

1. 驱虫作用　槟榔碱是有效的驱虫成分。对猪肉绦虫有较强的瘫痪作用，使全虫各部都瘫痪；对牛肉绦虫则仅能使头部和未成熟节片完全瘫痪，而对中段和后段的孕卵节片则影响不大。体外试验对鼠蛲虫也有麻痹作用。槟榔碱也可使蛔虫中毒，对钩虫则无影响。槟榔与雄黄、肉桂、阿魏混合的煎剂给小鼠灌服，对血吸虫的感染有一定的预防效果。

2. 抗真菌、病毒作用　槟榔水浸液在试管内对堇色毛癣菌等皮肤真菌有不同程度的抑制作用。煎剂和水浸剂对甲型流感病毒某些株有一定的抑制作用，抗病毒作用可能与其中所含鞣质有关。

3. 对胆碱受体的作用　槟榔碱的作用与毛果芸香碱相似，可兴奋 M 胆碱受体引起腺体分泌增加，特别是唾液分泌增加；滴眼时可使瞳孔缩小；另外可增加肠蠕动，收缩支气管，减慢心率，并可引起血管扩张，血压下降；兔应用后引起冠状动脉收缩。由于增加肠蠕动，可促使被麻痹的绦虫排出。也能兴奋 N 胆碱受体，表现为兴奋骨骼肌、神经节及颈动脉体等。对中枢神经系统也有拟胆碱作用，猫静脉注射小量槟榔碱可引起皮质惊醒反应，阿托品可减少或阻断这一作用。

4. 其他作用　小鼠皮下注射槟榔碱可抑制其一般活动，对氯丙嗪引起活动减少及记忆力损害则可改善。从槟榔所得的聚酚化合物对艾氏腹水癌有显著的抑制作用。

【现代应用】

1. 多种肠寄生虫疾病　槟榔杀虫，作用广泛，可用于多种肠寄生虫，如绦虫、蛔虫、姜片虫、蛲虫等。

2. 脚气、水肿等　槟榔临床上多用为治脚气疼痛的要药，常可配合木瓜、吴茱萸等同用；对于水肿实证，又可配合商陆、木通、泽泻等利水消肿药同用。

【不良反应】　槟榔对小鼠胚胎有一定毒性，可延缓胎鼠的发育，特别是未经加工的槟榔影响更甚。槟榔本身有致癌性，过量槟榔碱引起流涎、呕吐、利尿、昏睡及惊厥，甚至胸闷、出汗、头昏致休克。如系内服引起者，可用高锰酸钾溶液洗胃，并注射阿托品。

南瓜子　Nanguazi

【来源采制】　本品葫芦科植物南瓜 *Cucurbita moschata* Duch. 的种子。夏、秋二季采摘成熟果实，取出种子，洗净晒干。

【主要成分】　南瓜子富含脂肪，其中不饱和脂肪酸含量丰富，尤其是亚油酸和泛酸含量尤其高。另外还含有南瓜子氨酸、蛋白质、维生素 B_1、维生素 C 等。

【性味归经】　味甘,性平;归胃、大肠经。

【功能主治】　具有杀虫的功效。用于绦虫病。

【药理作用】

1. 驱虫作用　蚯蚓实验法证明南瓜子乙醇提取物有驱虫作用。猫用南瓜子浓缩制剂灌胃,对绦虫、弓蛔虫等有明显驱虫作用。体外对牛肉绦虫或猪肉绦虫的中段及后段都有麻痹作用,使之变薄变宽,节片中部凹陷(中段节片尤其明显),而对其头及未成熟节片则无此作用。并与氢溴酸槟榔碱有协同作用。

2. 抗日本血吸虫作用　南瓜子有遏制日本血吸虫在动物体内向肝脏移行的作用。在小鼠感染血吸虫尾蚴的同时,给服南瓜子共 28 天,有预防作用;但对成虫无杀灭作用。

【现代应用】

1. 治疗血吸虫病　临床试用南瓜子仁治疗血吸虫病,具有一定疗效。治疗后大便复查,部分患者转为阴性。

2. 治疗绦虫病　南瓜子配合槟榔应用。槟榔与南瓜子、石榴皮联合治疗猪肉绦虫、短小绦虫亦有较好效果。

3. 治疗蛔虫病　南瓜子煎服或炒熟吃。儿童一般每次用 30～60g,于清晨空腹时服。

【不良反应】　南瓜子甘平,无毒,但是过多食用南瓜子会导致头昏。另外胃热患者要少吃,否则会感到脘腹胀闷。

（丁树根　王　雪）

❓ 复习思考题

1. 驱虫药有哪些驱虫作用类型?
2. 常用的驱虫中药有哪些?
3. 使君子的主要驱虫成分是什么? 其主要药理作用有哪些?

微课　驱虫药

思维导图
驱虫药

扫一扫,测一测

第二十三章 外 用 药

2301
PPT 课件

2302
知识导览

学习目标

　　1. 理解并掌握外用药的概念、分类及外用药与功效有关的药理作用；掌握马钱子的主要药理作用。
　　2. 熟悉外用药的常用中药及方剂。
　　3. 了解外用药常用药物马钱子的主要成分、现代应用及不良反应。

第一节　概　　述

　　凡用于体表皮肤、黏膜、疮面等部位，具有杀虫止痒、解毒消肿、排脓生肌、收敛止血、止血止痛、保护润肤等作用的药物，称为外用药。

　　外治方药有膏、丹、水、酒、散、药线（药丁）等剂型，对患处直接用药。用法包括膏贴、涂、敷、掺、熏、洗、浸、浴、点眼、灌耳、滴鼻、吹喉及药线插入瘘管等。外用药由于性能不同，而有不同的用途。有杀虫止痒者，如硫黄、明矾、轻粉、冰片、樟脑、蛇床子、土荆皮、炉甘石等，用于疥癣、湿疹、痒疹等皮肤病。有消肿散结者，如黄连、黄柏、大黄、丁香、蟾酥、麝香、芙蓉叶等，用于疮疡初起，焮肿热痛。有化腐排脓者，如轻粉、升丹、朱砂、硼砂、雄黄、冰片等，用于疮疡已溃，脓腐较多。有生肌收口者，如朱砂、珍珠、琥珀、煅龙骨、血竭、冰片、炉甘石等，用于疮疡已溃，脓汁将尽，疮口未收者。有收敛护肤者，如明矾、石灰、虎杖、地榆、象皮、龙骨、牡蛎、炉甘石、赤石脂、密陀僧、五倍子、海螵蛸、滑石、蜂蜜、麻油等，用于收敛，止血，润滑，护肤。

【药理作用】

　　1. 抗病原微生物　大部分外用药能对抗多种病原微生物。对金黄色葡萄球菌、铜绿假单胞菌、结核分枝杆菌、志贺菌属、变形杆菌、炭疽杆菌及链球菌、肺炎球菌、脑膜炎球菌等革兰氏阳性菌和革兰氏阴性菌均有效。对多种皮肤真菌有较强的抑制作用。抑菌机制各有不同：五倍子通过酸及鞣质凝固蛋白质而杀菌；砒石主要成分为三氧化二砷，砷为细胞原浆毒，可直接杀灭活体细胞；汞可与体内多种酶或蛋白质中的羟基、羧基结合，影响细胞代谢，抑制细胞的生长和功能；土荆皮可使真菌细胞线粒体消失，细胞结构变性而被破坏。

　　2. 杀虫　黄连、苦参、蛇床子、雄黄、大蒜、白矾等有抗滴虫作用；轻粉、雄黄、硫黄杀疥虫；百部杀体虱。

　　3. 收敛、止血　儿茶、五倍子、明矾、炉甘石等与创面、黏膜接触时，可使表层细胞蛋白质凝固，形成保护膜，减少出血和渗出，促进创伤愈合。鞣质及矿石类粉末，是收敛、吸附作用的物质基础。

　　4. 保护及润滑皮肤　滑石粉、炉甘石为不易溶解、吸收的粉末，能吸附炎症部位的水分，形成保护膜，减轻炎症刺激；一些温和性的动、植物油，可软化、润滑皮肤，如花生油、蛇油、貂油等；蜂蜜能润肤，用于烧伤、冻伤、乳头破裂。

　　5. 促进骨折愈合及生肌　外用药对组织的修复和再生具调节作用，对组织损伤、骨折等效果明显；外用药尚可促胶原组织的软化、吸收，对过度增生的瘢痕有修复作用。

6. 局部麻醉　马钱子、乌头、半夏、天南星、蟾酥及细辛等能麻痹神经末梢，外用可局部止痛。

7. 局部刺激　薄荷脑、樟脑、桉叶油、冰片等刺激皮肤冷觉感受器，产生局部清凉感，有利于缓解肌肉、关节的炎性疼痛。部分外用药对皮肤黏膜有较强的刺激（如轻粉、斑蝥、巴豆等），可致用药部位充血、红肿，甚至溃烂。

【**常用药物与方剂**】　常用外用药及其主要药理作用和适应证见表 23-1。

表 23-1　外用药的主要药理作用及现代应用

药名/方剂	主要成分	毒性	药理作用	适应证
硫黄	硫	有毒	软化表皮、杀疥虫、缓泻、镇咳祛痰	疥疮、痤疮、皮炎、湿疹、酒渣鼻、带状疱疹、脓疱疮、牛皮癣
雄黄	二硫化二砷 As_2S_2	有毒	抗菌、抑制皮肤真菌、抗血吸虫、抗疟原虫、抗肿瘤	面瘫、各种炎症、尿路感染、宫颈柱状上皮异位、带状疱疹、腮腺炎、湿疹、疥疮、皮炎、虫积、胬肉
白矾	含水硫酸铝钾 $KAl(SO_4)_2 \cdot 10H_2O$	有毒	抗菌、抑制真菌、利胆、降脂、收敛、抗阴道滴虫	肠炎、痢疾、脱肛、烧烫伤、宫颈柱状上皮异位、痔疮、口腔溃疡、中耳炎、疥癣、腮腺炎、阴道炎、疟疾
土荆皮	土荆皮酸、土荆皮苷	有毒	抗致病性真菌、止血、抗肿瘤、抗早孕	手足癣、湿疹、神经性皮炎、念珠性阴道炎
大蒜	大蒜辣素、蒜制菌素、大蒜新素		降压、扩冠、降脂、抗肿瘤、增强免疫、抗胃溃疡、护肝	神经性皮炎、皮肤化脓性感染、湿疹、冻疮、深部霉菌感染、斑秃、银屑病、滴虫性阴道炎
蜂房	蜂蜡、树脂、露蜂房油		强心、扩血管、抗炎、镇痛、抑菌、利尿	鼻炎、骨髓炎、疔疮、皮肤病、宫颈柱状上皮异位、龋齿牙痛
大风子	大风子油酸、次大风子油酸	有毒	抗菌	手癣、疥疮、神经性皮炎、酒渣鼻
炉甘石	碳酸锌($ZnCO_3$)、煅炉甘石(ZnO)		防腐、抑菌、收敛、保护创面、止痒	慢性溃疡、皮肤湿疹、乳头皲裂；与他药配伍外滴，治结膜炎、角膜炎、泪囊炎
硼砂	四硼酸二钠($Na_2B_4O_7 \cdot 8H_2O$)		抗菌、抗感染、皮肤收敛和保护作用	软组织损伤、烧伤、口腔溃疡、皮炎、脚癣、妇科炎症
砒石	三氧化二砷(As_2O_3)	大毒	局部腐蚀、抗菌、抗原虫	宫颈癌、皮肤癌、结核、疖肿、疟疾、斑秃
升药	氧化汞(HgO)	大毒	消毒、促组织再生、伤口愈合	骨髓炎、瘘管、白癜风、酒渣鼻、慢性疮疡
铅丹	四氧化三铅(Pb_3O_4)	有毒	杀菌、杀寄生虫、抑制黏液分泌	湿疹、鸡眼、油风、下肢慢性溃疡、鹅口疮
蛇床子	甲氧基欧芹酚、蛇床明素、蛇床子素、异虎耳草素等	小毒	抗皮肤真菌、抗流感病毒、抗滴虫、抑蛔虫	外阴瘙痒、滴虫性阴道炎、疥癣、湿疹、宫颈柱状上皮异位、外阴白色病变、局部瘙痒症、阳痿、螨类皮炎、手足癣
密陀僧	氧化铅(PbO)	有毒	收敛局部黏膜血管、保护溃疡面、减少黏膜分泌、抗菌	溃疡、湿疹、肠炎、痢疾、酒渣鼻、狐臭、汗斑

续表

药名/方剂	主要成分	毒性	药理作用	适应证
滑石	含水硅酸镁 $[Mg_3Si_4O_{10}(OH)_2]$		保护皮肤及黏膜、抗炎、止泻	急性或慢性软组织损伤、痔疮、脓疱疮、皮炎、湿疹
轻粉(甘汞)	氯化亚汞(Hg_2Cl_2)	有毒	抗真菌、通便、利尿、抗皮肤溃疡	慢性骨髓炎、手足皲裂、烧烫伤、肛裂、肛痔、阴道炎、神经性皮炎、急性或慢性中耳炎、酒渣鼻等
九一散	石膏、红粉		提脓、拔毒、去腐、生肌	疮疡痈疽溃、流腐未尽或已渐生新肉的疮口
马钱子散	马钱子、地龙		祛风湿、通经络	臂痛腰痛、周身疼痛及肢体萎缩
冰硼散	冰片、硼砂、朱砂、玄明粉		清热解毒、消肿止痛	咽喉疼痛、牙龈肿痛、口舌生疮

知识链接

皮肤病

皮肤作为人体的第一道生理防线和最大的器官,在维护机体的健康上,起着十分重要的作用。皮肤病是皮肤(包括毛发和甲)受到内外因素的影响后,其形态、结构和功能均发生变化,产生病理过程,并相应地产生各种临床表现。我国人口多,皮肤病的发病率很高,如麻风、疥疮、真菌病、皮肤细菌感染等。但多数皮肤病症状比较轻,常不影响健康,少数较重,甚至可能危及生命。

第二节 常 用 药 物

马钱子 Maqianzi

【来源采制】 本品为马钱科植物马钱 *Strychnos nux-vomica* L. 的干燥成熟种子。冬季采收成熟果实,取出种子,晒干。

【主要成分】 主要为士的宁(番木鳖碱)、马钱子碱;微量番木鳖次碱、伪番木鳖碱、伪马钱子碱等。

【性味归经】 味苦,性温;有大毒;归肝、脾经。

【功能主治】 具有通络止痛,散结消肿的功效。用于跌打损伤,骨折肿痛,风湿顽痹,麻木瘫痪,痈疽疮毒,咽喉肿痛。

【药理作用】

1. 镇痛 多种实验表明,生马钱子及马钱子炮制品、马钱子碱均有明显的镇痛作用。马钱子碱及其氮氧化物可抑制大鼠的 PGE、5-HT 等致痛物质的释放,对感觉神经末梢有麻痹作用。

2. 抗炎 马钱子总碱及马钱子碱均有较强的抗炎作用,可抑制 PGE 的释放,降低血中炎症介质的含量,促炎症渗出物吸收,改变局部组织营养状况。

3. 抗菌 马钱子对体外链球菌、肺炎双球菌等有抑制作用,还可抗皮肤真菌。

4. 对中枢神经系统的作用 士的宁对中枢神经系统有选择性兴奋作用。首先兴奋脊髓的反射功能,提高反射强度,缩短反射时间;过量则使脊髓反射兴奋显著亢进,引起强直性痉挛,可因呼吸肌痉挛而窒息死亡。大剂量士的宁对血管运动中枢、呼吸中枢、咳嗽中枢均有兴奋作用，使血压升高，呼吸加深加快。马钱子碱小剂量对中枢神经系统也有兴奋作用；大剂量则出现明显的镇静作用，使动物的活动减少。

5. 对心血管系统作用　低浓度马钱子碱可阻断心肌细胞膜上的 K^+ 通道，高浓度抑制 Na^+、Ca^{2+} 通道。异马钱子碱可激动心肌细胞膜上的 Ca^{2+} 通道，使通道开放时间延长；异马钱子碱及其氮氧化物还可对抗黄嘌呤 - 黄嘌呤氧化酶对心肌细胞肌丝和线粒体的损害，对心肌细胞有保护作用。

6. 对血液系统的影响　马钱子碱及其氮氧化物可抑制血小板聚集和抗血栓形成。马钱子还可促进人淋巴细胞的有丝分裂。

7. 抑制肿瘤　马钱子生物碱对人宫颈癌细胞有细胞毒性，异马钱子碱氮氧化物可抗人喉癌细胞生长，破坏肿瘤细胞的形态结构。

8. 对免疫功能的影响　马钱子碱可对抗环磷酰胺引起的免疫功能抑制，诱导 T 淋巴细胞增殖。对正常动物免疫功能无明显影响。

【现代应用】

1. 神经系统疾病　马钱子治疗面瘫、三叉神经痛、坐骨神经痛、重症肌无力，有一定的效果。

2. 风湿性疾病　马钱子临床上可辅助治疗关节炎、类风湿性关节炎。

3. 急性炎症性脱髓鞘多发性神经病　马钱子散加针灸治疗恢复期急性炎症性脱髓鞘性多发性神经病，疗效较好。

4. 手足癣　马钱子治疗手足癣疗效肯定。

【不良反应】　马钱子所含生物碱士的宁有很强的中枢神经系统毒性作用，致死量为 0.1～0.12g。砂炒马钱子炮制，士的宁及马钱子碱经砂炒后，高温下转化为氮氧化合物或相应的异构体，如异士的宁、异马钱子碱，其毒性大大降低。

（丁树根）

？ 复习思考题

1. 外用药与功效相关的药理作用有哪些？

2. 马钱子的主要成分是什么？其主要药理作用、临床应用有哪些？

3. 马钱子的不良反应有哪些？

4. 常用的外用中药有哪些？

拓展阅读
中药外敷散

思维导图
外用药

扫一扫，测一测

附录 常用英文缩略词表

英文缩略词	英文	中文
17-OHCS	17-hydroxycorticosteroids	17- 羟皮质类固醇
5-HT	5-hydroxytryptamine	5- 羟色胺
AA	arachidonic acid	花生四烯酸
ACE	angiotensin converting enzyme	血管紧张素转化酶
ACTH	adrenocorticotropic hormone	促肾上腺皮质激素
ADP	adenosine diphosphate	腺苷二磷酸
AFB	aflatoxin	黄曲霉毒素 B
ANAE	α-naphtyl acetate esterase	α- 醋酸萘酯酶
ANF	atrial natriuretic factor	心房利钠因子
APD	action potential duration	动作电位时程
ApoA$_1$	apolipoprotein A$_1$	载脂蛋白 A$_1$
AQP	aquaporin	水通道蛋白
AR	aldose reductase	醛糖还原酶
AS	ankylosing spondylitis	强直性脊柱炎
ATHSC	atherosclerosis	动脉粥样硬化
AT	antithrombin	抗凝血酶
BFU-E	burst forming unite-erythroid	早期红系祖细胞
BSA	bovine serum albumin	牛血清白蛋白
BUN	blood urea nitrogen	血尿素氮
CA	catecholamine	儿茶酚胺
CAT	catalase	过氧化氢酶
CCB	calcium channel blocker	钙通道阻滞剂
CCK	cholecystokinin	胆囊收缩素
CCO	cytochrome oxidase	细胞色素氧化酶
CFU-E	colony forming unite-erythroid	晚期红系祖细胞
cGMP	cyclic GMP	环鸟苷酸
CI	cardiac index	心脏指数
CK	creatinine kinase	肌酸激酶
CO	cardiac output	心输出量
COⅡ	collagen Ⅱ	胶原Ⅱ

续表

英文缩略词	英文	中文
ConA	concanavlin A	伴刀豆球蛋白 A
CK	creatine kinase	肌酸激酶
CK-MB	MB creatine kinase	肌酸激酶 MB 同工酶
Crea	creatinine	肌酐
CRH	corticotrophin releasing hormone	促肾上腺皮质激素释放激素
CSF	colony-stimulating factor	集落刺激因子
DIC	disseminated intravascular coagulation	弥散性血管内凝血
DNCB	dinitrochlorobenzene	二硝基氯苯
DNFB	dinitrofluorobenzene	二硝基氟苯
DTH	delayed type hypersensitivity	迟发型超敏反应
DβH	dopamine β hydroxylase	多巴胺 -β- 羟化酶
E_2	estradiol	雌二醇
EDRF	endothelium-derived relax factor	内皮源性舒张因子
ERP	effective refractory period	有效不应期
ETX	endotoxin	内毒素
FDP	fibrin derivative products	纤维蛋白降解产物
FFA	free fatty acid	游离脂肪酸
FSH	follicle stimulating hormone	卵泡刺激素
GABA	gamma-aminobutyric acid	γ- 氨基丁酸
GAS	gastrin	胃泌素
GOT	glutamic-oxaloacetic transaminase	谷草转氨酶
GPT	glutamic-pyruvic transaminase	谷丙转氨酶
GSH	glutathione	还原性谷胱甘肽
GSH-Px	glutathione peroxidase	谷胱甘肽过氧化物酶
HA	histamine	组胺
HBeAg	hepatitis B e antigen	乙型肝炎病毒 e 抗原
HBsAg	hepatitis B surface antigen	乙型肝炎病毒表面抗原
HBV	hepatitis B virus	乙型肝炎病毒
HDL-C	high density lipoprotein cholesterol	高密度脂蛋白胆固醇
HIV-1RT	HIV-1 reverse transeriptase	人类免疫缺陷病毒逆转录酶
HIV-1	human immunodeficiency virus I	人类免疫缺陷病毒 I
HSC	bone marrow hematopoietic stem cells	骨髓造血干细胞
IC	immune complex	免疫复合物
IFN	interferon	干扰素
IgE	immunoglobulin E	免疫球蛋白 E
IgG	immunoglobulin G	免疫球蛋白 G
IL	interleukin	白细胞介素
LA	lactic acid	乳酸
LDH	lactate dehydrogenase	乳酸脱氢酶
LH	luteinizing hormone	黄体生成素

续表

英文缩略词	英文	中文
LPF	lipofuscin	脂褐素
LPO	lipid peroxide	过氧化脂质
LPS	lipopolysaccharide	脂多糖
LRH	lutrinizing releasing hormone	黄体生成素释放激素
LT	leukotriene	白细胞三烯
LVEDP	left ventricular end diastolic pressure	左室舒张末压
LVP	left ventricle pressure	左心室内压
LVW	left ventricular work	左心室作功
MAO-B	monophasic oxidase B	单胺氧化酶 -B
MAP	monophasic action potential	单相动作电位
MDA	malondialdehyde	丙二醛
MOT	motilin	胃动素
MPO	myeloperoxidase	髓过氧化物酶
NA	noradrenaline	去甲肾上腺素
NADPH	reduced nicotinamide adenine dinucleotide phosphate	还原型烟酰胺腺嘌呤二核苷酸磷酸
NAP	neutrophil alkaline phosphatase	中性粒细胞碱性磷酸酶
NK	natural killer cell	自然杀伤细胞
NO	nitric oxide	一氧化氮
NOS	nitric oxide synthase	一氧化氮合酶
OFR	oxygen free radical	氧自由基
OHDA	hydroxydopamine	羟基多巴胺
OPN	osteopontin	骨桥蛋白
P	progestogen	孕激素
PC	procollagen	前胶原
PG	prostaglandin	前列腺素
PHE	phytohemagglutinin	植物血凝素
PLA	phospholipase A	磷脂酶 A
PMN	polymorphonuclear neutrophil	多形核中性粒细胞
PRL	prolactin	催乳素
RCA	reversed cutaneous anaphylaxis	反向皮肤过敏反应
ROCC	Receptor-operated calcium channel	受体操控钙通道
RSV	respiratory syncytial virus	呼吸道合胞病毒
RT-PCR	reverse transcription-PCR	逆转录聚合酶链反应
SDH	succinate gehydrogenase	琥珀酸脱氢酶
SOD	superoxide dismutase	超氧化物歧化酶
SRBC	sheep red blood cell	绵羊红细胞
SRS-A	slow reacting substance of anaphylaxis	慢反应物质
$T_{1/2}$	half life	半衰期
T_4	thyroxin	甲状腺素
TA	tyrosine aminotransferase	酪氨酸转氨酶

续表

英文缩略词	英文	中文
T-AOC	total anti-oxidative capacity	总抗氧化能力
TC	total cholesterol	总胆固醇
TG	triglyceride	甘油三酯
TNF	tumor necrosis factor	肿瘤坏死因子
t-PA	tissue plasminogen activator	组织纤维蛋白溶解原激活剂
Ts	testosterone	睾酮
TSH	thyroid stimulating hormone	促甲状腺激素
TXA_2	thromboxane A_2	血栓素 A_2
TXB_2	thromboxane B_2	血栓素 B_2
UN	urea nitrogen	尿素氮
VA	ventricular arrhythmia	室性心律失常
VE	ventricular extrasystole	室性期前收缩
VLDL	very low-density lipoprotein	极低密度脂蛋白
VSMC	vascular smooth muscle cell	血管平滑肌细胞
VT	ventricular tachycardia	室性心动过速

主要参考书目

[1] 国家药典委员会. 中华人民共和国药典 [M]. 北京：中国医药科技出版社，2020.

[2] 徐晓玉. 中药药理学 [M]. 北京：中国中医药出版社，2010.

[3] 李冀，左铮云. 方剂学 [M]. 11 版. 北京：中国中医药出版社，2021.

[4] 钟赣生，杨柏灿. 中药学 [M]. 11 版. 北京：中国中医药出版社，2021.

[5] 王鑫国. 中药药理实验教程 [M]. 北京：中国中医药出版社，2017.

[6] 侯家玉，方泰惠. 中药药理学 [M]. 北京：中国中医药出版社，2012.

[7] 彭成. 中药药理学 [M]. 5 版. 北京：中国中医药出版社，2021.

[8] 刘中秋，寇俊萍. 中药药理学 [M]. 北京：科学出版社，2022.

[9] 冯彬彬. 中药药理与应用 [M]. 4 版. 北京：人民卫生出版社，2018.

[10] 吴清和. 中药药理学 [M]. 北京：高等教育出版社，2007.

[11] 陈仁寿. 新编临床中成药学 [M]. 北京：科学出版社，2012.

[12] 梅全喜. 简明实用中药药理手册 2009[M]. 北京：人民卫生出版社，2010.

[13] 俞丽霞，阮叶萍. 中药药理学 [M]. 杭州：浙江大学出版社，2012.

[14] 沈映君. 中药药理学 [M]. 2 版. 北京：人民卫生出版社，2011.

[15] 陆茵，彭代银. 中药药理学 [M]. 3 版. 北京：人民卫生出版社，2022.

[16] 杜贵友，方文贤. 有毒中药现代研究与合理应用 [M]. 北京：人民卫生出版社，2003.

[17] 孙文燕. 中药药理学 [M]. 北京：中国医药科技出版社，2013.

[18] 陆茵，张大方. 中药药理学 [M]. 北京：人民卫生出版社，2012.

[19] 陈长勋. 中药药理学 [M]. 英文版. 北京：中国中医药出版社，2017.

[20] 孙建宁. 中药药理学 [M]. 北京：中国中医药出版社，2019.

[21] 南京中医药大学. 中药大辞典 [M]. 2 版. 上海：上海科学技术出版社，2006.

[22] 梅全喜. 现代中药药理与临床应用手册 [M]. 北京：中国中医药出版社，2016.

[23] 刘红燕，马艳妮. 临床中药学 [M]. 北京：中国中医药出版社，2020.

[24] 冯彬彬，贾彦敏. 中药药理 [M]. 北京：中国医药科技出版社，2021.

[25] 冯彬彬，贾彦敏，陈文. 中药药理学 [M]. 武汉：华中科技大学出版社，2022.

复习思考题答案要点

模拟试卷

《中药药理与应用》教学大纲

40检